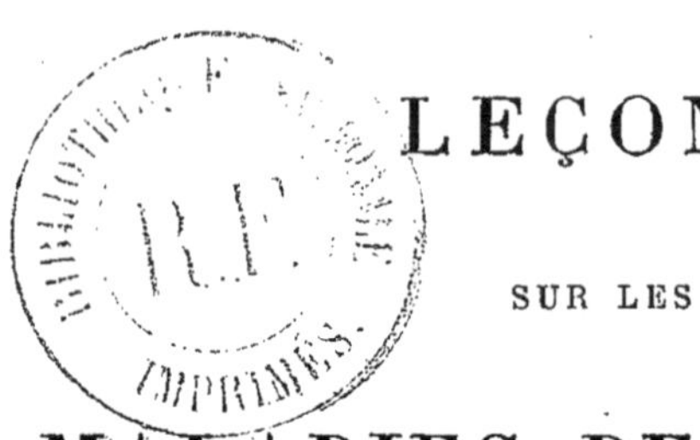

LEÇONS

SUR LES

MALADIES DE LA PEAU

TOME I

PARIS

TYPOGRAPHIE GEORGES CHAMEROT

19, RUE DES SAINTS-PÈRES, 19

MORITZ KAPOSI
PROFESSEUR DE DERMATOLOGIE A L'UNIVERSITÉ DE VIENNE

LEÇONS
SUR LES
MALADIES DE LA PEAU

TRADUITES ET ANNOTÉES

PAR

ERNEST BESNIER
MEMBRE DE L'ACADÉMIE DE MÉDECINE DE PARIS
MÉDECIN DE L'HÔPITAL SAINT-LOUIS
SECRÉTAIRE GÉNÉRAL
DE LA SOCIÉTÉ MÉDICALE DES HOPITAUX, ETC.
CHEVALIER DE LA LÉGION D'HONNEUR

ADRIEN DOYON
MEMBRE CORRESPONDANT DE L'ACADÉMIE
DE MÉDECINE DE PARIS
DE LA SOCIÉTÉ DE MÉDECINE DE LYON, ETC.
MÉDECIN INSPECTEUR DES EAUX D'URIAGE
CHEVALIER DE LA LÉGION D'HONNEUR

Avec 64 Figures dans le Texte

TOME I

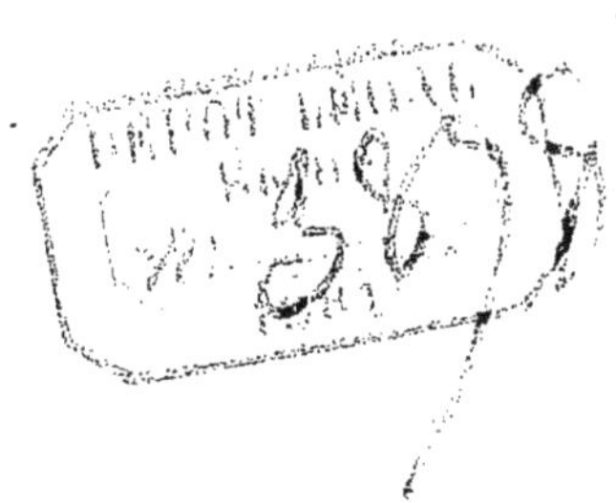

PARIS
G. MASSON, ÉDITEUR
LIBRAIRE DE L'ACADÉMIE DE MÉDECINE
120, BOULEVARD SAINT-GERMAIN, 120

M DCCC LXXXI

A SON TRÈS HONORÉ MAITRE

M. LE PROFESSEUR DE HEBRA

Témoignage de reconnaissance, et de piété filiale

Prof. KAPOSI.

PRÉFACE DE L'AUTEUR

Ce qui m'a déterminé à publier ce livre, c'est avant tout la nécessité, si vivement sentie actuellement par les médecins et les étudiants, d'un traité de dermatologie qui pût en même temps être un guide pratique et un ouvrage didactique.

Une autre considération m'avait engagé à entreprendre ce travail. C'est que pendant que je m'occupais de l'ouvrage sur les maladies de la peau de mon très honoré maître Hebra, — ouvrage que j'ai terminé, — beaucoup de faits nouveaux et importants s'étaient produits dans le domaine dermatologique et dans les doctrines qui s'y rattachent; et le meilleur moyen de les mettre sous les yeux de mes confrères ainsi que des élèves, c'est de publier le présent livre.

Je me suis efforcé d'adapter à ce but théorique et pratique la disposition et l'étendue de ce travail, fond et forme. L'idée essentielle qui m'a toujours préoccupé et dont je poursuis la démonstration dans ces pages est que la science des dermopathies repose sur les éléments primordiaux de la médecine elle-même; notamment sur la pathologie générale et sur l'histologie pathologique. Ce n'est par conséquent que d'après la saine appréciation des phénomènes cliniques qu'on peut se former un jugement indépendant et instituer une thérapeutique rationnelle et efficace.

Puissent ceux à qui ce livre est destiné y trouver ce que j'ai la sérieuse intention de leur offrir; et surtout que mes honorés collègues veuillent bien ne pas chercher dans mon modeste travail plus que je n'ai voulu y mettre moi-même.

KAPOSI.

INTRODUCTION DES TRADUCTEURS

État actuel de l'enseignement dermatologique. — Prééminence de l'École de Vienne. — Nécessité d'une réforme en France ; conditions de cette réforme. — Raisons qui ont déterminé les auteurs à traduire et à annoter les Leçons du professeur Kaposi. — Exposition de la méthode et des principes adoptés dans la traduction française.

I

L'Hôpital Général de Vienne, établissement polyclinique auquel nous n'avons rien à comparer dans notre pays, est devenu depuis trente ans le foyer principal, le centre de l'enseignement dermatologique ; son organisation aussi excellente que pratique, non moins que le nombre et le talent des maîtres qui y sont attachés, y appellent et y retiennent les médecins de tous les pays qui veulent faire, en peu de temps, une éducation dermatologique sérieuse et méthodique.

Dans l'Allemagne entière, en Russie, en Amérique, dans une grande partie de l'Angleterre et de l'Italie, etc., à de rares exceptions près, les médecins qui détiennent aujourd'hui la matière et l'enseignement de la dermatologie sont sortis de l'Hôpital Général de Vienne ; tous sont des disciples de Hebra, de Kaposi, de Neumann, d'Auspitz, etc. Bien d'autres encore, J. Pick, G. Behrend, Geber, Köbner, Lang, O. Simon,

P. G. UNNA, etc., ont également, par leurs leçons ou par leurs travaux, contribué à la diffusion des doctrines de l'école de Vienne.

En tous ces pays, la parole de Hebra est la parole de vérité; la doctrine de l'école qu'il a créée est l'évangile dermatologique! On y chercherait en vain un Traité de pathologie cutanée publié depuis dix ans qui ne soit pas une émanation du grand Traité de Hebra! En tous ces pays, dans tous ces ouvrages, l'oubli, la méconnaissance plus ou moins accentués de nos maîtres les plus illustres et les plus incontestés sont flagrants, et, en fait, l'influence traditionnelle de l'école française s'y est singulièrement amoindrie!

Ainsi donc, c'est à Vienne qu'affluent à présent les médecins étrangers qui veulent apprendre la pathologie cutanée et la thérapeutique dermatologique; c'est de Vienne que partent tous ceux qui se répandent aujourd'hui dans la plus grande partie du monde, où ils vont porter, cultiver et propager les doctrines de leur école d'adoption.

Telle est la réalité. En vain objectera-t-on que nous avons peut-être exagéré, qu'il y a toujours à l'hôpital Saint-Louis quelques étudiants étrangers; cela n'empêche pas que ce soit à Vienne et non à Paris que les Allemands, les Américains, les Anglais, les Italiens, les Russes, les Grecs, etc., aillent faire leur éducation dermatologique, que ce soit enfin l'école de Vienne qui ait conquis de haute lutte, et qui conserve en toutes les contrées que nous avons indiquées une prééminence incontestable.

II

Mais enfin, pourquoi? Comment l'école française a-t-elle ainsi laissé s'amoindrir et s'éteindre son influence traditionnelle? Quelles sont les raisons de ce déplacement d'élèves et de cette désaffection d'école? Nous allons le dire sans détour.

Tout d'abord, faut-il incriminer quelque modification matérielle qui serait survenue dans la matière de l'enseignement dermatologique en France; s'est-il produit, dans les hommes ou dans les choses, quelque déchéance qui puisse expliquer ce déplacement, cette désaffection?

Loin de là! L'hôpital Saint-Louis n'a pas cessé d'être le plus vaste, le plus merveilleux champ d'études dermatologiques qui existe dans le monde entier. Ce vaste établissement contient toujours en permanence plus de six cents malades internes atteints d'affections cutanées; loin de diminuer, l'affluence des patients y croît chaque jour, et c'est l'institution, par ses médecins, de policliniques particulières à côté de chaque division qui a seule permis de satisfaire aux besoins d'une population sans cesse accrue, sans augmenter le nombre des sujets internés. Des traitements externes pour les teignes, la cure rapide de la gale, etc., la délivrance gratuite des bains de toute espèce, des médicaments, etc., concourent au même but. Le nombre des malades qui viennent aux policliniques ou à la consultation externe n'est pas inférieure à trois cents par journée. Tout cela, nous le répétons, ne se peut trouver en aucune ville du monde. A Londres, par exemple, bien que la population, plus nombreuse, doive fournir un total de sujets atteints de maladies de la peau plus élevé que le nôtre, l'absence de centralisation hospitalière ne permet de réunir ces sujets que par groupes partiels, d'autant plus incomplets qu'ils sont plus multipliés.

N'est-ce pas encore dans notre hôpital Saint-Louis que se trouve ce que les étrangers eux-mêmes appellent une merveille incomparable, le Musée dermatologique, dans lequel on peut en permanence voir et étudier à loisir les types achevés de toutes les affections de la peau, rares ou communes, indigènes ou exotiques, moulés d'après nature par notre admirable artiste Baretta? Sur ces reproductions absolument fidèles, l'aspect, la forme, la couleur, le relief de toutes les altérations de la peau peuvent être, dans leurs moindres détails, examinés à l'œil nu ou à la loupe, absolument comme sur le vivant. A leur aide, dans les leçons théoriques ou cliniques que font les médecins de l'hôpital, quel que soit le sujet que le professeur ait à traiter, il est toujours assuré de pouvoir faire passer sous les yeux de ses auditeurs les types les plus divers des genres, espèces, formes et variétés de chacune des affections de la peau. A ce Musée dermatologique se trouve annexé, depuis plusieurs années, le Musée particulier du professeur FOURNIER, musée syphiligraphique d'une richesse sans égale, œuvre (dans sa plus grande partie) de l'homme de talent qui a nom JUMELIN.

Ces ressources précieuses, ce matériel immense d'enseignement, auraient-ils cessé d'être utilisés par le personnel médical de l'hôpital? Le nombre des cours ou des cliniques mis à la dis position du public aurait-il été diminué? Le zèle ou le talent des professeurs auraient-ils faibli? Chacun sait qu'il n'en est rien. Au moment précis où Hebra dérivait à son profit, et fixait dans l'école de Vienne le monopole de l'enseignement dermatologique de l'étranger, il y a maintenant plus de vingt ans, l'hôpital Saint-Louis n'avait jamais été plus riche d'activité et de talent professoral; les noms de CAZENAVE, de DEVERGIE, de GIBERT, de BAZIN, de HARDY (1), qui y enseignaient à cette époque, en témoignent surabondamment.

Pour ne rien omettre enfin, et pour arriver à l'état présent (quelque scrupule que nous ayons à parler du personnel médical qui enseigne aujourd'hui à l'hôpital Saint-Louis, puisque l'un de nous a l'honneur d'en faire partie), pouvons-nous ne pas rappeler que l'activité et le zèle de ce personnel n'ont jamais été plus grands : une chaire officielle de dermatologie et de syphiligraphie a été créée ; elle est occupée par le professeur Fournier, syphiligraphe célèbre, véritable prince de la parole et de la science, à qui n'a jamais manqué la légitime faveur du public médical ou des élèves. A côté de la chaire officielle, cinq cliniques privées ou libres restent ouvertes en permanence aux élèves

(1) Pendant plus de vingt ans, M. le professeur HARDY, élève d'ALIBERT, a enseigné la dermatologie à l'hôpital Saint-Louis, librement ou officiellement, avec un éclat et un succès qui n'ont pas été égalés. C'est depuis peu d'années seulement que ce maître éminent, promu à une chaire de clinique générale, a quitté l'hôpital Saint-Louis pour l'hôpital de la Charité. Chacun sait que la Clinique interne a bénéficié largement du talent et de la haute expérience de ce professeur justement célèbre, dont la parole extraordinairement claire, correcte, facile et communicative attire et attirera toujours la foule des médecins et des élèves; mais personne ne peut ignorer que son départ de l'hôpital Saint-Louis a laissé dans l'enseignement de la dermatologie une lacune irréparable.

ou aux médecins, et personne n'ignore le succès de ceux de nos collègues qui depuis de longues années déjà enseignent librement la pathologie cutanée, l'histologie spéciale, la clinique dermatologique : Hillairet (1), Lailler, Guibout, Émile Vidal.

III

Comment se peut-il faire que ces conditions matérielles exceptionnellement magnifiques, que cette véritable profusion de moyens d'action, que cette activité et cette spontanéité du personnel médical, si hautement favorables à l'étude et à l'enseignement de la dermatologie, bien que réunies dans la ville du monde la plus fréquentée par les étrangers, ne soient pas demeurées fécondes, et aient cessé d'attirer et de retenir les élèves et les médecins étrangers? Et pourquoi, d'autre part, la capitale de l'Autriche-Hongrie, avec des ressources matérielles infiniment moins étendues, et sans la gratuité de l'enseignement, a-t-elle obtenu les résultats que nous avons indiqués? Pourquoi a-t-elle conquis, et pourquoi conserve-t-elle ce monopole de l'enseignement dermatologique de l'étranger dont les conséquences, pour nous fâcheuses (nous l'avons montré plus haut), dépassent considérablement à tous égards, en gravité, le fait lui-même de la présence, dans cette école, d'un nombre plus ou moins grand d'élèves et de médecins étrangers? C'est ce que nous allons, à présent, exposer.

Sans méconnaître en aucune manière ce que le génie révolutionnaire et créateur de Hebra non moins que l'éclat incontesté de son enseignement ont fait pour l'élévation et pour la grandeur de l'école de Vienne, ce qu'il faut tout d'abord mettre en saillie, c'est la base essentielle qui a permis la construction de

(1) M. Hillairet, atteint par la limite d'âge des Médecins des Hôpitaux, vient de quitter l'hôpital Saint-Louis, où son absence sera aussi vivement sentie; mais notre éminent collègue, riche d'expérience acquise, continuera par le livre l'enseignement à la fois élevé et pratique, et essentiellement médical, qu'il a si longtemps exercé dans cet hôpital.

l'édifice. Cette base réside dans la constitution organique propre de l'Hôpital Général de Vienne, constitution dans laquelle se trouve réalisée sur un même territoire hospitalier, et sur un terrain nettement universitaire, la concentration de la totalité des cliniques.

Cette concentration (qu'il eût été aussi facile de réaliser à Paris qu'à Vienne, si l'on se fût guidé à Paris, comme à Vienne, sur l'intérêt de l'enseignement médical) est merveilleusement propre à favoriser le recrutement logique et normal des services livrés à l'enseignement, chose essentielle dont on ne semble pas ailleurs concevoir l'importance capitale. Elle permet aux élèves, ainsi qu'aux médecins, nationaux ou étrangers, d'y utiliser chaque heure de la journée, de s'y instruire sur tous les points, et de s'y perfectionner sans perte de temps, les cliniques générales, et les cliniques spéciales particulièrement, étant échelonnées méthodiquement sur presque toute la journée.

Chacun peut, dans ces conditions, suivre, le même jour, plusieurs cliniques analogues ou diverses, et assister ainsi dans l'espace d'un trimestre à une série complète de cours généraux ou spéciaux, réalisant, de fait, malgré les frais du payement de chaque cours, une grande économie de fatigue et de temps, partant d'argent.

A Paris, combien les choses sont différentes ! Université et Hôpitaux sont deux choses étrangères, souvent en conflit. Dans la création des foyers nosocomiaux, nul souci des besoins de l'enseignement ; pas d'hôpital général ; point de centre polyclinique ; générales ou spéciales, toutes les cliniques se font à la même heure, et sur les points les plus éloignés de l'immense surface de la ville.

Non seulement chacun ne peut assister qu'à une seule clinique par journée, mais encore, pour entendre la parole des différents maîtres, il faut se transporter, successivement, à de grandes distances. Une année entière ne suffirait pas à celui qui voudrait prendre une connaissance réelle de l'enseignement clinique, officiel ou libre, de l'école de Paris. Très peu favorable à l'instruction pratique des élèves proprement dits, nationaux ou étrangers, cette dissémination devient un obstacle absolu pour les médecins étrangers qui ne peuvent séjourner que pour un temps limité.

Précisons. Voici venir un médecin étranger qui consent, durant un trimestre, voire même un semestre, à ne fréquenter que l'hôpital Saint-Louis, pour s'y perfectionner dans la dermatologie. Une seule clinique officielle est à sa disposition. Veut-il suivre, en outre, les leçons des médecins chefs de service qui professent librement? il ne le peut faire complètement; clinique officielle et cliniques libres, tout cela se passe au même moment, à la même heure ; — à onze heures, tout est terminé. A quoi emploierait-il dans l'hôpital le reste de sa journée? pas de salle de travail, aucune bibliothèque ; le Musée est libre d'accès assurément et bien muni, mais l'excellent employé qui le garde n'est pas en mesure d'assister le visiteur. Celui-ci trouverait-il, du moins, dans l'hôpital, à ébaucher ou à perfectionner ses études d'histologie cutanée normale ou pathologique? Non. Il n'y a pour cela ni locaux, ni matériel, ni personnel, rien de quoi que ce soit! Voilà la cause entendue, et le lecteur n'a pas besoin que nous lui expliquions davantage pourquoi le médecin étranger, trouvant à Vienne tout ce qui lui manque à Paris, et ne trouvant à Paris rien de ce qu'il rencontre à Vienne, a abandonné Paris pour Vienne.

IV

Mais encore, pourquoi cette organisation défectueuse ou plutôt ce manque d'organisation? pourquoi cette extraordinaire pénurie d'instruments de culture à côté de ce champ d'étude si merveilleusement productif? — le voici en peu de mots.

Comme tous les hôpitaux proprement dits de la capitale, l'hôpital Saint-Louis dépend de l'administration de l'Assistance publique, laquelle, essentiellement municipale, a organiquement charge de secourir les malades et d'assister les pauvres, mais en aucune manière d'enseigner la médecine. Le budget de cette administration ne peut être appliqué à développer l'enseignement, parce que telle n'est pas sa destination, et parce qu'il est toujours au-dessous de ses besoins ; l'administration elle-même, d'autre part, dirigée par un sentiment respectable, mais en réalité bien mal fondé, croirait nuire au bien des malades qui lui sont confiés, en favorisant au delà du plus strict nécessaire la multiplication des services d'enseignement.

En cet état de choses et d'idées, le progrès ne peut venir que d'une façon indirecte (partant, irrégulière et toujours imparfaite); il n'est jamais réalisé que par les empiétements successifs exécutés avec plus ou moins de succès par l'Université au cours variable des temps politiques, selon la faveur dont elle jouit auprès du pouvoir, ou selon le degré de ses propres aspirations. En fait, les centres d'enseignement clinique que l'Université a lentement conquis sur le terrain hospitalier sont peu nombreux ; ils restent limités aux Cliniques d'enseignement supérieur, lesquelles demeurent presque toutes entoureés de zones non universitaires, ce qui fait de la plupart de nos hôpitaux des territoires mixtes, bâtards, dont l'étranger cherche en vain à pénétrer le mécanisme, la conception et la légitimité. Tel est notre hôpital Saint-Louis dont l'Université a conquis, il y a peu d'années, un petit département, dont elle a peut-être le projet de s'annexer une plus grande part, mais dont elle n'a jamais songé (chose que les étrangers comprennent encore moins, mais dont ils profitent largement!) à utiliser dans leur totalité les immenses ressources pour en faire la première école dermatologique du monde, ce qu'il sera le jour où on le voudra!

Malheureusement, l'horizon de ce jour n'est pas visible ; la révolution salutaire qu'il faudrait opérer pour constituer une école dermatologique normale demande trop de lutte et d'efforts contre la routine, les traditions surannées, les règlementations antiques, pour que nous en puissions être jamais témoins. Toute réforme a besoin d'être faite dans les esprits avant d'être résolue dans son exécution ; mais la révolution que nous souhaitons, et que nous prédisons, sera à jamais glorieuse pour celui qui saura l'imposer, et féconde pour l'époque qui la réalisera.

V

Nous avons expliqué pourquoi les moyens matériels si précieux que l'école de Paris avait à sa disposition, n'avaient pas pu maintenir à cette école sa prééminence au dehors, par ce fait même que les médecins du monde presque entier avaient cessé de s'y rendre pour faire leur éducation dermatologique, qu'ils ne venaient plus y puiser la parole magistrale, et qu'ils avaient, au contraire, importé dans leurs pays respectifs la doctrine et la loi d'une autre école, l'école de Vienne.

Nous remplirions incomplètement notre tâche si nous ne montrions pas, d'autre part, en quoi diffèrent à Vienne et Paris les conditions du personnel enseignant, quelque délicat que puisse être le parallèle que nous voulons simplement esquisser. Mais ces éclaircissements ne sont pas moins nécessaires que les précédents à la conception exacte de la vérité, et cette considération nous suffit. L'un et l'autre nous avons atteint ce point de la carrière où il est permis de parler avec franchise, et sans crainte de voir une parole que l'on sait avoir toujours été loyale et indépendante, non comprise ou mal interprétée.

Voyons d'abord les faits. Dans notre pays, il existe deux hôpitaux qui sont plus particulièrement consacrés à recevoir les malades atteints d'affections de la peau, et qui, par conséquent, sont devenus les centres des études et des travaux ressortissant à ses maladies.

Ce sont, à Paris, l'hôpital Saint-Louis et, à Lyon, l'hospice de l'Antiquaille.

En dehors des salles de chirurgie, l'hôpital Saint-Louis est tout entier consacré au traitement des malades affectés de lésions de la peau. Six chefs de service ont chacun sous leur direction une division d'hommes et une division de femmes, formant ensemble pour chacun d'eux une agglomération permanente de plus de cent malades atteints d'affections cutanées. L'un de ces chefs de service possède, en outre, un service d'enfants teigneux des deux sexes, dans lequel tous les types des affections du cuir chevelu d'ordre parasitaire sont en permanence représentés. Ces détails sont connus de tous, mais ce qu'il importe de faire remarquer, c'est que cet établissement se trouvant compris, comme tous les hôpitaux de Paris, dans ce qu'on appelle « l'Assistance publique », dont tous les chefs de service, nommés au concours, ne peuvent passer d'un hôpital dans un autre que par voie d'ancienneté. Il en résulte que les médecins qui parviennent à Saint-Louis n'y font jamais leurs débuts qu'à une période déjà avancée de leur carrière médicale et hospitalière. Assurément, il n'est pas à dédaigner, pour le maintien élevé du niveau des branches spéciales, que ces branches soient cultivées par des hommes déjà consommés dans la médecine générale ; mais cette considération ne doit pas être tenue pour unique dans la question que nous agitons actuellement. A une époque où les sciences appliquées sont entraînées dans une gravitation vertigineuse, ce serait une prétention vaine que de vouloir les régenter à l'aide des traditions anciennes.

Lorsque la thérapeutique dermatologique était presque toute interne, lorsque l'histologie normale et pathologique n'étaient pas créées, lorsque les doctrines duraient au moins ce que dure une génération médicale, il n'était pas nécessaire de se distraire aussi tôt, ni aussi complètement de la médecine générale pour s'approprier la science dermatologique et pour l'enseigner. Mais combien les choses ont changé depuis vingt ans ! Combien plus encore elles changeront avant que la dernière heure du siècle ait sonné !

Avec notre organisation surannée, le médecin que le hasard (le hasard seul, qu'on veuille bien ne pas l'oublier) des mutations hospitalières amène à l'hôpital Saint-Louis a déjà atteint la quarantième année ; souvent il n'y parvient que beaucoup plus âgé. Jusque-là, il a exercé, enseigné même souvent, la médecine générale ; mais il peut n'avoir jamais étudié particulièrement la dermatologie ou n'avoir prouvé aucune aptitude pour l'enseignement ; rien, absolument rien n'est exigé de lui à cet égard. A l'âge auquel le médecin français arrive à Saint-Louis, le médecin qui pratique ou qui enseigne la dermatologie à l'Hôpital Général de Vienne vit depuis de longues années dans cet établissement; dès longtemps rompu à l'étude de l'histologie générale et spéciale, et à l'étude de la dermatologie ainsi qu'à son enseignement, il a déjà acquis, en son pays et à l'étranger, une haute et solide notoriété de dermatologiste basée sur des travaux originaux bien connus.

A Vienne, l'enseignement et la pratique de la dermatologie suffisent à l'existence matérielle et à l'avancement scientifique de celui qui s'y est voué, et la dermatologie est honorée à l'égal de toutes les autres branches de la médecine. A Paris, le médecin qui arrive à l'hôpital Saint-Louis vers l'âge de quarante à quarante-cinq ans ne prend véritablement rang qu'un assez grand nombre d'années après, et cela ne peut être autrement, car on ne s'improvise pas dermatologiste. Durant ce stage nécessaire, le nouveau venu ne peut pas encore vivre de la pratique spéciale, et force lui est de continuer l'exercice de la médecine générale, c'est-à-dire de ne consacrer à la dermatologie que les heures enlevées à son repos, ou à sa vie médicale propre. Hormis son dévouement à la science, ou l'intérêt particulier qu'il peut avoir à s'affirmer comme spécialiste, rien ne l'attache à la science proprement dite ni à l'enseignement de la dermatologie. Quand il se jugera suffisamment instruit dans cette branche spéciale pour instruire les autres, on tolérera qu'il enseigne, mais il n'a à espérer ni de l'Assistance publique ni de l'Université aide ou soutien; il fera son enseignement (qui ignore aujourd'hui qu'un enseignement *réel* de la dermatologie réclame et entraîne des frais matériels?) à ses frais, à ses dépens. Sa situation enfin restera à ce point sans analogue à l'étranger, que pas un des nombreux médecins des autres pays avec qui nous avons traité ce sujet et disserté sur cette étrange condition n'a pu en saisir aisément les détails ou la raison d'être.

Il n'est pas nécessaire d'en dire davantage pour faire toucher du doigt la différence profonde, radicale, infranchissable, qui, dans l'état actuel, sépare l'hôpital Saint-Louis de l'Hôpital Général de Vienne, le corps dermatologique enseignant de l'un et de l'autre, l'école de Paris de l'école de Vienne. Aussi longtemps que dureront ces différences fondamentales, aussi longtemps durera la différence dans les résultats obtenus, la suprématie de fait de Vienne sur Paris. En vain les dermatologistes français feront assaut de zèle, d'abnégation, de dévouement, ajoutons de talent, de science ou de découvertes, ils arriveront à maintenir à son rang la science nationale, mais ils n'empêcheront jamais les nations étrangères d'aller apprendre la dermatologie à l'Hôpital général de Vienne et de perpétuer dans leurs pays respectifs la suprématie de son école, aussi longtemps que persistera la différence que nous avons signalée.

VI

A Lyon, les choses se passent autrement, mais la défectuosité est à peu de chose près la même. Nommé au concours comme à Paris, le chirurgien dermato-syphiligraphe ne doit rester en fonctions que pour un temps fixé à l'avance. Après ce laps de temps, il est obligé de laisser la place à un autre. Entré de bonne heure à l'hôpital, il l'abandonne dans toute la force de son talent, alors qu'il pourrait faire des travaux fructueux, compléter les connaissances déjà acquises, se perfectionner dans une spécialité à laquelle il a consacré le meilleur de son temps, et au moment même où, mûri par l'étude et l'observation, il serait dans les meilleures conditions pour se livrer soit à l'enseignement particulier, soit à la publication de livres ou d'articles sur la branche spéciale qu'il a étudiée. N'ayant plus désormais de champ hospitalier d'observation, il se laissera absorber par la pratique, spéciale si l'on veut; mais il n'aura plus cet entraînement ni cette émulation que donnent seuls la vie hospitalière, le contact des élèves et le conflit avec les collègues, etc.

Dans ces dernières années, on a amélioré les fonctions du chirurgien de l'Antiquaille. Après sa nomination, il prend pendant six ans (avec le titre de chirurgien major désigné) le service des enfants scrofuleux et teigneux des deux sexes. Après ce laps de temps, il devient chirurgien en chef de l'Antiquaille, — service comprenant toutes les salles d'hommes syphilitiques ou vénériens, ou atteints de maladies de la peau; il n'a pas de salles de femmes. Les six années écoulées, il passe chirurgien de l'hôpital des Chazeaux (annexe de l'Antiquaille), dans lequel, par contre, il n'a plus d'hommes. Son nouveau service est constitué : 1° par une crèche; 2° par les filles publiques envoyées par le bureau des mœurs ou par celles qui volontairement viennent se faire soigner pour des accidents vénériens ou syphilitiques, et 3° par des femmes affectées de dermatoses. Ces dix-huit années ainsi employées, le chirurgien de l'Antiquaille quitte l'hôpital pour toujours. Il y a donc en même temps trois chirurgiens en fonctions qui passent de six en six ans dans les trois services que nous avons énumérés. C'est un sexennat.

Depuis la création de la Faculté de médecine, un nouveau service a été établi, et cette fois dans d'excellentes conditions. Il se compose de salles d'hommes, de femmes et d'enfants, soit syphilitiques ou vénériens, soit atteints de maladies de la peau. On a aussi annexé à ce service une salle de cours, un laboratoire, une bibliothèque et un musée (renfermant non seulement les pièces principales du Musée dermatologique de Saint-Louis, mais encore les dessins des cas les plus remarquables observés à l'Antiquaille). Comme on le voit, cette installation laisse aujourd'hui peu de chose à désirer. M. le professeur Gailleton, auquel on est redevable de cette organisation, est à la tête de cet important service, et fait deux fois par semaine des cours cliniques et théoriques sur les deux spécialités, et à des heures qui permettent à tous les étudiants d'y assister, à midi en hiver, et à sept heures en été. Ajoutons que les trois autres chefs de service de l'Antiquaille (MM. Dron, Horand et Aubert) font également, pendant le semestre d'été, des cours libres sur la dermatologie ou la syphiligraphie. A la vérité, tous ces cours sont suivis, mais ils le seraient bien davantage si, comme à Vienne, les leçons se trouvaient échelonnées aux différentes heures de la journée. Notons enfin qu'à Lyon, les deux spécialités se trouvent toujours réunies dans les mêmes services; il est vrai que la vénéréologie et la syphiligraphie prédominent considérablement, sous le rapport du nombre.

VII

A Vienne, rien de tout cela. Pour montrer, d'un trait, la différence, il suffit de suivre un instant la carrière du professeur Hebra : docteur en 1841, il est, quatre ans après, nommé médecin ordinaire d'une division pour les maladies de la peau, à la tête de laquelle il restera jusqu'à la fin de sa vie, c'est-à-dire jusqu'en 1880, chef de ce même service, après avoir été successivement nommé professeur extraordinaire et professeur ordinaire. Est-ce à dire que, occupant ces fonctions pendant près de quarante ans, il ait tenu la carrière fermée et que personne n'ait pu, à côté de lui, cultiver, pratiquer, ni enseigner la pathologie et la clinique dermatologiques? Loin de là! N'est-ce pas à Vienne que se trouve cette pléiade de dermatologistes distingués, Auspitz, Neumann, etc., professeurs extraordinaires de dermatologie, qui tous font des cours cinq fois par semaine, sans compter ceux qui sont faits régulièrement par l'agrégé et l'assistant du service de Kaposi?

On comprend que, se consacrant dès le début de sa carrière à la dermatologie, tout médecin ayant un fonds solide d'études générales doive marquer son passage dans cette branche spéciale et, ce qui est plus important, la faire progresser. On comprend que les médecins étrangers se groupent autour d'un personnel dermatologique normal, éprouvé, organisé, tout entier à son œuvre et à sa tâche; on comprend qu'ils affluent là où ils sont certains de trouver ce qu'ils savent ne pas rencontrer ailleurs.

Nous n'ignorons pas qu'on nous répondra que soit à Saint-Louis, soit à l'Antiquaille, les médecins et les chirurgiens de ces hôpitaux ont presque tous signalé leur séjour par des œuvres sur lesquelles l'oubli ne saurait se faire, et que les noms d'Alibert, de Biett, de Cazenave, de Devergie, de Bazin, de Hardy, etc. à Paris, de Baumès, de Diday, de Rodet et de Rollet, etc., à Lyon, sont inscrits dans le livre d'or de la dermatologie et de la syphiligraphie. Nous n'ignorons pas que c'est à eux et à leurs successeurs actuels que l'on doit une bonne part des progrès réalisés dans ces deux branches sœurs de la médecine.

Mais, ajouterons-nous, que n'auraient pas donné ces mêmes hommes, si, au lieu de quelques années, ils avaient, comme Hebra, passé leur vie entière à la tête d'un grand service spécial? Que n'auraient-ils pas fait pour l'enseignement et pour les progrès de la dermatologie, s'ils avaient été encouragés, soutenus, organisés, et pourvus de tout ce qui est nécessaire au savant, au professeur et aux élèves!

VIII

Nous en avons dit assez pour éclairer complètement l'opinion sur une situation que l'avenir seul peut modifier d'une manière profonde. Nous avons montré, dans une de ses parties, le vice radical de l'organisation actuelle de l'enseignement de la médecine spéciale dans notre pays, en ce qui concerne la dermatologie. Le vice est le même dans toutes les autres branches de la médecine spéciale, le même dans la médecine générale dont l'enseignement pratique est fait, en réalité, non par l'Université, mais par les médecins des services hospitaliers, à titre privé, libre, et sans aucune espèce d'organisation du personnel enseignant, ni de la matière de l'enseignement! Que de choses à dire sur tout cela! Et le moment n'est-il pas venu de faire la lumière sur toutes ces questions qui intéressent si gravement l'avenir de la médecine, l'honneur et l'intérêt du pays?

Puissions-nous être suivis dans la voie que nous ouvrons! Puisse une agitation salutaire ébranler notre vieille organisation médicale jusque dans ses fondements, et restituer de ce côté à notre pays la place et le rang qu'il n'a pas conservés!

Cette partie de notre tâche est terminée. Pour accomplir notre devoir jusqu'au bout, il nous suffira de dire en quelle manière et de quelle façon il serait possible, au moins à titre provisoire, de pallier, en ce qui concerne les étudiants français, les vices d'organisation les plus nuisibles de l'enseignement de la dermatologie.

Nous avons montré plus haut que le champ d'études était aussi large que possible et que la matière dermatologique était abondante jusqu'à l'excès.

Nous avons rappelé également que malgré l'absence de tout encouragement, malgré le défaut de toute organisation d'ensemble, l'hôpital Saint-Louis possédait, en fait, un personnel enseignant plein de zèle et d'activité, ayant fait largement ses preuves, et toujours à la disposition du public médical et des élèves.

Les élèves ! Mais voilà où la plus extraordinaire situation se présente !

Aucun élève de la Faculté de Paris n'est obligé de faire acte de présence, même un jour, à l'hôpital Saint-Louis, unique établissement où il puisse apprendre la dermatologie ; seuls, quelques élèves des hôpitaux (externes, internes) indispensables pour les nécessités matérielles et administratives du service nosocomial, sont désignés chaque année, non pas d'après leurs aptitudes ou après des études spéciales, ni pour une destination particulière, mais à leur choix dans les règles ordinaires du rang ou de l'ancienneté. Chaque service reçoit un interne et quatre élèves externes, soit en tout pour les six cents malades de l'hôpital, six internes et vingt-quatre externes ! Voilà tout ! De temps à autre quelque élève stagiaire se fait inscrire dans l'un des services ; mais, trop souvent, son but principal est d'obtenir un certificat attestant qu'il a passé quelques mois à l'hôpital Saint-Louis ; si le chef de service exige de tous les stagiaires la présence réelle et le rôle effectif, il peut être assuré de voir ceux-ci disparaître rapidement de sa division. Telle est la règle ; rares sont les exceptions.

Quels sont donc les assistants, relativement nombreux (on peut compter une moyenne quotidienne de cent à deux cents) qui se partagent entre les diverses cliniques officielles ou libres de l'hôpital ? Ce ne peuvent être les internes des hôpitaux (l'élite de notre corporation dans sa fleur) ; tous, à l'heure où se font nos leçons, sont retenus par les exigences des divers services auxquels ils sont attachés dans les hôpitaux disséminés *intra* et *extra muros ;* il en est de même pour les externes des hôpitaux, ou encore pour le groupe moins régulier des stagiaires de la Faculté.

Et il en sera ainsi chaque année (que l'on veuille bien le remarquer), pendant toute la scolarité, de sorte que si l'étudiant, arrivé à la fin de ses années d'externat ou d'internat, n'est pas assez riche de temps ou d'argent pour prolonger la durée de son séjour à Paris, il ira exercer la médecine pratique sans avoir jamais appris la dermatologie! Ce cas est malheureusement celui de la grande majorité des médecins formés par l'organisation actuelle.

Ceux qui assistent à nos cours sont d'ordre très varié ; on y compte à la fois des étudiants amateurs que l'objectivité et le pittoresque de nos études attirent et distraient, des pharmaciens médecins qui viennent prendre une teinture de pratique dermatothérapique, et qui recueillent religieusement nos moindres formules ; des élèves en médecine en rupture momentanée d'externat ou de stage (mais au moins pour un motif louable) ; enfin des élèves en médecine dont la scolarité est terminée, ou qui sont libérés des exigences réglementaires, et qui viennent, tout spontanément, avant de quitter Paris, s'instruire en dermatologie. Joignez à cela un certain nombre de jeunes médecins d'avenir fixés dans la capitale, qui viennent, après la lettre, faire leur éducation dermatologique ; puis quelques-uns de nos savants confrères des stations minérales, ou des stations d'hiver, voire même de l'étranger, qui nous font l'honneur de venir utiliser quelques heures de leur loisir, auprès de nous, durant leur séjour à Paris.

Bien difficile, on le voit, est, dans ces conditions singulières, la mission du professeur, obligé de parler à la fois à un public dont son expérience lui fait deviner la composition si étrangement variée, mais qu'il ne connaît en réalité pas, et dont les besoins sont essentiellement différents! Parmi ses auditeurs, les uns ignorent jusqu'aux premiers éléments de l'histologie normale ou pathologique, et n'ont aucune notion, même élémentaire, des choses de la dermatologie. Les autres viennent simplement pour apprendre pratiquement l'art de traiter quelques dermatoses ; les autres enfin, versés à la fois dans la médecine générale et dans la médecine spéciale, espérent trouver dans la parole du maître l'exposé des plus récents progrès, la discussion des méthodes thérapeutiques générales ou locales, ou des notions élevées sur la question, toujours magnifique même en ses obscurités, des doctrines médicales et des maladies constitutionnelles !

Assurément, rien de plus étrange ne peut être rêvé, rien de plus contraire aux progrès réels de l'enseignement dermatologique ! C'est l'incohérence et le désordre portés à l'extrême !

Voyez, au contraire, si, comme cela devrait être, tout étudiant en médecine était tenu de faire un stage à l'hôpital Saint-Louis après avoir satisfait aux exigences de l'éducation médicale générale, quel auditoire d'élite pour le professeur ! quelle régularité et quel ordre il serait aisé d'introduire dans le plan, la nature, le degré des leçons qui seraient faites ! Quelle émulation pour les professeurs ! quel progrès pour la pratique de la médecine ! quel bienfait pour la population ! On ne verrait plus alors les médecins les plus savants ignorer l'art de reconnaître et de traiter la gale, le favus, la teigne tondante, la pelade, et vingt autres affections cutanées qui sont, en vérité, lettre morte pour la majorité des praticiens de l'époque !

Ce que nous disons à propos de la dermatologie est également vrai pour les autres branches essentielles de la médecine spéciale, la vénéréologie et la gynécologie, la syphilologie, la médecine infantile, l'ophthalmologie et la laryngologie. Une seule année, convenablement dirigée et organisée, suffirait amplement pour compléter l'instruction médicale de tous les élèves, et pour relever, en dix années, au premier rang la pratique de tous les médecins du pays !

IX

En ce qui concerne la dermatologie, et notre hôpital Saint-Louis, plusieurs réformes sont indispensables, urgentes. Voici en peu de mots, non le programme complet, mais un simple aperçu, un sommaire des réformes ou des créations de première et d'absolue nécessité :

La consultation externe, faite aujourd'hui dans un réduit misérable, opprobre véritable d'une grande capitale, sans organisation, sans personnel de service, avec la confusion la plus invraisemblable de toutes les maladies cutanées ou autres, deviendrait, avec un local convenable, une organisation appropriée, un personnel de service suffisant, et la sélection préalable des malades, une polyclinique sans rivale. A elle seraient rattachés naturellement les traitements de la gale, des teignes, de la phthiriase (complètement soustraits aujourd'hui à la surveillance médicale), ainsi que d'une série d'autres affections cutanées qui ne nécessitent pas le séjour à l'hôpital et qui permettraient de donner, à côté de l'enseignement théorique, l'enseignement pratique le plus vaste qu'il soit possible de concevoir.

Au Musée dermatologique devrait être rattaché un institut dermatologique, comprenant un atelier de photographie et de dessin, des salles de travail, une bibliothèque spéciale, des collections d'histologie normale et pathologique, un laboratoire central d'histologie, dont les chefs, pourvus des appareils et des moyens de démonstration nécessaires, enseigneraient l'histologie cutanée normale et pathologique.

A chaque service enfin, communiquant directement avec les salles de malades, doit être rattachée une annexe, contenant une salle de cours, qui ne doit, à aucun prétexte, être disjointe du service, une salle de pansement, pour l'application des méthodes rapides et directes de traitement aux malades internes, ainsi que pour l'enseignement de la thérapeutique appliquée.

A ces conditions, mais à ces conditions seulement, l'enseignement de la dermatologie deviendra un enseignement fécond, digne de la grande cité qui est la capitale de la France, digne d'une époque et d'un régime vraiment démocratiques.

X

Pendant le cours de ces dernières années, la littérature médicale française s'est enrichie de nombreux travaux sur la dermatologie, parmi lesquels quelques-uns ont une importance reconnue et maintiennent parmi nous la science des maladies de la peau à un degré élevé; toutefois, depuis l'époque déjà éloignée à laquelle remontent les dernières publications de Bazin et de M. le professeur Hardy, il n'a pas été donné en France de Traité général des affections cutanées qui pût servir de guide classique à l'élève ou de guide pratique au médecin. Bien que cette pénurie (dont nous avons exposé en toute sincérité les raisons) soit momentanée et doive être remplacée dans un avenir plus ou moins prochain par une véritable richesse de Traités originaux, actuellement en préparation, il n'y en a pas moins une lacune considérable à combler dans le présent; aussi avons-nous pensé faire acte d'opportunité et œuvre d'utilité générale en donnant aujourd'hui une traduction *annotée, commentee et accompagnée d'additions nombreuses*, des remarquables *Leçons sur les Maladies de la peau* du professeur Kaposi, c'est-à-dire de l'ouvrage le plus récent, le plus original et le plus pratique de la dermatologie allemande.

Cette publication ne fait pas double emploi avec l'œuvre considérable du professeur Hebra, dont l'un de nous a soumis antérieurement la traduction au public français; à l'heure présente, en effet, la science marche à pas pressés, et il ne faut qu'un bien petit nombre d'années pour la mise au jour de faits nouveaux, de révolutions doctrinales et de progrès thérapeutiques. L'ouvrage de l'illustre fondateur de l'école dermatologique de Vienne, riche de faits, et de science bibliographique, reste le véritable *compendium* de la pathologie cutanée, et doit être entre les mains de tous ceux qui veulent faire de cette partie de la pathologie spéciale une étude approfondie. Mais, pour les étudiants, pour les médecins qui ont surtout besoin d'un livre qui leur donne l'état immédiat, *actuel*, précis et élémentaire de la science sur les différentes affections de la peau, aussi bien au point de vue nosologique que sous le rapport de l'anatomie pathologique, et de la thérapeutique appliquée telle que l'ont faite les plus récents progrès, il était nécessaire de produire un résumé complet et concis à la fois de l'état actuel de la dermatopathologie. Tel est le but que s'est proposé le professeur Kaposi, telle est la raison qui nous a déterminés à mettre ses *Leçons* sous les yeux du public français, qui possédera maintenant, dans son entier, l'enseignement de l'école de Vienne, aujourd'hui la plus célèbre et la plus en faveur, ainsi que nous l'avons exposé tout à l'heure.

Quelque importance que pût avoir déjà, à ce seul point de vue, la traduction de l'ouvrage allemand (dans notre pays où la grande majorité des médecins et des élèves ne connaît pas, ou ne connaît que très imparfaitement la langue allemande), nous avons cru devoir faire davantage encore, et ajouter au texte courant des notes nombreuses, des commentaires multipliés et des additions étendues. Nous avions, pour entreprendre cette tâche ardue et souvent ingrate, des raisons multipliées ; en voici quelques-unes.

Tout d'abord, s'il est vrai que l'on trouve dans les *Leçons* du professeur KAPOSI un exposé assez étendu des travaux étrangers, il n'en est pas moins certain que la mention plus discrète des auteurs français nous faisait un devoir de mettre nos lecteurs à même de connaître et d'apprécier ce qui a été écrit dans tous les pays (y compris le nôtre) sur la dermatologie ; nous l'avons fait avec l'indépendance la plus entière et en nous plaçant au seul point de vue de l'intérêt de la vérité scientifique.

Personne ne l'ignore, malgré les modifications assez profondes que les dix dernières années ont apportées dans notre état scolaire, les études histologiques et anatomo-pathologiques sont moins répandues en France qu'en Autriche, où depuis longtemps (à la grande gloire de ce pays !) elles font partie *véritablement* intégrante de l'enseignement classique à tous ses degrés et dans toutes ses branches, alors qu'elles restent parmi nous (à notre grand détriment !) l'apanage d'un nombre restreint. Nous ne pouvions omettre de tenir compte de cette différence entre les auditeurs du professeur et les lecteurs de notre traduction ; aussi avons-nous dû annexer aux descriptions du texte courant d'assez nombreuses additions, destinées à ne laisser subsister aucune obscurité sur certains points que l'auteur n'avait pas cru nécessaire d'exposer devant un public (faveur peu ordinaire aux professeurs de notre pays !) qu'il connaissait et qu'il savait, par avance, pourvu de toutes les notions préparatoires nécessaires. A cette partie de notre tâche nous avons attaché une telle importance, que nous avons maintes fois demandé assistance, pour la remplir au plus grand bien de nos lecteurs, à plusieurs des hommes éminents de notre pays qui cultivent ces deux branches de la médecine avec un succès si incontesté, soit à Paris, soit à Lyon. Sur plus d'un point, les renseignements que nos savants amis (1) ont bien voulu nous communiquer nous ont permis d'étendre ou de compléter les recherches des dermatologistes viennois. Bien plus, certaines parties importantes, telles que l'étude des affections parasitaires végétales, par exemple, ont été soumises par nous à une enquête nouvelle, à la fois clinique et histologique, dont nous avons produit les résultats.

Chacun sait aujourd'hui quelles différences profondes séparent l'école de Vienne (dont presque toutes les écoles étrangères ne sont actuellement qu'une émanation) de l'école de Paris et de l'école de Lyon, sous le rapport de la nosologie cutanée, de la doctrine dermatologique et de la philosophie thérapeutique ; nous n'avons pas besoin de dire que nous avons mis ces différences en saillie toutes les fois où cela était indispensable. Absolument libres de toute attache doctrinale, recherchant simplement la plus grande somme de vérités à laquelle on peut aujourd'hui prétendre sur ces questions ardues, nous avons dû cependant, parfois, apporter quelque vivacité dans la discussion de ce que nous considérions comme contraire à la réalité des choses. Mais nous avons l'assurance de n'avoir jamais dépassé la mesure de l'indépendance scientifique, et nous avons la ferme confiance que les rapports cordiaux et affectueux que nous avons été jusqu'ici heureux d'entretenir avec le professeur Kaposi n'en seront pas altérés. Nous avons toujours pensé que c'était honorer un auteur et lui témoigner combien on le tenait en haute et particulière estime que d'exprimer à son égard, avec une égale franchise, la louange et la critique. Le soin extrême, l'attention incessante que nous avons apportés à donner une version française

(1) Nous devons ici exprimer particulièrement toute notre gratitude au professeur Ranvier, et au professeur Renaut (de la Faculté de Lyon), à M. François Franck, à M. Ernest Chambard et à notre ami et collaborateur de chaque jour, M. F. Balzer, qui nous a si activement assistés dans nos études nouvelles de dermatophytologie.

claire, précise et facile à lire du texte allemand (besogne, nul ne l'ignore, ardue entre toutes!) nous font espérer que nous avons toujours *traduit* et jamais *trahi* notre auteur. Mais il va sans dire que nous donnons, par avance, à notre éminent ami, acte de rectification si quelque erreur d'interprétation s'était produite, ce que d'ailleurs nous ne croyons pas.

C'est surtout dans le domaine de la thérapeutique que nous nous sommes attachés à poursuivre la discussion. Pour l'école dermatologique de Vienne, on le sait, la préoccupation essentielle, dominante, presque exclusive, est de traiter directement la lésion locale par les moyens les plus rapides et les plus actifs, sans se préoccuper de ce que nous appelons l'état constitutionnel des sujets atteints, la *nature* de la dermopathie, et surtout avec un dédain absolu, une négation formelle des phénomènes physiologico-pathologiques que de nombreuses générations médicales ont rapportés à la cessation ou au maintien de certaines dermopathies.

Pour nous, comme pour la généralité des médecins français, les affections cutanées ne doivent pas être toutes envisagées sous le même point de vue. Il en est (peu importe en ce moment leur proportion numérique relative) auxquelles le jugement sommaire et l'exécution immédiate s'appliquent incontestablement; mais il en reste un certain nombre que le traitement local n'est pas toujours capable de guérir, et qui ne sont que l'un des éléments d'un état pathologique préexistant, général, éloigné ou supérieur, qu'elles suffisent parfois, d'ailleurs (et c'est là un point capital en médecine pratique), à caractériser ou à démasquer. Nier ces choses, c'est nier l'évidence, c'est jeter volontairement un voile sur une des plus grandes faces de la pathologie générale, de la pratique médicale. A maintes reprises, nous avons montré à quel point extrême était portée cette négation systématique de quelques-uns des plus grands principes de la médecine traditionnelle, et nous avons la ferme croyance que l'époque n'est pas éloignée d'un retour à des appréciations plus modérées. Puisse notre argumentation impartiale contribuer à ce résultat!

Mais si nous avons ainsi marqué avec insistance, et sans détour, ce que nous considérons comme l'erreur de l'école de Vienne, nous ne saurions reconnaître trop hautement combien sont nombreux et considérables les progrès apportés par Hebra, et par ses disciples, par toute l'école de Vienne, dans la thérapeutique dermatologique, et particulièrement dans le traitement local, externe, mécanique, des affections de la peau. Initiés depuis longtemps, l'un et l'autre, à ces progrès dont nous nous sommes efforcés d'être les vulgarisateurs dans ce pays par l'enseignement ou par le livre, nous avons mis un soin particulier à guider nos lecteurs dans cette partie encore imparfaitement connue parmi nous de la thérapeutique dermatologique.

ERNEST BESNIER. — A. DOYON.

Paris, 1er avril 1881.

LEÇONS

SUR LES

MALADIES DE LA PEAU

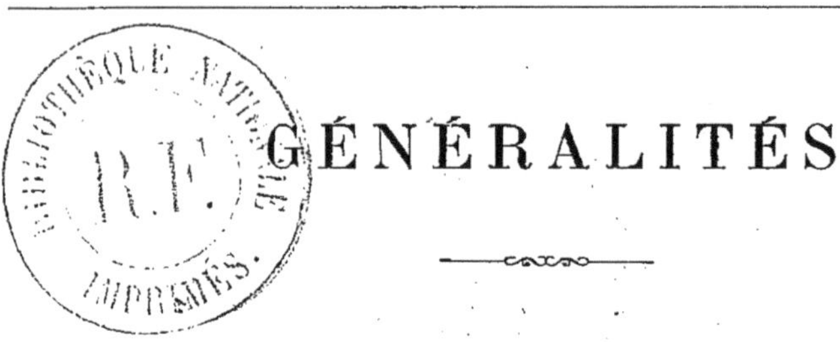

GÉNÉRALITÉS

PREMIÈRE LEÇON

Rapports de la dermatologie avec la pathologie générale. — Son importance scientifique et pratique. — Histoire de son développement depuis l'antiquité jusqu'à nos jours.

MESSIEURS,

L'étude des maladies de la peau, la dermatologie, ou plus exactement la dermato-pathologie, a pour but de nous initier à l'une des parties les plus importantes de la nosologie spéciale. Cette étude comprend aujourd'hui un ensemble très étendu de faits dont la réunion peut, jusqu'à un certain point, être considérée comme formant un tout complet, mais qui reste lié aux autres branches de la médecine et surtout à la pathologie générale par des ramifications organiques très remarquables.

Voilà un premier point dont il faut avoir, dès l'abord, la notion bien précise pour abandonner immédiatement, si par hasard on l'avait conçue, cette idée qu'il ne s'agirait ici que de s'approprier, pour l'exercice de l'art, une certaine routine clinique et pratique. Vous serez bientôt, au contraire, en mesure de vous convaincre que l'étude des maladies de la peau devient, sous le rapport pratique, d'autant plus profitable et, sous le rapport scientifique, d'autant plus satisfaisante que l'on cherche et que l'on embrasse avec plus de soin les rapports et les analogies que ces affections ont avec les états physiologiques et pathologiques des autres organes, du système vasculaire et nerveux, de la crase du sang et des humeurs et avec les différents états de l'organisme entier.

De plus, les phénomènes morbides qui ont leur siège dans la peau fournissent un point de comparaison et d'investigation très instructif par rapport aux processus pathologiques analogues des organes internes, puisque les premiers sont déjà accessibles durant la vie et *in flagranti facto* livrés à la perception de nos sens et à notre observation, tandis qu'on ne peut déduire les seconds qu'après la mort, et à titre de processus isolés ou interrompus au milieu de leur évolution.

Ainsi donc l'importance de la dermato-pathologie se révèle sous un triple aspect : en premier lieu, elle nous apprend à connaître, à comprendre et à guérir les maladies d'un organe indispensable à la vie, *la peau;* en second lieu, par la démonstration des relations des dermatonoses avec les maladies des autres organes et systèmes, elle étend et complète nos connaissances sur la pathologie du corps humain en général; enfin, en nous montrant les phénomènes morbides qui sont directement accessibles à nos sens, elle contribue encore, de la manière la plus utile, à augmenter l'ensemble des notions de la pathologie générale et expérimentale.

Cette importance de la dermatologie est une conquête de la médecine moderne ; elle est née, à la fin du siècle précédent, de l'application à l'étude des affections cutanées de la méthode usitée dans les sciences naturelles, et elle s'est accrue davantage encore depuis dix ans sous l'influence des progrès que les recherches expérimentales et microscopiques ont réalisés dans l'anatomie et la physiologie de la peau, et dans son histologie pathologique.

Mais, il faut le reconnaître, le sol sur lequel la dermatologie moderne a pris naissance était préparé dès longtemps; et nous serons naturellement amenés, en traçant l'historique et la symptomatologie des maladies cutanées considérées isolément, à reconnaître les services rendus par les médecins des époques antérieures, en même temps que nous devrons, à l'occasion de beaucoup de dénominations anciennes que l'on conserve avec raison, exposer les idées qui y étaient autrefois attachées, et qu'il est nécessaire de connaître pour les bien comprendre.

Cette antiquité des premières notions dermatologiques se comprend aisément, en présence du caractère d'extériorité des affections tégumentaires, lesquelles frappent les personnes les plus étrangères à l'art; grâce à leur coloration spéciale et à leur aspect particulier; aussi il eût été vraiment extraordinaire que de semblables phénomènes aient été méconnus par les médecins qui, comme ceux de la Grèce, se préoccupaient très activement des actes les plus intimes de l'organisme humain, et autant que l'état des sciences naturelles et surtout de l'anatomie pouvait le permettre à cette époque.

Dans l'Ancien Testament on trouve déjà quelques indications sur diverses affections de la peau, des cheveux et des poils, contagieuses ou non, sous les noms de : *nega*, *bahereth*, *schehin*, *misepahat*, *zaraath*. Cependant, nous ne sommes pas à même d'interpréter exactement ces expressions dans le sens médical. Dans la traduction de la Bible des Septante et celle d'autres auteurs, *nega* et *zaraath* ont été traduits par lèpre et gale; et l'opinion que le *zaraath* de la Bible signifie réellement la lèpre s'est maintenue jusqu'à nos jours dans la littérature médicale. C'est certainement là une erreur; *zaraath*, dans la Bible, ne veut pas dire autre chose qu'une maladie de la peau maligne, difficile à guérir ou même tout à fait incurable, peut-être aussi une maladie contagieuse, et il est possible que l'on ait employé encore ce terme pour désigner la lèpre et même la gale, certainement aussi des plaies gangréneuses.

Dans les livres des médecins grecs, on trouve des notions et des désignations pathologiques plus faciles à reconnaître comme s'appliquant aux lésions morbides de la peau, en premier lieu chez Hippocrate, le contemporain de Socrate et de Platon (460-370 ? av. J.-C.). Ainsi sont les noms de ἐξανθημάτα (de ἄνθος, fleur; ἐξάνθειν, fleurir, *efflorescere*, fleurs de la peau), et ἐκθύματα et ἐκθύλατα pour fleurs de la peau, dartres cutanées, dermatoses en général, dans le sens générique, à peu près comme les expressions modernes les plus récentes employées encore aujourd'hui par les médecins et les gens du monde. En outre, φύματα, φυγεθλα, τερμίνθοι, ἐπίνυκτις, ανθραξ, pour des tumeurs tubéreuses et inflammatoires de la peau; λειχῆν, λόποι, λέπρα, πιτυρίασις, ψῶρα, pour des maladies sèches de la peau avec desquamation de l'épiderme, accompagnées ou non de prurit, tandis que κνῆσμος et κνιδῶσις étaient employés pour désigner les démangeaisons et les brûlures de la peau; ἰδρῶα, pour les vésicules sudorales; φλυκταῖναι, φλυξάκια, φυδράκια, άχῶρες, κήριον, πόμφοι, pour les vésicules, les bulles, les éruptions cutanées sécrétantes et croûteuses; ἑρπῆς, ἐσθίομενος et κέγχριας, pour des affections du tégument, s'étendant par la périphérie, appelées « serpigineuses » superficielles ou creusant profondément; ἄλφος, λευκή, μελας, ἐφῆλιδες, pour des décolorations et des anomalies pigmentaires de la peau; μαδίσιες, μαδαρῶσις et ἀλωπεκὶα, pour les diverses formes morbides de chute de cheveux; ἀκροχόρδον, ἀκροθύμιον, μυρμήκιαι, ἰόνθοι, pour les verrues et les boutons; ἐρυσὶπελας, φαγεδαῖνα, γαγγρηνα, ἐρυθῆματα, πετέχιαι, pour des processus que l'on désigne ainsi encore actuellement; χοίραδες, pour les ulcères scrofuleux. D'après ces textes, on ne saurait nier que déjà Hippocrate ait considéré certaines maladies de la peau comme des affections plus ou moins importantes de cet organe, ayant une existence propre, comme un mal idiopathique et d'autres comme la manifestation ou l'expression de certaines affections internes, même générales et fébriles, comme des « apostases ». Il parle des éruptions dites critiques, qui terminent des maladies fébriles, il croit que des éruptions peuvent rétrocéder spontanément, ou à la suite de traitements, sur des organes internes et les rendre malades; ou, au contraire, que des excrétions et déplétions, comme le flux hémorrhoïdal, peuvent débarrasser de certaines affections de la peau. Enfin, nous trouvons dans l'œuvre hippocratique de nombreuses données sur les causes des maladies cutanées; pour quelques-unes d'entre elles, en effet, on admettait l'influence des humeurs cardinales; pour d'autres, on invoquait les saisons, les variations de température, des particularités relatives à la direction des vents, à l'âge ou au sexe.

Après Hippocrate, dont les œuvres formeront la base des études médicales pour des milliers d'années, Celse mérite d'être signalé pour le soin avec lequel il traita des maladies de la peau. Cet écrivain, incontestablement le moins abstrait des anciens auteurs médicaux, vivait à Rome environ de 53 avant J.-C. à l'an 7 après J.-C.; il a publié un ouvrage qui mérite d'être encore lu aujourd'hui : *Medicinæ libri octo* contenant, dans les IIIe V[e] et VIe livres un traité passablement substantiel et méthodique des maladies de la peau, en même temps que des idées théoriques. Dans ce traité, qui a tenu le premier rang jusqu'au XVIIIe siècle, à la fois en raison des observations qu'il réunit et de la forme sous laquelle elles sont présentées, nous trouvons les classifications et les idées contenues dans les écrits d'Hippocrate non seulement définies et rassemblées d'une manière concise, mais encore remplacées ou complétées par des noms latins nouveaux, usités encore aujourd'hui en grande partie; et la pathologie des maladies de la peau y est enrichie par des descriptions d'une exactitude que ne désavouerait pas la science moderne. Dans le IIIe livre, Celse retrace les caractères de l'éléphantiasis en des termes qui ne permettent pas de le méconnaître; dans le Ve livre il expose le traitement des plaies et des ulcères (*vulnera, ulcera*), et dans des chapitres spéciaux il jette les bases de la thérapeutique d'une série entière de maladies de la peau, telles que : *carbunculus, carcinoma, therioma* (*phagedæna*), *ignis sacer, ulcera ex frigore* (ulcère par congélation), *furunculus, phyma, phygethlon, abscessus, fistulæ, kerion, acrochordon, thymion, myrmekia, clavus, pustulæ, scabies, impetigo, papulæ, vitiligo;* dans le VIe livre : *de capillis fluentibus, de porrigine, de sycosi, de areis, de varis, lenticulis* et *ephelide;* dans le VIIe, *de condylomatibus, de varicibus, de gangræna.* La plupart de ces dénominations sont encore en usage aujourd'hui, quoique quelques-unes d'entre elles aient reçu d'autres acceptions. C'est ainsi que Celse comprend sous le nom de *pustulæ* non seulement les efflorescences purulentes, mais encore l'urticaire et les vésicules sudorales; sous le nom de *scabies* une maladie prurigineuse s'accompagnant de squames et de sécrétion que nous connaissons à présent sous le nom d'eczéma. D'autres désignations et applications, telles que celles de *sycosis* pour une maladie des parties velues de la face, de *porrigo* pour la teigne, sont conservées encore actuellement ou l'ont été jusque dans ces derniers temps, sans oublier les noms ci-dessus pour les verrues, etc., etc.

A cette même époque, Pline signale une maladie contagieuse de la peau nouvellement importée à Rome, la mentagre, et le même auteur indique, presque en même temps que Scribonius Largus, l'éruption en ceinture, sous le nom de *zoster* ou *zona*, tandis que d'autres auteurs et surtout Arétée, décrivent d'une manière surprenante l'éléphantiasis (la lèpre), affection qui, à cette époque, prit en Italie une plus grande extension.

Galien, qui vivait au IIe siècle après J.-C., a reproduit avec force commentaires, dans ses œuvres excessivement développées, les matériaux fournis par Hippocrate et par Celse; et c'est dans ses écrits que les auteurs des siècles suivants ont principalement puisé. Parmi ceux-là il faut surtout citer Aetius d'Amida (543 après J.-C.) qui le premier a employé l'expression d'ἐκζέματα ; Paul d'Égine qui s'attacha plus particulièrement à certaines maladies de la peau, Oribaze, Alexander Trallianus, Actuarius, lesquels, en décrivant les affections cutanées d'une manière précise, rendirent plus facile l'étude des anciens auteurs grecs.

Au milieu de la confusion politique et guerrière qui marque la fin de l'empire romain occidental et le commencement du moyen âge, les doctrines de la médecine grecque, et notamment celles sur les maladies de la peau, furent, en grande partie, abandonnées dans les pays où elles avaient été primitivement cultivées. C'est seulement à partir du VIIIe siècle que nous les voyons de nouveau rendues à l'Occident indirectement par les Indiens et les Arabes et augmentées de nouvelles et importantes recherches.

Déjà dans les ouvrages médicaux des Indiens, *Charaka* et *Sushruta*, publiés entre le Ve et le IXe siècle, outre les maladies de la peau mentionnées par les Grecs, nous trouvons décrites surtout les varioles, *másúriká*, sous leurs diverses formes et complications dangereuses ; probablement aussi la rougeole, mais spécialement la lèpre tubéreuse et anesthésique, *kushta* et *bátarakta*, ainsi que l'affection introduite plus tard en médecine sous le nom d'*éléphantiasis des Arabes*, la pachydermie, qui jusqu'alors était inconnue en Occident.

Les écrivains arabes Razès (1), Serapion, Ebn-Zor, Haly-Abbas ont toutefois fait progresser d'une manière remarquable et originale la connaissance des maladies de la peau par la communication de nouveaux faits, et par la transmission des doctrines grecques anciennes qu'ils ont utilisées. Avant tout, leur description des symptômes de la lèpre, *djudzam*, est restée comme règle pour les époques suivantes, ainsi que leur division de la lèpre en quatre variétés, qui devaient évidemment correspondre aux quatre humeurs cardinales de Galien : la lèpre éléphantine provenant de la bile noire, la lèpre léonine de la bile rouge, la lèpre alopécique du sang, la lèpre tyria de la pituite.

En outre, l'*albarras* (*alba* et *nigra*) et la morphée, probablement identique au vitiligo, aux *leuke* et *melas* de Celse, paraissent encore appartenir à la lèpre.

Le *dal-fil* est la pachydermie, complètement inconnue des Grecs, représentant l'éléphantiasis des traducteurs arabes et ce qu'on a appelé plus tard l'éléphantiasis des Arabes.

Outre la variole et la rougeole, les Arabes décrivent, avec un soin remarquable, les maladies de la tête; Avicennes les appelle *sahafati*, identiques évidemment, étymologiquement, avec le *sapahat* des Hébreux; Haly-Abbas, au contraire, les nomme *alvathim*, dont le plus exact traducteur des Arabes, Stephan Antiochus, a formé le mot *tinea* encore en usage aujourd'hui, teigne de la tête (*Kopfgrind*); parmi les cinq variétés établies on reconnaît d'une manière distincte la teigne contagieuse, connue aujourd'hui sous le nom de *favus*. Enfin, Avenzoar parle de la gale vraie, avec mention de l'insecte qui lui est propre.

Les travaux assurément très estimables des Arabes ont été transmis aux médecins de l'Occident, traduits en latin, par les fondateurs et les continuateurs de l'École de Salerne, Constantin

(1) L'orthographe exacte est bien Razès comme nous l'avons écrit, et non Rhazès, ainsi que l'écrivent la plupart des auteurs. (*Note des Traducteurs.*)

l'Africain, Roger, Roland, etc., dans l'intervalle compris entre le xe et le xive siècle. C'est ainsi que fut renouée la chaîne de la tradition des doctrines grecques; mais, en fait de maladies de la peau, c'était presque exclusivement de la lèpre que s'occupaient les écrivains du xie jusqu'à la fin du xve siècle : les Italiens, Vitalis de Furno, Guillaume de Salicet, Lanfranc, Montagnana; les Espagnols, Theodoricus, Villanova; les Anglais, Glanville, Gilbert, Gaddesden; en France, Gordon, Guy de Chauliac; en Allemagne, Hans Gersdorf, etc., car la lèpre s'était développée précisément dans les xiie et xiiie siècles comme une véritable épidémie générale, que les gouvernements et la société tout entière, ainsi que la médecine, cherchaient à combattre. Mais les médecins, dans leurs appréciations sur le caractère et le mode de traitement de la lèpre, n'allaient pas au delà des notions qu'ils tenaient des Arabes et que l'École de Salerne avait mises en lumière.

Dans le cours du xve siècle, la lèpre avait graduellement disparu des contrées de l'Europe centrale. Par contre, vers la fin de ce siècle, il se produisit une nouvelle épidémie, *lues venerea,* connue plus tard sous le nom de syphilis. On avait donc l'occasion d'examiner les diverses affections de la peau qui sont spéciales à cette maladie. Mais, quoique le nombre des auteurs qui s'occupèrent de la syphilis, à la fin du xve siècle et dans les premières dizaines d'années du xvie siècle, soit très considérable, et que l'on compte, parmi eux, des écrivains distingués tels que : Marcellus Cumanus, Musa Brassavole, Gabriel Fallope, Fracastor, etc., les travaux positifs de ces derniers, relativement aux manifestations syphilitiques de la peau, n'ont qu'une valeur insignifiante.

C'est seulement au xvie siècle que fut commencée une étude des dermatoses plus personnelle, et peu à peu plus indépendante des anciennes formules des Arabistes. Outre les éruptions syphilitiques que l'on pouvait étiologiquement et théoriquement comparer à la lèpre, on apprit encore à connaître, comme une espèce particulière de maladies dyscrasiques de la peau, le scorbut, la fièvre pétéchiale et les exanthèmes aigus contagieux. On tendait de plus en plus à traiter les affections de la peau comme telles dans le sens pathologique pur. C'est ainsi que Jean Manardus, donne, sous le titre de *lactumen*, une description exacte de la teigne humide de la face, ou croûte de lait des enfants à la mamelle; Gorræus, une synonymie lexicographique très pratique pour faciliter l'étude de la terminologie dermatologique; Blondus une monographie: *de maculis corporis*. On trouve dans Ambroise Paré des notions précises sur la variole; dans Forestus, Schenk de Grafenberg, Montagnana, sur le pemphigus, la gale contagieuse et les différentes espèces de teigne. De plus, bon nombre d'auteurs soumettaient à une étude plus approfondie, sous le rapport étiologique et descriptif, les maladies de la peau déjà connues.

Tels sont les écrivains cités dans l'Aphrodisiacus de Aloy. Luisinus qui publièrent des dissertations sur la syphilis, à la fin du xve siècle et dans la première moitié du xvie siècle. Aussi, ne pouvons-nous être surpris, si, vers ce temps-là, il se produisit une œuvre plus importante, dans laquelle il était exclusivement question des maladies de la peau : cette œuvre est le Traité publié en 1572, d'après les leçons du Vénitien Hieronymus Mercurialis, par son élève P. Aicardius (1), *de morbis cutaneis*, le premier livre de dermatologie pure, dans lequel, cependant, on trouve peu de choses originales. L'auteur divise, comme Galien, les maladies de la peau : en celles de la tête, contenant les différentes formes de calvitie et de teignes, et en celles des autres parties du corps. Pour le reste, le travail de Mercuriali ne présente, en réalité, sous le rapport descriptif et théorique, qu'un résumé des ouvrages de la médecine gréco-romaine et arabe.

A partir de cette époque, on voit augmenter le nombre des auteurs qui consacraient à la description des maladies de la peau, soit des chapitres spéciaux, dans des traités de médecine générale, soit enfin des monographies complètes et des ouvrages plus considérables. Je citerai, parmi eux, à la fin du xvie siècle et dans le cours du xviie, outre Fernel, Vidus Vidius, Sennert,

(1) C'est par erreur typographique que Dézeimeris (*Dict. hist.*) rapporte la publication du traité de Mercuriali à Paulus Picardius: c'est bien Paulus Aicardius qui a édité le *de Morbis cutaneis*. (*Note des Traducteurs.*)

lequel parle d'une manière très détaillée de diverses affections de la peau et notamment des exanthèmes aigus, Döring, qui mentionne la scarlatine d'une manière évidente, Jean Dolæus, qui décrit déjà le lupus dans le sens moderne, mais surtout Hafenreffer, généralement connu, dont l'ouvrage, paru vers 1660, comprend toutes les maladies de la peau; ce dernier auteur parle aussi des insectes de la gale sous leur nom populaire (*Seuren*), ainsi que des commensaux parasites (*Mitesser*), *de cridonibus*.

Dans les ouvrages de médecine parus à la fin du XVIIe et au commencement du XVIIIe siècle, de J. Dolæus, de Sydenham, de van Swieten (Boerhave), de Haën, etc., nous trouvons des indications très intéressantes sur l'objet de nos études.

Mais, en tant que doctrine spéciale, systématique, la dermatologie ne s'est cependant développée qu'à partir de la deuxième moitié du siècle précédent. Déjà l'Anglais Daniel Turner avait ouvert cette période par un livre très important sur les maladies de la peau; Astruc avait publié un grand ouvrage sur la syphilis et sur les dermatoses non syphilitiques; Sauvages, outre des détails pathologiques, avait donné des études historiques très remarquables, et Hensler, des recherches historiques sur la lèpre et la syphilis qui peuvent encore servir de modèle aujourd'hui.

Mais c'est surtout le grand ouvrage du Français Lorry: *Tractatus de morbis cutaneis,* publié à Paris en 1777, que nous devons, à présent, vous signaler d'une manière toute spéciale comme embrassant tout le domaine des maladies de la peau par l'importance de ses aperçus historiques et pathologiques, ainsi que par la forme classique des descriptions.

Dans l'ouvrage de Lorry, on trouve non seulement des commentaires complets et critiques sur les matériaux afférents à la dermatologie de ses prédécesseurs, en remontant jusqu'à l'époque hippocratique, mais encore une grande quantité de faits cliniques bien observés, bien exposés, et des descriptions de maladies rédigées d'une manière extrêmement exacte et logique, comme, par exemple, ce qui concerne les ulcères. En outre, il a étudié, d'une manière remarquable, la pathologie générale des maladies de la peau, et a dépassé de beaucoup l'horizon étroit d'une simple description. A ce point de vue, Lorry, outre les caractères cliniques évidents des dermatonoses, indique leurs rapports avec l'anatomie et la physiologie de la peau, ainsi qu'avec l'organisme tout entier. Il les divise en idiopathiques et apostatiques, en générales et locales; il indique celles qui affectent certains éléments du tissu cutané, distingue celles qui résultent de causes générales ou locales, mécaniques ou toxiques, et étudie complètement les dermatonoses sous le rapport pathologique et thérapeutique, selon toutes les directions qui étaient ouvertes à cette époque à la science médicale.

Malgré les matériaux considérables et le caractère classique de ce traité, l'ouvrage de Lorry n'a pourtant que peu favorisé le progrès de la dermatologie chez le grand public médical; pour lui, le livre était trop savant, et les extraits qu'on eût pu en faire auraient donné lieu à un labeur trop pénible.

En raison de ces circonstances, le petit livre de notre compatriote Plenck, paru à Vienne en 1776, a eu incomparablement plus de popularité. On y trouve toutes les maladies de la peau, d'après la forme et l'aspect sous lesquels elles se présentent aux yeux, désignées comme des productions naturelles arrivées à leur complet développement : *maculæ, pustulæ, vesiculæ, bullæ, papulæ, crustæ ;* il les divise en quatorze classes, et sépare ensuite ces classes en cent vingt variétés, ce qui, en apparence, rendait le système extrêmement difficile à suivre. Mais tout ce qui concerne les classes et leurs subdivisions était défini d'une manière concise et concluante, à peu près comme dans le système de Linné, dans lequel les genres, espèces et variétés des plantes sont rangés d'une manière fixe, selon la nature et le nombre des étamines. C'est ainsi que la *Doctrina de morbis cutaneis* de Plenck s'imposa, comme un cathéchisme, par des axiomes concis et commodes, comme un guide en apparence sûr, et on ne peut mieux approprié pour se familiariser avec les maladies de la peau.

Toutefois, aussitôt qu'on observa à nouveau ces affections au lit du malade, il fut facile de se convaincre qu'elles ne se présentaient pas sous des formes aussi fixes que l'indiquaient les définitions de Plenck, mais qu'elles offraient des phénomènes pathologiques très variables et méritaient, par conséquent, d'être rangées tantôt dans une classe, tantôt dans une autre. Ainsi, une affection qui se manifestait aujourd'hui à l'état papuleux, apparaissait peu de temps après sous forme de vésicules, plus tard encore sous l'aspect de bulles ou d'ulcères. En outre, il est fâcheux, que s'en tenant à la forme extérieure seule et non au phénomène pathologique intime, Plenck ait réuni dans une même classe des processus pathologiquement tout à fait différents, comme la gale et la variole, des exanthèmes aigus et des taches lenticulaires, la lèpre et la *cutis anserina,* sans compter beaucoup de monstruosités pathologiques, telles que la gale syphilitique et autres semblables.

Mais l'exposition de ces idées précises sur les formes primitives des maladies de la peau n'en était pas moins un progrès d'une réelle valeur pour l'avenir des études dermatologiques en ce qu'elle supprimait, dans un sens et dans une mesure déterminés, l'arbitraire de la terminologie, en même temps qu'elle en facilitait la discussion.

Cette influence salutaire fut confirmée par cette circonstance que Robert Willan, dans son ouvrage qui a fait époque sur les maladies de la peau, s'était approprié le système de Plenck en le réduisant, il est vrai, à neuf ordres dont les titres sont : 1° *Papules;* 2° *Squames;* 3° *Exanthèmes;* 4° *Bulles;* 5° *Pustules;* 6° *Vésicules;* 7° *Tubercules;* 8° *Macules;* 9° *Excroissances.*

Avec le nom justement célèbre de Willan, s'ouvre pour la dermatologie le commencement d'une ère nouvelle, créatrice et féconde Dans son ouvrage et dans son atlas commencés en 1798, et continués après sa mort prématurée par son savant élève et ami Bateman, *Description and treatment of cutaneous diseases,* London, 1799, et *Synopsis of cutaneous diseases according to the arrangement of Dr Willan,* London, 1815, Willan a non seulement fondé, et pour toujours, des descriptions très claires et très exactes, soit des maladies de la peau déjà connues, soit des dermatoses nouvellement observées par lui, mais encore il a fait progresser la pathologie et la thérapeutique des affections de la peau par ses études sur la marche de la maladie, et par l'indication d'une méthode rationnelle de traitement; enfin, par la simplification et la détermination de la nomenclature et de la synonymie basées sur la connaissance approfondie des anciens, il a créé une base solide et large pour l'étude ultérieure des dermatoses.

Bien que les ouvrages de Willan-Bateman aient dû exercer une influence réformatrice sur les médecins anglais contemporains, et, par de nombreuses traductions, comme celles des Haneman, Sprengel, Blasius, etc., sur les dermatologistes des autres pays, cette action ne se fit cependant sentir que peu à peu d'une manière efficace.

Presque indépendamment de cette influence, il se produisit à ce moment, en France, un épanouissement rapide et remarquable de la dermatologie, lequel, provoqué et fortifié par les travaux précédents de Lorry, Sauvages, Roussel, Poupart, fut entretenu grâce au nombre considérable des malades de l'hôpital Saint-Louis, à Paris, auquel sont attachés les noms célèbres d'Alibert, de Biett et de Rayer (1).

Alibert a régné sur la dermatologie, en France, pendant les trente premières années de ce siècle, par son enseignement oral, par ses ouvrages et par sa pratique. Sa classification, publiée dans un grand ouvrage illustré à partir de 1806, était une classification naturelle. Les teignes et les dartres y occupaient une place importante. C'est seulement dans son dernier ouvrage paru en 1832 qu'il a fait quelques concessions évidentes à la méthode de Willan, dans l'exposé d'une nouvelle classification.

Biett, au contraire, s'est approprié le système de Willan et, tout en étant dans son enseignement moins brillant que son collègue

(1) Rayer n'a jamais été médecin de l'hôpital Saint-Louis; s'il a pu, cependant, acquérir une vaste expérience personnelle en dermatologie, c'est que la spécialisation de ce grand établissement n'était pas alors aussi absolue qu'elle l'est aujourd'hui; le recrutement de l'hôpital ne se faisait pas, comme à présent, d'une manière exclusivement directe; les malades atteints d'affections cutanées affluaient en grand nombre au Bureau central d'admission, et ils pénétraient dans les hôpitaux généraux pour une part beaucoup plus considérable qu'elle ne l'est actuellement. C'est au Bureau central d'admission, à l'hôpital Saint-Antoine et à l'hôpital de la Charité, que Rayer a pu recueillir en très peu d'années un choix de plusieurs centaines d'observations cliniques d'affections cutanées, dont un grand nombre constituent des modèles à imiter encore aujourd'hui. (*Note des Traducteurs.*)

Alibert, il a, grâce à ses leçons publiées en 1828 par ses élèves Cazenave et Schedel, exercé une influence ultérieure incomparablement plus fructueuse sur la culture de la science dermatologique.

Cela est plus vrai peut-être encore de Rayer, dont l'ouvrage témoigne d'une connaissance exacte des travaux dermatologiques antérieurs; le *Traité des maladies de la peau*, Paris, 1835, renferme, en outre, comme faits, beaucoup de renseignements instructifs, même pour le lecteur actuel.

Par les travaux des auteurs que nous venons de citer, l'influence au delà des frontières de France de l'École française a atteint, s'il est permis de le dire, son point culminant en dermatologie.

Toutefois la France, à partir de ce moment jusqu'à ces derniers temps, n'a pas cessé de produire une remarquable série de dermatologistes, tels que Gibert, Giraudeau Saint-Gervais, Chausit, Hardy, Cazenave, Bazin, Devergie, Duchesne-Duparc, Rochard, Caillaut, Guibout, etc., parmi lesquels Hardy, Cazenave et Bazin ont été, à certains égards, de véritables créateurs (1).

En Allemagne, ce qu'on a fait en dermatologie jusqu'à la même époque était de moindre valeur. Les auteurs anciens, sur les maladies de la peau : Peter Frank (1792) et Struwe, ainsi que ceux qui les ont suivis, Riecke, Schönlein et C.-H. Fuchs, se sont efforcés de faire prévaloir en dermatologie les théories de pathologie humorale qui dominaient les idées médicales alors régnantes. Cette tentative s'accuse d'une manière très marquée dans l'étude de Fuchs qui, au cours de son ouvrage en trois volumes sur les maladies de la peau, paru en 1840, attribua, en partie sous l'impulsion des travaux de Willan et des Français, aux dyscrasies rhumatismales, catarrhales, érysipélateuses, etc., et à divers autres états de l'organisme, une influence considérable sur l'origine et le caractère de certaines maladies de la peau. En même temps il chercha aussi,

(1) Il faut ajouter, ici, le nom de P. Baumès, le célèbre chirurgien de l'Antiquaille, et le premier professeur de dermatologie de l'École de Lyon. La *Nouvelle Dermatologie* publiée en 1842 est un traité important, dont l'intérêt est encore aujourd'hui considérable pour tous les médecins voués à l'étude des affections cutanées. (*Note des Traducteurs.*)

comme Schönlein, à adapter à l'étude des dermatoses les méthodes dites naturelles déjà employées en botanique et en zoologie. Schönlein avait déjà signalé pour les maladies de la peau comme pour les plantes, une période de germination, de développement, de floraison, de maturité, de fructification et de dépérissement. L'exposé des familles morbides, des espèces, des sous-espèces, des genres, des variétés pour les maladies de la peau, parut à Fuchs un ordre logique. Les efforts faits pour satisfaire à toutes les directions possibles ont beaucoup compliqué le système de Fuchs, et l'ont rendu difficile à comprendre, inconvénient encore augmenté par les innovations de sa nomenclature.

Avec ce désir immodéré du naturel, la doctrine de Fuchs-Schönlein est certainement devenue la plus artificielle et la moins naturelle de toutes; aussi n'a-t-elle eu aucune influence digne d'être ici mentionnée.

Cependant, on avait réalisé dans les sciences naturelles médicales un grand progrès, qui, d'un côté, permettait de rejeter les idées ontologiques et les théories de pathologie humorale, et, de l'autre, offrait à la dermato-pathologie une nouvelle voie et une base positive. On avait constaté que l'insecte de la gale, connu déjà depuis des siècles et dont la présence avait été récemment confirmée, que les champignons dans la muscardine, et dans le favus chez l'homme, étaient des causes de maladies tout à fait indépendantes du sang et de la nature des humeurs, causes, par conséquent, absolument inconciliables avec la doctrine des crases, puisqu'elles agissaient en rendant la peau malade d'une manière identique chez tous les individus.

Puis, certains phénomènes morbides accomplis sur le tégument se trouvèrent plus facilement compris à mesure que l'on connaissait mieux les rapports histologiques et les fonctions physiologiques de la peau. Outre les glandes sébacées connues depuis Malpighi, dont Morgagni, Boerhave et Cotunnio s'étaient servis pour expliquer la formation des efflorescences dans les maladies de la peau, on avait appris ce qui concerne la structure des glandes de la sueur par les recherches de Breschet, Roussel de Vauzème (1834) et Gurlt. Wendt et Henle avaient clairement expliqué la structure de l'épiderme ; Berres et Fohmann la nature et la distribution de la lymphe et des vaisseaux sanguins ; Kölliker avait démontré l'existence des fibres musculaires organiques qui entourent les glandes cutanées ; Wagner et Meissner la terminaison des nerfs dans la peau ; tandis que les recherches de Favre, Schottin, E.-H. Weber, etc., avaient démontré d'une manière plus nette les diverses fonctions de la peau et notamment les fonctions de sécrétion.

Un esprit nouveau, des tendances nouvelles animaient et dirigeaient les études médicales pendant ces quarante années. On rejeta les théories *a priori*, et, par suite, la doctrine fut débarrassée de la mission ingrate de lui subordonner les faits. L'anatomie pathologique devint la base des études médicales. Elle représentait la notion intégrale des faits copiés sur nature, tels qu'ils sont créés par les modifications de tissu amenées par le processus morbide. Leur intelligence complète réclamait logiquement l'observation du cours de la maladie non modifiée par l'action thérapeutique ainsi que l'étude physique des symptômes. La première a été instituée par Rokitansky, la dernière par Skoda, qui sont ainsi les fondateurs principaux de la nouvelle école et spécialement de l'École de Vienne.

Ce que ces deux esprits créateurs ont fait pour la pathologie en général, leur élève et notre maître, Ferdinand Hebra, l'a fait spécialement pour la dermatologie, et il est devenu le créateur de la nouvelle école dermatologique qui porte son nom.

Sans s'arrêter aux formules anciennes, Hebra prit pour base de ses recherches dermatologiques la série des faits pathologiques bien démontrés par Rokitansky tels que l'hyperhémie, l'inflammation, les néoplasmes, l'hémorrhagie, etc. D'autre part, suivant l'exemple de Skoda, il fit cette étude, en appelant à son aide l'expérimentation, c'est-à-dire en provoquant artificiellement des maladies de la peau, qu'il soumettait à l'observation, et dont il enregistrait les modifications que certaines influences, y compris même la thérapeutique, occasionnaient dans le cours normal de ces affections. C'est ainsi que Hebra arriva d'abord à établir l'indépendance de beaucoup de dermatoses, put démontrer l'inanité des prétendues dyscrasies *psoriques*, *herpétiques*, *scrofuleuses*, *arthritiques* et autres considérées autrefois comme causes de toutes les maladies de la peau, et entrer dans une voie exempte de préjugés en ce qui concerne le traitement de ces maladies (1).

Guidé par une connaissance approfondie de la littérature scientifique, il soumit à une saine critique le vaste ensemble des matériaux de la tradition dermatologique, rejetant ce qui était inutile, consolidant ce qui était bon, séparant et caracté-

(1) Il n'échappera pas au lecteur que, dans ces dernières lignes et dans celles qui les suivent immédiatement, le professeur Kaposi fait, non pas un exposé de doctrines proprement dit, mais exclusivement un chaud panégyrique de son illustre maître et précurseur ; nous voulons nous associer sans arrière-pensée à cette admiration expansive, mais nous ne pouvons accorder que le chef de l'École de Vienne ait « *démontré* » l'inanité des « *dyscrasiés* » scrofuleuses, arthritiques, ou herpétiques, dans leurs rapports avec les affections du tégument. Dans ces hautes et difficiles questions, il n'y a rien de « démontré » ; et si on laisse de côté le « vice psorique » qui n'a plus aucun rôle à jouer dans une discussion scientifique contemporaine, il n'est pas un médecin véritable qui puisse nier les rapports qui unissent une nombreuse série de dermopathies avec des altérations générales, préexistantes et supérieures, de l'organisme entier, quelque imparfaites que puissent, d'ailleurs, en être la conception et la formule dans l'état actuel de la science.

En fait, l'auteur a simplement et à juste titre, voulu dire que Hebra avait eu le grand mérite de détacher des maladies constitutionnelles, telles que les comprenait la médecine de son temps, un certain nombre de dermatoses, en réalité indépendantes; mais il n'a, en aucune manière voulu nier les rapports qui unissent un nombre déterminé, ou à déterminer, d'altérations tégumentaires, avec les grands états morbides de l'économie, ou même avec divers troubles organiques ou fonctionnels protopathiques. Bien au contraire, dès les premières paroles de sa première leçon, il a eu grand soin (Voy. pp. 1 et 2) de faire, à cet égard, une profession de foi explicite en disant que : « l'étude des maladies de la peau devient, sous le rapport pratique, d'autant plus profitable, et, sous le rapport scientifique, d'autant plus satisfaisante, que l'on cherche et que l'on embrasse avec plus de soin les rapports et les analogies que ces affections ont avec les états physiologiques et pathologiques des autres organes, du système vasculaire et nerveux, de la crase du sang et des humeurs, et avec les différents états de l'organisme entier. » Cela dit, nous devons déclarer, cependant, qu'il subsiste de ce chef, entre l'École de Vienne et l'École de Paris, au moins sur la fréquence, le degré, et la nature de ces rapports, une grave dissidence, dont nous n'omettrons pas de montrer l'étendue et la profondeur. (*Note des Traducteurs.*)

risant nettement et pour toujours les groupes et les formes de maladies, de façon à rapprocher par les points de contact naturels ce qui avait été séparé à tort, à déterminer toute une série de formes morbides jusqu'alors inconnues, à réformer, enfin, et à reconstituer la nosologie et la nosographie cutanées. Sur cette base positive fondée par lui de toutes pièces, Hebra édifia la doctrine des dermatoses d'après une méthode et avec une précision qui, sous beaucoup de rapports, rapprochent la dermatologie des sciences naturelles exactes.

D'autre part, le traitement des maladies de la peau institué sur ces données fournit des succès dont on n'avait auparavant aucune idée. La thérapeutique, qui jadis flottait entre tous les préjugés, toutes les fantaisies, à l'ombre du plus complet arbitraire, devint une médication consciencieuse et sûre du succès. Elle s'appuyait, en effet, sur la connaissance exacte des maladies, de leurs causes, ainsi que sur l'action physiologique des médicaments établie expérimentalement. Si l'on se rappelle enfin la puissante influence personnelle que Hebra a exercée dans l'application de sa doctrine comme professeur et comme écrivain, par la clarté et la logique de son enseignement oral et de ses écrits, et comme médecin, praticien et clinicien, par un don de précision qui allait presque jusqu'à l'infaillibilité, non moins que par sa promptitude dans le diagnostic et l'efficacité de ses méthodes de traitement, alors on comprendra que la doctrine nouvelle ait, en peu de temps, attiré à elle le plus grand nombre des médecins et des étudiants. Scientifiquement satisfaisante, ouverte à tous les progrès, confirmée brillamment dans la pratique, la doctrine nouvelle ne tarda pas à être acceptée comme régulatrice et à devenir manifestement prédominante dans ses principes fondamentaux.

La doctrine de Hebra fut formulée dès l'année 1844 dans sa dissertation célèbre sur la gale, renfermant non seulement des faits qui firent sensation, mais montrant déjà clairement les idées principales qu'il considérait à titre général comme capables de systématiser la pathologie cutanée. Malgré les tempêtes de colère, de doute et de contradiction que ce travail souleva dans le camp des doctrinaires héréditaires, Hebra tint ferme le drapeau de la doctrine nouvelle, celle de l'observation des faits, et se défendit courageusement contre des attaques sans nombre.

En 1845, Hebra publia sa classification des maladies de la peau, qui a pour base l'anatomie pathologique. Il divisa, d'après ce principe, les dermatoses en douze classes, qui correspondent aux altérations principales que Rokitansky avait prises pour base de la pathologie des tissus en général (1).

Ce sont :

Ire classe		Hyperhémies cutanées;
IIe	—	Anémies cutanées;
IIIe	—	Anomalies de sécrétion des glandes de la peau;
IVe	—	Exsudations;
V^e^	—	Hémorrhagies de la peau;
VIe	—	Hypertrophies;
VIIe	—	Atrophies;
VIIIe	—	Néoplasmes;
IXe	—	Pseudoplasmes;
X^e^	—	Ulcérations;
XIe	—	Névroses;
XIIe	—	Parasites (Dermatoses parasitaires);

Cette classification, incontestablement scientifique, très simple et certainement susceptible d'une simplification ultérieure, qui

(1) La classification, promulguée par Hebra en 1845, dérive directement de la classification donnée et publiée par notre Rayer, vingt ans auparavant, en 1826. Dans le système de Rayer, dont tous les systèmes ultérieurs ne seront que des dérivés, perfectionnés et appropriés aux progrès de la science, les affections cutanées sont divisées essentiellement comme les a divisées Hebra. Voici, textuellement, le résumé de ce système, tel que l'a écrit Rayer : « La peau peut être le siège de *plaies*, d'*inflammations* aiguës ou chroniques, d'*anémies*, de *congestions*, d'*hémorrhagies*, de *névroses*, de *décolorations* et de *colorations accidentelles*, de *vices de conformation*, et d'*altérations de texture*... ». Si le lecteur veut bien comparer cela avec les 12 divisions de Hebra il y trouvera tout, même la dernière classe. Rayer, en effet, ajoute après ce que nous venons de transcrire : « En outre, quelques animaux peuvent accidentellement, naître, vivre, et se reproduire à la surface et dans l'épaisseur de la peau. » (*Note des Traducteurs.*)

marqua dès l'abord sa place déterminée à chaque modification pathologique de la peau, a permis à son auteur de coordonner et de distribuer en groupes naturels les processus morbides si variés que l'anatomo-pathologiste et le clinicien ont journellement à constater en dermatologie. De même que la notion des altérations anatomo-pathologiques s'était imposée partout comme base essentielle et positive des études cliniques, de même le système de classification de Hebra par rapport à la dermatologie a été, depuis cette époque, presque partout adopté, soit intégralement, soit avec des modifications insignifiantes, mais toujours, au moins, dans ses caractères principaux, même là où, sous d'autres rapports importants, on demeurait en dissidence avec l'École de Hebra (1).

Indépendamment de la réforme théorique dont on lui est redevable, Hebra a notablement favorisé le développement matériel de la dermatologie, grâce au nombre extraordinairement considérable des malades qu'attiraient son nom et sa clinique, grâce surtout à la manière fructueuse dont il savait en tirer parti au double point de vue thérapeutique et didactique. Parmi ses nombreux travaux, nous rappellerons surtout son grand Atlas des maladies de la peau publié en collaboration avec Elfinger et Heitzmann, et qui n'a pas été dépassé pour la perfection artistique et l'exactitude des dessins, puis son Traité des maladies de la peau (dont nous avons été très heureux de pouvoir rédiger la deuxième partie); ces deux ouvrages constituent incontestablement, pour les médecins actuels, les moyens d'instruction les plus complets pour l'étude de la dermatologie.

Hebra a exercé une influence aussi heureuse comme profes-

(1) Les classifications de Rayer et de Hebra, aussi attaquables en divers points que toutes les classifications passées ou présentes (pour ne pas parler des futures), ainsi que nous aurons à le constater plus d'une fois, constituent, cependant, la plus simple et la meilleure base d'étude que l'on puisse actuellement adopter. Il y a mieux à faire aujourd'hui que de spéculer longuement sur les mérites ou les défauts respectifs des innombrables systèmes dont la nosologie cutanée est encombrée ; il y a à observer, à étudier à collationner les faits avec un ordre et une base d'études quelconques ; la prétention à un système naturel ne cessera d'être vaine que le jour où tous les objets à classer seront connus dans tous leurs détails. (*Note des Traducteurs.*)

seur que comme écrivain. Dans ses cours auxquels se pressent aujourd'hui, comme il y trente ans, des médecins de tous les pays, des milliers d'entre eux, non seulement ont recueilli le riche trésor de sa grande expérience clinique libéralement transmise, sans réserves aucunes, mais surtout se sont initiés aux méthodes classiques de l'École de Vienne. Tous ont pu se rendre compte des processus morbides de la peau et apprécier la valeur du diagnostic objectif et de la thérapeutique rationnelle ; puis les uns ont appliqué ces méthodes dans la pratique pour le bien de l'humanité souffrante; les autres, en disciples convaincus et fidèles, les ont, à leur tour, transmises comme une semence féconde, à d'autres néophytes plus jeunes des pays les plus éloignés.

Enfin, il nous serait impossible de taire que Hebra, en ne considérant point son œuvre monumentale comme complètement terminée, en a favorisé l'achèvement et le perfectionnement de la manière la plus efficace, en venant incessamment en aide, soit par le conseil, soit par une assistance réelle, à chacun des nombreux disciples qui sont avec lui en communion d'idées, de travaux et d'efforts; c'est ainsi qu'il est devenu le chef respecté d'un apostolat scientifique qui ici, aussi bien que de l'autre côté de l'Océan, confondant, dans son indépendance, l'esprit de l'École de Vienne et l'amour de la vérité, tend à favoriser de plus en plus le développement scientifique et pratique de la dermatologie.

Si je me suis attardé aussi longtemps dans cette étape du développement historique de notre doctrine, et si, en même temps, j'ai porté au premier plan la personnalité de Hebra, ce n'est pas pour me placer, en quelque sorte, ici sous son égide et sous ses auspices; c'est parce que le progrès moderne des études dermatologiques est son œuvre la plus personnelle et qu'il est impossible de séparer l'œuvre de son auteur.

Mais, nous ne répondrions ni à la vérité, ni aux traditions de notre École, si nous omettions de dire que, depuis quarante ans, il s'est produit des travaux très précieux dans cet ordre nosologique, soit sous l'inspiration de Hebra, soit en dehors de notre

École. Je ne mentionnerai, parmi les Allemands, que Bärensprung et G. Simon; sans négliger la clinique, ces auteurs si riches en vues originales ont pris pour objet principal de leurs très remarquables études, l'anatomie pathologique de la peau; puis je nommerai les auteurs scandinaves Bœck et Danielssen qui ont porté, les premiers, la lumière sur l'obscure question de la lèpre. En Angleterre, ce sont surtout les côtés cliniques et pratiques de la dermatologie qui ont trouvé des promoteurs zélés dans des écrivains tels que : Plumbe, Antony Todd, Thomson, Jonathan Green, et le Nestor, le plus fécond des dermatologistes anglais, Erasmus Wilson; et chez beaucoup d'autres encore. Dans l'Amérique du Nord, et particulièrement durant ces dernières années, les études dermatologiques sont devenues florissantes avec une vigueur étonnante d'originalité et de fécondité, et sont actuellement cultivées par un nombre considérable de médecins, en grande partie élèves de l'École de Vienne (1).

L'importance de la dermatologie est devenue aujourd'hui évidente pour les praticiens et pour les pathologistes. En conséquence, on a créé des chaires de dermatologie dans tous les pays, surtout en Europe, et de nombreux savants ont fait progresser la dermatologie, soit par leurs travaux et publications, soit par des monographies; au nombre de ceux-ci on compte les noms les plus célèbres, dont il serait impossible ici de faire l'énumération complète; je me réserve de vous les faire connaître à l'occasion de leurs travaux spéciaux sur la pathologie de certaines maladies de la peau.

Le grand nombre et l'empressement des auditeurs de notre maître Hebra, et surtout son activité féconde et stimulante aussi bien dans le présent que dans le passé; le zèle bien connu de ses disciples, compatriotes et étrangers, que nous nommerons

(1) Le lecteur qui a parcouru les pages précédentes, et qui sait que les dermatologistes français ont été cités avec quelque justice, ne s'étonnera pas, outre mesure, de ne pas voir ici rappelés quelques-uns des noms qui lui sont chers. — Il en est un, toutefois, qu'il y aurait véritable déni de justice à omettre, c'est celui de l'illustre Bazin. Voilà l'oubli réparé, et cela suffit. (*Note des Traducteurs.*)

à propos de chaque maladie spéciale, prouvent que dans notre École de Vienne, lieu de naissance de la dermatologie nouvelle, le zèle pour la doctrine ne s'est pas ralenti un instant.

Par suite du développement de la pathologie générale au cours de ces cinquante dernières années, la dermatologie n'a plus été cultivée uniquement par ceux qui s'y étaient spécialement voués; les plus célèbres anatomo-pathologistes, histologistes, médecins et chirurgiens ont apporté leur contribution directe ou indirecte aux progrès de la dermatologie; j'aurai maintes fois l'occasion de vous le montrer.

Dès l'abord, la révélation de la nature parasitaire de certaines dermatoses avait éveillé l'attention des botanistes, spécialement des mycologistes et des zoologistes, dont les méthodes exactes de recherches transportées dans la dermatologie ont rendu les plus grands services. Préalablement, même, les études faites pour interpréter exactement l'inflammation, la suppuration et les processus qui se produisent en même temps dans les organes de la circulation et dans les divers tissus, avaient montré à quel point la peau est un intéressant objet d'étude, ainsi que cela ressort, par exemple, de la dissertation de Henle, parue il y a environ quarante ans, *sur la formation du mucus et du pus et leurs rapports avec l'épiderme*. De leur côté, les chirurgiens étudiaient dans la peau les processus qui les intéressent le plus, la guérison des plaies, la granulation, la formation des cicatrices et de l'épiderme. Puis, en même temps que l'anatomie pathologique moderne cultivait essentiellement l'histologie pathologique et cherchait dans cette voie des éclaircissements sur les changements de tissu amenés par l'inflammation, et notamment sur le caractère et l'origine des néoplasmes, elle s'adonna aussi activement à l'étude des inflammations et des néoformations cutanées. L'histologie physiologique et l'histoire du développement, l'embryologie, qui est la base de l'histologie pathologique, ne pouvaient rester plus longtemps isolées des études générales, puisque c'est seulement par elles que l'on peut avoir la clef de bon nombre de néoplasmes et de tumeurs. Beaucoup de troubles fonctionnels de la peau, parmi lesquels ceux qui dépendent du système nerveux sont les plus intéressants, ont appelé l'attention sur la physiologie de la peau, la distribution et les fonctions des nerfs cutanés, notamment des nerfs sensitifs et vaso-moteurs. Vous voyez donc notre champ spécial s'étendre de plus en plus, au point d'embrasser presque toute la pathologie générale dans laquelle la dermatologie envoie ses ramifications organiques, la partie et le tout prospérant par les emprunts qu'ils se font mutuellement.

Considérée à ce point de vue, la dermatologie ne vous apparaîtra plus comme une branche détachée des études professionnelles générales, moins encore sous l'aspect d'une routine à acquérir, mais dans le sens élevé où je vous l'ai présentée en commençant, comme le complément désirable et nécessaire de votre instruction médicale et l'auxiliaire indispensable de votre pratique. Aussi vous aborderez avec zèle et avec confiance l'étude des maladies de la peau, secondés dans cette intéressante recherche par les connaissances que vous avez déjà acquises en médecine.

Je commencerai dans la prochaine leçon l'étude de la pathologie générale des maladies de la peau.

DEUXIÈME LEÇON

Caractère général des processus pathologiques de la peau. — Analogie essentielle de ces processus avec ceux des autres organes et tissus. — Ils présentent toutefois des caractères spéciaux. — Leur caractère particulier se rattache à l'anatomie spéciale de la peau, aux symptômes propres et aux causes des maladies cutanées. — Anatomie de la peau et de ses annexes.

Les processus morbides que l'on observe sur la peau de l'homme ne diffèrent en rien quant à leur nature de ceux qui affectent les autres organes du corps humain; ce sont, dans le sens le plus large, des phénomènes de nutrition et de fonctions modifiées quantitativement et qualitativement. La peau ne constitue pas un simple *involucrum corporis humani;* c'est bien plutôt un organe à structure très compliquée qui est en connexion par sa base avec les fascia, et qui, par les plexus vasculaires et lymphatiques, par les filets nerveux qui s'y ramifient et y rayonnent, se relie organiquement avec les centres de nutrition et d'innervation de l'organisme. C'est donc un organe soumis aux conditions de vie végétative et fonctionnelle de tous les autres organes et tissus du corps humain ; aussi les altérations de nutrition et de fonction de la peau, c'est-à-dire ses divers états morbides, ne se manifesteront pas d'une manière essentiellement différente de celle qui est propre aux autres organes et tissus.

En réalité la peau, comme tous les autres organes, ne peut devenir malade que d'après le schema connu, c'est-à-dire l'hyperhémie, l'hyperplasie, l'inflammation avec ses suites habituelles, résolution, suppuration, gangrène, l'atrophie, la dégénérescence des tissus, les néoplasmes, névroses, etc. Dès lors, suffisamment initiés, ainsi que nous le sommes, à la pathologie générale et à l'anatomie pathologique, nous ne rencontrerons dans les processus morbides de la peau que des phénomènes connus.

Et cependant, avouons-le, les dermatoses font incontestablement l'effet de quelque chose de spécial, de nouveau, ce qui en rend la connaissance et l'analyse difficiles et impose l'obligation de les étudier d'une manière particulière.

Cette apparente contradiction tient tout d'abord à ce que la peau est un organe d'une structure tout à fait spéciale, notamment en raison de la présence de ses glandes et de son enveloppe épidermique, et aussi à cause de sa fonction spéciale régulatrice de la chaleur, de la respiration et de la sécrétion ; en raison, enfin, de ce qu'elle est le siège de l'organe du tact. Ces conditions anatomiques spéciales donnent naissance à des formes morbides que l'on ne rencontre pas dans d'autres appareils, précisément parce que ces derniers sont dépourvus de semblables éléments de tissus et d'organes. Ce qui constitue le caractère distinctif des maladies de la peau, c'est que leurs symptômes se produisant à découvert sont directement accessibles à la vue et au toucher ; et, par conséquent, qu'elles se manifestent par leurs phénomènes perceptibles, tels que la coloration, la disposition, la consistance, l'aspect, le caractère extérieur et, en général, par des modalités physiques très marquées, c'est-à-dire par des conditions pour la plupart inconnues dans les lésions d'autres organes, et qui, par conséquent, doivent être l'objet d'une étude nouvelle et tout à fait spéciale.

Enfin, la peau étant entièrement exposée à l'air, peut être atteinte par une foule d'influences extérieures telles que : une température basse ou élevée, des agents mécaniques et chimiques, des parasites animaux et végétaux, et devenir, par conséquent, malade d'une manière correspondant à ces diverses influences, auxquelles sont moins sujets les organes qui, cachés dans la profondeur du corps, sont moins accessibles au monde extérieur.

Il résulte de ces données que, pour bien comprendre les maladies de la peau, il est nécessaire de porter son attention sur les trois points suivants :

1° L'anatomie et la physiologie de la peau ;
2° La symptomatologie générale ;
3° L'étiologie.

En ce qui concerne le premier point, je ne vous rappelerai, de ce que vous savez déjà sur l'anatomie et la physiologie de la peau, que ce qu'il faudra pour se rendre compte d'une manière générale des phénomènes pathologiques qui touchent à la nutrition et aux fonctions. Quand cela sera nécessaire, je vous indiquerai plus spécialement certains rapports plus intimes et qui sont complètement traités dans des ouvrages d'anatomie, d'histologie et de physiologie.

Anatomie.

La peau, *integumentum commune,* recouvre la surface du corps à la manière d'une membrane adhérente aux diverses parties qu'elle enveloppe ; au niveau des orifices naturels, elle se continue directement avec la muqueuse des cavités. Sa surface libre n'a pas partout le même aspect et ne donne pas partout au toucher les mêmes sensations ; elle donne au toucher une sensation analogue à celle de la laine ou du velours et causée par les inégalités de sa surface, sillons, petites saillies, pores, et poils. Les poils, longs sur les parties velues, sont ailleurs minces et fins (poils follets, duvet, *lanugo*); ils manquent complètement sur certaines régions; la paume des mains, la plante des pieds, la surface dorsale de la troisième phalange des doigts et des orteils, le gland (1), la surface interne du prépuce et le rebord des lèvres.

Les sillons de la peau sont plus ou moins longs et plus ou moins profonds quand ils divisent des surfaces étendues, ou moins profonds et plus courts s'ils subdivisent des surfaces plus petites et pour la plupart oblongues. Les premiers correspondent le plus souvent aux lignes de flexion des articulations, comme à la paume de la main ou à certains points d'attache de la peau dans le sens de la profondeur. Les plus petits suivent principalement les intervalles compris entre les petites saillies de la peau et les orifices des follicules pileux; leur direction dépend, du reste, suivant les récentes recherches de O. Simon, de la tension de la peau. Sur les côtés de l'extension des membres et des articulations, et au niveau du sacrum, la disposition de ces sillons est plus marquée que sur les surfaces de flexion et à la face antérieure du tronc. Dans certaines maladies de la peau, cette différence peut disparaître ou même être intervertie (2).

En outre, on trouve sur la surface cutanée de petites dépressions peu prononcées de forme arrondie, connues sous le nom de *pores*, dont la plupart correspondent aux orifices des follicules

(1) Lebert (*Phys. path.*, t. II) ayant observé un godet favique sur le gland, en conclut que la forme urcéolaire du favus n'est pas liée nécessairement à l'existence d'un poil à son centre ; Bazin, au contraire, n'admettant pas de godet sans poil central, a mis en doute le fait de Lebert jusqu'au jour où il trouva, lui-même, « un beau godet traversé à son centre, comme tous les godets faviques, par un poil que l'on apercevait très distinctement à la loupe ». — Voy. E. Bazin, *Leçons théor. et clin. sur les affect. parasit.* 2e édit. Paris, 1862, p. 118. (*Note des Traducteurs.*)

(2) L'effacement ou, au contraire, l'exagération de ces plis et sillons, et particulièrement des plis de tension, jouent, comme nous le verrons, un rôle considérable dans le diagnostic de diverses lésions cutanées ; leur exagération surtout, remarquable dans toutes les dermatites chroniques superficielles, constitue, pour un grand nombre d'auteurs français, l'état dit « lichénoïde » et, pour plusieurs d'entre eux, est la caractéristique essentielle du « lichen. » (*Note des Traducteurs.*)

pileux et des glandes sébacées, comme au nez, ou aux orifices des glandes sudoripares, comme à la paume de la main ; en ce dernier point, les sillons correspondent à l'arrangement régulier des papilles de la peau, et ils forment des lignes courbes particulièrement élégantes à la surface interne de la première phalange des doigts.

Enfin, la peau présente des colorations très différentes qui correspondent aux capillaires sanguins plus ou moins ténus, soit sous forme de ramifications rouges marbrées diffuses, soit

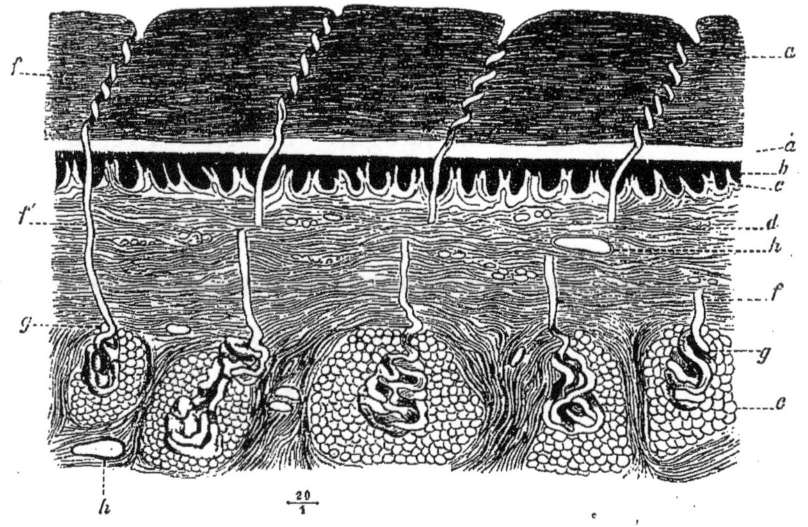

Fig. 1.

Coupe perpendiculaire de la peau de l'extrémité du doigt parallèle aux sillons.

a b épiderme. — *a'* couche cornée. — *a* stratum lucidum. — *b* couche muqueuse. — *c* papilles. — *d* derme. — *e* couche cellulaire graisseuse. — *f* conduit excréteur des glandes sudorifères, traversant la peau dans toute son épaisseur en serpentant dans l'épiderme. — *g* portions enroulées des glandes de la sueur. — *h* coupe de vaisseaux sanguins.

sous l'aspect de teintes d'un brun plus ou moins foncé provenant du pigment déposé dans les couches épidermiques, et qui sont particulièrement accusées dans certaines régions : l'aréole du mamelon, le scrotum, les grandes lèvres, chez la plupart des sujets de race caucasique, mais qui, chez les individus de la race noire, existent, au contraire, d'une manière régulière et donnent lieu à la teinte foncée générale.

A l'exception de la région du cuir chevelu, du menton, du sternum, de la ligne blanche et du gland, la peau peut être soulevée et plissée sur tous les points de la surface du corps ; d'une manière générale ce pli est plus facile à former sur les côtés de l'extension que sur ceux de la flexion.

Partout la peau présente la même structure typique ; on trouve, cependant, de notables différences dans sa structure anatomique, suivant sa disposition topographique ou sa destination fonctionnelle, c'est-à-dire que, sur certains points, quelques éléments de la peau sont plus ou moins développés ou manquent entièrement.

Sur une coupe fine pratiquée perpendiculairement dans la peau, comme vous pouvez le voir au microscope à un grossissement convenable ou dans la figure (fig. 1), qui représente une coupe dans l'épaisseur de la peau de l'extrémité du doigt (d'après Henle), on distingue sans peine trois couches. La couche supérieure (*a b*) est l'épiderme ; elle s'adapte par des prolongements et des dépressions aux prolongements et aux dépressions de la deuxième couche qui y correspondent (*b c*).

La couche moyenne (*c g*) a un aspect uniforme ; elle représente la peau proprement dite, derme ou chorion. A sa limite supérieure, bien nettement tranchée, on voit des saillies plus ou moins grandes, coniques et pointues, en forme de prolongements, papilles de la peau (*c*) qui sont recouvertes d'une membrane transparente ; par ces papilles le chorion s'adapte aux prolongements et dépressions correspondants de la couche supérieure qui les recouvrent. La couche profonde du chorion passe peu à peu, sans démarcation appréciable, dans la couche lâche du tissu cellulaire sous-cutané que l'on désigne sous les noms de *tela cellulosa* ou *adiposa* ou *subcutanea* (couche *g e*) (1).

(1) La peau, étudiée dans sa structure, présente des zones ou couches stratifiées que l'on divise sommairement en deux plans principaux ; l'un profond, le *derme*, l'autre superficiel, l'*épiderme* ; cette division, assurément très exacte, laisse cependant de côté un troisième plan qui n'en peut être en réalité séparé ; nous voulons parler du *fascia superficialis*, plus ou moins chargé de graisse suivant les sujets et les régions, et que l'on désigne généralement sous le nom de tissu cellulaire sous-cutané, de pannicule graisseux, etc. (Voy. la description extrêmement précise de Sappey. *Traité d'anat. descript.* T. III,

Ce tissu cellulaire sous-cutané consiste en un réseau de mailles grossières de faisceaux de tissus conjonctifs qui partent obliquement des fascia musculaires sous-jacents ou du périoste, et qui s'entre-croisent en partie en gros faisceaux et en partie en filaments plus ténus pour pénétrer ensuite par leurs prolongements dans la trame du chorion. Dans les réseaux à mailles, on trouve de distance en distance de petits lobules graisseux; dans ces cas, on désigne le tissu cellulaire sous-cutané sous le nom de *pannicule adipeux*.

Les lobules graisseux (*e*) consistent en cellules de graisse qui sont réunies, par une enveloppe commune de tissu cellulaire, en une masse ou en plusieurs amas en forme de petites grappes. Les cellules graisseuses (fig. 2 *a*) elles-mêmes se présentent sous l'aspect de corps arrondis, ou diversement aplatis, semblables à des bulles, paraissant homogènes et réfractant fortement la lumière. En les traitant par l'éther, on fait disparaître la graisse qu'ils contiennent et il reste une enveloppe cellulaire ridée et contenant souvent un noyau (fig. 2 *b*) (1). Le développement mo-

p. 526, 1872). Cette couche appartient à tous égards au tégument externe; elle naît sans aucune ligne de démarcation de la face profonde du derme, et se termine dans la couche celluleuse lâche qui l'unit aux plans aponévrotiques de la superficie du corps. — C'est en ce dernier point que se trouve en réalité la *jointure*, c'est là que s'exécutent les *mouvements* physiologiques de la peau sur les parties profondes, et non entre la peau et le pannicule qui restent absolument unis; c'est là également que s'opèrent les *décollements* traumatiques ou pathologiques. — Enfin cette couche comprend, en différents points, comme le derme proprement dit, un grand nombre de *follicules pileux* et de *glandes sudoripares*, éléments cutanés s'il en fut, et la plupart de ses altérations sont en relation directe avec les lésions cutanées les plus caractéristiques. C'est pour toutes ces raisons, que l'un de nous a proposé l'annexion régulière de ce troisième plan dans la constitution du tégument externe, sous la dénomination d'*hypoderme*.

Nous distinguons donc, dans la peau, trois couches superposées ou zones de premier ordre qui sont, par rang de superposition, l'*épiderme*, le *derme* et l'*hypoderme*; zones élémentaires distinctes qui conserveront leur individualité pendant toute la durée de l'existence jusque dans les actes pathologiques et dans les formations néoplasiques. (*Note des Traducteurs.*)

(1) Il n'est pas inutile d'ajouter ici quelques détails dont la connaissance est indispensable pour comprendre exactement le processus anatomique de diverses altérations pathologiques de l'hypoderme, et notamment l'œdème et la suppuration : Ranvier a montré que les cellules adipeuses en général

déré des cellules graisseuses donne à la peau une tension prononcée et aux formes du corps leur aspect potelé et arrondi. L'accumulation considérable de la graisse dans la région fessière et au bas-ventre chez certaines personnes tient au développement considérable des cellules graisseuses. Chez les malades qui sont dans le marasme, chez les sujets faméliques, le contenu graisseux est consumé, c'est-à-dire qu'il est brûlé pour alimenter la chaleur de l'organisme, et la peau devient lâche et ridée. Au scrotum et au pénis, aux petites lèvres, aux paupières et aux muscles de l'oreille, le pannicule graisseux manque.

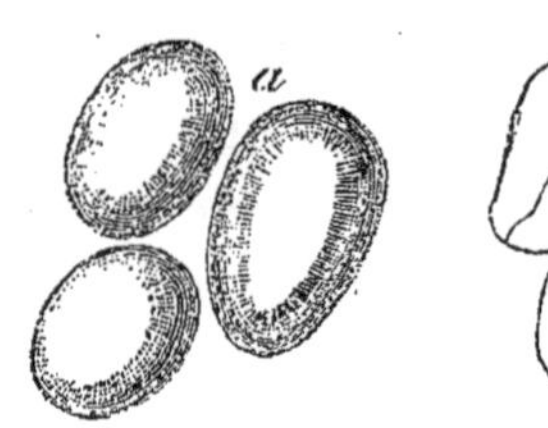

Fig. 2.

Vésicules graisseuses.

a remplies de graisse. — *b* enveloppes des cellules après la disparition de leur contenu graisseux.

Dans le tissu cellulaire sous-cutané on trouve encore, là où

et celles du tissu conjonctif sous-cutané en particulier étaient constituées par une mince membrane d'enveloppe à double contour, tapissée intérieurement d'une couche de protoplasma également fort mince. Cette couche protoplasmique s'épaissit en un point pour loger un noyau vésiculaire, muni d'un ou de deux nucléoles. Le reste de la cavité est complètement rempli par une boule de matière grasse que tendent à subdiviser de minces expansions protoplasmiques émanées de la couche de protoplasma qui double la membrane cellulaire.

Cette structure, qui permet d'établir un parallèle entre les cellules adipeuses d'une part et les cellules à mucus, ainsi que les segments interannulaires des nerfs de l'autre, ne se voit nettement que sur des préparations obtenues par la méthode que le savant professeur du Collège de France a indiquée il y a déjà plusieurs années. Une injection interstitielle d'azotate d'argent montre parfaitement les détails de structure que nous venons de résumer et que rendent plus évidents encore les colorations successives par l'acide osmique et le picro-carminate d'ammoniaque. Sur ces préparations, la membrane d'enveloppe paraît incolore et est plissée, car l'osmium, en détruisant son élasticité, l'a empêchée de revenir sur elle-même. Le protoplasma est granuleux et coloré en brun jaunâtre, le noyau est fortement teinté en rouge et la boule graisseuse est absolument noire. Sur les préparations traitées successivement par une solution alcoolique de bleu de quinoléine et la potasse à 40 °/₀, la graisse prend une coloration bleue. (Ranvier. — *Traité technique d'Histologie*, 1875, page 345.) (*Note des Traducteurs.*)

elles existent, les portions enroulées des glandes de la sueur (fig. 1).

Au cuir chevelu, les follicules pileux ainsi que leur base s'enfoncent aussi dans cette couche.

On y rencontre, enfin, de gros vaisseaux sanguins et lymphatiques, et des troncs nerveux; les vaisseaux sanguins envoient aux lobules graisseux et glandulaires des rameaux ténus disposés en réseau, et d'autres plus volumineux se dirigent vers le chorion.

Le chorion (fig. 1 *c* à *f*) est d'une structure plus compacte. Sa charpente consiste en un réseau de fibres de tissu conjonctif entre-croisées et renforcées par des faisceaux partant obliquement du tissu cellulaire sous-cutané, et par un riche réseau de fibres élastiques, qui augmente surtout dans la couche supérieure. La direction principale de ces fibres et des espaces rhomboïdes qu'elles circonscrivent est, dans la plupart des régions du corps, déterminée de manière à être absolument appropriée au passage des vaisseaux sanguins, ainsi qu'à la modalité et à l'intensité de certains phénomènes morbides. Cette direction des fibres est en divers points déviée par les follicules pileux et les glandes sébacées implantés dans le chorion, par les canaux excréteurs des glandes de la sueur qui suivent une direction verticale, enfin par les vaisseaux sanguins, lymphatiques et les nerfs qui montent dans différentes directions.

Le tissu fibreux est disposé principalement en faisceaux épais qui entourent directement les follicules pileux, les canaux excréteurs des glandes de la sueur et les acini des glandes sébacées et forment en quelque sorte leur base fondamentale. Enfin, les fibres les plus superficielles sont encore déviées de leur direction principale par les papilles qu'elles entourent de leurs anses.

Outre les fibres de tissu conjonctif et les fibres élastiques, éléments qui constituent la partie essentielle du derme, on trouve disséminés dans son intérieur de nombreux corpuscules de tissu conjonctif simples et ramifiés, d'autant plus nombreux que l'individu est plus jeune, et une quantité variable de cellules lymphatiques.

Les papilles (fig. 1 *c*, et fig. 3) s'élèvent du chorion sous forme de prolongements de différentes dimensions et de différentes formes, coniques, verruciformes, effilés, présentant une ou plusieurs échancrures et ayant une base large. Elles ont une charpente de tissu conjonctif plus ou moins résistante, et au centre elles sont composées principalement de fibres élastiques; quelques-unes d'entre elles contiennent une anse vasculaire sanguine, artère et veine, papilles vasculaires (fig. 3), d'autres renferment un corpuscule nerveux terminal, corpuscule du tact, de Meissner, ou papille terminale nerveuse de Kraus, *papilles nerveuses* ou *du tact* (fig. 3 *a*).

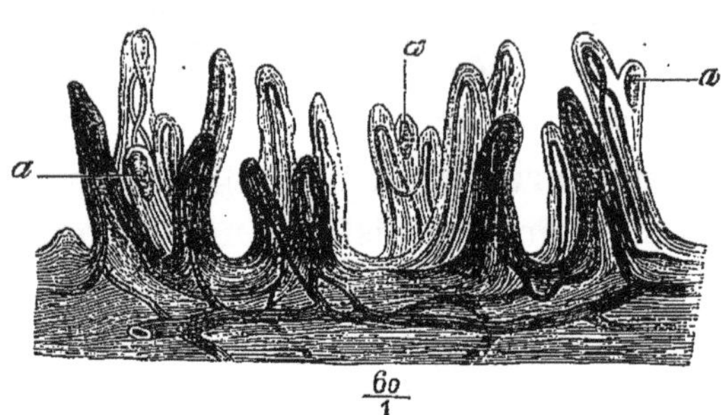

Fig. 3.

Papilles de la peau; leur épiderme est enlevé, les vaisseaux sont injectés.

a papilles renfermant un corpuscule de Meissner; les autres sont des papilles vasculaires.

On trouve les papilles du tact en plus grand nombre au-dessous des ongles, où elles sont disposées en séries arciformes régulières alternant avec les papilles vasculaires, qui sont, en réalité, beaucoup plus nombreuses; on les voit encore, et en proportion considérable, à la paume des mains, à la plante des pieds, aux lèvres et au mamelon; sur les autres régions du corps elles sont, en général, moins rapprochées et leur disposition plus irrégulière.

Nous nous occuperons plus tard des vaisseaux sanguins et lymphatiques, des nerfs, des glandes sébacées, des follicules pileux et des glandes sudoripares, ainsi que des muscles de la peau qui font partie de la structure du chorion. Pour le moment nous étudierons la couche la plus superficielle de la peau, l'épiderme (fig. 1 *ab*).

Celui-ci, à la différence des autres couches cutanées, est tout à fait dépourvu de structure fibreuse et de système vasculaire; il est constitué exclusivement par des cellules isolées qui sont réunies ensemble par une espèce de ciment « *Kittsubstanz* », lequel, d'après Jul. Arnold, serait un produit de coagulation de la lymphe, courant entre les cellules épidermiques qu'elle nourrit, et contenue dans des canaux qui sont en connexion avec les lymphatiques des papilles.

On distingue essentiellement dans l'épiderme deux couches : la plus profonde, la couche muqueuse ou de Malpighi (fig. 1 *b*), tranche par son aspect granuleux et sa coloration foncée sur la couche superficielle, plus claire, transparente et lamelleuse, la couche cornée proprement dite, *stratum corneum* (fig. 1 *a*).

La couche de Malpighi est composée de cellules disposées par couches parallèles, contenant des noyaux distincts et riches en protoplasma, conséquemment très vivaces, se colorant fortement par le carmin, surtout le noyau (1). Elle recouvre directe-

(1) Les caractères morphologiques des cellules du corps muqueux varient selon les rangées auxquelles elles appartiennent.

1° *Réseau de Malpighi proprement dit.* — Les cellules de la première rangée sont allongées dans une direction perpendiculaire à la surface du tégument; elles sont unies aux cellules voisines par des ponts protoplasmiques, et leur base envoie dans le chorion sous-jacent des prolongements plus épais qui se terminent par des digitations entrevues déjà par Henle; leurs noyaux sont de forme et de dimension très variables et présentent des traces de division qui montrent bien, contrairement à l'opinion de quelques histologistes, que la première rangée des cellules malpighiennes est le point de départ de toutes les autres. De ces cellules, les unes sont ovoïdes, les autres allongées, d'autres étranglées en bissac ; on trouve même dans les rangées plus élevées des cellules renfermant deux noyaux juxtaposés et se répondant par une surface plane, qui proviennent certainement de la division d'un noyau primitivement unique.

2° *Couche granuleuse.* — Les cellules de la couche granuleuse sont trapézoïdes et munies d'un noyau très net dans les rangées les plus profondes et en voie d'atrophie dans les rangées superficielles. Elles sont séparées les unes des autres par une bordure claire à double contour.

Le noyau de ces cellules est entouré de granulations sphériques qui se colorent très fortement en rouge par le carmin ; on voit enfin sortir du stratum granulosum et s'épandre dans les couches épidermiques plus superficielles des masses arrondies assez analogues au sarcode de Dujardin qui se réunissent pour former des flaques liquides, d'aspect oléagineux, également colorées en rouge par le carmin. Ces masses paraissent creusées de vacuoles ou plus exactement renferment des gouttelettes d'un liquide incolore et peu réfringent.

Langerhans regarde la couche granuleuse de l'épiderme comme le siège d'un processus de prolifération cellulaire : Ranvier repousse formellement cette hypothèse : les noyaux de cette couche, bien loin de présenter

ment la face supérieure amorphe du chorion, et remplit les intervalles qui existent entre les papilles par des prolongements cor-

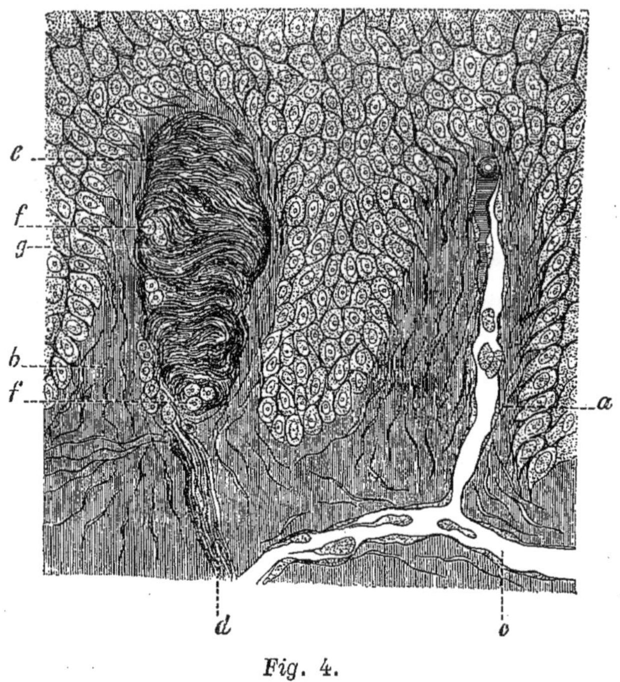

Fig. 4.

a vaisseau. — *b* papille nerveuse. — *c* vaisseau sanguin. — *d* fibre nerveuse qui se dirige vers le corpuscule du tact *e*. — *f* filaments nerveux coupés transversalement. — *g* cellules de la couche muqueuse.

respondants, cônes du corps muqueux (fig. 4 *g*). Les cellules de

les traces d'une multiplication, sont toujours solidaires et montrent une tendance évidente à l'atrophie.

Les granulations qui entourent les noyaux ne sauraient êtres considérées comme des débris de noyaux ou des noyaux de nouvelle formation : la purpurine les laisse incolores et l'acide formique les fait disparaître. Elles n'appartiennent pas davantage à la série des matières grasses, car l'acide osmique est sans action élective sur elles ; Ranvier les regarde comme formées d'une substance liquide qui sert à l'élaboration de la couche cornée et à laquelle il donne le nom d'éléidine. (Voy. Académie des sciences, séance du 30 juin 1879.) L'importance de son étude nous apparaîtra plus nettement encore lorsqu'il sera question des ongles et des poils.

3° *Stratum lucidum.* — Cette couche se compose de cellules polyédriques et aplaties, séparées les unes des autres par un double contour et dépourvues de noyaux, sauf les plus profondes qui renferment quelquefois un noyau atrophié. (Leçons inédites de Ranvier.) (*Note des Traducteurs.*)

la couche la plus profonde du corps muqueux sont placées parallèlement les unes à côté des autres sur le chorion, et perpendiculairement à son plan, avec leurs noyaux allongés, entourés d'une couche mince de protoplasma; elles s'implantent dans des dépressions correspondantes du tissu papillaire par des prolongements en forme de crochets. Les seconde et troisième couches, en allant vers la surface, sont composées de cellules contenant un noyau plus oblong; dans ces cellules, on ne trouve, chez les individus de race blanche, que peu de pigment brun à noyau; chez les nègres, ce pigment est en beaucoup plus grande quantité (1). Les cellules des couches les plus élevées sont notablement les plus grosses, polyédriques, pourvues d'un noyau arrondi et d'une membrane cellulaire distincte qui présente sur les bords et sur les faces de nombreuses dentelures paraissant s'implanter dans les cellules voisines, cellules épineuses et dentelées de M. Schultze (fig. 5). On ne connaît pas encore bien la signification de ces dentelures; Schroen les regarde comme les contours de canaux lymphatiques (2).

(1) Les cellules de la première rangée sont presque exclusivement le siège du pigment, que l'on ne rencontre qu'en très petite quantité dans les rangées supérieures, chez l'homme, du moins; ce pigment est infiltré et diffus ou réuni en granulations très fines qui occupent de préférence les parties les plus profondes de la cellule pigmentaire, de sorte qu'après les divisions de celle-ci, presque tout le pigment reste dans la première rangée cellulaire. Cette remarque, due à Ranvier, rend parfaitement et complètement compte de la rareté du pigment dans les autres rangées. (*Note des Traducteurs.*)

(2) La question de la dentelure des cellules malpighiennes reste encore aujourd'hui pendante : la même année que Schroen, qui le premier les a signalées, 1865, Schultze (*Arch. de Virchow*), employant le sérum iodé, montra que les dentelures appartenaient à la cellule elle-même, et pensa qu'elles s'emboîtaient, réciproquement et exactement avec les intervalles des dentelures des cellules voisines. Bizzozero (*Anal. in Centralblatt*, 1871), étudiant la question dans l'état d'hypernutrition pathologique des cellules, papillomes, épithéliomes, admit que les cellules se juxtaposaient par leurs sommets, séparés toutefois par un espace clair. Lotte, 1873, dans les mêmes conditions, trouva les cellules à demi engrenées, et pensa que l'engrènement complet était l'état normal, l'engrènement imparfait un état pathologique, ce qui, au moins, aurait un intérêt particulier facile à comprendre. Ranvier, enfin, reprenant cette question par la base, regarde les cellules du corps muqueux comme des masses protoplasmiques réunies par

Vers les séries les plus supérieures les cellules deviennent de plus en plus serrées et aplaties, leur noyau paraît plus petit, elles ont une direction plus parallèle à la surface supérieure. Depuis les recherches de Langerhans, on considère aussi, en histologie transcendante, les séries les plus supérieures des cellules de Malpighi comme une couche cellulaire à petit noyau, en raison de l'aspect granulé de leur protoplasma (1).

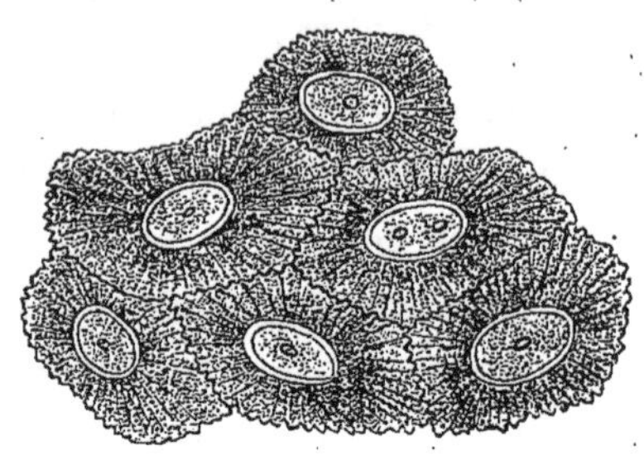

Fig. 5.
Cellules épineuses et dentelées avec noyaux et corpuscules.

Biesiadecki et Pagenstecher ont vu, déposés entre les cellules du corps muqueux et présentant le caractère épithélial, quelques éléments figurés et ramifiés de l'aspect des corpuscules, dits de migration (leucocytes), dont je dois indiquer aussi la présence (2).

La couche cornée de l'épiderme, *stratum corneum* ou *cuticula* (fig. 1 *aa'*), paraît sur les coupes être formée de fibres étagées, ondulées et parallèles à la surface cutanée. A un examen plus approfondi, on reconnaît que cette couche peut être considérée comme un amas de cellules plates, placées les unes à côté des autres. Plus près de la couche de Malpighi, le caractère cellulaire est très visible. Les cellules sont seulement plus plates que

des ponts de même nature au milieu desquels existe un renflement élastique, grâce auquel ces filaments deviennent extensibles au point de décupler de longueur avant de se rompre, et permettent, par ce mécanisme, la circulation entre elles des sucs nutritifs des cellules lymphatiques ; cette élasticité de tissu rend en même temps compte de la résistance du réseau aux violences extérieures. (Ranvier.) (*Note des Traducteurs.*)

(1) Voyez la note de la page 34. — *Couche granuleuse.*

(2) La présence, dans le réseau, des « cellules lymphatiques » le plus souvent isolées, signalées par Bizzozero, est constante, mais toujours plus accentuée quand cette couche est irritée légèrement ; les « cellules lymphatiques » sont contenues dans les espaces intercellulaires du réseau qu'elles ne remplissent jamais entièrement ; elles refoulent les cellules épithéliales, aplatissent leurs surfaces, distendent les ponts protoplasmiques qui les unissent, jusqu'à les rompre en un point quelconque de leur longueur, en dehors du noyau élastique. (Ranvier.) (*Note des Traducteurs.*)

celles du corps muqueux, plus sèches, et ont rarement un noyau. Plus on se rapproche de la surface, plus les cellules paraissent être composées exclusivement de petites lamelles plates, — peau cornée ou petites squames épidermiques.

Les cellules de la couche cornée ne laissent voir dans les étages profonds que peu de protoplasma granuleux — couche cornée de la base et au-dessus de la base d'après Unna; — elles ont, par conséquent, en somme, peu de vitalité, et dans les couches les plus supérieures, elles en ont à peine encore un peu, et ne se colorent que très faiblement par le carmin (1).

Comme on le sait, les feuillets cornés se détachent continuellement et sont remplacés par ceux des couches sous-jacentes. On peut donc supposer que les couches du corps muqueux, en s'avançant de plus en plus de la profondeur, forment la couche cornée, mais cette opinion n'a été admise qu'avec restriction par quelques auteurs, en s'appuyant sur ce fait que le passage des cellules du réseau à la couche cornée, ne se présente pas comme un phénomène se produisant graduellement.

Entre la couche muqueuse et le stratum corneum, on trouve une bande étroite, claire (fig. 1 *a*), le stratum lucidum de Oehl. Quelques auteurs pensent que c'est là le siège d'une transformation chimico-biologique que doivent traverser les cellules du corps muqueux pour constituer les couches cornées. Schrœn a sur cette question une opinion particulière. Les cellules

(1) *Couche cornée.* — Cette couche est composée de cellules aplaties, à bords sinueux, dépourvues de noyaux, desséchées et imprégnées de matière grasse incessamment versée à la surface de la peau par les glandes sébacées.

Langerhans ayant traité des fragments de peau par l'acide osmique vit la couche cornée limitée par deux lignes noires : une superficielle et l'autre profonde, et Unna dans ces derniers temps s'appuyant sur cette expérience soutint que la couche cornée se composait de trois zones différentes : une zone superficielle et une zone profonde colorables par l'acide osmique et une zone moyenne sans action sur ce réactif. Ranvier vient de montrer, contrairement à l'opinion d'Unna, que l'intégrité de la zone moyenne tenait tout simplement à la diffusion et à la pénétration imparfaite du réactif, et que la coloration de la couche cornée par l'acide osmique était due aux matières grasses qui l'imprègnent. Il suffit, en effet, pour l'empêcher de se produire, de traiter préalablement les préparations par l'alcool absolu. (Ranvier.) (*Note des Traducteurs.*)

aplaties du corps muqueux seraient formées par la couche claire, et les cellules de la couche cornée seraient une expansion provenant des cellules de revêtement des glandes sudoripares par-dessus la couche muqueuse. Auffhammer, Unna, etc., ont déjà démontré le peu de fondement de cette théorie (1).

L'épiderme, considéré dans son ensemble, présente sur les diverses parties du corps une résistance différente ; à la paume des mains et à la plante des pieds il a son maximum d'épaisseur et de résistance, mais partout il peut prendre un accroissement considérable dans des conditions pathologiques. Il est, au contraire, normalement très mince sur la partie rouge des lèvres, et, en général, moins épais sur le côté de la flexion que sur le côté de l'extension (2).

L'épiderme se moule exactement sur les saillies et les dépressions du chorion dont il reproduit la disposition ; en certains

(1) L'épiderme, organe de protection, est la première partie qui se forme à la surface du corps de l'embryon aux dépens du feuillet blastodermique externe de Remack.

Sur un embryon humain de quatre mois, l'épiderme présente tous les caractères de l'épithélium antérieur de la cornée et se compose de trois couches : 1° Une couche profonde formée de cellules cylindriques ; 2° une couche moyenne formée de cellules polyédriques ; 3° une couche superficielle formée de cellules aplaties. Sur un embryon de six mois, on trouve toutes les couches qui constituent l'épiderme adulte, mais aussi une grande quantité de matière glycogène infiltrée dans le protoplasma cellulaire et qui, sous l'influence du sérum iodé, en sort sous forme de gouttelettes colorées en brun acajou.

Après la naissance, la nutrition de l'épiderme, assurée par la circulation des sucs nutritifs dans les lacunes interépithéliales dont nous avons parlé dans les notes précédentes, devenant moins active dans les couches superficielles, celles-ci se dessèchent en même temps que les cellules épithéliales sous-jacentes deviennent le siège de la sécrétion d'une substance spéciale, l'éléidine.

On peut donc regarder avec Ranvier la couche granuleuse comme une couche de cellules glandulaires sécrétant l'éléidine, qui infiltre les cellules du stratum lucidum et de la couche cornée, en même temps que celles-ci, en grande partie privées de sucs nutritifs, s'éclaircissent et perdent leur noyau, probablement par un travail d'auto-digestion. (Ranvier, *loc. cit.*) (*Note des Traducteurs.*)

(2) Voy. sur ce sujet les très intéressantes recherches de V. Drosdoff. — *Arch. de physiologie*, mars-avril 1879. — Anal. *in* Journal de Hayem, n° 28, oct. 1879, p. 406.

points, au niveau du bord des lèvres, par exemple, il les comble et forme une surface lisse.

Considéré dans son ensemble encore, l'épiderme se continue avec les cellules du corps muqueux, jusqu'à la base du follicule pileux dont il recouvre la paroi interne, ainsi que la gaine de la racine du poil. Il est aussi en connexion avec les cellules de revêtement des glandes sébacées et sudoripares, et ces rapports expliquent certains processus pathologiques dont nous parlerons plus tard d'une manière détaillée.

Végétation et fonction, ces deux propriétés de l'organisme vivant, dans l'état physiologique comme dans l'état pathologique, sont intimement liées à l'état normal ou morbide des systèmes vasculaires et nerveux; il est donc nécessaire d'examiner avec grand soin les conditions de la circulation et de l'innervation dans la peau.

Comme nous l'avons indiqué déjà, le chorion et le tissu cellulaire sous-cutané possèdent seuls des vaisseaux sanguins; ceux-ci forment une couche à deux étages, parallèle à la surface cutanée, c'est-à-dire une couche profondément située dans le tissu cellulaire sous-cutané et une autre plus superficielle qui s'étend sous les papilles. Vous pouvez constater ces rapports dans la figure (fig. 6, planche chromolithographiée) représentant la coupe transversale d'un morceau de peau injecté, et empruntée à un travail de Tomsa.

Dans le tissu cellulaire sous-cutané se trouvent, parallèlement à la surface, des troncs artériels volumineux; ils donnent naissance à de petits vaisseaux circumréticulaires et se terminent en capillaires pour entourer les lobules graisseux et les pelotons glandulaires.

Les plus gros vaisseaux montent perpendiculairement, et accompagnent les canaux excréteurs des glandes sudoripares et croisent le chorion dans une direction plus ou moins oblique. C'est ainsi qu'on voit des branches se rendre aux papilles des follicules pileux, aux lobules des glandes sébacées, ainsi qu'aux faisceaux de tissu conjonctif et aux faisceaux de tissu musculaire. La plus grande partie de ces branches, après s'être divisées en un grand nombre de rameaux dans les couches les plus super-

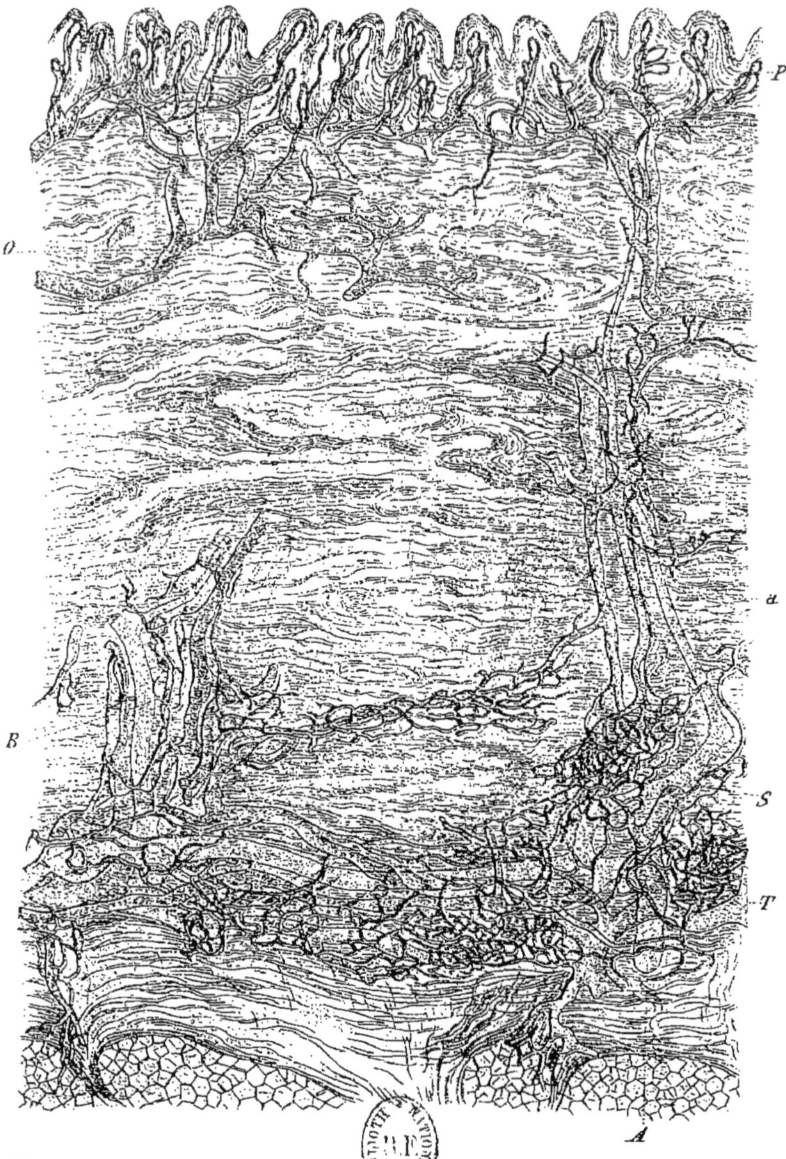

Fig. 6. *Coupe verticale d'un morceau de peau injecté de la paume de la main (d'après Tomsa).*

Les artères sont injectées en rouge, et les veines en bleu.

T. . *Réseau vasculaire profond correspondant à la couche du pannicule graisseux et des glandes de la sueur.*

O. . *Réseau vasculaire superficiel (sous papillaire). En a vaisseaux accompagnant le conduit excréteur des glandes sudoripares.*

P. .. *Anses vasculaires des papilles.*

S. ... *Réseaux entourant les pelotons glandulaires*

B. . *Rameaux ascendants.*

A.. *Couche des cellules graisseuses*

Inst. art. lith. de F. Köke a Vienne.

ficielles du chorion, forment sous les papilles un réseau vasculaire serré parallèle à la surface cutanée, *stratum vasculaire sous-papillaire*.

De ce dernier, on voit partir des branches terminales qui se rendent dans les papilles où elles deviennent capillaires.

Le réseau veineux se forme de la même manière, naturellement en sens inverse du réseau artériel avec lequel il se rencontre topographiquement à peu près; il tire ses premières racines des capillaires des papilles et forme son premier grand réseau dans le stratum sous-papillaire. De là, le sang veineux se rassemble en troncs isolés plus volumineux qui, suivant parallèlement les canaux sudoripares ou la direction des faisceaux de tissu conjonctif plus considérables, passent dans la couche du tissu conjonctif sous-cutané, recevant sur leur chemin les ramuscules veineux qui prennent leur origine dans les réseaux vasculaires qui entourent les follicules pileux et les glandes sébacées. Dans le tissu cellulaire sous-cutané, ils reçoivent encore les rameaux fournis par les réseaux des pelotons glandulaires et des lobules graisseux, et renforcent le stratum vasculaire déjà formé par les artères, et parallèle à la surface.

Nous avons donc, comme caractères les plus saillants du système vasculaire de la peau, un stratum vasculaire artériel et veineux, superficiel, sous-papillaire et un autre profond, propre à la trame (*tela*) sous-cutanée, tous deux parallèles à la surface et communiquant ensemble par leurs branches ascendantes et descendantes; en outre, des réseaux vasculaires spéciaux autour des organes glandulaires de la peau, et enfin les vaisseaux papillo-capillaires qui se répandent sur toute la surface cutanée.

Ces derniers (fig. 3), séparés seulement de l'air extérieur par une mince couche de tissu conjonctif et par la couche épidermique, offrent l'analogie la plus complète avec le réseau capillaire des vésicules pulmonaires. Ils constituent la perspiration cutanée par l'échange gazeux avec l'air atmosphérique et avec l'exhalation d'humidité. Outre que le système vasculaire de la peau pourvoit à la nutrition de cette dernière en totalité, il fournit encore les matériaux nécessaires à la production de ses produits spécifiques, de la sécrétion des glandes sudoripares et sébacées. Ensuite, par ses conditions topographiques il indique la place et la direction d'après laquelle s'établissent de préférence les processus inflammatoires et néoplasiques, de sorte que, par exemple, dans le domaine des glandes qui possèdent les réseaux vasculaires les plus importants, ou dans le domaine sous-papillaire, le long des troncs vasculaires horizontaux, c'est là de préférence que ces processus se localisent et s'étendent. Aussi comprendra-t-on que, dans la couche cutanée papillaire et supérieure, il puisse subsister longtemps, en quelque sorte indépendants, des processus inflammatoires et néoplasiques, puisque son système vasculaire est, jusqu'à un certain degré, indépendant de la couche vasculaire sous-jacente.

Dans le sens indiqué, la distribution vasculaire de la peau nous offre bien des points instructifs pour la pathologie de cet organe (1).

(1) Le professeur Renaut, de Lyon, a décrit la circulation sanguine de la peau avec la netteté parfaite, la hauteur de vue et le sens pratique qui constituent le cachet de son bien remarquable talent : « Si l'on néglige un moment, dit-il, les réseaux particuliers des glandes cutanées, on voit que la vascularisation de la peau comprend, de haut en bas, cinq plans de vaisseaux : 1° le plan des bouquets papillaires ; 2° le réseau planiforme sous-papillaire ; 3° le réseau anastomotique intra-dermique à vaisseaux grêles ; 4° le plan profond formé par les vaisseaux afférents ; 5° le réseau de l'hypoderme, émané du plan profond des rameaux afférents duquel se détachent des ramuscules qui s'avancent en suivant les cônes fibreux de la peau, et se résolvent dans l'aire de ces derniers en une série de vaisseaux à mailles innombrables qui s'insinuent entre les vésicules adipeuses, et entourent chacune d'elles comme le feraient les mailles d'un filet. »

Puis continuant son exposition, il termine par ces particularités d'un grand intérêt dont chacun fera l'application immédiate à la pathologie, notre objectif constant :

« Mais la description précédente, qui rend un compte exact de la superposition des plans vasculaires de la peau, n'indique pas le véritable mode de distribution du sang dans la nappe choriale. Si, employant une autre méthode, nous suivons les progrès d'une injection, faite avec une masse bleue par exemple, nous constaterons que le derme s'injecte par points isolés. — Nous voyons bleuir la peau de distance en distance ; la *tache bleue offre une forme arrondie*, de nouveaux points s'injectent dans l'intervalle des premiers et, quand l'injection est complète, ces espaces incolores disparaissent. Que nous montrent ces faits ? Nous apprenons ainsi que la peau est divisée en

Le *système lymphatique* de la peau est le complément de son système vasculaire nutritif.

Ainsi que les recherches de Teichmann l'ont démontré d'abord, il prend son origine par des points initiaux mal déterminés encore, dans les papilles, et probablement en majeure partie dans des espaces lymphatiques ouverts, peut-être dans d'autres fermés (Neumann), ou pourvus de stomates, qui deviennent graduellement un système vasculaire fermé. Celui-ci forme un réseau surperficiel, mais, cependant, situé en dessous du stratum vasculaire sous-papillaire. Il se trouve un réseau de troncs plus gros dans le tissu cellulaire sous-cutané, en rapport avec le précédent par des vaisseaux anastomotiques.

En outre, les mailles du chorion et des papilles, plus ou moins élargies, et renfermant des quantités variables de liquide lymphoïde ou de liquide séreux, ont, ainsi que les vacuoles de tissu connectif qui séparent les vaisseaux sanguins,

une infinité de *territoires vasculaires*, jusqu'à un certain point autonomes, puisqu'ils s'injectent d'abord séparément. L'examen d'une injection incomplète montre que chacun de ces petits territoires est commandé par une petite artère profonde dont la distribution forme un cône vasculaire à base tournée vers la surface libre de la peau. Cette base, vue de face, paraît donc arrondie. Chaque artériole profonde préside, de la sorte, à la nutrition d'un segment cutané particulier, qui se termine à la surface par une aire arrondie. Cette disposition vous donne la clef d'une série de phénomènes. Supposez que l'artériole voie brusquement ses parois musculaires se paralyser, tout le département vasculaire qu'elle commande va s'hyperhémier, parfois même devenir le siège d'un œdème aigu. L'aire vasculaire intéressée se montrant à la surface de la peau avec un contour circulaire plus ou moins régulier, *vous avez ainsi l'explication de la forme arrondie d'une série de lésions élémentaires,* en particulier de la papule érythémateuse, ou de la papule d'urticaire. La disposition en courbe fermée qu'offrent la plupart des taches congestives peut recevoir la même explication. Imaginez, en effet, que l'artériole maîtresse ait été frappée d'endartérite oblitérante, comme il arrive dans une série de cas, et notamment dans les affections ulcéreuses de la syphilis, le sang ne viendra plus nourrir les éléments anatomiques du territoire vasculaire, ou il les nourrira imparfaitement; de là le ramollissement des vaisseaux de la région, l'envahissement de cette dernière par les cellules migratrices venues des territoires voisins, et, en définitive, une ulcération qui, du côté de la peau, se terminera comme l'aire vasculaire intéressée, par un pourtour arrondi. » (Renaut. Cours d'Anatomie générale fait à la Faculté de Médecine de Lyon en 1878. Extrait *in Annales de Dermatologie et de Syphiliographie,* t. IX et X. — Paris, 1878-1879.) (*Note des Traducteurs.*)

leur valeur comme espaces lymphatiques, bien que leur connexion avec les vaisseaux lymphatiques clos ne soit pas déterminée anatomiquement (1).

Comparé au chorion, abondamment pourvu de vaisseaux sanguins et lymphatiques, l'épiderme qui est complètement privé de vaisseaux sanguins, et qui n'a d'autre circulation que celle des espaces intercellulaires, conserve, cependant, *sous le rapport végétatif,* une grande puissance, et une véritable indépendance; ses couches les plus superficielles sont constamment exfoliées et remplacées à mesure par des cellules nouvelles. Il est incontestable que les matériaux nécessaires à la vie et à la reproduction de l'épiderme ne peuvent venir que des capillaires des papilles, et il n'est, par conséquent, pas douteux non plus que sa formation complète ne dépende de l'existence de ces papilles. L'observation clinique pendant la cicatrisation des

(1) Renaut a étudié avec soin les dispositions des lymphatiques cutanés et en donne la description suivante entièrement conforme, d'ailleurs, à la conception de son maître Ranvier sur les rapports du tissu conjonctif avec la circulation lymphatique. « Les lymphatiques du derme doivent être distingués en capillaires intra-dermiques et en troncules profonds. Les premiers ne sont, à leur origine, que des fentes étoilées comprises dans l'écartement des faisceaux conjonctifs entre-croisés du derme, bordées d'un fin réseau élastique, et tapissées d'un endothélium continu et découpé en jeu de patience sur ses bords. Ces capillaires paraissent communiquer librement avec les mailles du derme ou plutôt ne sont autre chose que des espaces stellaires de tissu conjonctif qui concourent à le modifier pour former les voies lymphatiques. Ces dernières prennent nettement une forme canaliculaire sur les limites du derme et du tissu adipeux sous-cutané. On voit alors, à ce niveau, les troncules lymphatiques sillonner obliquement, comme des rubans, la région profonde du derme dont ils sortent pour s'enfoncer dans la graisse, soit en suivant les faisceaux conjonctifs qui limitent les lobules adipeux, soit en s'insinuant entre eux-mêmes. Leur section n'est plus alors étoilée, mais régulièrement circulaire, et le lymphatique commence à former un véritable vaisseau muni de valvules et ne différant point des autres vaisseaux blancs de petit calibre. » Renaut. Article Peau in *Histol. pathol. de Cornil et Ranvier.* — Voir les figures de son mémoire. *Recherches anatomiques sur l'érysipèle et les œdèmes de la peau. Archives de Physiol.* 1874.

On pourra aussi consulter pour les lymphatiques de la peau chez l'embryon le travail de G. et F. Hoggan: *Étude sur les lymphatiques de la peau : Journal de l'Anatomie et de la Physiologie,* 1879.

Voir enfin ce que nous avons dit plus haut, d'après Ranvier, sur la circulation lymphatique intra-épithéliale. (*Note des Traducteurs.*)

plaies et l'expérimentation ont démontré, en effet, que, dans les points où les papilles ont été détruites, l'épiderme ne se reconstitue qu'avec une puissance médiocre et avec les seuls caractères de la couche cornée. Il en est de même pour le pigment qui, au point de vue végétatif, dépend de la formation de l'épiderme (1).

Mais d'où vient la néoplasie substantielle et le remplacement continu des cellules épidermiques? C'est là un point qui n'est pas définitivement fixé. Dans les cas pathologiques, c'est par voie de division des anciens noyaux et cellules qu'a lieu la nouvelle formation des cellules épidermiques. Cela paraît incontesté. Mais, dans des conditions physiologiques, il n'y a pas de motif pour accepter une semblable reproduction. Par contre, les processus dans la guérison des plaies et leur cicatrisation tendent à prouver qu'ici de nouvelles cellules se forment aux dépens des cellules situées sur les bords, probablement par émission et séparation de bourgeons, ainsi que Stricker l'a démontré pour l'épithélium de la cornée. Il se pourrait donc bien qu'il en fût de même pour la régénération physiologique de l'épiderme, et que le rôle principal appartînt aux cellules en bâtonnets, basiques.

Des cellules migratrices provenant du chorion peuvent-elles devenir des cellules épidermiques nouvelles, ou cela est-il la règle? Cela paraît peu probable, par la raison qu'on n'a observé ces cellules migratrices que dans des conditions pathologiques. Cette végétation indépendante de l'épiderme a une grande importance pour comprendre beaucoup de phénomènes dermatopathologiques.

Les *nerfs* de la peau contiennent des fibres à moelle et des fibres sans moelle. Déjà, dans le tissu cellulaire sous-cutané et à la partie inférieure du chorion, on voit se détacher, des rameaux nerveux, quelques fibres isolées qui se terminent aux corpuscules de Pacini (*corpuscules de Vater*), ou qui pourvoient les glandes et les capillaires des mêmes couches. La plus grande

(1) Nous faisons plus que des réserves sur toute la partie relative à la régénération de l'épiderme; mais nous nous bornons à la remarque simple, cette question litigieuse ne pouvant être traitée dans une note accessoire. (*Note des traducteurs.*)

partie des fibres nerveuses cheminent à travers le chorion vers sa surface et constituent par leurs ramifications un réseau sous-papillaire enveloppant le stratum vasculaire sanguin correspondant. De ce réseau s'élèvent des fibres terminales se rendant aux corpuscules de Meissner ou aux corpuscules de Kraus des papilles du tact.

Les anses capillaires des papilles vasculaires ont également leurs réseaux nerveux. D'après les dessins de Tomsa, les fibres nerveuses terminales, pourvues de noyaux disséminés, forment un réseau dans la périphérie des papilles vasculaires; de ce réseau partent des prolongements qui se dirigent vers l'intérieur des papilles et s'étendent à la paroi capillaire par une terminaison nodulaire.

Bien que la connexion organique immédiate entre la terminaison du nerf et le vaisseau capillaire ne soit pas encore démontrée, la disposition intime constatée est déjà d'une grande importance, puisqu'on voit que les vaisseaux capillaires des papilles cutanées peuvent se trouver sous l'influence immédiate des nerfs. Pour l'explication de la contraction et de la dilatation vasculaire et même de l'exsudation, au niveau de quelques papilles isolées, sous l'influence d'une irritation directe, comme on peut l'observer dans l'urticaire, ce rapport est spécialement instructif.

Depuis les recherches de Langerhans il est établi que des fibres sans moelle pénètrent du stratum papillaire dans la couche muqueuse de l'épiderme, forment des réseaux entre ses cellules et se terminent alors à diverses hauteurs par des renflements en massue ou sous quelque autre forme inconnue (Podcopaëw, Eberth, Biesiadecki, Mojsisowics) (1).

(1) *Réseau nerveux épidermique.* L'individualisation et la puissance germinative si accentuées de l'épiderme (couche muqueuse) s'accordent peu avec l'opinion générale qui lui refuse toute innervation; la vitalité normale et pathologique de ce tissu, son extrême irritabilité, la facilité avec laquelle il absorbe et résorbe, sa sensibilité positive, établissent hypothétiquement qu'il possède une innervation et une circulation appropriées; il ne reste qu'à en démontrer les organes. La circulation s'opère dans les espaces intercellulaires, cela paraît peu contestable. Quant à l'innervation, elle serait effectuée par le réseau nerveux, que l'on devrait appeler *réseau de Langerhans*, du nom

Les organes terminaux des nerfs cutanés sont indubitablement les corpuscules déjà mentionnés de Meissner ou de Wagner et les saillies terminales en forme de massue de Kraus, qui occupent les papilles du tact et les corpuscules de Pacini ou de Vater, disséminés çà et là dans le chorion.

Les corpuscules de Meissner ou de Wagner (fig. 4 *f*) représentent des corpuscules ovoïdes du diamètre de 0.02 à 0.045 mm, qui remplissent entièrement la papille correspondante. A leur surface externe on peut reconnaître des stries et bandes transversales fines, et des noyaux de forme ovale que divers observateurs ont considérés tantôt comme du tissu conjonctif, tantôt comme du tissu élastique, tantôt comme des fibres nerveuses. La fibre nerveuse à myéline partant du chorion se rapproche du corpuscule tantôt à son extrémité inférieure, tantôt au milieu, tantôt à sa pointe, s'enroule autour de lui et se termine dans le corpuscule, après avoir perdu sa myéline, par quatre à six fibrilles terminales (Biesiadecki), ou en se divisant en plusieurs ramuscules à l'intérieur du corpuscule du tact (Brücke). D'après Thin, les corpuscules du tact seraient divisés simplement; beaucoup, cependant, sont partagés par des gaines transversales de tissu conjonctif et élastique, prolongements de la capsule périphérique, en deux ou trois rayons superposés dont chacun contiendrait un corpuscule nerveux terminal. Dans celui-ci ou près de lui arriverait une fibre nerveuse terminale, après que le nerf pourvu de moelle aurait pénétré l'enveloppe extérieure du corpuscule.

Tomsa a décrit des corpuscules du tact contenus dans une

de l'histologiste éminent qui en a, le premier, tenté la démonstration chez l'homme, en 1868. Il serait, en effet, fort satisfaisant de pouvoir admettre la conception d'un réseau de fibres sans myéline, circulant à travers les canaux intercellulaires du corps muqueux, se terminant aux dernières limites de la couche nucléée par des extrémités mousses, et comprenant entre ces rameaux terminaux et les branches radiculaires qui émanent du plexus papillaire, des renflements étoilés, centres ou ganglions nerveux épidermiques. Mais nous sommes obligés de déclarer que Ranvier, à l'autorité duquel nous nous soumettons, nie l'existence de ce que nous appelons le *réseau de Langerhans,* et qu'il considère les prétendues cellules ganglionnaires épidermiques comme de simples cellules migratrices. (*Note des Traducteurs.*)

capsule et à structure foliacée; naguère, enfin, Kraus a démontré qu'ils consistent en cellules plates, superposées par couches et légèrement imbriquées ; il n'a pu établir de connexion proprement dite des extrémités nerveuses avec ces cellules.

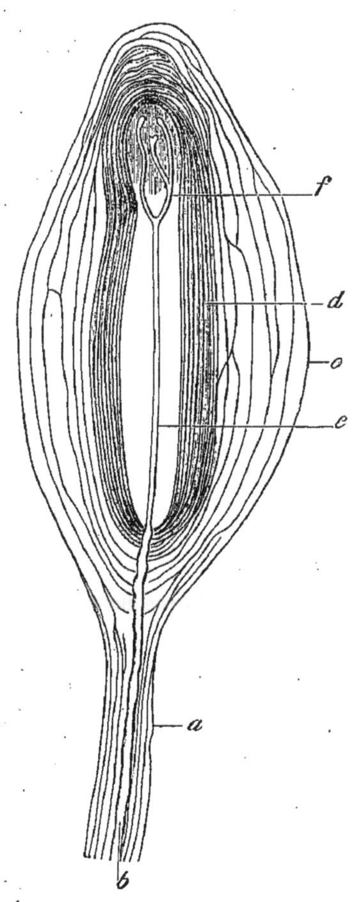

Fig. 7.

Corpuscule de Vater ou de Pacini.

a tige du corpuscule. — *b* faisceau nerveux qui y arrive. — *c* couche externe. — *d* couche interne de l'enveloppe. — *e* cylindre-axe. — *f* terminaison en forme de renflement de ce dernier.

Les corpuscules du tact existent en plus grand nombre et d'une façon régulière à la phalange unguéale des doigts, plus rares aux mains et aux pieds, au mamelon, aux lèvres; dans ces dernières, comme dans d'autres régions de la peau, au gland, au clitoris, on trouve plus fréquemment les terminaisons en massue de Kraus, lesquelles pourraient bien correspondre plutôt à un corpuscule uniloculaire de Meissner (d'après Thin).

Les organes nerveux terminaux, décrits d'abord d'après Langer par Vater (corpuscules de Vater), connus seulement aujourd'hui sous le nom de corpuscules de Pacini (fig. 7), se voient surtout et en très grand nombre dans le mésentère du chat; on en observe aussi de très remarquables, d'après les recherches de Genersich et d'autres auteurs, dans le plexus sympathique abdominal. Dans la peau humaine, c'est à la paume de la main et à la plante des pieds, dans le tissu conjonctif sous-cutané, qu'ils sont les plus nombreux, c'est-à-dire très profondément, de façon qu'ils ne sont pas situés favorablement pour le tact, et, par conséquent, représentant à peine des organes du tact.

Cet appareil représente un corps ovale de 1,12 à 4,5 millimètres de longueur, consistant en enveloppes de tissu connectif imbriquées à la façon des pelures d'un oignon et renfermant une cavité remplie de sérum. Axel Key, G. Retzius et Genersich le représentent de telle sorte que chaque écaille capsulaire est une membrane revêtue à l'intérieur et à l'extérieur d'une couche de noyaux et contenant à son centre, dans des espaces interstitiels de tissu conjonctif, du sérum. Une fibre à myéline perfore la paroi capsulaire, perd en progressant sa gaine médullaire et s'introduit librement comme cylindre-axe nu dans la cavité, à la partie supérieure de laquelle il se termine par un renflement en bouton, divisé une seule ou deux ou trois fois (1).

(1) Le système nerveux tégumentaire est extrêmement complexe : il comprend : 1° des fibres motrices destinées aux muscles érecteurs des poils et compresseurs des glandes, aux conduits excréteurs des glandes et aux réseaux vasculaires (nerfs musculaires, nerfs vasomoteurs ; 2° des fibres propres aux appareils glandulaires, pénétrant dans les mêmes conditions que les nerfs de Langerhans jusque dans l'intimité des espaces cellulaires intra-glandulaires (nerfs sécrétoires) ; 3° un réseau de fibres de sensibilité générale ou spéciale présentant en quelques points isolés ou agminés des appareils différenciés : *corpuscules du tact* (corpuscules de Meissner ; organes à fonctions non déterminées, corpuscules de Pacini). On trouvera dans les traités généraux et dans l'excellente thèse de Couty, *sur les terminaisons des nerfs dans la peau*, Paris 1877, le résumé des notions acquises sur le plupart de ces points. Nous voulons seulement donner ici, d'après les travaux français surtout, une description précise et simplifiée, cette partie du sujet n'étant pas assez nettement présente à l'esprit de tous les médecins ou de tous les élèves qui abordent l'étude de le dermatologie.

1° *Corpuscules dermiques, C. du tact.*—Corps de Meissner ou de Wagner (surtout d'après Renaut, *Anatomie générale du système nerveux*, in *Dict. Encyclop. des sciences médicales*, 2e série, t. XII, Paris, 1878).

Les corpuscules décrits par Meissner, en 1850, ne se trouvent que dans les portions glabres des téguments spécialisés pour le toucher ; ils sont surtout en grand nombre dans la pulpe des doigts, aux deux extrémités ; leur siège anatomique est dans les cônes papillaires, au sommet desquels ils atteignent la limite hyaline qui constitue la partie la plus superficielle du derme, aussi près que possible du corps épidermique par conséquent, et à un niveau plus élevé que le sommet inférieur des murs interpapillaires ; ce sont, en vérité, des organes dermo-épidermiques placés aussi près que possible des excitants du dehors.

Leur masse, de forme olivaire, est constituée par l'union de plusieurs segments de tissu fibreux superposés, s'écartant pour former des loges aplaties dans lesquelles sont inclus des noyaux entourés de protoplasme ; sur cette

D'après leur signification physiologique, les fibres nerveuses qui se distribuent dans la peau sont, pour la plus faible part, motrices, pour les muscles de la peau, *erectores pilorum*, pour la principale partie, sensitives, comme intermédiaires de la sensation tactile. En outre, il y a encore, en nombre plus considé-

charpente fibreuse s'enroule, en forme de spirale, un tube nerveux à moelle, dont la gaine fibreuse se continue avec elle, et dont le cylindre-axe, après être devenu libre, se divise en rameaux, qui pénètrent dans l'intervalle de chacune des loges superposées du corpuscule, et s'y terminent sous forme de renflements olivaires ou aplatis (disques tactiles) sans affecter de rapport certain avec les cellules intraloculaires.

2° *Corpuscules hypodermiques à fonction indéterminée.* — *Corpuscules de Langer, de Vater, de Pacini.* — Ces éléments, appelés le plus généralement corpuscules de Pacini, du nom de l'anatomiste contemporain qui les a retrouvés et décrits à nouveau, ne se trouvent pas seulement dans la peau, mais encore dans le tissu conjonctif d'un grand nombre d'autres parties : les articulations, le long des nerfs des membres et des branches de tous les grands plexus sympathiques, dans le tissu cellulaire sous-péritonéal, dans le mésentère, surtout chez le chat (particulièrement privilégié sous ce rapport), etc., etc. Ce sont de petites masses ovoïdes, accolées ou appendues à des branches ou à des ramuscules nerveux, ayant chez l'homme leur plus grande fréquence à la pointe des doigts, et se trouvant en beaucoup plus petit nombre le long des nerfs des membres, au mamelon, etc., etc.; ils sont facilement visibles au milieu des pelotons adipeux jaunâtres, sous forme de petites saillies blanches, perlées, solitaires ou accouplées. A l'un de leurs pôles, ils reçoivent un petit tronc nerveux qui pénètre directement dans leur centre creusé d'une cavité pleine d'un liquide lymphoïde, dans laquelle il se termine librement par une extrémité pénicillée; l'enveloppe, l'écorce si l'on veut du corpuscule, est extrêmement épaisse, formée de lamelles concentriques, d'autant plus étroitement emboîtées et pressées qu'elles sont plus centrales, et qui ne sont autre chose qu'un renfoncement extraordinaire du périnerve.

L'usage de ces corps est, en réalité, inconnu : l'épaisseur de leur enveloppe fibreuse, leur situation profonde, la multiplicité des points où on les rencontre en dehors du tégument externe, sont autant de circonstances qui rendent très contestable leur appropriation au sens du tact ; quelques auteurs supposent (supposition peu vraisemblable) que ce sont des tubes nerveux arrêtés dans leur parcours, ou atrophiés, des espèces de moignons nerveux; d'autres enfin (supposition plus philosophique) pensent que ce sont des espèces de diverticules, ou organes spéciaux, à usage inconnu.

Tel est l'aperçu le plus simple que l'on puisse donner de la constitution générale du système nerveux de la peau; il reste beaucoup à faire encore, mais les résultats obtenus sont déjà suffisants pour éclairer bien des points demeurés obscurs; avant peu, la dermato-pathologie y trouvera un vaste champ d'études et de progrès, dont l'exploitation est, d'ailleurs, déjà commencée, ainsi que nous le verrons. (*Note des Traducteurs.*)

rable, les nerfs vasomoteurs qu'on a démontrés expérimentalement, dans ces derniers temps (Stricker) être spécialement les *vasoconstricteurs* et les *vasodilatateurs*.

Ce dernier point, il est vrai, n'a été démontré que pour les vaisseaux cutanés des membres postérieurs chez le chien; mais ce fait expérimental permet de supposer qu'il en est de même pour les autres régions de la peau, chez les animaux et dans l'espèce humaine.

Puisque ces nerfs règlent les conditions locales de la circulation, ils président également dans une certaine mesure à la nutrition normale et à la fonction sécrétoire de la peau et peuvent être considérés comme implicitement trophiques. Mais on comprend aussi comment certaines régions capillaires restreintes subissent, sous l'influence des nerfs vasomoteurs qui les alimentent, des phénomènes morbides d'hyperhémie et de nutrition exagérée, ou les conditions opposées, selon que l'action a été dilatatrice ou constrictive. Cette notion élémentaire peut vous donner, par avance, une idée de l'importance que prendront les vasomoteurs dans plusieurs parties de la pathologie cutanée.

Dans la structure de la peau entrent aussi des muscles. Abstraction faite des faisceaux musculaires striés que l'on voit émaner des parties profondes pour aboutir à la peau, les muscles cutanés proprement dits sont uniquement organiques ou lisses. Indépendamment des fibres organiques, propres à la paroi des plus gros troncs vasculaires et lymphatiques ainsi qu'aux canaux excréteurs des glandes, il existe des muscles cutanés proprement dits. Ceux-ci disposés en traînées simples et anastomotiques, parallèles à la surface de la peau, sont très inégalement distribués sur les différentes régions du corps, dans le tissu cellulaire sous-cutané et dans le chorion; on les trouve très fortement développés au scrotum, où ils sont connus sous le nom de *dartos*, au prépuce et au périnée, à l'aréole du mamelon et dans la peau du mamelon, en faisceaux circulaires d'après Neumann, et, enfin, dans les couches les plus supérieures du chorion, en diverses régions de la peau avec un développement plus ou moins grand, prédominant, en général, aux côtés de l'extension.

Les muscles redresseurs des poils ont une direction caractéristique; ils se rattachent aux papilles par un ou plusieurs faisceaux de racines, cheminent en un pinceau unique, parfois aussi, en deux ou plusieurs obliquement à la surface cutanée (fig. 9 *n*), passent en avant du fond de la glande sébacée, jusqu'au follicule pileux, pour s'attacher à sa gaine interne et, parfois, envoient un faisceau latéral au corps de la glande sébacée. La contraction du faisceau musculaire produit le redressement du follicule pileux et du poil, dont la direction normale est oblique. Des faisceaux musculaires, arrivant de deux directions opposées, et entourant le follicule pileux à la façon d'une fronde, redressent, par leur contraction respective, le fond du follicule pileux, comme dans l'état connu sous le nom de *cutis anserina*. Là où se trouvent des poils roides, serrés, comme au cuir chevelu, les faisceaux musculaires des *erectores pilorum* entrent en rapport de voisinage, et forment alors un vaste réseau musculaire sous-papillaire (1).

Incomparablement plus importants que les muscles de la peau, sont, pour la pathologie de celle-ci : les organes glandulaires qui y sont enclavés, — les *glandes sudoripares* et *sébacées*, les *follicules pileux* et les produits cornés, les *poils* et les *ongles*, connus sous le nom d'annexes de la peau, et à l'examen desquels nous passons immédiatement.

(1) Voici la formule la plus simple, d'après les travaux récents : Le muscle redresseur s'insère, en bas, par des tendons élastiques à la couche annulaire du follicule pileux, renflée en ce point, selon une ligne courbe en forme de tuile; de ce point il se dirige en haut et en dehors en faisant avec le follicule un angle aigu dans lequel est compris le cul-de-sac sébacé annexe; il est aisé de comprendre que la contraction de cet appareil redresse le poil, raccourcit le follicule, comprime la glande sébacée et dégage son embouchure d'excrétion. On verra dans une autre note le rôle qu'il joue encore, d'après Ranvier, dans l'élimination des poils détachés de leur papille, et dans la transformation des poils à bulbe creux en poils à bulbe plein. (*Note des Traducteurs.*)

TROISIÈME LEÇON

Anatomie de la peau (*suite*). — Physiologie de la peau. Ses triples fonctions comme organe protecteur et régulateur de la chaleur animale, comme organe de sécrétion spécial et comme organe de sens spécial.

Les glandes sudoripares, *glandulæ sudoriferæ,* sont composées d'un tube (fig. 1 *g;* fig. 8), simple, de calibre égal partout, enroulé en peloton dans le tissu cellulaire sous-cutané; leur conduit excréteur s'élève de là, traverse, en droite ligne, le chorion, et suit une ligne en tire-bouchon à travers les couches de l'épiderme, pour venir s'ouvrir à sa surface par un orifice en forme d'entonnoir (1). C'est dans cette ouverture que s'enfoncent la couche cornée et le réseau de Malpighi, comme un bouchon

(1) Quelques détails complémentaires sont nécessaires :

Le canal vecteur comprend deux parties distinctes, l'une, *intradermique*, a seule une existence propre, une paroi proprement dite, recouverte d'une rangée de cellules malpighiennes à sa face interne ; l'autre *intra-épidermique* tout à fait différente. A partir de la ligne papillaire, selon la description de Renaut (*loc. cit.* p. 432 et suiv.), que nous suivons dans cet exposé, et selon une opinion très anciennement formulée, le conduit vecteur n'est plus qu'un trajet lacunaire creusé à travers le stratum de Malpighi et les couches cornées, sans aucune membrane limitante et aboutissant, à la surface cutanée, à une sorte de *point poreux.* « Les cellules du stratum de Malpighi et des couches épidermiques superficielles s'écartent simplement les unes des autres, comme pour laisser passer le liquide sécrété. Il en résulte un trajet tortueux qui, considéré dans son entier, prend la forme d'un pas de vis ou d'un tire-bouchon. Sur des coupes minces, les sections de ce trajet se montrent formées par une rangée de cellules appartenant à la couche intéressée par la coupe, et qui sont aplaties du côté de la lumière du canal et soudées extérieurement à leurs voisines sans en être séparées par aucune membrane enveloppante. Ainsi la glande sudoripare consiste dans une portion différenciée, le glomérule, formé par un tube plusieurs fois contourné, mis en rapport avec les couches ectodermiques par un canal excréteur rectiligne, et s'ouvrant à la surface du tégument par un trajet lacuneux creusé dans l'épaisseur de l'ectoderme » (Renaut, *loc. cit.*). Ces notions si précises sont d'une grande utilité pour comprendre le mécanisme de diverses altérations cutanées, telles que la miliaire, les sudamina, etc., ainsi que nous l'indiquerons plus loin. (*Note des Traducteurs.*)

évidé, constituant ainsi, en même temps, la paroi de l'*infundibulum* (1). A partir de la limite des papilles, le revêtement de la gaine sudoripare présente une simple couche de cellules d'enchyme endothéliales, de forme conique, et contenant chacune un noyau; elles laissent libre entre elles une étroite lumière, ainsi que vous pouvez très bien le voir sur les coupes transversales représentées (fig. 8 *e*) (2). — A l'extérieur, à partir du revêtement de cellules d'enchyme, on trouve la paroi propre de la gaine glandulaire. Elle consiste en une membrane vitreuse, plissée, avec des fibres de tissu conjonctif plus épaisses disposées vers le côté externe; dans les glandes plus volumineuses du creux axillaire, il y a, en outre, des fibres musculaires organiques longitudinales.

(1) Il y a, autour de cet opercule perforé, un véritable renforcement, à couches concentriques, de la couche cornée, que l'on peut constater dans l'état normal, mais que l'on voit encore plus aisément dans l'état pathologique, sur les bulles de pemphigus par exemple. Nous avons pu, tout récemment, observer dans la division de l'un de nous, à l'hôpital Saint-Louis, un cas bien remarquable d'hypertrophie de cet anneau, dont le moulage a été déposé par nous dans le musée de cet établissement sous le n° 569 : chez une vieille femme atteinte de kératodermie érythémateuse symétrique des mains, les deux faces palmaires présentaient un nombre infini de petites ponctuations saillantes alignées, absolument cornées, noirâtres en raison des matières colorantes qu'elles fixaient, et qu'il était aisé, pour les plus volumineuses, d'énucléer avec la pointe d'une épingle; l'examen à la loupe permettait de suivre toutes les phases de cette hypertrophie de la zone cornée de l'ostium sudoripare. — Nous donnerons plus loin le résultat de l'examen histologique qui a été tout à fait démonstratif. (*Note des Traducteurs.*)

(2) La description donnée par Renaut de l'appareil sécréteur de la sueur remplira ici une lacune :

« L'épithélium *sécréteur* du glomérule sudoripare est disposé à la façon des épithéliums prismatiques. Il est formé de cellules cylindriques implantées normalement à la surface qu'elles recouvrent. Chaque cellule est dépourvue de membrane et formée d'un protoplasme et d'un noyau. Sur la peau enlevée chez l'animal vivant, et fixée immédiatement dans sa forme par l'action de l'alcool, ce protoplasma est clair, il est chargé d'un très petit nombre de granulations qui semblent disposées en séries dans le sens du grand axe de la cellule, mais il ne m'a point paru se décomposer en bâtonnets, comme celui des cellules des tubes urinifères contournés auxquels on a comparé quelquefois les glandes sudoripares. Le noyau est petit, placé à la base de la cellule, c'est-à-dire immédiatement adjacent à la paroi » (*loc. cit.* p. 431). (*Note des Traducteurs.*)

Les rameaux artériels destinés aux pelotons glandulaires proviennent des vaisseaux profonds et forment, en entourant les pelotons, avant de devenir des capillaires et de passer dans les veines, un réseau admirable (Brücke), analogie très remarquable avec les beaux réseaux des corpuscules de Malpighi des reins.

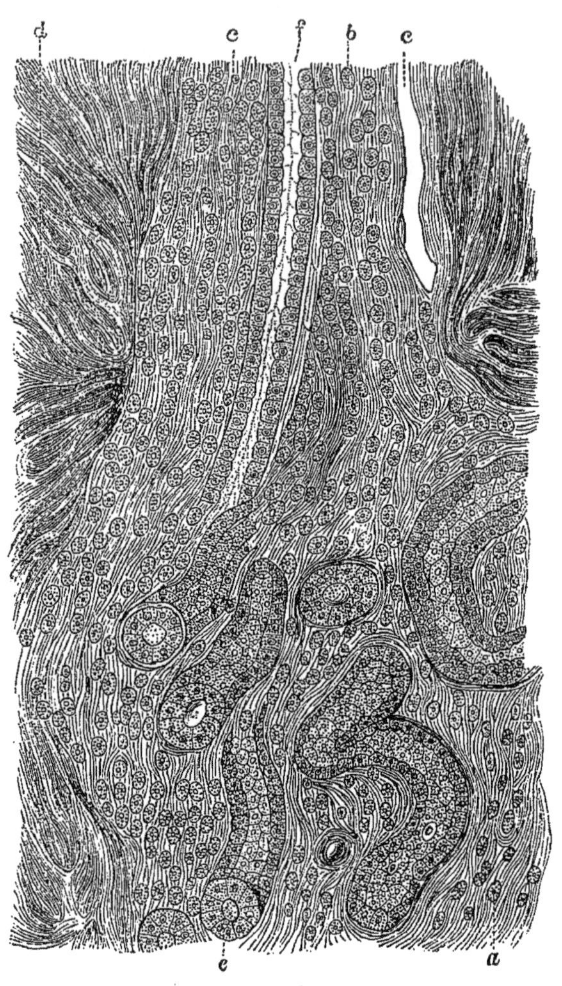

Fig. 8.

Glandes de la sueur.

e coupe perpendiculaire d'un conduit glandulaire, coupe longitudinale et perpendiculaire dans la région de la partie enroulée de la glande. — *f* orifice du conduit excréteur. — *cc* vaisseaux sanguins accompagnant ce dernier. — *d* faisceau de tissu conjonctif. — *a* et *b* cellules d'infiltration, état pathologique.

Le plus grand nombre des glandes sudoripares se trouvent à la paume des mains et à la plante des pieds (2736-2685 sur un pouce carré, d'après Kraus). Sur les régions de la peau abondamment pourvues de papilles, elles ont leur orifice dans les sillons qui séparent celles-ci ; à la pulpe des doigts, elles sont placées à des intervalles réguliers (fig. 1), à la paume de la main et à la plante des pieds, elles sont disposées en rangées longitudinales. Elles manquent au voisinage du bord des lèvres, au gland et au prépuce (1).

(1) Le rôle des glandes sudoripares, considérable en pathologie cutanée, est encore incomplètement déterminé ; nous le rappellerons, chemin faisant,

Les *poils (pili)*, les *follicules pileux* et les *follicules sébacés* forment un tout anatomique, qu'il est nécessaire de considérer dans son ensemble.

La figure ci-jointe (fig. 9), empruntée au travail de Biesiadecki, et représentant la coupe longitudinale d'un poil de la barbe, offre un aperçu exact des rapports qu'affectent entre elles ces diverses parties. Vous voyez, Messieurs, à côté de deux papilles de la peau normalement situées, une dépression en forme d'entonnoir, qui se prolonge jusque dans la couche cellulo-graisseuse, et porte là à son extrémité fermée une papille; la poche en forme de sac est le follicule pileux, et la papille qui est au fond, la papille du poil sur laquelle s'implante le poil qui émerge avec sa tige à travers la poche et vers l'orifice. Sur la paroi latérale du follicule pileux, se trouve la glande sébacée dont le conduit excréteur s'ouvre dans le follicule pileux. En passant devant le

à propos de ce que l'on sait de positif et de ce que l'on avance; nous voulons seulement ici ajouter quelques souvenirs anatomiques de première nécessité en clinique :

1° Le *volume* des glomérules est considérable : de $\frac{1}{10}$ de millimètre jusqu'à 1 et 2 millimètres de diamètre.

2° Leur *situation* variable est très importante à connaître : les unes, glandes de l'*étage supérieur*, *glandes dermiques*, sont réunies en groupes de quatre ou cinq agglomérées ou échelonnées dans les canaux fibreux aréolaires, où elles constituent de petits groupes cellulovasculaires, très aptes à former sous des influences très diverses, locales ou générales, des nodules phlegmasiques simples ou spécifiques, lesquels, dans les régions à chorion épais, subissent un véritable étranglement, causent de vives douleurs, et amènent une rapide mortification : bourbillons de l'anthrax et du furoncle, eschares de certaines formes d'ecthyma gangréneux profond, etc.

Les autres, glandes de l'étage inférieur, glandes sudoripares de l'hypoderme, ou *glandes hypodermiques* (organes génitaux, aréole, creux axillaire, extrémités palmaires et plantaires, cuir chevelu), peuvent évoluer plus librement dans leur condition pathologique; aussi, en ces régions, on n'observe plus le furoncle ni l'anthrax, mais de véritables phlegmons sudoripares (abcès tubéreux de l'aisselle, du mamelon, etc., etc.). Voyez sur ce sujet le très remarquable chapitre consacré par Sappey aux glandes sudorifères. (*Traité d'Anat. descript.*, t. III, Paris, 1872.)

Nous reviendrons sur ce sujet à l'occasion des opinions de Bazin et des beaux travaux de son éminent élève, le professeur Verneuil, sur les lésions simples ou spécifiques des glandes sudoripares, hydradénites ou hydrosadénites, adénomes sudoripares. etc. (*Note des Traducteurs.*)

cul-de-sac de la glande sébacée, et se dirigeant vers le fond du follicule pileux, court obliquement à la surface cutanée un fais-

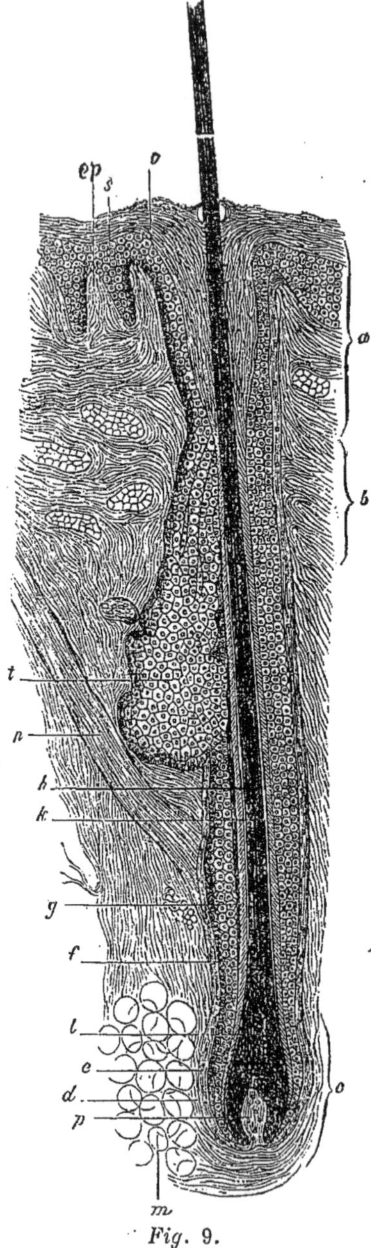

Fig. 9.
Coupe d'un poil de barbe.

a conduit excréteur. — *b* collet. — *c* portion renflée du follicule pileux. — *d* gaine extérieure. — *e* gaine intérieure du follicule. — *p* papille du poil. — *m* cellules graisseuses. — *n* muscle arrector pili. — *ep* épiderme. — *s* couche muqueuse. — *o* papilles. — *t* glande sébacée. — *f* portion externe et *g* portion interne des gaines de la racine du poil. — *h* substance corticale. — *k* substance médullaire de la tige du poil. — *l* portion renflée du poil.

ceau musculaire, — le muscle redresseur du poil. Toutefois, ces rapports anatomiques, tant généraux que particuliers, et plus ou moins délicats, ne répondent exactement qu'aux poils longs et gros de la surface du corps.

L'orifice ou le conduit excréteur est en forme d'entonnoir (*a*); à son extrémité rétrécie s'ouvre la glande sébacée (*t*). Là aussi se trouve la partie la plus étroite du follicule pileux, son col (*b*). A partir de là, il s'élargit un peu, mais surtout vers le fond ou voûte du follicule pileux (*c*), dans lequel pénètre la papille (*p*).

Le follicule pileux proprement dit n'existe réellement qu'à partir de l'orifice de la glande sébacée.

Anatomiquement, il se compose de trois couches. La couche extérieure, appelée aussi gaine externe (*d*) (tunique fibreuse externe, Kölliker), est formée de fibres du tissu conjonctif qui, à partir des zones supérieures du derme, cheminent par traînées pressées et parallèles à l'axe du follicule et en embrassent le fond. Là où les fibres sont le plus compactes, c'est à l'intérieur; à l'extérieur, elles s'unissent lâchement avec le tissu conjonctif environnant sans limite tranchée; entre elles courent des vaisseaux et des nerfs propres. La deuxième couche, ou moyenne, *gaine interne du follicule pileux* (tunique fibreuse interne de Kölliker) (*e*), est composée de fibres transversales et de noyaux allongés (cellules musculaires organiques vraisemblablement), et déposés au milieu d'une substance granuleuse. La troisième couche, la plus interne, est formée par une membrane vitreuse, membrane hyaloïde, — que vous verrez mieux sur la coupe transversale (fig. 10 *d*) (1).

(1) Les parois du follicule pileux se composent de trois couches :

La couche interne ou membrane vitrée;

La couche moyenne ou annulaire;

La couche externe ou couche fibreuse longitudinale.

Membrane vitrée. — Cette membrane se compose, en réalité, de deux couches distinctes :

Une couche interne dont le bord interne présente des dentelures qui correspondent aux piquants des cellules épithéliales de la gaine externe du poil. Cette couche n'est pas colorée par le carmin. Elle représente la cuticule de la rangée la plus externe des cellules de la gaine externe du poil, et peut être, par conséquent, comparée à la membrane vitelline (Ranvier).

Une couche externe plus épaisse et dont le bord externe envoie de fins et longs prolongements parallèles et rectilignes qui s'enfoncent dans l'épaisseur de la gaine moyenne du follicule. C'est une membrane basale, ana-

La papille du poil est formée par un prolongement des gaines du follicule pileux, particulièrement de la moyenne, revêtue en grande partie aussi par la membrane vitrée. On y distingue un col, un corps et l'extrémité papillaire en forme de bouton, dans laquelle pénètrent une anse vasculaire et des fibres nerveuses dépourvues de moelle.

Les follicules pileux ne sont pas placés verticalement, mais bien obliquement par rapport à la surface cutanée et, par conséquent, il en est de même des poils. Cette direction est, pour les diverses régions du corps, également différente et a été étudiée dans son ensemble par Voigt, avec un soin minutieux.

D'après les recherches de cet auteur, la direction des poils court, dans chaque région, selon des lignes et courbes propres qui, à certains endroits, s'enroulent en tourbillons fixes. La cause et la condition de ce schéma de direction est dans la direction et la marche des mailles de tissu conjonctif du chorion, ainsi que Tomsa l'a particulièrement bien démontré.

Le plus grand intérêt pathologique s'attache à la constitution anatomique du follicule pileux :

La gaine externe de la racine (*f*) est située très extérieurement dans le follicule s'adossant immédiatement à la membrane hyaloïde ; elle consiste en cellules du réseau de Malpighi, qui se continuent immédiatement de la surface papillaire dans le follicule pileux. Jusqu'à l'orifice du follicule sébacé, ce réseau

logue à la membrane basale antérieure de la cornée. Elle présente la même coloration rose sous l'influence du carmin, et de sa face externe se dégagent des fibrilles que l'on peut comparer aux fibres de Henle des faisceaux conjonctifs.

Membrane fibreuse annulaire. — Remarquable par sa densité et sa résistance aux actions chimiques. Cette couche est formée de fibres conjonctives enroulées circulairement autour du follicule et entremêlées de fibres élastiques.

Membrane fibreuse longitudinale. — Séparée de la précédente par le plexus vasculaire du follicule, elle est également formée de fibres conjonctives et élastiques, mais sa trame est moins serrée que celle de la couche précédente.

Papille du poil. — Les fibres des couches externe et moyenne du follicule s'infléchissent et forment, au niveau de la papille, une sorte de chiasma et s'épanouissent ensuite dans le tissu conjonctif qui la constitue. (Leçons de RANVIER.) (*Note des Traducteurs.*)

existe dans toutes les couches, même dans celle des cellules à nucléoles, et à partir de là, il apparaît comme la gaine propre et externe de la racine du poil, uniquement avec les rangées de cellules les plus profondes et les cellules épineuses. Plus elles avancent en profondeur, plus aussi diminuent les rangées de cellules, jusqu'à être réduites au niveau de la papille pileuse à une seule série de cellules.

La gaine interne de la racine (*q*) se réunit immédiatement à l'externe; celle-ci se distingue en une couche externe, la gaine de Henle, et en une interne, la gaine de Huxley. Les deux couches de la gaine interne de la racine sont constituées par des lamelles qui se fusionnent pour former autour du poil une enveloppe lamelleuse, hyaline et se colorant faiblement par le carmin.

Tout à l'intérieur, invaginé dans la gaine de Huxley, se trouve le poil.

On distingue tout d'abord dans le poil la tige cylindrique qui sort de l'orifice du follicule, et la racine ou le bulbe, renflement en forme de bouton par lequel le poil repose sur la papille. Histologiquement on trouve, sur la tige, en dehors, une couche (fig. 10 *h*), imbriquée, striée en spirale, dans laquelle on a indiqué deux lames cellulaires, une externe et une interne. En dedans on constate la substance propre du poil, ou substance corticale (fig. 9 *h*); elle est constituée par des fibres parallèles à l'axe longitudinal du poil, correspondant aux contours des lamelles cornées qui la composent, et renferme, outre de nombreux noyaux foncés, disséminés dans les cheveux bruns, des amas de pigment brun jaunâtre. Dans les cheveux gris, la substance du poil est dépourvue de pigment et d'un gris brillant.

A l'intérieur des poils de grande dimension, on trouve un espace médullaire qui, vers la pointe, s'effile et se perd; il renferme le cordon médullaire (*k*), composé de cellules polyédriques contenant des noyaux et de la graisse. On trouve quelquefois des bulles d'air dans le canal médullaire, ainsi que dans la substance corticale du poil.

La racine du poil est constituée par des éléments semblables aux cellules du corps muqueux, dont elles imitent aussi la direction et la configuration. Celles qui sont placées perpendiculairement sur la membrane hyaloïde de la papille, sont cylindriques, les couches supérieures polyédriques, avec cela très succulentes, très lâches et très faciles à séparer les unes des autres. Dans la moitié supérieure, au point de transition du bulbe pileux avec la tige, les cellules du bulbe deviennent oblongues, fusiformes, plus solides, se disposent en fibres longitudinales, et passent ainsi dans la substance corticale de la tige. Mais cela ne doit s'entendre que des cellules de la couche externe du bulbe pileux : en son milieu se trouve une zone de cellules très riches en protoplasma et se colorant bien par le carmin. Les autres cellules du bulbe renferment, en elles et dans leurs intervalles, des amas de pigment granuleux de couleur brune et même tout à fait noire.

Le poil complet continue alors de croître, de telle sorte que de la papille il se forme de nouvelles cellules épidermiques, qui en progressant deviennent des cellules cornées disposées longitudinalement à la substance du poil, et poussent dans la gaine de Huxley la tige du poil qui s'élève au-dessus.

Dans la pathologie spéciale, nous aurons encore à mentionner bien des détails importants sur la formation et sur la régénération des poils.

J'ajouterai seulement ici que les rapports si remarquables qui existent entre la gaine interne et externe de la racine, et entre les poils et l'épiderme extérieur, sont encore interprétés de bien des manières différentes, et ne sont pas définitivement fixés; ceci nous intéressera surtout dans certains processus, par exemple dans le lichen pilaire (1).

(1) La structure des poils étant généralement mal connue, nous en donnons ici un résumé fait par M. Chambard, d'après les leçons de M. Ranvier.

L'étude de la structure des poils présente à examiner : 1° la tige ; 2° la racine ; 3° les gaines. — Nous étudierons successivement la tige du poil, sa racine et ses gaines.

1° Tige du poil. — Elle se compose de trois parties : l'épidermicule ou écorce, la substance corticale et la substance médullaire.

a. Épidermicule. — L'écorce se compose d'une couche de cellules plates, minces, desséchées, se recouvrant comme les tuiles d'un toit et dirigées vers la pointe, disposition qui semble, au premier abord, s'opposer au dégagement du

Veuillez vous rappeler les couches déjà décrites, imbriquées les unes dans les autres, du follicule pileux et de son contenu,

poil. Ces cellules, intimement soudées les unes aux autres et à la substance corticale sous-jacente, peuvent être isolées par l'acide sulfurique et colorées par l'acide picrique; elles se montrent alors comme des lamelles vitreuses recourbées comme une tuile hémicylindrique, dépourvues de noyau, mais présentant à leur centre un amas de granulations dont la nature n'a pu encore être déterminée.

b. Substance corticale. — Elle se compose de cellules également isolables par l'acide sulfurique, allongées, irrégulières, placées bout à bout et munies d'un noyau en voie d'atrophie. Ces cellules renferment du pigment dans les poils noirs.

c. Substance médullaire. — Ses cellules sont encore isolables par l'acide sulfurique; elles sont polyédriques, et renferment un gaz, probablement de l'air, sous forme de petites bulles. La substance médullaire forme au centre du poil, chez l'homme, un cordon cylindrique dont l'épaisseur n'est pas partout la même et qui peut disparaître en certains points de sa longueur.

Lorsqu'on examine le poil à la lumière polarisée, on voit que la substance corticale dont les éléments aplatis subissent une forte pression latérale est biréfringente, et que la substance médullaire qui subit des pressions égales en tous sens et qui, par conséquent, se neutralisent, est monoréfringente.

2° Racine du poil. — Lorsqu'on examine la racine d'un poil fraîchement arraché et coloré par le picro-carmin, on constate que le bulbe est formé de cellules dont les noyaux sont fortement colorés en rouge; la portion de la racine intermédiaire entre le bulbe et la tige (collet du bulbe) est formée de cellules dont les noyaux sont moins colorés et noyés dans un protoplasma brunâtre; la tige enfin est fortement teintée en jaune. On ne trouve dans aucune de ces cellules l'éléidine que nous avons rencontrée dans l'épiderme cutané.

Ces différences de coloration sont l'indice d'un processus de kératinisation spécial, différent de celui de l'épiderme et analogue, au contraire, à celui des ongles, qui se fait dans le poil, des régions périphériques aux régions centrales.

3° Gaine du poil. — Les gaines du poil sont au nombre de deux : la gaine interne et la gaine externe.

a. Gaine interne. — La gaine interne qui embrasse étroitement le poil prend naissance sur le bulbe et paraît se terminer brusquement au niveau de l'embouchure des glandes sébacées; elle peut être subdivisée en deux couches : couche externe, de Henle, couche interne, de Huxley.

Étudiée sur une coupe longitudinale, la gaine interne est, après coloration par le picro-carmin, rouge au niveau de la papille; plus haut, la couche de Henle se distingue de la couche de Huxley par son absence de coloration; plus haut encore, les deux couches sont incolores.

Cette coloration rouge sous l'influence du carmin tient à la présence dans les deux couches au niveau de la papille, dans la couche de Huxley seule plus

d'abord d'après la coupe longitudinale (fig. 9), et ensuite d'après la coupe transversale que j'ajoute ici (fig. 10).

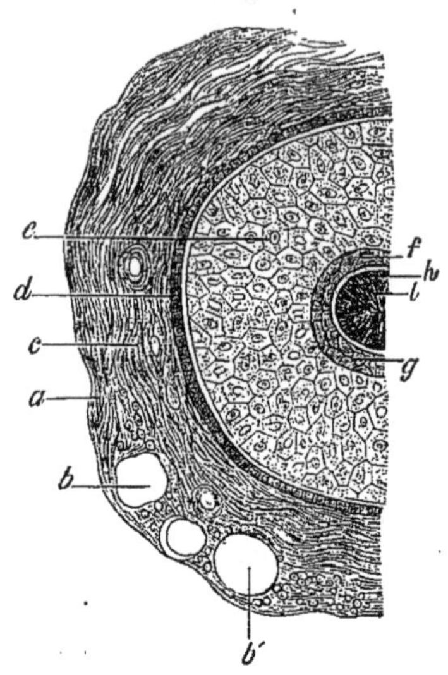

Fig. 10.

Coupe transversale du poil en dessous du collet du follicule pileux.

a partie externe de la gaine du follicule pileux. — *b* vaisseaux sanguins en coupe. — *c* partie interne de la gaine du follicule pileux. — *d* enveloppe vitreuse du follicule pileux. — *e* portion externe. — *fg* portion interne des gaines de la racine. — *f* couche externe de celle-ci (gaine de Henle). — *g* couche interne de la même (gaine de Huxley). — *h* cuticule. — *l* poil.

Je vous ferai seulement remarquer que la plupart des observateurs s'accordent à dire que ces couches cornées ne se continuent pas dans le follicule pileux avec les cellules du réseau de Malpighi. Les couches cornées n'arrivent que jusqu'au collet du follicule, et remplissent, par conséquent, l'orifice du follicule pileux comme un cône épidermique, et les cellules du corps muqueux se prolongent jusqu'au fond comme gaine externe de la racine. Or, beaucoup d'auteurs, comme Henle, Biesiadecki, pensent que les cellules du corps muqueux (gaine externe de la racine), formeraient, vers l'intérieur, des cellules cornées, et que celles-ci constitueraient la couche externe de la gaine interne de la racine, c'est-à-dire la gaine de Henle. Mais la couche interne de la gaine interne de la racine, c'est-à-dire la gaine de

haut, d'une matière granuleuse analogue à la matière kératogène de l'épiderme, et ces différences de teintes sont l'indice d'un processus de kératinisation de la gaine semblable à celui de l'épiderme. Ce processus a été bien étudié par Ebner, et surtout par Unna.

La gaine interne est intimement unie au poil. On trouve à sa face interne une couche de cellules plates et desséchées se recouvrant comme les tuiles d'un toit (épidermicule de la gaine), qui sont dirigées en sens inverse des cellules de la cuticule du poil et s'engrènent avec elle. La gaine interne est donc forcée de pousser avec le poil; elle pousse même plus vite que lui (voir Ebner, Ranvier).

b. Gaine externe du poil. — L'épaisseur de la gaine externe croît progressivement du fond du follicule jusqu'au milieu du corps de celui-ci, où elle présente un renflement, puis elle décroît de ce point jusqu'au col du follicule

Huxley, serait constituée par la couche pileuse originaire, en même temps que la cuticule et le poil, et par le cône épidermique qui se forme au-dessus de la papille. Unna, par contre, a démontré péremptoirement que chacune des couches cellulaires du corps de Malpighi, distincte comme cellules à noyaux, passe dans les lamelles cornées, ne dépasse pas le collet du follicule, en formant seulement la couche épineuse, qui, seule, constitue la gaine externe de la racine; que celle-ci ne produit pas de lames cornées et, par conséquent, pas la gaine de Henle; au contraire, la gaine de Henle et de Huxley, cuticule et poil, tout cela a une même origine, et provient simultanément du cône épidermique de la couche primitive du poil. Selon le même auteur, la gaine interne de la racine, les couches réunies de Henle et de Huxley, croissent avec le cône épidermique qui remplit l'orifice du follicule pileux, et s'arrêteraient là. Le poil, en s'élevant, poussé en spirale avec sa cuticule, déchire la gaine de Huxley et de Henle, puis le cône épidermique de l'orifice du follicule pileux, et arrive au dehors (1).

à partir duquel elle conserve la même épaisseur. Au point de vue structural, elle présente deux régions distinctes : le col et le corps du follicule.

1° *Col du follicule.* — Jusqu'à l'abouchement des glandes sébacées, la gaine externe n'est qu'un prolongement de l'épiderme dont elle présente les différentes couches, y compris la couche cornée. Les cellules de la couche granuleuse y sont extrêmement riches en éléidine.

2° *Corps du follicule.* — La structure de la gaine externe y est très différente : les cellules épithéliales sont disposées comme dans l'épithélium stratifié de certaines muqueuses; on n'y rencontre ni trace d'éléidine ni évolution épidermique.

Les cellules de la première rangée sont, selon les régions, implantées perpendiculairement ou obliquement à la paroi du follicule : dans ce dernier cas leur direction est ordonnée en sens inverse du sens de la poussée du poil. Ces cellules ont, conformément à l'opinion de Kraus et contrairement à celle de Henle, des piquants sur leur face d'implantation.

Les cellules des autres rangées sont polyédriques avec des dentelures peu marquées; les plus superficielles sont aplaties.

La gaine externe dans les deux tiers inférieurs du follicule adhère peu à la gaine interne ; l'union des deux gaines devient très intime, au contraire, dans le tiers supérieur, où la gaine interne semble disparaître, mais en réalité se continue en s'amincissant avec la couche cornée que présente la gaine externe à ce niveau. (Leçons de Ranvier.) (*Note des Traducteurs.*)

(1) Le professeur Ranvier a recherché s'il était vrai que les poils en poussant

Je suis disposé, pour ma part, à admettre la démonstration d'Unna, car elle fournit mieux qu'aucune autre l'explication de certains phénomènes pathologiques.

Dans un follicule pileux on ne trouve habituellement qu'un seul poil ; souvent, cependant, on en rencontre deux. Ce dernier point est en rapport avec la régénération physiologique des poils, et quand nous étudierons les maladies des poils, nous aurons l'occasion d'en parler (1).

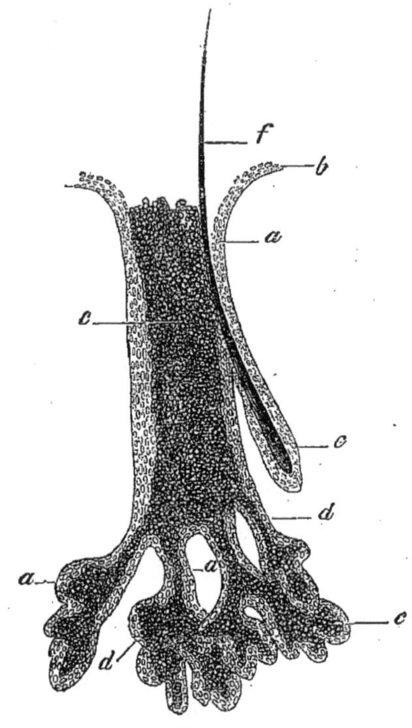

Fig. 11.

Glande sébacée avec un poil follet.

a épithélium glandulaire. — *b* réseau de Malpighi se continuant avec l'épithélium glandulaire. — *c* cellules contenant de la graisse et *c* graisse libre. — *d* acini. — *e* gaine de la racine avec le poil.

Les *glandes sébacées* sont des annexes des follicules pileux, ainsi qu'on peut le voir dans la figure 9, mais seulement dans les poils longs et gros. Dans les poils follets lanugineux, c'est le contraire qui existe, ainsi que le montre la figure 11.

Les glandes sébacées sont des glandes acineuses auxquelles on distingue un corps glanduleux et un conduit excréteur : le premier se compose de lobules arrondis, — *acini,* — qui peuvent se réunir en grappes, d'où résultent des corps glandulaires plus volumineux, à lobules multiples ; les cloisons intra-glandulaires

fussent animés d'un mouvement de rotation en spirale : de nombreux histologistes avaient depuis quarante ans discuté cette hypothèse, mais aucun n'avait songé à s'en assurer expérimentalement.

La méthode employée par M. Ranvier consiste tout simplement à nouer un poil ou à le couper en bec de flûte et à bien noter son orientation : les expériences ont porté sur les poils tactiles de la moustache du lapin, dont l'accroissement est rapide ; or, des poils qui, en quatre jours, avaient poussé de 5 millimètres, n'avaient subi aucun mouvement de rotation notable : celle-ci est donc nulle, au moins chez le lapin. (*Note des Traducteurs.*)

(1) Le développement et l'évolution complets du poil ont été décrits de la

sont formées par une membrane vitreuse doublée de tissu conjonctif et élastique, résistant et pourvu d'un riche réseau vasculaire propre. La paroi interne des lobules glandulaires est tapissée de cellules enchymes; leur couche la plus externe, adossée à la membrane vitreuse, consiste en cellules contenant des noyaux distincts, cylindriques ou cubiques, analogues à celles du corps muqueux. En allant vers le centre de la glande, les cellules deviennent plus grandes, polyédriques, plus semblables aux cellules cornées, et remplies de graisse en granulations ou en gouttes, recouvrant le noyau cellulaire. Les cavités des lobules s'ouvrent dans la cavité glandulaire commune plus grande, où existent des cellules, de la graisse libre, outre des cristaux de matière grasse. Un conduit excréteur commun (parfois deux), tapissé également de cellules enchymes contenant à l'intérieur de la graisse, des cellules graisseuses et leurs débris, s'ouvre dans le follicule pileux.

Dans les poils follets lanugineux, la glande sébacée s'ouvre directement sur la peau, formant un grand pore cutané souvent visible à l'œil nu, renfermant un ou même plusieurs poils follets, souvent aussi n'en contenant aucun.

La paume de la main et la plante des pieds, le gland et la surface dorsale des troisièmes phalanges n'ont point de glandes sébacées (1).

manière la plus approfondie par le professeur Ranvier dans ses leçons du Collège de France; nous les exposerons s'il y a lieu au chapitre qui traitera des altérations du système pilaire. (*Note des Traducteurs.*)

(1) Il est absolument nécessaire, pour comprendre exactement toute la série des affections sébacées, genre morbide naturel au premier chef dans une classification qui aurait pour base la localisation anatomique, de posséder une notion précise et complète de l'anatomie, de l'histologie et de la physiologie des follicules sébacés; cela sera fait, au fur et à mesure du besoin par l'auteur, ou par nous-mêmes; mais il est nécessaire, dès à présent, d'ajouter le souvenir de quelques particularités importantes, même à titre général.

1° Les follicules sébacés *prédominant* sur certaines régions telles que le front, le nez, le pavillon de l'oreille, l'appareil génital externe de la femme, la région dorsale et la région sternale, etc., on devra toujours songer aux acnés dans les altérations limitées à ces parties.

2° Les glandes sébacées *variant* à l'infini de *dimension*, on ne s'étonnera pas de trouver la plus extrême différence dans le volume et l'intensité des

Les ongles, *ungues,* sont des corps de forme polygonale allongée, aplatis ou en bouclier, modérément recourbés vers la surface palmaire, convexes, élastiques à leur bord antérieur, cependant cassants, capables de résistance, transparents; ils sont insérés, sur trois de leurs côtés, dans un repli de la peau du doigt, sur la face dorsale de la dernière phalange, dont ils recouvrent la partie antérieure par leur surface inférieure et concave, et qu'ils dépassent un peu par leur bord libre.

Dans l'union de la peau avec l'ongle, il faut considérer le repli unguéal, le pli cutané qui encadre le bord postérieur et les deux bords latéraux de l'ongle, le lit de l'ongle, la partie de la peau sur laquelle repose sa face inférieure.

A l'ongle on distingue, outre les surfaces et bords mentionnés ci-dessus, la partie recouverte par le repli postérieur, la racine et celle qui est placée en avant, le corps; de même on distingue au lit de l'ongle une partie correspondant à la racine, matrice

lésions acnéiques, depuis l'acné miliaire ayant son siège immédiatement sous l'épiderme, jusqu'aux acnés profondes, indurées, tuberculeuses, furonculeuses.

3° Les glandes sébacées étant *intradermiques*, il se produira, toutes les fois où il y aura une véritable phlegmasie sébacée (cellulo, ou périadénite sébacée), un étranglement analogue à celui de la périadénite sudoripare (furoncle) et une *cicatrice* inévitable.

4° Les glandes sébacées présentent dans leur *évolution* à différentes époques de la vie des modifications profondes qui deviennent, sous diverses influences générales ou locales, l'occasion de lésions particulières : érythèmes infantiles et autres lésions diverses, acnés de la jeunesse, couperose de l'âge mûr, acné épithéliomateuse de la vieillesse, etc.

5° L'*innervation* et la *circulation* propres au système sébacé semblent, d'une manière bien positive, être influencées pathologiquement, soit par divers *états constitutionnels* de l'organisme, soit par *voie réflexe secondairement* à divers actes pathologiques ou physiologiques de quelques organes et de quelques fonctions.

6° Il semble enfin que certains *agents toxiques* ou *médicamenteux* sont *éliminés* par la voie sébacée, et produisent alors des acnés par irritation indirecte, analogues à celles que produisent les irritants directs.

Voy. sur l'anatomie, la physiologie et l'histologie des glandes sébacées : l'article remarquable de Sappey; les *Cours d'histologie* de Robin et de Cadiat, 1877-1878; l'excellente thèse de Charles Rémy : *Rech. histol. sur l'anat. norm. de la peau à ses différents âges*, Paris, 1878; la troisième leçon du *Cours d'anat. génér.*, de Renaut, *Ann. de dermatologie*, t. IX, n° 6. (*Note des Traducteurs.*)

de l'ongle, et un segment antérieur, le lit unguéal proprement dit.

Le pli unguéal est formé, dans la portion supérieure qui recouvre l'ongle, par une saillie cutanée concave en avant (rebord, rempart unguéal) ; et dans la moitié tournée vers la face inférieure, par la partie postérieure et latérale du lit de l'ongle ; il s'enfonce d'avant en arrière, et s'élargit encore de telle sorte que l'épiderme de la face dorsale du doigt s'avance, d'une certaine longueur, en avant de la racine de l'ongle.

Les conditions anatomiques intimes vous sont montrées par

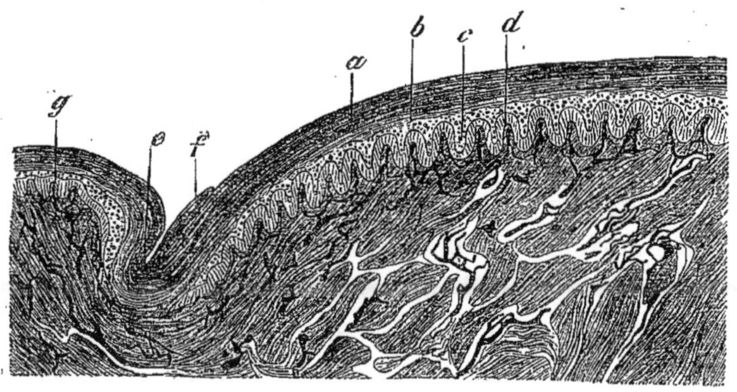

Fig. 12.

Coupe perpendiculaire (de la moitié) d'un ongle à travers le lit unguéal proprement dit.

a substance de l'ongle. — *b* couche cornée peu adhérente située au-dessous de celle-ci. — *c* couche muqueuse. — *d* coupe longitudinale des papilles. — *e* rainure de l'ongle privée de papilles. — *f* la couche cornée du sillon unguéal qui s'élève au-dessus de l'ongle. — *g* papilles de la peau de la surface dorsale du doigt.

des coupes transversales analogues à celle que nous avons empruntée à Biesiadecki (fig. 12).

Le lit de l'ongle est formé par une couche cellulaire sous-cutanée, dépourvue de graisse, le derme, et le corps muqueux ; à sa partie postérieure, correspondant à la racine, c'est-à-dire dans la région de la matrice, on trouve sur de petites saillies du derme disposées en forme de rempart, de larges papilles dirigées en avant. A une limite en forme d'arc, parallèle à la pulpe du doigt et visible à travers l'ongle au point où la matrice forme le lit de l'ongle (lunule), on voit s'élever ces petites saillies sous forme de lamelles, lamelles unguéales, qui, se glissant en avant, augmentent en hauteur et sous le bord libre de l'ongle deviennent des papilles allongées.

Le lit unguéal est abondamment pourvu de vaisseaux et de nerfs qui se ramifient jusque dans les papilles.

La couche de Malpighi recouvre les papilles et les lamelles, et en remplit les interstices ; à l'angle postérieur de la rainure, elle se réunit avec le corps muqueux de ce dernier en forme de coin dirigé en arrière et pénétrant dans le derme ; elle y est plus résistante et passe là insensiblement à l'état de lamelles cellulaires cornées aplaties, pourvues de noyaux se colorant par le carmin, et finalement dépourvues de noyaux. Au-dessus du lit unguéal la transition de la couche muqueuse aux cellules épidermiques plates est plus rapide, ainsi que sur d'autres régions cutanées, et la limite entre celles-ci et la substance unguéale est nettement tranchée.

La face inférieure de la rainure qui recouvre la racine de l'ongle est recouverte d'épiderme qui se prolonge en partie encore au-dessus de l'ongle. La substance unguéale n'en provient donc pas, mais est fournie exclusivement par les papilles de la matrice, lesquelles jouent, par conséquent, à l'égard de l'ongle, le même rôle que la papille du poil à l'égard du poil. Les cellules cornées sont ensuite arrêtées par le repli latéral dans leur extension vers les côtés et dans leur progrès en avant ; les cellules unguéales inférieures se recouvrent par imbrication, pendant que les superficielles paraissent glisser sur les inférieures ; et enfin, le corps de l'ongle est épaissi par sa face inférieure aux dépens des lames cornées du lit de l'ongle. Les cellules unguéales cornées sont très réfractaires aux influences chimiques (1).

(1) Voici quelques détails complémentaires sur la structure et le développement des ongles, surtout d'après Ranvier :

1° *Structure*. — Le lit et la matrice. — L'ongle commence en arrière, par un bord mince, racine, qui augmente d'épaisseur jusqu'au bord antérieur de la matrice ; à partir de ce point, l'épaisseur de l'ongle demeure constante jusqu'à son bord libre. Au niveau de la matrice et du lit de l'ongle, on ne trouve, sur les coupes longitudinales et verticales, rien qui ressemble à la couche granuleuse de l'épiderme ; mais en avant de la matrice,

Ici se terminent, Messieurs, les détails qu'il m'a paru utile de vous rappeler sur l'anatomie de la peau et de ses annexes ; il sera indispensable de les avoir constamment présents à l'esprit, pour bien vous rendre compte des modifications histologiques et des phénomènes cliniques que provoquent les divers processus morbides.

Les conditions anatomiques et histologiques, dont je viens de

et surtout à l'extrémité antérieure du lit, on rencontre, dans les cellules du corps muqueux, une matière granuleuse, colorée en brun par l'acide picrique, aux dépens de laquelle se fait la kératinisation unguéale ; on peut nommer ce point couche kératogène de l'ongle. Les cellules du corps muqueux sous-unguéal sont moins fortement dentelées que celles de l'épiderme.

Au-dessus de cette couche se trouvent les cellules propres de l'ongle, fortement colorées en jaune par l'acide picrique ; elles sont d'autant plus aplaties, et leur noyau est d'autant plus atrophié, qu'on se rapproche de la surface.

Dans la couche cornée de l'épiderme, au contraire, les cellules sont plus atrophiées, plus aplaties, fondues les unes avec les autres, dépourvues de noyaux, et l'on remarque des lacs d'éléidine teints en rouge par le picro-carmin.

Le pli sus-unguéal a la structure de la peau ; la couche granuleuse y est relativement épaisse, et l'éléidine, colorée en rouge par le picro-carmin, s'y rassemble sous forme de gouttelettes volumineuses ; la couche cornée y est épaisse et se poursuit plus ou moins loin sur l'ongle.

L'épiderme qui recouvre le pulpe du doigt, immédiatement en avant du lit de l'ongle, est extrêmement riche en éléidine.

2° *Développement et accroissement.* — Au troisième mois de la vie intra-utérine chez l'homme, le lit de l'ongle et le pli sus-unguéal sont entièrement recouverts par l'épiderme. (Kölliker.)

Vers le quatrième mois, l'ongle apparaît au sein du revêtement épithélial, comme une lame de cellules plates, soudées les unes avec les autres, et les cellules épidermiques situées au-dessus deviennent vésiculeuses.

Au cinquième mois, la couche vésiculeuse a disparu ; l'ongle est formé, mais le bord libre n'existe pas encore. Le corps muqueux du lit de l'ongle se confond, sans transition, avec celui de la pulpe, et l'ongle lui-même se continue avec l'épiderme de la pulpe. Cette forme embryonnaire de l'ongle a reçu le nom d'*hyponychium*.

C'est vers le septième mois que se forme le pli sous-unguéal et que l'ongle se détache. Au moment de la naissance, l'ongle offre encore ce caractère embryonnaire, que son épaisseur croît de son bord libre à son bord adhérent.

L'accroissement de l'ongle se fait surtout au point où l'on trouve en plus grande abondance le kératogène brun, c'est-à-dire au niveau de la matrice. *Note des traducteurs.*)

parler, nous donnent immédiatement une idée générale de la grande variété et de la forme particulière que les processus pathologiques connus peuvent déterminer sur la peau. Un seul et même processus, comme l'hyperhémie, ou l'inflammation, ou l'hypertrophie, peut n'intéresser que certaines couches ou certains tissus, des éléments isolés de cet organe à structure si complexe, ou s'étendre simultanément à tous ses éléments ou à tous ses systèmes. Dans la couche papillaire, par exemple, qui possède un réseau vasculaire spécial, une hyperhémie considérable, et même de l'exsudation, peuvent se produire comme cela arrive dans le pemphigus, tandis que les couches plus profondes de la peau et ses éléments de tissu restent absolument intacts. Ailleurs ce sera isolément le domaine du réseau vasculaire des glandes qui sera le siège des troubles de circulation et de nutrition, tandis que tout le tissu interglandulaire reste exempt de maladie. Ailleurs encore, ce sera l'épiderme qui sera seul affecté par hyperplasie ou par dégénérescence, par exemple à l'intérieur des follicules sébacés ou à la surface cutanée, sans que le tissu qui lui donne naissance paraisse particulièrement altéré primitivement ou secondairement (1).

Ce serait chose séduisante que de poursuivre notre étude dans cette voie, et de donner ainsi une vue d'ensemble des processus pathologiques de la peau, qui embrasserait toutes les éventualités et les modifications que ces causes peuvent provoquer dans les divers éléments des tissus de cet organe, et de parcourir avec vous dans toute leur étendue la pathologie et l'histologie générales; mais cette étude ne serait pas pour vous sans fatigue et son utilité resterait douteuse. Aussi bien ne s'agit-il ici que de faits qui vous sont connus, *ex ipso,* par la pathologie générale et par l'histologie pathologique, et vous ne supposerez pas que

(1) Cette vue d'ensemble pourrait être considérablement élargie. Malgré l'intimité profonde de leur intrication anatomique, les éléments différenciés du tégument cutané peuvent tous, individuellement, être le siège unique ou primitif d'altérations propres. L'évolution ultérieure du travail pathologique, le développement de lésions secondaires, rendent quelquefois difficile la démonstration de ce fait, qui n'en demeure pas moins réel. (*Note des traducteurs.*)

dans la peau l'inflammation modifie le tissu connectif autrement que dans le foie. Ce qu'il y a ici de spécial, en raison des conditions anatomiques particulières, se rattache au processus morbide spécial, à sa localisation et à son mode d'extension, à sa nature à part; aussi est-ce la pathologie spéciale de la peau dont je dois plutôt vous entretenir.

Si nous voulons nous rendre un compte exact des modifications morbides que l'on observe à la surface du tégument, nous ne devons pas attacher moins d'importance à ses conditions physiologiques qu'à ses conditions anatomiques.

Considérée dans son ensemble, la peau est tout à la fois un organe de protection du corps, un organe spécial de sécrétion et enfin un organe de sens spécial. La protection qu'elle fournit au corps, comme enveloppe, est avant tout mécanique; ses trois couches concourent à cette fonction à un égal degré, bien que de façon différente. Le coussin graisseux du tissu cellulaire sous-cutané est particulièrement approprié pour protéger les muscles, les nerfs, les vaisseaux, en un mot tous les organes sous-jacents, contre les accidents inévitables dans le contact avec les agents du monde extérieur. Le derme fournit cette protection par sa solidité, sa grande élasticité et sa souplesse. L'épiderme, enfin, y contribue immédiatement par l'épaisseur de ses couches cornées, ainsi que par leur imperméabilité à beaucoup d'agents nuisibles et toxiques et par son insensibilité propre.

En outre, l'épiderme a des propriétés très importantes pour la calorification et l'économie des humeurs du corps. Les cellules cornées, mauvaises conductrices de la chaleur, empêchent la déperdition exagérée de la chaleur animale par les vaisseaux superficiels, déficit calorique qui, par la perte de l'épiderme, entraînerait assurément le refroidissement et la mort de l'individu; et, en effet, y conduit, — l'expérience l'a démontré. De plus, la couche cornée exerce encore, en vertu de sa cohérence et de sa résistance, une pression sur les cellules sous-jacentes du corps muqueux et sur les capillaires des papilles, protège leurs parois et empêche ainsi la réplétion exagérée par l'impulsion du cœur, et, médiatement, la déperdition exagérée de la chaleur et des humeurs. Aussitôt que, dans une région quelconque, l'épiderme fait défaut, on voit transsuder une grande quantité de sérum sanguin des cellules du corps muqueux, ou plus exactement des vaisseaux papillaires, et ce suintement dure aussi longtemps qu'il ne s'est pas formé une nouvelle couche cornée protectrice. Lorsque la dénudation se produit sur de grandes surfaces cutanées, la déperdition des liquides devient considérable, et les sujets périssent par là en peu de temps, par exemple dans le pemphigus foliacé; il faut, en outre, tenir compte, dans les mêmes circonstances, de l'irritation des papilles nerveuses exposées à l'action de l'air atmosphérique ou à d'autres influences plus graves encore. On retrouve ces phénomènes, mais à un moindre degré, lorsque la couche cornée de l'épiderme est conservée, il est vrai, mais qu'elle présente une résistance moindre sur une grande étendue.

La fonction secrétoire de la peau, plus connue, est remplie par les glandes sudoripares, les glandes sébacées, et le système vasculaire des papilles. Les premières fournissent la sueur proprement dite, les secondes la graisse sébacée pour la surface cutanée et les poils. Par les vaisseaux papillaires a lieu une exhalation insensible que l'on désigne sous le nom de perspiration.

Au point de vue dermatologique, le pouvoir absorbant de la peau mérite encore votre attention : il lui permet de recevoir de l'extérieur et de transmettre à la circulation certaines substances dissoutes ou très divisées. Toutefois, l'absorption cutanée est, en général, faible, très inférieure à ce qui a été longtemps admis, notamment pour les bains; la couche cornée de l'épiderme est peu perméable aussi bien aux liquides qu'aux solides finement divisés, ainsi que l'ont prouvé récemment les expériences de Fleischer (1) et la critique qu'il a faite des travaux étrangers. Il subsiste, cependant, certaines circonstances, dans lesquelles l'ab-

(1) L'importante question de l'absorption cutanée a été étudiée avec le plus grand soin dans tous les pays, et par tous les physiologistes, ainsi que par un très grand nombre de médecins; ce n'est pas ici le lieu de la traiter complètement; nous voulons en retenir seulement les faits qui affèrent directement à notre sujet, les dermopathies et la dermatopathologie, tels qu'ils ressortent de notre propre observation, et nous expliquer nettement, et clairement

sorption a lieu alors que l'épiderme est intact; c'est ainsi qu'on ne peut contester la pénétration du mercure dans le traitement

nous l'espérons, sur un sujet dont la notion précise ne nous paraît pas avoir été donnée.

1° *Dans l'état normal*, la couche cornée de l'épiderme est absolument imperméable aux liquides *sur ses deux faces*, aussi longtemps que ces liquides n'altèrent pas sa constitution chimique; il n'y a ni *absorption*, ni transpiration ou *perspiration;* il n'y a pas davantage absorption des solides, aussi finement divisés qu'on les suppose.

2° Mais l'épiderme corné est *traversé* dans toute son étendue par des conduits qui établissent une communication avec la couche cellulaire intra-glandulaire, laquelle appartient morphologiquement et par continuité, en réalité, au corps muqueux de Malpighi, et qui, comme lui, et à l'inverse de la couche cornée, jouit d'une faculté d'absorption et de pénétrabilité extrêmement prononcée en raison de sa vie cellulaire, de l'extrême dilatabilité des espaces intercellulaires, et de l'intimité du conflit qui s'établit entre les cellules et le réseau sanguin et lymphatique périglandulaires. C'est par ces voies que peut avoir lieu, en dehors de toute effraction cutanée, la pénétration des virus; c'est par elles qu'a lieu l'absorption cutanée dans des limites qui restent toujours restreintes à l'état normal, et dans une mesure que nous allons indiquer tout à l'heure.

Le *maximum* de cette faculté d'absorption se trouvera dans tous les points où abondent les orifices pilo-sébacés et les orifices sudorifères: aisselles, anus, pubis, vulve, cuir chevelu, etc. Toutefois, même en ces points, la pénétration des substances en *dissolution aqueuse* est extrêmement restreinte et bornée aux orifices sudoraux et à la substance même des poils; mais les follicules pilo-sébacés eux-mêmes sont absolument impénétrés par l'eau. Il n'en est plus de même pour les solutions éthérées ou alcooliques et surtout pour les incorporations graisseuses auxquelles la voie sébacée est, au contraire, aisément ouverte. De tout cela il résulte que les frictions alcooliques ou éthérées et les frictions graisseuses sont les seuls moyens certains d'introduction par la surface de la peau des substances médicamenteuses. Quant aux *bains* aqueux à la température ordinaire, sous la pression normale, ils ne donnent lieu qu'à des phénomènes d'absorption très douteux, pour ne pas dire nuls; l'innocuité absolue des bains mercuriels et arsenicaux à doses énormes est là pour l'établir. Cela ne veut pas dire, que l'on veuille bien le remarquer, que ces bains n'ont pas *d'autre mode d'action;* cela veut dire simplement qu'ils ne constituent pas des procédés actifs de pénétration du tégument par la généralité des substances médicamenteuses, et rien de plus.

3° Lorsque la peau est fortement *hyperhémiée* et soumise à des conditions excessives de *pression* ou de *température*, la question n'est plus tout à fait la même, et nous croyons avoir constaté, sans aucun doute, une certaine absorption, mais toujours assez restreinte, dans les bains de vapeurs médicamenteuses térébenthinées, iodurées, sulfo ou chloruro mercurielles, peut-être même arsenicales; mais, encore une fois, même dans ces circonstances, si par les frictions méthodiques, du goudron, de l'iode, par l'application de ces remèdes sur la peau. Il faut admettre qu'ici l'absorption est favorisée en partie par la pression mécanique (dans les badigeonnages, les frictions), qu'elle a lieu, en partie aussi, par les glandes sudoripares, dont les parois ne sont revêtues que d'une couche simple de cellules épithéliales; ou, qu'elle se produit, enfin, sur certaines parties de la peau qui, dans une petite étendue et, par conséquent, inappréciable à l'œil nu, sont dépourvues de leur épiderme corné, mais recouvertes encore de cellules des couches plus profondes, qui peuvent être plus perméables à des solutions et à des corps finement divisés ou chimiquement adéquats, que ne le sont les couches épidermiques, complètement cornées, de la surface.

Au point de vue physiologique, la peau, comme organe du toucher, acquiert sa plus haute importance, et comme siège des impressions ou sensations tactiles dont la variété est considérable : sensation de pression, de douleurs sous toutes les formes, de brûlure, de piqûre, de chatouillement, de démangeaison, sensation de température, etc., et comme appareil de perfectionne-

la voie pulmonaire était mathématiquement fermée (ce qui n'est pas réalisable en pratique) l'absorption de ces substances en solutions aqueuses resterait toujours extrêmement minime.

4° *Dans l'état pathologique*, toutes les fois que l'épiderme corné est altéré, ou fait défaut par un procédé quelconque, les conditions sont absolument *renversées* et l'absorption superficielle peut devenir à ce point considérable, que le médecin ne doit plus administrer les bains médicamenteux, ou appliquer des substances toxiques qu'avec une mesure, une surveillance, une graduation au moins égales à celles qu'il apporte dans l'emploi de ces substances à l'intérieur, ou en injections dans l'hypoderme. Ces règles, propres à l'*état pathologique*, sont même, bien qu'à titre très exceptionnel, applicables à l'état *normal* quand il s'agit de substances extraordinairement toxiques, à dose infinitésimale, telles que l'acide cyanhydrique et ses composés solubles; mais c'est dans l'état pathologique qu'elles trouvent leur application capitale. Les plaques du psoriasis les plus plâtreuses et les plus torpides, les placards de l'eczéma, les ulcérations de tout ordre, etc., absorbent avec une extrême facilité les substances médicamenteuses et toxiques; le médecin dermatologiste ne doit l'oublier ni pour les bains ni pour les applications locales; la dénonciation et la démonstration de ces derniers points, en ce qui concerne le psoriasis particulièrement, ont été données de la façon la plus péremptoire par Lailler, l'un des plus éminents cliniciens de l'hôpital Saint-Louis. (*Note des Traducteurs.*)

ment qui permet d'apprécier la nature physique des corps extérieurs, c'est-à-dire de nous diriger dans le milieu où nous vivons.

Mais la sensation tactile doit être considérée comme une dépendance de la sensibilité générale, au moyen de laquelle nous pouvons percevoir et déterminer avec précision les conditions et les différences locales des régions de la peau qui sont irritées, — la faculté de localiser, — *Ortssinn*. Cette faculté spéciale du sens du toucher, liée dans ses variétés à l'inégale distribution des papilles du tact, est également très diversement développée sur les différentes régions cutanées : elle est surtout très prononcée sur les extrémités digitales et aux lèvres qui sont très riches en papilles. Nous devons les résultats les plus instructifs dans ce sens aux remarquables recherches de E.-H. Weber qui, au moyen de ce qu'il appelle le compas tactile, a mesuré le degré de perceptivité des différentes régions de la peau (1).

QUATRIÈME LEÇON

Symptomatologie générale. — Symptômes morbides, subjectifs et objectifs, primaires et secondaires. — Division des efflorescences.

SYMPTOMATOLOGIE GÉNÉRALE.

Ainsi que cela ressort des études qui précèdent, le tégument externe, en vertu de ses propriétés particulières, histologiques et physiologiques, peut être altéré d'un grand nombre de ma-

(1) Ce n'est pas le lieu de traiter dans tous ses détails la question des *sens tégumentaires* qui réclamerait des développements ici inopportuns; nous voulons dire seulement que cette partie de la physiologie normale ou pathologique est en voie d'évolution ou plutôt en pleine révolution, et que le moment de systématiser n'est pas encore arrivé. Mais nous ne laisserons passer aucune des occasions qui nous seront offertes par l'exposé de l'auteur de préciser les rapports très importants que l'on peut actuellement établir, au point de vue de l'anatomie pathologique, de la pathogénie ou du diagnostic, entre les altérations du tégument et les divers éléments du système nerveux périphérique ou central. (*Note des Traducteurs.*)

nières, suivant un mode particulier, bien que le processus pathologique et la modification de tissus qui en dérive soient essentiellement les mêmes que ceux des autres organes.

Mais il résulte aussi de ces rapports une symptomatologie spéciale; il est donc indispensable de les connaître exactement pour apprécier les faits pathologiques.

Les symptômes par lesquels se manifestent les troubles nutritifs et fonctionnels de la peau peuvent, en général, se diviser tout d'abord en subjectifs et en objectifs.

Les symptômes subjectifs qui correspondent à la sensation subjective de l'organe cutané se réduisent à l'altération de la sensation : diminution, augmentation, perversion des sensations qualitatives, douleur (névralgie), prurit, chatouillement, fourmillement, picotement. Il va sans dire que la plupart de ces symptômes ne peuvent être reconnus que d'après les renseignements fournis par le malade; il en est un certain nombre cependant qui peuvent être constatés d'une manière objective, comme l'anesthésie, ou contrôlés, comme le prurit, lequel, ainsi que nous le montrerons, se trahit invariablement par le grattage, — *excoriations* (1).

Les symptômes objectifs des affections de la peau, de beaucoup les plus nombreux et les plus variés, sont la base nécessaire et la plus sûre pour reconnaître et interpréter les processus pathologiques; on ne saurait trop recommander de les étudier avec le plus grand soin. Pour nous servir d'une métaphore qui

(1) Hebra et ses élèves insistent, avec raison, davantage que cela n'avait été fait avant eux, sur la valeur des *lésions de grattage* comme preuve objective d'un trouble subjectif dont l'existence ou le degré peuvent être inexactement exprimés par le malade. Ceci, bien précisé, ne doit cependant pas amener à cette conclusion qu'il existe toujours un rapport direct entre l'intensité du prurit et l'existence ou le degré des excoriations cutanées produites par le grattage volontaire ou purement réflexe ; à égalité de démangeaison, la violence ou l'instrument du grattage varient selon les individus ou les circonstances, et à égalité de grattage les stigmates de l'irritation cutanée varient encore selon les divers états pathologiques et selon les conditions individuelles : l'échelle en est très étendue, depuis la simple traînée érythémateuse ou ortiée jusqu'aux vastes écorchures de l'ecthyma linéaire. Nous aurons occasion de revenir à différentes reprises sur ce sujet. (*Note des Traducteurs.*)

nous semble très juste, ils représentent les caractères que chaque processus morbide a inscrits lui-même sur la peau, répondant à son degré d'intensité, à sa localisation, à sa marche, au trajet qu'il a suivi, à sa durée. De sorte que, en réalité, nous n'avons qu'à observer avec discernement ces caractères, pour en reconnaître aussitôt la cause, la maladie, dans son essence et dans sa forme (1).

Je n'ai pas besoin de vous faire observer que les symptômes morbides objectifs appartiennent aux modifications de tissu appréciables; par conséquent, à ces dermatoses qui consistent, dans leur sens le plus général, en un trouble manifeste de nutrition. Or, comme je l'ai démontré plus haut, ce genre d'altération pathologique étant essentiellement analogue à celui des autres organes et systèmes, on devait croire qu'une pareille concordance se retrouverait dans les symptômes, et que ces phénomènes ne seraient pas, sur la peau, d'une nature particulière; il en est réellement ainsi.

L'hyperhémie se manifestera aussi sur la peau, ainsi qu'en tout autre point, par la réplétion sanguine et la rougeur, l'anémie par la pâleur, l'inflammation par les deux premiers symptômes et par de la tuméfaction, etc. Cependant les phénomènes sont ici beaucoup plus distincts, non seulement en raison de ce que la peau est plus directement accessible, mais surtout parce qu'ils se constatent sur l'organe vivant; d'autre part, les particularités anatomiques de la peau déterminent une disposition spéciale des processus pathologiques que l'on y observe; en troisième lieu enfin, les causes morbides dont l'action est propre à la peau provoquent des effets également spéciaux.

Ces conditions multiples, jointes à quelques autres non encore élucidées, il est vrai, aboutissent à un type déterminé, selon

(1) Les caractères objectifs des altérations cutanées ne sont pas toujours, pendant toute la durée de celles-ci, véritablement pathognomoniques, altérés qu'ils peuvent être soit du fait de leurs propres vicissitudes, soit par quelque condition venant de l'extérieur. Le clinicien prudent n'est pas exclusiviste, et dans les circonstances très fréquentes auxquelles nous faisons allusion, il puise à toutes les sources d'informations. (*Note des Traducteurs.*)

lequel une maladie cutanée doit se manifester localement, indépendamment des conditions morbides éloignées. Ainsi lorsque par une intoxication du sang, comme dans le processus varioleux, un follicule pileux s'enflamme et suppure, cette lésion locale évoluera d'après le même type et présentera les mêmes symptômes que l'inflammation et la suppuration d'un follicule cutané provoquée par le grattage ou par l'irritation sudorale (1). C'est que les formes anatomiques et la distribution des vaisseaux dans les follicules sont typiques : d'où l'identité invariable que présente leur inflammation.

Les divers types de symptômes cutanés constituent les efflorescences « fleurs de la peau ».

Cette expression est née au temps où l'on attribuait aux phénomènes extérieurs, dans les maladies cutanées, le rôle principal pour les caractériser, et où l'on ignorait ou l'on négligeait les processus essentiels qui les occasionnent ; par comparaison avec ce qu'on observe sur les plantes, on voulait désigner par cette dénomination les lésions qui se produisent sur la peau avec des modifications de couleur ou de forme.

Le nom a été conservé jusqu'à nos jours, sans doute avec une signification pathologique concrète. On entend aujourd'hui par efflorescence de la peau, une modification morbide occupant sur le tégument un espace restreint et circonscrit, et présentant un type déterminé dans sa forme (morphologiquement), son mode de développement, sa marche et sa signification anatomique (2). C'est d'après ce type qu'on a donné à l'efflorescence une désignation particulière, de sorte qu'à chaque dénomination répond une idée déterminée de l'efflorescence. Il n'en résulte pas qu'il soit permis de prendre telle ou telle qualification pour

(1) Le lecteur ne considérera en ceci, il est inutile de l'indiquer, que la *lésion* dans son acception propre, et non autre chose. (*Note des Traducteurs.*)

(2) Le terme *efflorescence* correspond à ce que nous appelons *lésions élémentaires,* ou éléments éruptifs, dont l'ensemble constitue les *éruptions ;* dans la littérature dermatologique française, le mot d'efflorescence est peu usité, et il n'est guère employé qu'à titre accessoire, pour être appliqué à certaines éruptions très légères, de peu d'importance, ou dont la détermination nosographique est peu précise. (*Note des Traducteurs.*)

désigner des maladies cutanées. Il faut bien plutôt nous en tenir aux dénominations et aux notions établies, en général acceptées, et dont, après Plenck et Willan, Hebra a le plus contribué à déterminer exactement la stabilité et le sens.

Le processus pathologique qui produit l'efflorescence atteint localement son point culminant par son développement typique. De la sorte, ses symptômes sont identiques aux phénomènes morbides primaires locaux et typiques, — *efflorescences cutanées primaires*. A partir de là l'efflorescence se transforme dans le sens de son développement ultérieur, de sa propagation, de sa modification, de sa régression, etc., soit en ce que le processus morbide local originaire persiste, soit aussi, après sa disparition, par la régularité avec laquelle le processus normal de nutrition compense le trouble qui a lieu dans les tissus. La série des symptômes qui se produisent par cette voie et qui résultent nécessairement des phénomènes primaires, constitue les phénomènes morbides secondaires.

Les phénomènes morbides primaires, ou efflorescences, sont représentés par les types suivants : 1° la *macule;* 2° la *papule;* 3° le *tubercule;* 4° le *phyma;* 5° le *pomphyx;* 6° la *vésicule;* 7° la *bulle;* 8° la *pustule.*

Sous le nom de macule (1) ou tache, on désigne toute coloration anormale de la peau limitée à une région circonscrite. Il existe des taches rouges, brunes, jaunes, de diverses nuances, et même blanches; leur forme et leur étendue sont également très variables; elles sont changeantes et passagères, ou persistantes, congénitales ou acquises.

(1) Les mots de tache et de macule ne sont pas absolument synonymes; le mot de *macule* s'applique particulièrement aux taches pigmentaires de tout ordre, de toutes formes et de toutes dimensions, qui persistent plus ou moins longtemps après la disparition de diverses éruptions, ou qui sont propres à une période avancée de leur évolution : macules hématiques succédant aux taches hémorrhagiques ou aux dermatorrhagies diffuses; macules consécutives, à la rougeole, aux roséoles, aux bulles et aux phlyctènes, au lichen, à l'eczéma, au psoriasis, à la plupart des syphilides, etc., etc. Les *taches* sont, à proprement parler, les éléments primaires et typiques (taches sanguines et taches pigmentaires) déterminés et individualisés dans leur forme, leur siège, leur évolution, etc. (*Note des Traducteurs.*)

Les taches rouges, rouge vif, et même violet foncé, sont occasionnées par l'hyperhémie des vaisseaux des papilles et de la couche la plus supérieure du chorion; elles disparaissent par la pression du doigt. S'il existe en même temps une exsudation, ces taches présentent un certain relief, et, si on les comprime, il reste un point jaune sur la peau. On leur donne le nom de roséoles lorsqu'elles ont les dimensions d'une lentille ou celles de l'ongle. La rougeur occupe-t-elle un espace plus étendu? C'est de l'érythème. Des taches hyperhémiques dans lesquelles on voit à l'œil nu des vaisseaux, s'appellent télangiectasies; si elles sont congénitales, nævi vasculaires, taches vasculaires. Une tache hyperhémique au centre de laquelle il y a une autre efflorescence, forme, autour de celle-ci, un halo ou une aréole. Si la tache rouge est occasionnée par l'exsudation du sang dans les couches papillaires et la couche la plus supérieure du chorion, elle ne disparaît pas sous la pression du doigt; c'est alors le *purpura*.

Des *taches hémorrhagiques* punctiformes s'appellent pétéchies; si elles sont linéaires, elles portent le nom de vibices; et si elles ont une étendue plus considérable et irrégulière, celui d'ecchymoses.

Des taches bleu rouge, vert jaunâtre et brun jaune, sont le résultat de la résorption des hémorrhagies.

Les taches brun jaunâtre, brun sombre et noir (nigritie, melanose) sont occasionnées par une accumulation exagérée de pigment dans les cellules de la couche la plus profonde du réseau de Malpighi et des couches les plus superficielles de la peau. A la face, elles apparaissent par plaques ou par stries, chloasma; aux mains et sur d'autres parties du corps, ces taches ont la grosseur d'une tête d'épingle et même celle d'une lentille, taches de rousseur, éphélides, taches lenticulaires, — lentigines et nævi pigmentaires, nævi spili, — taches pigmentaires.

Les taches blanches sont dues à l'absence de pigment; quand elles sont congénitales, limitées à quelques régions, elles constituent l'achromie; si elles sont générales, l'albinisme; d'autres fois, elles surviennent dans le cours de la vie, consécutivement à d'autres processus pathologiques, ou comme affection indépendante, — leucopathie, vitiligo.

Les taches jaune paille, jaune citron, que l'on observe aux paupières et dans les régions avoisinantes, sont produites par l'affection appelée xanthoma ou vitiligoïdea, altération de tissu ayant son siège dans le chorion.

A côté des anomalies de coloration déjà citées et plus typiques, il se produit encore des *malcolorations,* dyschromies de la peau, qui apparaissent comme l'expression d'une altération dans l'organisme, telles que la couleur cireuse des chloro-anémiques, les colorations jaune paille foncé des cancéreux, et brun bronzé des lépreux. Il existe encore des colorations occasionnées par des substances étrangères introduites dans le tissu cutané, comme la teinte jaune par la matière colorante de la bile dans l'ictère, ou la teinte rouge et bleue dans le tatouage au moyen du cinabre, de la poudre de charbon ou de la poudre à canon (1).

On nomme papule toute petite élevure pathologique de la grosseur d'une graine de pavot jusqu'à celle d'une lentille, solide et s'élevant au-dessus du niveau de la peau. Ces élevures sont arrondies, coniques, aplaties, rouges ou pâles, très dures ou compressibles par la pression et, en général, très différentes au point de vue de leurs caractères particuliers, selon leur siège, leurs éléments constitutifs et leur processus. Tantôt ce sont des amas d'épiderme desséché qui forment l'élevure, comme dans le psoriasis; tantôt elle est représentée par un exsudat et une infiltration cellulaire dans les couches du corps muqueux, comme dans l'eczéma papuleux, ou par hémorrhagie dans ces dernières couches et dans les papilles, comme dans le lichen hémorrhagique. D'autres fois, l'élevure est constituée par l'ac-

(1) Les *dyschromies* proprement dites, hyperchromies, achromies, dyschromies, ne doivent pas être confondues avec les *colorations* ou *décolorations accidentelles,* spontanées ou toxiques (dont il s'agit, au contraire, en fait, le plus essentiellement de les distinguer) et encore moins avec les *teintures,* les acupunctures tinctoriales, etc., du derme produites dans un but de simulation, par le tatouage ou par la pénétration accidentelle de grains de poudre, de silex, etc., etc. Ce sont là toutes choses absolument distinctes, qui doivent être exprimées par des mots différents. (*Note des Traducteurs.*)

cumulation de masses épidermiques à l'orifice des follicules pileux, comme dans le lichen pilaris; par des acini de glandes sébacées dilatées et remplies d'un contenu induré, — *milium* —; ou par des néoformations qui ont leur siège dans le chorion, comme dans le lupus, le sarcome. D'après toutes ces variétés, la durée, la marche, la signification nosologique des nodosités doivent singulièrement varier : quelques-unes sont stables, comme le milium; d'autres se modifient facilement, telles sont les papules occasionnées par l'inflammation; ces dernières sont susceptibles de métamorphoses très rapides (1).

On désigne plus spécialement sous le nom de *Stippchen* (petites élevures ou pointillé papuleux) de petites papules enflammées qui sont entourées d'une aréole (2).

Les tubercules sont des nodosités pathologiques de la peau,

(1) Le terme de *papule* n'est pas appliqué par nous à toute saillie pathologique, pleine ou sèche, qui apparaît à la surface de la peau; il est impropre à désigner les kystes sébacés miliaires (*milium*), aussi bien que les agrégats de cellules cornées de l'affection improprement appelée lichen pilaire, ou les stratifications d'épithélium nécrosé et infiltré d'air qui couronnent les points ou les gouttes des psoriasis ponctués ou en gouttes, etc. Les papules sont essentiellement des *infiltrats de la couche papillaire du derme,* s'élevant *de bas en haut* à la surface du tégument, sur lequel elles forment des saillies pleines, solides, de volume variable, appréciables à la vue et au toucher, et non autre chose; elles englobent dans leur constitution un nombre plus ou moins considérable de papilles indéterminées; mais avec une extrême fréquence elles se localisent dans la couronne papillaire des orifices folliculaires; elles sont enfin éphémères ou persistantes, selon le degré et la nature de l'exsudation post-hyperhémique. Il n'est que trop certain que diverses autres saillies cutanées *simulent* la papule, mais c'est à les distinguer qu'il faut s'attacher en clinique. Pour notre part, nous n'appelons papule que ce qui est réellement une papule, et nous désignons par des mots particuliers des choses aussi dissemblables qu'un infiltrat papillaire, un kyste sébacé et un conglomérat épidermique corné.

Il faut ajouter que la papule n'existe pas toujours, ni dans tous les cas, pendant toute sa durée, à l'état typique; elle peut être couronnée d'une vésicule ou d'une pustule, etc., d'où les formes mixtes et les altérations dites papulo-vésiculeuses et papulo-pustuleuses : eczéma papuleux, syphilide vésiculeuse miliaire, acnés papulo-pustuleuses diverses, papulo-pustule variolique ou vaccinale, syphilide papulo-pustuleuse, etc. (*Note des Traducteurs.*)

(2) Exemple : les petites élevures papuleuses qui précèdent la formation des vésicules varioliques. (*Note des Traducteurs.*)

circonscrites, dures, en général assez grosses, du volume d'un pois jusqu'à celui d'une noisette. Ils peuvent être profondément situés dans la peau, de sorte que le doigt seul les circonscrit et les reconnaît, ou bien ils font une légère saillie sur la surface cutanée, dont ils soulèvent l'épiderme. Par leur signification pathologique ils se rattachent étroitement aux papules (1).

On donne le nom de phyma (Knollen) à des nodosités plus larges que les précédentes semblables à des tumeurs ayant leur siège dans le tissu conjonctif sous-cutané et s'étendant quelquefois jusque dans le chorion; parfois elles poussent le derme au-devant d'elles, et, dans ce dernier cas, forment des tumeurs pédiculées (2).

Le pomphyx est certainement l'efflorescence la plus connue. Elle représente une élevure cutanée rouge tendre ou blanc brillant (*urticaria porcellanea*), et entourée d'un liséré rouge, plate, formant une saillie semblable à un plateau, dure au toucher, de la grosseur d'une lentille jusqu'à celle de l'ongle, de forme arrondie ou irrégulière. Chaque pomphyx a une évolution très aiguë,

(1) Le mot de *tubercule*, appliqué à la désignation morphologique d'une lésion élémentaire, implique essentiellement que cette lésion émane de la couche *profonde* du derme ou qu'elle y plonge ; un tubercule volumineux peut ne faire qu'une très légère saillie à la surface, et le toucher est nécessaire pour en apprécier l'étendue et la *profondeur*. C'est ce caractère, bien plutôt que la dimension totale, qui *différencie* le tubercule de la papule. Il y a des papules énormes, géantes, et des tubercules nains; les descriptions classiques sont ici, comme sur d'autres points, à réformer. D'autre part, les caractères de la papule et du tubercule appartiennent simultanément à des lésions élémentaires, qui sont alors très justement qualifiées de *papulo-tuberculeuses*. Nous préciserons, chemin faisant, les points dans lesquels ces distinctions doivent être rappelées et utilisées. (*Note des Traducteurs.*)

(2) Le terme français de phyme, — *phyma*, de φύομαι dont la signification littérale est *excroissance*, est absolument inusité et n'a aucune chance d'être adopté en dermatologie; la dénomination de tumeur de la peau, ou (si l'on veut accepter notre proposition) de *dermatome*, est la plus propre à désigner les productions cutanées assez individualisées, assez vivaces et persistantes, assez saillantes ou assez volumineuses pour ne pouvoir être rangées dans aucune des catégories qui précèdent. Ces productions portent toutes, dans la pathologie spéciale, des noms particuliers : condylomes, papillomes, épithéliomes, myomes, fibromes, xanthomes, sarcomes, lymphadénomes, etc. (*Note des Traducteurs.*)

comme instantanée, et une durée éphémère. La base est formée par une exsudation limitée, surtout séreuse dans les papilles et la couche muqueuse. Le pomphyx peut s'étendre beaucoup en largeur, tandis qu'au centre il disparaît. Il en résulte ainsi des formes circulaires et gyroïdes. Leur présence est toujours accompagnée de prurit (1).

La vésicule est une élevure formée par l'épiderme, du volume d'un grain de millet jusqu'à celui d'une lentille, semblable à une papule, contenant un liquide limpide, ou plus ou moins trouble, lactescent, plus rarement sanguinolent. Les vésicules contenant un liquide transparent comme de l'eau représentent

(1) Voilà encore une dénomination, *pomphyx*, qui ne peut être introduite dans notre vocabulaire, et que nous ne proposerons pas d'appliquer aux élevures, aux plaques, aux intumescences de l'urticaire, ni aux lésions élémentaires de même ordre. Nous avons bien les mots : pomphus, pomphos et même pompholix; mais, alors même qu'ils sont appliqués, comme ils le doivent être étymologiquement, à des lésions *vésiculeuses* ou *bulleuses*, ils restent et resteront vraisemblablement inusités; πομφὸς et πομφόλυξ, en toute occurrence, ne peuvent signifier exactement que *vésicule* ou *bulle*.

Le type des élevures, ou intumescences diverses dont il s'agit, est fourni par l'urticaire, et la dénomination de *plaques ortiées* leur est le plus souvent appliquée ; leur caractéristique réside dans la rapidité de leur élévation et de leur délitescence ; leurs dimensions varient à l'infini, depuis le grain de mil jusqu'à des lacs de la grandeur de la main ; l'état plan, plan concave ou plan convexe de leur surface, leur superficialité tout épidermique, quelque élevé que puisse être leur niveau au-dessus de la surface cutanée; la variété de leurs colorations : normale, anémique, érythémateuse, cyanique ou hémorrhagique, et les nuances de leur *stigma*. Exceptionnellement indolentes, elles sont très habituellement précédées et ordinairement accompagnées de diverses variétés de sensations hyperesthésiques, de prurit, de formications, de picotements, de brûlures, etc. Leur siège anatomique dermo-épidermique, leur constitution grossièrement œdémateuse et hyperhémique, ont été depuis longtemps déterminés histologiquement sur le tissu vivant par Gruby ; les progrès de la technique microscopique, la généralisation des recherches de biopsie clinique et la conception plus avancée des rapports de l'innervation avec la circulation de la peau, ont permis, comme nous le verrons plus loin, de déterminer de la manière la plus complète l'anatomie et la physiologie de ces lésions cutanées.

Les plaques ortiées ont souvent une assez grande analogie avec des papules véritables, c'est-à-dire avec de vrais infiltrats dermo-papillaires; l'examen attentif de tous leurs caractères directs, indirects ou éloignés, permettra le plus ordinairement de les distinguer, ce que nous déclarons essentiel en clinique exacte. (*Note des Traducteurs.*)

le type régulier. Le contenu est un exsudat séreux qui, après la déchirure de l'enveloppe de la vésicule, s'échappe sous forme d'une goutte limpide. La vésicule normale est translucide; c'est seulement après quelque temps d'existence que le contenu devient lactescent et trouble par l'addition d'éléments figurés (cellules, noyaux, masses moléculaires), et par une métamorphose lactescente. Souvent, dès le début, survient une hémorrhagie, le plus ordinairement elle est consécutive, et rend le contenu rouge bleu foncé et trouble; de son côté la coloration du tissu sous-jacent contribue à donner à la vésicule son fond pâle, rouge, ou noirâtre, hémorrhagique. Certaines vésicules ont une forme hémisphérique, d'autres sont acuminées, d'autres, enfin, ont à leur centre une légère dépression, ombilic. En outre, leur consistance est très variable; les unes sont très dures, et supportent sans se rompre une forte pression. Ces vésicules ont une enveloppe épaisse; aussi dit-on que, dans ce cas, elles sont situées profondément. D'autres n'ont qu'une enveloppe très mince, qui se déchire facilement et permet l'issue de leur contenu; ces dernières sont plus superficielles.

La vésicule est toujours le produit d'une exsudation séreuse aiguë, provenant des vaisseaux papillaires; elle est due à l'accumulation plus ou moins considérable de l'exsudat qui se trouve disséminé dans les couches épidermiques. Cette exsudation a pour premier effet de tuméfier les cellules du corps muqueux et de les séparer les unes des autres. La couche cornée imperméable est, au contraire, soulevée, et forme le sommet de la vésicule. Selon que l'exsudat est situé plus ou moins profondément, l'enveloppe vésiculaire sera plus mince et plus fragile, ou plus épaisse et plus résistante.

De même il se produit encore des vésicules quand il se fait une exsudation séreuse entre les couches épidermiques entourant les orifices folliculaires et glandulaires, et dans l'intérieur même de ces conduits. L'étude histologique de la formation des vésicules est très instructive et a attiré déjà l'attention de beaucoup d'auteurs. Je vous en parlerai plus loin d'une manière détaillée. Chaque vésicule a une existence très limitée. Ou elle s'affaisse par résorption de son contenu, ou elle passe.

par transformation purulente de ce dernier, à une autre forme de l'efflorescence, la pustule.

Il en est de même pour l'efflorescence appelée bulle. Elle possède à tous égards les mêmes caractères que la vésicule, dont elle ne se distingue que par ses dimensions plus considérables, qui sont celles d'une fève, d'une noix ou d'un œuf. On voit des bulles à contenu principalement séreux, d'autres à liquide trouble et sanguinolent, les unes superficielles et à enveloppe épidermique très mince, comme dans le pemphigus, les autres très profondément situées et comprenant la couche muqueuse tout entière, comme certaines bulles, suites de brûlure (1).

La pustule est constituée par une élevure épidermique remplie de pus et, par conséquent, paraissant colorée en jaune, en jaune vert, ou, par le mélange du sang, en brun vert. On trouve à la base de la pustule le tissu de la peau rouge, car la suppuration suppose par elle-même une inflammation locale plus intense, ou bien en est la conséquence. Souvent la pustule s'est formée de telle sorte, qu'un follicule pileux en occupe le centre; dans ce cas, le pus s'accumule également dans le canal excréteur. Autrefois on distinguait plusieurs espèces de pustules : l'achor, pustule dont je viens de parler en dernier lieu, dont le centre est traversé par un poil; les pustules psydraciées, pustules analogues, mais plus larges, et enfin les pustules phlysaciées qui sont plus volumineuses et dont le contenu présente

(1) La *vésicule* n'a pour paroi supérieure que la couche cornée, décollée par l'accumulation du liquide au niveau de son point faible d'adhérence, la zone granuleuse. Cette paroi varie d'épaisseur, selon l'épaisseur même de la couche cornée soulevée; elle est habituellement très amincie par distension, partant fragile, et laissant facilement échapper son contenu au dehors, dans toutes les régions où la couche cornée est peu épaisse. Dans la *bulle* ou la *phlyctène,* il n'en est plus de même : la couche cornée seule, distendue par une aussi énorme quantité de liquide, ne supporterait pas toujours sa pression; il existe communément, à sa face profonde, une zone plus ou moins épaisse de corps muqueux, dont l'altération est beaucoup plus accentuée. Cette différence anatomique sépare les deux lésions élémentaires dont la signification clinique est, d'autre part, tout à fait différente. Nous compléterons ultérieurement, s'il y a lieu, les données relatives aux caractères anatomiques des bulles ou des phlyctènes dans la pathologie spéciale. (*Note des Traducteurs*.)

la coloration hématique. On attache peu d'importance à ces distinctions et elles sont, du reste, peu usitées dans la terminologie pratique. Bien plus souvent, au contraire, on trouve le nom d'impétigo pour désigner des pustules plus petites et superficielles, et celui d'ecthyma pour les pustules plus volumineuses et situées plus profondément.

Par le mot pustule on entend la suppuration qui a lieu seulement à l'intérieur des couches épidermiques; cependant, on ne peut le dire que d'une manière générale et pour la première période de son existence. Plus tard le tissu papillaire qui constitue sa base peut également suppurer. Si dans ce processus l'épiderme seul est détruit, la perte de substance est réparée par un épiderme nouveau, c'est-à-dire la pustule se guérit sans cicatrice. Mais toutes les fois qu'une partie du tissu conjonctif de la peau (les papilles) a été détruite par la suppuration, la guérison n'a lieu que par l'intermédiaire de tissu conjonctif de nouvelle formation, c'est-à-dire par une cicatrice (1).

(1) Le terme de *pustule* a subi les vicissitudes les plus diverses. Assez exactement appliqué par les anciens, il fut tout à fait dénaturé dans la période intermédiaire et moderne, où il devint synonyme d'éruption, de bouton, de saillie pleine ou liquide. La dénomination de *pustules syphilitiques*, par exemple, était aussi compréhensive que nos *syphilides* actuelles. Trappe, en l'an X de la République, Lagneau en 1803, et Cullerier en 1820, décrivaient des pustules ortiées, miliaires, galeuses, lenticulaires, merisées, muqueuses, squameuses, etc. P. Franck était allé plus loin, et les *psydracia* constituaient pour lui un genre morbide. C'était donc en vain que Plenck et Willan avaient essayé de rendre au mot sa valeur réelle, et ce fut seulement, en réalité, après les travaux de Biett et de ses élèves, que la dénomination de pustule reprit sa signification précise.

Biett reconnaît quatre variétés de pustules : *Achores* (d'où achorion), pustules traversées par un poil ; *Favi*, nos godets actuels, que l'on considérait alors comme des productions purulentes ; *Psydracia*, pustules petites développées sur une surface érythémateuse, ayant une base indurée ou non : impétigo, acné miliaire, etc. ; *Phlyzacia*, pustules plus larges, aplaties ou globuleuses, *précédant* soit une induration, soit une ulcération, soit une eschare : ecthyma, rupia. Ces qualifications sont aujourd'hui tombées en désuétude, mais il est nécessaire d'en avoir une idée assez exacte, de même qu'il est indispensable de se rappeler les différentes acceptions du terme de pustule aux diverses époques, pour interpréter exactement les auteurs antérieurs à l'époque de Biett et de son école. Aujourd'hui, on n'a pas encore donné de classification nouvelle des pustules qui ait été classiquement acceptée. Pro-

J'ai déjà indiqué à plusieurs reprises que les formes morbides primaires décrites jusqu'ici, une fois constituées, doivent, dans leur évolution normale, conduire à d'autres modifications locales d'un genre différent, mais également typique : altérations secondaires.

Telles sont : 1° les *excoriations;* 2° l'*ulcère cutané;* 3° les *rhagades;* 4° les *squames;* 5° les *croûtes;* 6° les *croûtes lamelleuses;* 7° la *cicatrice;* 8° la *pigmentation.*

Les excoriations sont, comme l'indique leur nom, des solutions de continuité de la couche supérieure de la peau, particulièrement de la couche cornée. Malgré leur peu d'importance anatomique, elles jouent un rôle considérable en dermatologie sous le rapport du diagnostic et de la pathologie. Leur forme, leur nombre, leur localisation et les symptômes objectifs de leur fréquent retour sont caractéristiques pour le diagnostic de certains processus morbides. Si avec l'ongle comme dans le grattage, ou au moyen d'une épingle, on ne déchire que la couche cornée de l'épiderme, il en résulte un sillon correspondant, limité par de fins débris épidermiques. Par l'irritation mécanique, les papilles lésées deviennent rouges, et l'excoriation apparaît sous forme d'une strie rouge. Puis la rougeur et l'excoriation disparaissent, celle-là rapidement, celle-ci progressivement, grâce à l'épiderme qui se forme

visoirement, au moins, nous reconnaissons deux espèces de pustules, que nous appelons, les premières, *pustules épidermiques,* les secondes, *pustules dermiques.*

Les *pustules épidermiques* sont des pustulo-vésicules ou des pustulo-bulles (*vesicula quæ pus fert est pustula*); elles ne s'accompagnent pas de destruction du revêtement épithélial immédiat des papilles, c'est-à-dire de la couche génératrice de l'épiderme complet et normal ; aussi ne donnent-elles lieu à aucune cicatrice ; types : *impetigo, ecthyma simplex.*

Les *pustules dermiques,* au contraire, s'accompagnant le plus ordinairement de l'altération ou de la destruction de cette couche génératrice, sont toujours, ou le plus ordinairement, suivies de cicatrices indélébiles, souvent déprimées, etc.; types : varicelle, varioles, diverses variétés d'acnés, au premier rang desquelles l'acné arthritique de Bazin (péri-adénite sébacéo-pilaire ulcérante, affection dont le siège de prédilection est le front, la bordure des parties velues de la face, le sternum, etc., etc.) (*Note des Traducteurs.*)

de nouveau. Mais, si un même point est le siège de grattages fréquents ou d'irritations répétées, les hyperhémies qui en résultent auront pour conséquence une extravasation de pigment sanguin; on verra alors persister pendant plus longtemps des stries brunâtres. Si l'éraillure atteint et met à nu la couche muqueuse plus profonde, elle apparaît humide et colorée en jaune grisâtre; il s'écoule, des couches succulentes du corps muqueux, de la sérosité bientôt desséchée et donnant une masse d'un brun jaune, laquelle, au bout de quelques jours, est soulevée par le nouvel épiderme et tombe. Si l'excoriation atteint le corps papillaire, les vaisseaux sanguins de ce dernier sont lésés en partie, et il s'extravase un peu de sang, excoriation sanguine. Toutes ces excoriations finissent par guérir sans laisser de traces permanentes, puisque le seul tissu détruit est de l'épiderme. Mais il se peut aussi que des excoriations soient accompagnées de lésions plus importantes et de la destruction du tissu papillaire : par exemple, si la violence mécanique qui les a occasionnées a été intense, comme le grattage, dans la démangeaison très vive qui accompagne le prurigo et le prurit cutané; ou lorsque l'épiderme et la couche papillaire sont devenus, par suite d'une maladie antérieure, lâches, tuméfiés, vulnérables; enfin lorsqu'il y a eu des nodosités, des vésicules, des pustules sur lesquelles il s'est produit des excoriations. D'autre part ces excoriations sont plus ou moins profondes suivant le degré d'inflammation de la partie atteinte et la nature des lésions. Sur les plaques d'urticaire, par exemple, dans lesquelles l'épiderme est infiltré de sérosité et relâché sur une grande étendue, les excoriations seront constituées par des sillons larges et profonds; sur les petites papules du prurigo, l'épiderme détruit sera remplacé par une petite croûtelle sanguine de l'étendue d'un grain de millet (1).

Les ulcères cutanés sont également des lésions secondaires.

(1) Nous reconnaissons, dans les altérations superficielles et souvent mécaniques qui n'intéressent que les couches épidermiques, atteignant légèrement les sommets papillaires, mais ne dépassant pas le fond des vallons malpighiens, *trois choses*, que nous distinguons soigneusement au lit du

Ils ne surviennent que dans une région de la peau préalablement enflammée ou malade de toute autre façon; ce sont des

malade et que nous essayons de dénommer en termes appropriés; ce sont les *excoriations*, les *exulcérations*, les *fissures*.

Les *excoriations* comprennent toutes les lésions, toujours traumatiques, que les corps étrangers du dehors, les ongles du malade, produisent communément sur la peau, au niveau des points qui sont le siège de diverses variétés de prurit; ces excoriations sont tantôt purement cornées, et donnent lieu à des raies blanches bordées de rouge, à des lignes ortiées; tantôt elles atteignent la zone claire occupée par le liquide des vésicules ou des vésico-pustules, et donnent alors issue à ce liquide, qui se répand à la surface ou s'y concrète sous des formes diverses; tantôt, enfin, elles atteignent les vaisseaux les plus superficiels des sommets papillaires et donnent issue à des hématies, lesquelles restent altérées et desséchées au niveau des points excoriés sous forme de lignes noirâtres ou de points si caractéristiques, sous des formes variées, selon les diverses affections à prurit.

Les *exulcérations* sont toutes ces lésions superficielles de la peau, traumatiques ou non, qui résultent de la suppression, sur une plus ou moins grande surface, du revêtement corné et la mise à nu du corps muqueux : surfaces suintantes de l'eczéma ou d'un vésicatoire superficiel, etc.; attritions superficielles diverses du tégument résultant des traumatismes communs. Alors même que les houppes vasculaires des papilles ont été déchirées au point de donner à toute la surface une coloration noire, tout cela ne donnera jamais lieu à une cicatrice véritable, et laissera tout au plus des macules pigmentaires plus ou moins persistantes. C'est à tort que, dans le langage ordinaire, on donne souvent à ces altérations le nom d'*ulcération*; cette dernière dénomination doit être réservée aux pertes de substance complètes ou aux altérations profondes de la zone papillaire du derme, lesquelles ne peuvent pas se réparer, comme les précédentes, par une régénération du tissu malpighien, mais seront simplement comblées par du tissu conjonctif recouvert d'une couche épithéliale simple, c'est-à-dire par une cicatrice.

Les *fissures* sont également des lésions qui se termineront toujours sans cicatrice, quelle que soit leur profondeur apparente; ce sont de véritables fentes épidermiques, dont la profondeur apparente ou réelle dépend de l'épaisseur de la couche cornée et de la tuméfaction du corps muqueux; leur fond saignant, extrêmement douloureux, affleure les sommets papillaires et ne les dépasse pas; elles se forment par rupture de la couche cornée, au fond des plis articulaires ou orbiculaires particulièrement. On les trouve très remarquables et avec leur forme typique dans l'eczéma et dans le psoriasis; convenablement pansées, elles s'effacent et disparaissent avec la plus surprenante rapidité; mal traitées, elles sont atrocement douloureuses et gênent les mouvements articulaires ou orbiculaires, au point d'entraver au plus haut degré le jeu des articulations ou les fonctions des sphincters. Les fissures, dans ces dernières conditions, peuvent *s'ulcérer* et devenir le point de départ d'ulcérations véritables. Ce dernier cas excepté, elles ne laissent jamais de cicatrices. (*Note des Traducteurs.*)

pertes de substance intéressant le chorion, qui sécrètent un liquide différent du pus normal et, par conséquent, ne se cicatrisent qu'avec lenteur, parce que la granulation destinée à la réparation de la perte de substance est retardée ou entravée par des causes locales ou générales

Dans chaque ulcère on distingue un fond et un bord, c'est-à-dire le liséré périphérique interne; les bords peuvent être lisses, échancrés, rongeants, creux, soulevés; quant à la forme, on en observe de ronds, de cratéroïdes, de réniformes, de serpigineux; quant à la marche, il en est d'aigus, de chroniques; il y aurait d'autres considérations à faire valoir se rapportant à la cause, à la signification, à la localisation des ulcères et j'aurai à vous en parler dans la pathologie spéciale (1).

Les rhagades, *rimæ cutis,* sont des fissures de l'épiderme en forme de sillons ou de fentes. Souvent aussi elles sont plus profondes et arrivent jusqu'au derme; elles sont alors limitées par des bords taillés à pic, dont le fond est saignant ou ulcéré. Ces dernières s'observent dans les régions où l'épiderme est épaissi, calleux, les premières dans les points où l'épiderme est aminci, desséché. Elles surviennent à la suite de tiraillements, de distension des muscles sous-jacents, lorsque la peau étant malade, a perdu son élasticité, ou par le fait de la sécheresse de l'épiderme (2).

(1) Les *ulcérations* sont toute cette série de lésions du derme, à processus actif et individualisé, qui, succédant souvent à une lésion déterminée, aboutissent à un résultat également déterminé : ulcérations varioliques, vénériennes, ou syphilitiques, etc., etc. Elles ne peuvent être comblées que par un tissu de cicatrice. Le chancre vénérien donne toujours lieu à une *ulcération.* Le chancre syphilitique ne produit souvent qu'une *exulcération.* Le terme d'*ulcère* est particulièrement réservé aux ulcérations *permanentes* ou *chroniques,* succédant soit à une lésion typique, soit à un traumatisme; les ulcères variqueux, cancroïdaux ou cancéreux, lymphadéniques, scrofuleux, etc., constituent des types nettement individualisés. (*Note des Traducteurs.*)

(2) Le terme de *rhagade* — ῥαγάς, déchirure, — n'a pas conservé dans la nomenclature française actuelle la signification très étendue qui lui avait d'abord été, à juste titre, attribuée dans la littérature médicale ancienne. On l'appliquait anciennement à toutes les lésions fissuraires du tégument, quel qu'en fût le siège, pourvu que leur cause immédiate semblât être due aux mouvements, à la tension de la peau et particulièrement à l'extension

On désigne sous le nom de squames des lamelles épidermiques qui se détachent de la surface cutanée. A l'état physiologique, il se produit une exfoliation imperceptible, mais cependant incontestable, en même temps qu'une régénération par les cellules du corps muqueux. A l'état pathologique, cette exfoliation est très appréciable. La chute de l'épiderme s'appelle desquamation, lorsqu'elle survient à la suite d'un processus morbide local; quand elle existe comme affection indépendante, elle est connue sous le nom de pityriasis. Les squames se détachent sous forme de petites pellicules semblables à du son, ou bien elles sont plus grandes, minces, blanches et luisantes, ou d'un blanc sale, sèches ou graisseuses, ou d'écailles plus épaisses, en forme de plateau, ou enfin de grands fragments, cohérents, parcheminés, en doigt de gant, etc. C'est à ces variétés qu'on a donné le nom de desquamation furfuracée, lamelleuse, siliqueuse, etc.

Dans certaines formes morbides (psoriasis), les squames se réunissent en petites masses ou en lamelles de grandeurs diverses, qui sont peu adhérentes aux cellules plus profondes, mais qui, cependant, adhèrent assez longtemps à la peau et ne se desquament que dans leurs couches les plus superficielles.

Des squames sont fournies encore par les glandes sébacées, car elles sécrètent continuellement une énorme quantité d'épiderme qui contient de la graisse et qui se dépose sur la surface cutanée (séborrhée sèche) (1).

des plis, *gerçures, fissures*, etc., au niveau des parties altérées par les lésions les plus simples et les plus diverses : eczémas orbiculaires, palmaires et plantaires, eczémas intertrigineux, etc., etc. L'adoption particulière de ce mot par les syphiligraphes et son adaptation spéciale aux lésions vénériennes et syphilitiques ou supposées telles, de la région anovulvaire, a fortement compromis sa notoriété et l'a fait presque complètement abandonner par les dermatologistes. (*Note des Traducteurs.*)

(1) L'exfoliation de la couche cornée de l'épiderme, ou *desquamation*, constitue, en dermatologie, un phénomène d'une grande fréquence et d'une extrême importance clinique; il n'y a rien d'étrange à ce que les anciens auteurs, frappés de la valeur de ce symptôme, aient cherché à réunir sous le titre de squames toutes les affections dans lesquelles la mue épidermique occupait un rang prédominant à un titre quelconque. Plusieurs des affections squameuses sont encore aujourd'hui mal connues et non classées.

On appelle croûtes les masses qui sont le résultat de la dessiccation sur la peau de sérum, de pus ou de sang extravasés. Les premières ont, lorsqu'elles sont récentes, la couleur de la gomme, du miel; les dernières sont brunes ou noires. Au début, ces croûtes sont assez molles et élastiques; plus tard, elles deviennent sèches, dures, cassantes, et prennent une mauvaise coloration par leur métamorphose interne et différents mélanges. Leurs dimensions répondent, en général, à la quantité du liquide extravasé, et elles peuvent devenir très épaisses quand, durant quelque temps et progressivement, l'exsudat, le pus ou le sang sourdent à leur face inférieure et se dessèchent.

Leurs formes correspondent le plus souvent à celle de la région cutanée lésée, et qui a donné une issue au sérum, au pus et au sang. Elles affectent des dispositions particulières, lorsque le processus de suppuration, qui en est la base, progresse continuellement du centre à la périphérie. Les croûtes paraissent alors composées de cercles concentriques ou de disques, dont le

Cette dernière circonstance explique l'illusion des auteurs qui ont cru innover et progresser en tentant de créer l'ordre des « dermatites exfoliatrices ». Une semblable tentative n'a plus de raison d'être à une époque où il ne doit être permis de déclasser et de déposséder de son nom une affection cutanée qu'à la condition de s'appuyer sur une notion anatomique exacte de sa constitution élémentaire.

Quelque importante qu'elle soit au point de vue du diagnostic, et, dans certains cas, quelque gravité directe qui lui soit attachée, la desquamation ne doit être considérée que comme un phénomène symptomatique. Ses modalités sont extrêmement nombreuses; tantôt elle se produit sous forme furfuracée, laissant échapper de très petites lamelles ou squamules analogues à la farine ou aux petites écailles du son; la desquamation est alors dite furfuracée, farineuse ou *pityriasique* (πιτυριασις, son). La constitution de ces squamules, toujours essentiellement identique, c'est-à-dire épithéliale cornée, présente cependant d'assez nombreuses variétés, selon qu'elle est simple ou sébacée, ou parasitaire. Aussi la détermination de *pityriasis* n'a plus aucune valeur pour dénommer, à elle seule, une affection cutanée; il n'y a pas de pityriasis, il n'y a que des affections pityriasiques auxquelles il est toujours nécessaire d'appliquer un qualificatif distinctif. Dans les autres cas, les lamelles deviennent plus grandes depuis la dimension de quelques millimètres, jusqu'à constituer les vastes lambeaux scarlatiniformes des érythèmes desquamatifs; leur disposition, leur forme, leur mode de déhiscence, souvent caractéristiques, seront indiqués à propos de chaque affection en particulier. (*Note des Traducteurs.*)

plus central représente le plus petit et le plus ancien. La croûte est ombiliquée au centre et concave, lorsque l'exsudation a cessé sur ce point, ou bien conique et convexe quand celle-ci persiste malgré le progrès périphérique et fournit encore en dessous des matériaux pour l'épaississement de la croûte. Ces dernières formes de croûtes constituent le caractère du rupia (1).

Les croûtes lamelleuses sont un mélange de croûtes et de squames.

La cicatrice est un tissu de nouvelle formation implanté dans la peau et destiné à combler une perte de substance dans le tissu conjonctif de la peau (non de l'épiderme). Sa surface est lisse, luisante, et ne présente ni les aspérités, lignes et sillons caractéristiques de la surface cutanée normale, ni pores, poils et papilles ; les cicatrices récentes sont rouges, les plus anciennes d'un blanc brillant, parfois pigmentées en brun à la périphérie; leur consistance est plus ou moins dure. Leur surface

(1) Les croûtes conchyliformes n'appartiennent pas exclusivement au rupia : on les rencontre dans toutes les circonstances où un liquide concrescible émané d'une lésion cutanée quelconque, à développement excentrique et successif, donne lieu à des saillies ou à des dépressions centrales et à des solidifications successives régulièrement concentriques. L'ecthyma dans quelques variétés, les gommes syphilitiques ulcérées, les syphilides secondaires anomales, les ulcérations tuberculeuses de la peau, etc., peuvent donner lieu à des *types* de croûtes, dites de rupia, et qui induiraient absolument en erreur l'observateur le plus exercé qui aurait la prétention d'improviser un diagnostic assuré, du seul fait des caractères d'une croûte cutanée. Nous fournissons chaque année, dans nos leçons, de nombreuses démonstrations de ce fait; si quelqu'un en voulait voir de ses yeux la preuve la plus éclatante, il peut examiner, dans le musée de notre hôpital, la pièce n° 239, déposée en 1872 par M. Lailler, sous le titre de : *gomme simulant une croûte de rupia,* et, la comparant à un *rupia syphilitique* dont les exemplaires sont nombreux dans ce musée, s'assurer de la réalité de notre proposition.

Nous voulons nous borner à cette simple remarque que nous ne pouvions réserver, mais non décrire ici la série des *concrétions* très complexes que l'on désigne en dermato-pathologie sous le nom de *croûtes*. Cela sera fait à propos des cas particuliers et avec soin, car les concrétions croûteuses de la peau constituent des éléments diagnostiques très importants, soit par la considération de leurs caractères optiques, soit par leur analyse élémentaire. (*Note des Traducteurs.*)

est au niveau de la peau normale, ou un peu au-dessous, mais elle le dépasse encore assez souvent (cicatrice hypertrophique). L'étendue et la forme de la cicatrice ne correspondent pas entièrement à la perte de substance qu'elle remplace, parce que durant sa formation, et plus tard encore, elle se rétracte. Une belle cicatrice est mince, molle, lisse, mobile; une cicatrice difforme est, au contraire, tuméfiée, bosselée, dure, saillante, striée, réticulée.

La cicatrice consiste en un réseau irrégulier de tissu conjonctif de nouvelle formation. Dans les cicatrices récentes, celui-ci est plus homogène, riche en corpuscules conjonctifs, en cellules rondes et en vaisseaux. Avec l'âge, la substance intercellulaire devient plus distinctement fibreuse et pauvre en sucs, en cellules et en vaisseaux (1).

La pigmentation s'observe comme symptôme consécutif de processus antérieurs, accompagnés d'hyperhémie et, par conséquent, inflammatoires ou néoplasiques. La coloration dépend de l'étendue et de la forme, de la localisation et de la marche du processus; elle est persistante ou passagère, et dans ce dernier cas, elle est surtout prononcée sur les points malades les plus récents; elle est moins marquée et même disparaît complètement sur les régions les plus anciennement affectées.

Aux propriétés morphologiques des efflorescences que je

(1) Les cicatrices, envisagées au point de vue sémiologique général, ont une grande importance à titre rétrospectif. Le fait, pour une lésion passée, d'avoir ou de n'avoir pas laissé de cicatrice, simplifie déjà considérablement le problème anamnestique à résoudre, puisque certaines altérations laissent *toujours* des cicatrices, et d'autres *jamais*. D'autre part, bien que le temps amène souvent, dans diverses cicatrices, des altérations profondes, on peut très fréquemment, à l'aide du siège, du nombre, de la forme, de la couleur, de la vascularisation, de l'adhérence ou de la mobilité et de maint autre caractère encore, reconstituer la lésion primitive : brûlure, traumatisme chirurgical, gommes tuberculeuses et syphilitiques, varicelle et variole, acnés ulcératives diverses, eschares typhiques ou trophiques, etc., etc. Ici encore, cependant, il faudra apporter presque toujours quelque réserve dans l'affirmation, ou la corroborer à l'aide de commémoratifs que, pour notre part, nous ne négligeons jamais de rechercher. (*Note des Traducteurs.*)

viens de décrire se rattache une série de phénomènes très importants pour la symptomatologie et qui tiennent à leur distribution, à leur disposition et à leur extension ; ces caractères n'ont point d'analogues dans la pathologie des autres organes, et méritent d'attirer votre attention.

Les efflorescences se trouvent sur la peau à l'état isolé (*Efflorescentiæ solitariæ*), ou séparées (*E. discretæ*) et dispersées (*E. dispersæ*), ou irrégulièrement confluentes (*E. aggregatæ, confertæ*), ou bien elles sont réunies en groupes réguliers (*E. corymbosæ*), ou encore elles présentent simplement une forme annulaire (*E. annulares* ou *circinatæ*), et il semble qu'à ces différents points de vue, et indépendamment des causes locales et générales, on ne puisse établir rien de régulier.

Les efflorescences ont cependant une stabilité très remarquable, et dans bon nombre de cas elles sont localisées et groupées avec une régularité parfaite, et c'est à leur distribution générale qu'on a donné le nom d'éruption cutanée ou d'exanthème.

Cette régularité se révèle en partie par les dispositions, en général, symétriques des efflorescences, comme on l'observe sur des points de la moitié gauche et droite du corps, sur la paume ou sur la face dorsale des mains, au niveau des articulations des genoux et des coudes (1) ; elle se révèle encore en ce que les efflorescences, dans certains processus, occupent de préférence le côté de l'extension, et dans d'autres, principale-

(1) La *symétrie* et l'*asymétrie* dans les lésions cutanées, incomplètement comprises en clinique et en pathogénie, sont aujourd'hui à l'étude et seront certainement éclairées, sinon complètement élucidées dans un avenir prochain. En clinique, Bazin a utilisé, malheureusement avec un peu d'exagération, la valeur de la symétrie ou de l'asymétrie ; nous aurons maintes fois occasion de montrer, non par des affirmations ou par des théories, mais par des faits, la valeur de quelques-unes des propositions de ce maître éminent. Au point de vue de la théorie pathogénique, le lecteur trouvera l'exposé des recherches les plus avancées sur la matière dans le très beau travail de M. le docteur M. L. Testut : *De la Symétrie dans les affections de la peau.* (Thèse inaugurale, Paris, 1877.) Si nos applaudissements et nos encouragements pouvaient être agréables à l'auteur distingué de cet ouvrage, nous les lui offrons ici de grand cœur. (*Note des Traducteurs.*)

ment le côté de la flexion des articulations et des membres, ou le pourtour des orifices des cavités naturelles. Il nous est jusqu'à ce jour impossible de déterminer les causes de cette régularité.

Les conditions anatomiques et les conditions de structure de la peau nous offrent, au contraire, une explication suffisante pour une série d'autres lois dans la distribution et le mode d'extension des efflorescences. Il est hors de doute que celles-ci, dans bien des cas, suivent absolument, dans leur apparition et leur développement, le trajet des nerfs de la peau. Il en est ainsi pour l'herpès zona, pour certaines taches verruqueuses ou pigmentaires et quelques érythèmes. Les travaux classiques de Türck, publiés par Wedl, et ceux de Voigt, nous renseignent suffisamment sur le trajet et la distribution des nerfs de la peau, pour nous permettre de reconnaître la concordance de ces phénomènes. Voigt a également démontré sur la peau l'existence d'un système régulier de lignes et de tourbillons, correspondant à la disposition des follicules pileux. Très souvent et dans certaines maladies, telles que le lichen scrophulosorum, les efflorescences isolées occupant régulièrement ces follicules eux-mêmes, il est alors facile de comprendre qu'elles reproduisent dans leur mode de groupement la configuration des follicules et sont disposées en lignes circulaires ou en groupes réguliers. Fréquemment on voit les efflorescences, comme dans le psoriasis, l'herpès tonsurant maculeux, disposées en rangées multiples, parallèles, allongées, qui peuvent suivant les régions présenter des directions diverses, mais qui se représentent, constamment sous le même type, dans les points correspondants. Sur la région latérale du thorax, ces efflorescences suivent une direction parallèle aux côtes; à la région scapulaire, à la nuque, elles forment des cercles concentriques, qui ont toujours pour centre les mêmes points. Il est encore certaines régions qui se trouvent comme des points morts entre les cercles de circonvallation. C'est une analogie très intéressante sur laquelle Hebra a depuis longtemps appelé l'attention.

Ces conditions tiennent à diverses causes, et surtout à la direction des plis de la peau.

Il y a longtemps qu'on a trouvé que le derme, sur certaines

régions, présente des sillons déterminés. Si l'on pique la peau avec une alène, on n'obtient pas un trou rond, mais bien une

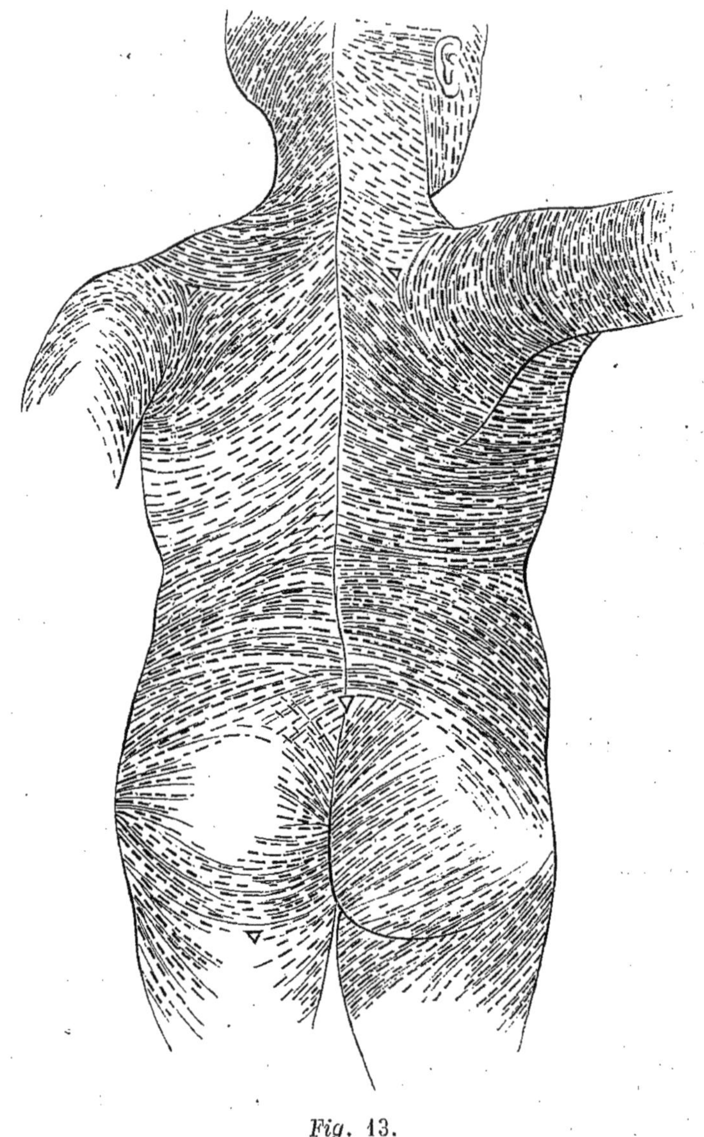

Fig. 13.

Direction des sillons de la peau d'après Langer.

fente oblongue dont la direction sera différente suivant la région, mais constante pour le même point.

Langer a démontré ces faits sur un grand nombre de cadavres

en produisant des perforations à l'aide d'un poinçon (1). Dans la figure ci-jointe, empruntée à Langer, vous voyez sous quelle forme ces fentes se produisent et quelle est leur direction.

La direction des sillons indique le trajet principal des fibres. Mais les gros troncs nerveux et vasculaires, ainsi que les follicules, suivent une même direction; et la direction principale est donnée, d'un côté, par les points d'insertion fixes aux os et aux fascias, de l'autre, par la croissance de l'individu, particulièrement des extrémités, ainsi que l'a démontré Voigt. Les faisceaux de tissu conjonctif de la peau, les vaisseaux et les nerfs, suivent le développement du sujet, de telle sorte que, partant de la colonne vertébrale, les sillons cutanés vont en divergeant de chaque côté du thorax parallèlement aux côtes, aux avant-bras, où ils forment des tours de spire qui ont leur point de départ en haut et en dehors et se dirigent en bas et en dedans. La disposition et la distribution des efflorescences sont déterminées soit directement par l'une ou l'autre des conditions ci-dessus, soit par la résultante de ces diverses causes. O. Simon a démontré comment la direction d'ulcères, que Wertheim a étudiés à ce point de vue, change aussitôt que, par circoncision ou excision, on a détruit la tension de la peau.

Sans doute, toutes les particularités qui se rattachent à ce phénomène ne sont pas expliquées par ces conditions anatomiques. Pour ma part, je crois que la plus grande cause se

(1) Cela a été étudié et précisé expérimentalement, au point de vue de la chirurgie, par Dupuytren, puis par Malgaigne, qui disserte longuement sur ce sujet, après avoir répété les expériences faites par Filhol, l'un des internes de Dupuytren. Voici à quelle occasion l'illustre chirurgien de l'Hôtel-Dieu de Paris fut amené à instituer ces recherches : « Un commis négociant, décidé au suicide, s'était porté trois coups de poinçon dans la région du cœur, et, bien que le poinçon fût arrondi, les trois plaies, situées vis-à-vis de la septième côte, ressemblaient à s'y méprendre à celles qui auraient pu être faites par un canif ou tout autre instrument à deux surfaces aplaties et à bords tranchants : elles offraient une longueur de deux lignes, avec des bords rapprochés, égaux, et des angles très aigus ; elles étaient parallèles à la direction des côtes. » (*Traité d'Anatomie chirurgicale* de Malgaigne, t. I, p. 75, 2e édition. Paris, 1859.) (*Note des Traducteurs.*)

trouve dans la distribution des vaisseaux les plus fins et les plus ténus, que l'on n'a pas encore suffisamment étudiée (1). Des travaux, tels que les plus récents de Langer, sur la distribution des vaisseaux capillaires dans les paupières, pourront assurément éclaircir le mode de distribution et d'extension des processus qui ont lieu dans la peau.

L'efflorescence isolée paraît être, elle aussi, entravée dans son évolution ultérieure par les plis de la peau. Quand les efflorescences, même l'ulcère profond, continuent de s'étendre, ils suivent la direction générale des plis de la région. Ainsi les taches de roséole et celles de l'herpès tonsurant prennent, sur les parois latérales du thorax, des formes ovales à axe longitudinal parallèle à celui des côtes.

Néanmoins les éruptions dans leur développement ultérieur ne présentent pas toujours une aussi grande régularité. Les formes qui se produisent alors ont, au point de vue symptomatologique, des caractères qui servent à les distinguer : telles sont les formes circinée, annulaire, lorsqu'une efflorescence offre l'aspect en anneau, par suite de son extension périphérique et la résorption qui a lieu au centre. On donne le nom d'iris aux efflorescences caractérisées par deux ou plusieurs cercles concentriques ou par des cercles renfermant à leur centre une efflorescence primaire. Par le terme gyratus on désigne une éruption constituée par des lignes serpigineuses, provenant de ce que plusieurs cercles d'efflorescences viennent à se toucher par suite de leur développement. Aux points de contact, le processus disparaît ainsi que la rougeur et l'infiltration, et il ne reste plus que des arcs périphériques. Les mêmes formes, circinée, iris, gyrata, proviennent de ce que plusieurs efflorescences se réunissent les unes aux autres en prenant des aspects correspondant à ces dénominations.

On dit que des efflorescences ou des affections cutanées ont un mode d'extension *per continuum*, lorsqu'elles s'étendent constamment de leur point d'origine sur les parties environnantes, et *per contiguum*, quand l'affection se développe avec les mêmes

(1) Voyez la note pages 42, 43. (*Note des Traducteurs.*)

caractères sur une région de la peau en contact avec la partie malade.

Un grand nombre d'autres propriétés caractéristiques ou accessoires sont désignées d'une manière plus précise encore, suivant les circonstances, comme par exemple la forme, par les termes de discoïde, scutiforme, figurée, circonscrite, marginée, confluente, diffuse ; la coloration, par les épithètes de *variegatus*, *intertinctus*. Il en est de même pour une foule d'autres caractères, symptômes et conditions relatifs à l'âge, au sexe des malades, à l'intensité de la maladie, à la saison, aux données géographiques, historiques, etc., dont les désignations complètent plus ou moins la caractéristique dans chaque cas spécial, et, en général, n'indiquent pas autre chose que ce que leur nom contient comme *vernalis, æstivalis, autumnalis, hiemalis, septentrionalis*, *tropicus, senilis*, *infantum*, aigu, chronique, fébrile, apyrétique, prurigineux ; *agrius, mitis*, etc., etc.

CINQUIÈME LEÇON

Étiologie générale. — Dermatonoses idiopathiques et symptomatiques. — Idée clinique des maladies de la peau. — Diagnostic général.

ÉTIOLOGIE GÉNÉRALE

Comme troisième élément donnant un caractère particulier aux processus pathologiques de la peau, considérés dans leurs rapports essentiels avec les maladies des autres organes, j'ai indiqué leurs causes, en partie identiques à celles des affections des autres systèmes, mais, en majeure partie cependant, spécifiques, puisque beaucoup d'entre elles ne sauraient aucunement influencer d'autres organes que la peau. En outre, les causes ont en propre cette valeur particulière et significative, qu'à leur espèce spécifique correspondent souvent des formes tout à fait spéciales de maladies de la peau, tandis que certaines autres causes morbides sont capables de provoquer des espèces différentes de maladies, ou qu'enfin la même forme de dermatonoses peut être déterminée par des causes diverses.

La concordance entre la forme d'une maladie et sa cause n'est donc nullement générale; cette circonstance, ajoutée à ce que, pour beaucoup d'affections de la peau, on ignore les conditions étiologiques générales auxquelles il faut les rattacher, fait qu'il a été impossible, jusqu'à ce jour, d'établir une classification des dermatonoses d'après leurs causes.

En général, les maladies cutanées se divisent, d'après leurs causes, en deux catégories :

1° Celles qui, dues à une cause propre à l'organisme lui-même, à l'état du sang et des humeurs, à sa constitution entière, ou à l'affection de certains organes et systèmes, ou fondées sur une prédisposition héréditaire, représentent des symptômes essentiels ou accidentels de ces conditions : *dermatonoses symptomatiques ;*

2° Celles qui sont provoquées par une influence nuisible agissant directement sur l'organe cutané : *dermatonoses idiopathiques.*

Jadis, on considérait à peu près toutes les maladies de la peau comme symptomatiques, et par conséquent on les plaçait dans la première des deux classes que nous venons de déterminer; toutes les fois, en effet, où il survenait une affection de la peau, on admettait l'existence d'une dyscrasie générale, appelée *psorique*, ou une espèce d'âcreté du sang, *acrimonia sanguinis*, ou une constitution *herpétique* du sang. Dans les cas même où la présence d'un agent local était incontestable, comme l'acare dans la gale, ou le parasite végétal dans le favus, cette manière de voir a pu se conserver jusque dans ces derniers temps chez quelques médecins, sans compter les gens du monde.

Mais depuis que, d'abord pour la gale, puis pour une série nombreuse d'autres maladies du tégument externe, on a fourni les preuves expérimentales et cliniques que ces affections sont purement locales et qu'elles peuvent, comme Hebra l'a démontré, par exemple, pour la gale et pour l'eczéma, être provoquées à volonté chez tous les sujets indistinctement, la doctrine de la psore a perdu toute valeur positive (1).

Cependant, comme nous l'avons dit, Hebra et son école reconnaissent aussi un grand nombre d'états généraux et dyscrasiques et d'affections des organes internes qui produisent directement ou accidentellement des affections cutanées, soit celles qui sont connues parfaitement, soit telles autres que jusqu'ici il a été impossible de déterminer très exactement.

A ces formes morbides symptomatiques, c'est-à-dire occasionnées par des *causes générales*, appartiennent immédiatement les exanthèmes aigus provoqués par des contagiums spécifiques, tels que la variole, la rougeole et la scarlatine, les zoonoses, la syphilis, la morve et la pyémie, processus durant lesquels, à côté de la septicémie spécifique, l'affection cutanée apparaît

(1) Si quelques formes d'eczéma (non toutes) peuvent être provoquées à volonté, sur chaque individu, par des applications externes, il n'en est pas moins vrai que les divers sujets sont profondément inégaux devant les causes externes les plus absolument égales. La gale et l'eczéma sont univoques, et, cependant, les galeux et les eczémateux présentent la plus excessive variété dans les phénomènes objectifs et subjectifs, l'acare ou l'agent eczématogène auxquels ils ont été soumis restant, d'ailleurs, parfaitement égaux. Ces différences, souvent extrêmes, dans les effets produits par une cause identique, constituent un fait absolument général en pathologie humaine, et elles ne reconnaissent pas seulement, dans leur condition déterminante intime, des particularités d'âge, de sexe, de race, ou ce l'on ne sait quoi que l'on désigne sous le nom d'idiosyncrasie.

Tantôt l'action de la cause est modifiée et gouvernée, on peut le dire, par une condition accidentelle de l'individu, telle qu'une affection aiguë coïncidente ou intercurrente : fièvre typhoïde, pneumonie, choléra, état puerpéral, septicémie, etc.

Tantôt, et beaucoup plus souvent en même temps qu'au degré le plus manifeste, les différences dans les résultats d'une même cause sont attachées étroitement à un état particulier de l'individu faisant partie de sa substance, de sa constitution, à ce que nous appelons, à cause de cela, dans notre école française, un état constitutionnel. Tel est, par exemple, l'état scrofuleux, qui peut aussi sûrement modifier l'action d'une cause irritante appliquée à la peau, qu'il le pourrait faire pour un traumatisme appliqué à une articulation.

Tel est enfin l'état de ces sujets, qui non seulement présentent dans le cours de leur vie une série de manifestations tégumentaires spontanées, mais encore chez lesquels le système cutané est à ce point irritable, que l'application la plus légère, une bandelette de sparadrap ou même un cataplasme vulgaire, fait naitre des altérations hors de toute proportion avec la cause extérieure. (*Note des Traducteurs.*)

sous forme de diverses rougeurs, nodosités, vésicules, pustules, inflammations érysipélateuses et furonculeuses, comme symptôme morbide nécessaire ou essentiel.

Dans d'autres maladies générales, il survient accidentellement, mais d'une manière incontestable, des affections symptomatiques de la peau, dans le typhus, sous forme de taches, de nodosités et de vésicules (roséole, purpura, miliaire typhique, l'exanthème typhique de Dietel), dans le choléra, comme roséole et érythème (exanthème cholérique), dans l'urémie comme sécrétion cutanée morbide (uridrose), dans le scorbut, comme hémorrhagies, dans la scrofulose, la tuberculose comme inflammation et ulcération, dans la lèpre, sous forme de taches, de nodosités, d'anesthésies, d'ulcérations. La dyscrasie cancéreuse, la chlorose, l'anémie, la cholémie impliquent elles-mêmes une condition maladive de la peau, telle que coloration anormale, démangeaison, néoplasie, ou disposent, comme la chlorose par exemple, à certaines maladies cutanées (1).

(1) La série pathogénique qui vient d'être exposée ne saurait être admise dans cet ordre, ni avec cette étendue dans un système de nosologie cutanée proprement dite. Tout d'abord, et sans hésiter, nous rejetons hors du cadre de la pathologie cutanée les fièvres éruptives, les zymoses et les zoonoses, les intoxications telluriques, les septicémies, etc. La rougeole, la variole, la scarlatine ne sont absolument pas des maladies de la peau, et tout aussi bien que les manifestations cutanées des zymoses, des zoonoses, etc., elles sont du ressort de la clinique interne proprement dite, non de la clinique dermatologique. L'étude de ces pyrexies exanthématiques, ou de ces exanthèmes des pyrexies, peut être très profitable, sous le rapport de l'anatomie ou de la physiologie pathologique, à l'élucidation de divers points de pathologie cutanée, mais ce n'est pas une raison pour les soustraire à leur place réelle.

C'est encore empiéter sur la pathologie générale que de ranger parmi les conditions pathogéniques essentielles des dermatoses proprement dites les dyscrasies classées, telles que l'urémie, la cholémie, l'anémie, etc.; assurément il faut les invoquer, les discerner et les interpréter, le cas échéant, en présence d'une dermopathie, mais nous n'avons pas besoin d'insister pour démontrer à nos lecteurs que ces dermopathies secondaires, accessoires, ne doivent être érigées ni en maladies, ni en affections propres, et que ces dyscrasies, sur lesquelles il reste encore tant à apprendre, ne sont pas les causes ordinaires des dermatoses proprement dites, des « dartres » véritables si l'on veut employer une expression qui rende exactement notre pensée.

Et cela, qu'on veuille bien le remarquer, n'est pas, de notre part, affaire de sentiment ni question d'école, pas plus que sélection arbitraire, c'est l'ex-

En fait d'affections d'organes isolés, je mentionnerai le catarrhe chronique de l'estomac et des intestins, la tuméfaction du foie et de la rate, toutes sortes d'anomalies et d'états fonction-

pression logique de la nécessité dans laquelle nous sommes de ne pas laisser perdus et confondus, au milieu des conditions les plus disparates, les éléments pathogéniques essentiels qui appartiennent aux grandes dermatonoses, telles que l'eczéma, le psoriasis, le lichen, le prurigo, l'érythème multiforme, les acnés, le lupus, etc., c'est-à-dire aux dermatoses véritables, à celles qui remplissent, à titre légitime, le cadre proprement dit de la pathologie cutanée.

C'est là, en réalité, et non ailleurs, le terrain de la dermatologie ; c'est à la recherche de la vérité sur les conditions pathogéniques générales de ces véritables dermatoses, et non de la foule entière des dermopathies accessoires, qu'il faut consacrer ses efforts.

Existe-t-il, ou non, des conditions générales, propres à certains sujets qu'elles constituent en état pathologique, et sous l'influence desquelles un grand nombre de dermatoses naissent, évoluent, se reproduisent, alternent avec d'autres affections morbides déterminées ? C'est là le nœud de la question, c'est là le point qu'il faut aborder de face, non pas en mentionnant seulement le fait comme possible, mais en se demandant si il existe oui ou non des états constitutionnels pouvant être dénommés et classés, c'est-à-dire des maladies constitutionnelles.

Lorsqu'un individu a subi l'inoculation syphilitique, et que sa substance entière est à ce point dans une condition spéciale, qu'il n'est pas un point du corps entier où il soit possible de faire germer à nouveau l'élément virulent, n'est-il pas dans un état constitutionnel particulier, tenant sous sa dépendance immédiate une série de manifestations tégumentaires dont l'ensemble constitue la syphilis cutanée ? La réponse à cette question n'a pas besoin d'être formulée, et la connaissance de cette cause générale et supérieure n'est-elle pas pour le médecin la plus précieuse à acquérir ?

Lorsqu'un sujet, héréditairement ou accidentellement, présente à la peau ou dans le système lymphatique qui en émane des lésions diverses, mais qui ont toutes une uniformité clinique et une conformité anatomopathologique, le cachet « scrofuleux » et la nature tuberculeuse, voudrait-on ne pas voir là aussi quelque chose de général et de supérieur qui domine la série des affections cutanées, et viendra-t-il à l'esprit d'un médecin de nier la maladie constitutionnelle des scrofuleux et des tuberculeux, c'est-à-dire ce que nous appelons la scrofulo-tuberculose ? Nous sommes assurés que non.

Quand un sujet présentant l'hérédité rhumatismale ou goutteuse, ou soumis aux conditions efficientes de ces états pathologiques que nous réunissons avec un grand nombre de praticiens, après Bazin, sous le nom d'arthritis, est en proie, dans le cours de son existence, à une série de manifestations cutanées que l'on retrouve surtout chez ses analogues, qui alternent ou coïncident avec d'autres affections rhumatismales ou goutteuses, est-il possible de ne tenir aucun compte de ces conditions et de ne voir dans ces associations de faits que de simples coïncidences ? Deman-

nels, même physiologiques, du système génital féminin, la maladie chronique de Bright, l'albuminurie, qui peuvent être la

dez la réponse à cette question à la pratique des grands maîtres de ce pays, soit en médecine, soit en chirurgie, vous la trouverez hautement affirmative en faveur de la réalité et de l'importance considérable de l'arthritis.

Ne voit-on pas enfin certains sujets, presque toujours héréditairement prédestinés, présenter, en dehors des états morbides précédemment indiqués, diverses affections cutanées auxquelles aucune circonstance antérieure n'a pu donner lieu, qui récidivent sans cesse et déjouent toutes les ressources de la thérapeutique? Comment peut-on, dans ces circonstances, ne pas supposer que la constitution même de ces sujets a subi une altération propre, dont les manifestations cutanées ne sont qu'une dépendance? Et pourquoi se refuserait-on à dénommer par son nom devenu classique, l'herpétisme, une condition pathogénique ainsi précisée, et dont la conception renaît sans cesse de l'observation et de la pratique?

En vain objectera-t-on que nous ne savons pas en quoi consistent les maladies constitutionnelles — que les affections rapportées par nous à plusieurs d'entre elles n'ont pas de caractère spécifique — que beaucoup résistent à l'emploi des médications considérées comme spéciales à la maladie dont elles dérivent, — ou enfin que nombre de ces mêmes affections cutanées, que nous rattachons aux maladies constitutionnelles, guérissent parfaitement et avec rapidité sous l'action de moyens purement externes : aucune de ces objections n'atteint, en réalité, la doctrine des maladies constitutionnelles. L'ignorance de la nature propre de ces modifications profondes de l'organisme s'étend à toutes sans exception; on ne nie pas les phénomènes, parce qu'on n'en connaît pas la nature intime, la phthisie ou le cancer, parce que l'on ne les constate que dans leur réalisation. L'absence de caractères spécifiques n'est pas universelle; il y en a d'incontestables dans les syphilides et dans les scrofulides; il y en a également, bien que de plus discutables, dans les affections arthritiques et herpétiques; c'est un point à débattre, un sujet à éclairer par des recherches cliniques plus précises. D'ailleurs la détermination de la nature d'une affection se peut-elle toujours tirer de la seule condition objective, et n'est-on pas souvent obligé, même en syphiligraphie, d'arriver au diagnostic par exclusion et avec le concours de la série complète des symptômes? Enfin quelle valeur a cet argument, que la plupart de nos affections constitutionnelles peuvent être guéries par des moyens externes? Pense-t-on avoir réellement guéri un eczémateux, un psoriasique ou un acnéique, parce que l'on aura effacé la manifestation cutanée à l'aide d'applications externes, alors que cette manifestation récidivera sans cesse, et presque inévitablement, démontrant ainsi, d'une manière claire, que c'est l'altération cutanée qui a été modifiée, et non la maladie constitutionnelle dont elle dépend.

Assurément l'École de Vienne a rendu un service considérable à la dermatothérapie en amenant au degré de précision où il est aujourd'hui, le traitement purement externe d'un grand nombre d'affections cutanées; il y a longtemps que nos malades bénéficient de ce progrès, et nous marchons

cause de l'acné rosée, du prurit cutané, de l'urticaire aiguë et chronique, des anomalies de la sécrétion cutanée et de la pigmentation, du pemphigus, de l'impetigo herpétiforme. Des lésions cardiaques occasionnent la cyanose et l'œdème de la peau; des affections des nerfs, dans les limites de leur domaine périphérique, l'herpès zoster et toutes sortes de formes inflammatoires, ainsi que des troubles dans la nutrition et la sensibilité; des affections du système nerveux central, et surtout de la moelle: le zoster, le prurit cutané, le pityriasis rubra (1).

avec ardeur dans la voie tracée par Hebra, le chef illustre de cette École; mais cela ne nous empêche pas d'élever sans cesse nos regards au delà du fait purement contingent, et de trouver sans cesse également dans la notion des maladies constitutionnelles de précieuses ressources pour l'avenir des malades. C'est vraiment chose merveilleuse que le progrès réalisé depuis dix années dans le traitement local du psoriasis, de l'acné, du lupus, etc.; mais en voyant ces cures merveilleuses être si éphémères dans tant de cas, ne faut-il pas sans cesse chercher à éclairer d'un jour nouveau la condition pathogénique supérieure toujours persistante, et chercher toujours, soit à agir sur elle par tous les agents dont nous disposons, soit à trouver de nouveaux moyens d'action? C'est là la véritable doctrine qui doit être suivie en dermatologie, ainsi que dans toutes les branches de la nosologie. Nous ne manquerons pas d'en préciser chemin faisant les applications particulières.

(*Note des Traducteurs.*)

(1) Nous distinguons encore ici avec soin, comme nous l'avons fait tout à l'heure (Voy. la note de la page 105), les maladies dans le cours desquelles on peut voir survenir, à titre de complication, diverses altérations du tégument externe, des conditions pathogéniques propres de quelques dermopathies, telles que les altérations, physiques ou fonctionnelles, du système digestif ou de l'appareil génital. Les altérations du premier ordre ne sont que des complications plus ou moins importantes d'états morbides, qui ne sont pas de notre domaine; les affections du dernier sont, au contraire, de véritables dermopathies classées, qui peuvent exister indépendamment de la condition pathogénique intestinale, utérine, rénale, etc., mais qui en dérivent ou sont supposées en dériver. Toutefois, la question du mécanisme pathogénique de ces dermopathies deutéropathiques n'est pas aussi simple qu'on semble parfois le supposer. Nous savons à merveille que l'acné, par exemple, dans quelques-unes de ses formes, a des connexions certaines avec divers troubles gastriques, rénaux, utérins, etc., et nous supposons bien volontiers que des affections centrales ou internes puissent, par voie réflexe, déterminer à la périphérie la production de troubles trophiques; mais derrière cette simplicité et cette clarté apparentes existe, en réalité, une assez grande obscurité. Ces troubles internes restent si souvent sans radiation à la surface, et, d'autre part, ces altérations tégumentaires se

On rapporte au système nerveux vasomoteur une série d'affections de la peau, que, depuis Eulenburg et Landois, on désigne habituellement sous le nom d'angionévroses, telles que l'urticaire, l'acné rosée, le zoster. Par là on doit seulement entendre que sous l'influence d'une lésion des nerfs, des vaisseaux, que les plus récents travaux et entre autres ceux de Stricker nous ont appris à regarder comme vaso-dilatateurs et vaso-constricteurs, il se produit localement une dilatation ou une constriction des capillaires et des vaisseaux les plus ténus de la peau et, par suite, des phénomènes d'anémie ou d'hyperhémie locales, et d'exsudation. En étudiant spécialement les diverses formes et les différents processus morbides, cette désignation ne paraît justifiée que dans le plus petit nombre de cas. Le plus souvent, il ne s'agit là que d'une simple manière d'exprimer des phénomènes connus (1).

L'hérédité constitue également une cause de maladies de la peau ayant son siège dans l'organisme, soit d'une manière

rencontrent tant de fois sans avoir été précédées de ce trouble intérieur, qu'un premier doute apparaît, et cela d'autant mieux que la lésion cutanée ne cesse pas nécessairement par le fait de la guérison de la lésion supposée pathogénique, avec laquelle, au contraire, elle semble parfois alterner. On confond en maintes circonstances, comme cela se fait si souvent et d'une manière si peu conforme à la réalité, la succession de deux phénomènes morbides avec leur hiérarchisation véritable. Dans notre pensée, ces deux affections morbides, que l'on subordonne si délibérément l'une à l'autre, ne sont souvent, l'une et l'autre, que les manifestations d'une même cause supérieure, la maladie constitutionnelle, dont elles ne sont qu'une même expression en des lieux divers et sous des formes différentes. (*Note des Traducteurs.*)

(1) La question ici soulevée, envisagée dans ses termes généraux, est beaucoup trop vaste pour être traitée accessoirement; et, d'autre part, les faits dont il s'agit ne sont pas encore assez complètement élucidés pour qu'il y ait lieu d'en faire la systématisation ou qu'il soit possible d'en commencer la vulgarisation dans un enseignement élémentaire et clinique. (Voy. surtout, sur ce sujet, les *Bulletins de la Société de biologie*; les *Leçons* du professeur Vulpian, sur l'*Appareil vaso-moteur*; Paris, 1875; les *Leçons* sur les *Maladies du système nerveux*, du professeur Charcot, faites à la Salpêtrière en 1870; Paris, 1877, tome I, 3e édition; le travail du professeur Mayet (de Lyon) : *des Troubles de nutrition de la peau et du tissu conjonctif liés aux lésions du système nerveux*; Lyon, 1868; Marcacci : *Dermatoses consécutives aux lésions nerveuses*; in *Giornale italiano delle malad. vener. et della pelle*; juin 1878, etc., etc.). (*Note des Traducteurs.*)

directe, comme dans la syphilis, soit bien plutôt prédisposante comme dans l'ichthyose, le psoriasis, l'eczéma, la polytrichie, l'alopécie, le cancer, le nœvus, attendu que la descendance avec tout l'habitus propre en général et notamment la couleur des cheveux, la constitution de la peau, etc., ainsi que la prédisposition à certaines affections de la peau, proviennent des parents (1).

Comme causes générales prédisposantes aux maladies de la peau, il faut encore noter les conditions en partie extérieures qui résultent de l'âge, du sexe, de l'habitation, du genre d'alimentation et de vie, des occupations habituelles, du climat et du pays. C'est ainsi qu'on voit chez les enfants à la mamelle, et dans les premières années de la vie, se produire plus fréquemment de l'eczéma, de l'urticaire, de la séborrhée, et que, par exemple, le prurigo commence toujours vers la fin de la première année, tandis que le psoriasis se manifeste plutôt dans l'âge adulte. Au contraire, c'est chez les vieillards qu'on rencontre le plus habituellement le prurit cutané, l'épithélioma, les verrues. Le lupus érythémateux est plus fréquent chez les femmes que chez les hommes. Le lichen scrophulosorum et le prurigo s'observent plus ordinairement chez les enfants des classes pauvres et mal nourries, que chez ceux appartenant aux classes élevées de la société. Quelques affections sont plus fréquentes dans cer-

(1) Le principe de l'hérédité de certaines affections cutanées étant admis, nous n'attachons pas une grande importance à la discussion du mode de la transmission héréditaire, qui reste évidemment impénétrable dans son intimité.

Toutefois, nous croyons utile de ne pas unifier volontairement l'hérédité physiologique avec l'hérédité pathologique, la couleur des cheveux et le cancer; elles ne sont, en aucune manière, inséparables. D'autre part, l'une est absolue, immuable; rien ne peut empêcher que l'enfant naisse avec des cheveux rouges et reste ainsi; mais l'hérédité pathologique n'est presque jamais qu'une hérédité conditionnelle, éventuelle, que les conditions de l'existence pourront atténuer, modifier, et que l'hygiène et la thérapeutique peuvent souvent éteindre. De même qu'il appartient au moraliste de s'occuper de l'hérédité intellectuelle dans l'éducation des enfants, de même il appartient (ou il devrait appartenir) au médecin de poursuivre l'hérédité pathologique chez les descendants par tous les procédés de l'hygiène et de la thérapeutique. Il y a, dans cette direction pratique et utilitaire, une large voie à parcourir, et en ce qui concerne les affections cutanées, il y a toute une hygiène infantile préventive à créer. *(Note des Traducteurs.)*

tains pays que dans d'autres : ainsi, le prurigo se rencontre plus souvent en Autriche qu'en Angleterre; par contre, le nombre des psoriasiques y est moins considérable. Certaines affections sont propres à certaines zones, telles que la lèpre à quelques districts de la Norvège, aux côtes de la Méditerranée et à toute l'étendue des continents et des îles des mers du Sud.

Certains aliments produisent par voie réflexe des maladies de la peau, par leur action sur les voies digestives ou en irritant les nerfs du goût. L'urticaire à la suite de l'usage des fraises, des huîtres, des homards, etc., l'érythème après le baume de copahu, l'acné après les médications iodée et bromurée, sont des phénomènes bien connus. On a observé, dans quelques cas, la même chose après l'emploi de la quinine (1).

Si nombreuses et dans un certain sens si incontestables que soient les causes générales que je vous signale, il ne nous est, cependant, pas possible de démontrer pour la plupart le lien direct existant entre elles et les affections de la peau qu'elles occasionnent.

Infiniment plus claires sont, sous ce rapport, les conditions des affections idiopathiques de la peau, qui sont provoquées par des influences nocives agissant directement sur le tégument, ou, comme on les appelle généralement, causes externes. A leur nature et à leur mode d'action correspondent immédiatement le changement et la série des phénomènes morbides qui doivent régulièrement en procéder.

D'après leur nature, ces influences nocives sont mécaniques, dynamiques (caloriques) ou chimiques, ou consistent en organismes végétaux ou animaux qui infestent directement la peau.

En ce qui concerne l'action de la première, influences mécaniques nuisibles, elle se comprend très facilement. Dans la vie pratique et professionnelle la peau se trouve exposée à des actions nuisibles qui déchirent, blessent mécaniquement l'épiderme ou le derme, jusque dans leurs couches les plus profondes,

(1) Il est bien entendu qu'il ne s'agit ici que d'un aperçu étiologique général, et non d'un exposé complet. Il y a là de nombreux points de discussion que nous réservons (faits et théories) pour les chapitres relatifs aux affections envisagées en particulier. (*Note des Traducteurs.*)

occasionnent l'issue du sérum et du sang, l'inflammation et l'ulcération. La pression continue d'instruments de travail, de bandages, de courroies servant à porter des fardeaux, de chaussures, provoque l'épaississement et la callosité de l'épiderme et une modification organique du chorion et des papilles. Les contusions ont pour conséquence la déchirure des vaisseaux sanguins et l'épanchement du sang sous l'épiderme, ou dans la peau. Le seul grattage avec les ongles est une cause fréquente de maladies de la peau. Nous étudierons plus exactement cette espèce de cause morbide.

Une température excessivement élevée, la chaleur solaire, ainsi que le rayonnement d'un foyer et des flammes, occasionnent, tout comme l'exposition à une basse température, soit une rougeur passagère et la desquamation de la peau, soit une vive inflammation ou la carbonisation des tissus.

Certains agents ont une action chimique nuisible : ce sont tous les acides concentrés, tels que les acides chlorhydrique, acétique, sulfurique et nitrique, la potasse caustique, une foule de substances chimiques et de matières colorantes, telles que l'aniline, ainsi que des plantes et des sucs de plantes contenant un principe âcre, le mézéréum, l'arnica, la farine de moutarde, les orties, la plupart des huiles éthérées, l'huile de moutarde, de croton, etc., qui se trouvent en contact avec la peau soit accidentellement soit à dessein, comme dans certaines professions ou dans un but thérapeutique, par exemple, dans la méthode dérivative bien connue et jadis très appréciée. Ces substances désorganisent directement l'épiderme, ou même les couches plus profondes, ou bien encore irritent la peau et provoquent de l'hyperhémie et de l'inflammation,

On doit d'autant plus tenir compte de ces influences nocives que non seulement elles rendent la peau directement malade, mais qu'elles diminuent *in toto* sa force de résistance générale, en sorte qu'elle devient alors accessible à des actions qui n'auraient eu auparavant aucune prise sur elle. Par exemple, une application de compresses imbibées d'arnica sur un doigt blessé, en provoquant en ce point un eczéma, fera que la peau de la face s'affectera sous l'influence d'un faible degré de chaleur, ou que la peau de la nuque deviendra eczémateuse par le frottement d'un col empesé, tandis que, autrefois, elle aurait parfaitement supporté le contact de ce dernier et la chaleur du foyer. L'influence nerveuse générale elle-même est excitée par ces irritations locales. Il peut se faire que des frictions mercurielles aux parties génitales pour détruire des poux du pubis donnent lieu à un eczéma ; dans ce cas, le système vasculo-papillaire des pavillons des oreilles et de la face est irrité d'une manière réflexe par l'inflammation locale, au point que cette partie devient le siège d'hyperhémie et d'exsudation, qu'il se produit de l'eczéma longtemps avant que l'éruption de la région pubienne ait complètement disparu.

Ces conditions sont, en général, trop peu connues, parce que autrefois les médecins n'employaient pas si facilement des irritants de la peau. J'aurai l'occasion de revenir plus tard sur cette question (1).

En outre, bon nombre des influences nocives dont je viens de vous parler ont encore une action relative en rendant malade tel organe de la peau plus tôt ou d'une manière plus intense, tel autre plus tard ou pas du tout, en général cependant d'autant plus vite et plus gravement que la peau était déjà irritée antérieurement ou atteinte d'une affection qui agit alors comme excitant. Le seul emploi exagéré d'eau chimiquement indifférente sous forme de lotions, d'enveloppements, de douches, de compresses mouillées, provoque des maladies de la peau. Il donne lieu à la macération de l'épiderme, à de l'érythème, de l'eczéma, des furoncles.

(1) Nous sommes disposés à ajourner l'exposé de notre manière de voir sur ce point au moment où l'auteur le reprendra, comme il l'indique ; nous voulons seulement faire, dès ce moment, toutes nos réserves, non sur les faits qui sont incontestables, mais sur leur interprétation, que nous considérons comme moins simple. Nous exposerons alors que, dans notre pensée, « l'action réflexe » est souvent remplacée, en cette occurrence, par des irritations directes, par grattage, inoculation, etc., et qu'il faut lui substituer dans l'interprétation des faits, ou au moins lui associer l'état constitutionnel du sujet qui le rend exceptionnellement vulnérable aux agents du dehors, et qui porte la susceptibilité tégumentaire réflexe à ce point que l'eczéma mercuriel du pubis produise, par la voie nerveuse, un eczéma des oreilles et de la face ! (*Note des Traducteurs.*)

D'autre part, l'absence de soins de propreté est cause de certaines autres affections de la peau qui se manifesteut par l'accumulation et la décomposition de l'épiderme et des sécrétions ainsi que par l'action irritante de ces dernières sur le tégument, et enfin par la dilatation des glandes sébacées, etc.

Il y a à peine trente ans, on le sait, que les organismes végétaux et animaux sont considérés comme des causes de maladies de la peau. Ils végètent et vivent les uns dans la peau, spécialement dans l'épiderme, — véritables parasites et épiphytes, — les autres accidentellement et seulement à la surface de la peau, — épizoaires; — ceux-ci produisent localement le relâchement de l'épiderme, l'hyperhémie et l'exsudation à la suite d'une irritation mécanique et chimique, ou bien la lésion des papilles, l'épanchement sanguin et une inflammation compliquée, comme certains épizoaires; enfin on sait que, agents irritants, ils produisent par voie réflexe plusieurs autres phénomènes morbides, comme le prurit et l'eczéma.

Jusqu'à présent, nous n'avons envisagé que d'un coup d'œil général le substratum anatomique et physiologique des maladies de la peau; nous avons, en outre, indiqué, en nous référant à la pathologie générale et à l'histologie pathologique, les modifications que peuvent subir dans l'état morbide les éléments des organes et des tissus ainsi que les fonctions de la peau. Nous avons aussi parlé des symptômes des modifications locales qui se présentent dans la peau et du schéma de leur évolution régulière. Enfin nous avons signalé les causes générales qui peuvent produire ces modifications.

Cependant, nous n'avons pas ainsi présenté dans le sens clinique une exposition complète d'une maladie de la peau, et c'est là, cependant, l'objet spécial de nos études.

Tous les caractères réunis cités ci-dessus ne constituent pas toutefois la notion intégrale de l'essence et du tableau cliniques d'une dermopathie. Cette notion clinique implique plutôt encore le caractère d'une allure spéciale, c'est-à-dire d'un mode particulier d'origine, de développement, de durée, d'extension, de manière d'être générale et locale, en un mot ce qu'on est convenu d'appeler l'évolution totale. Ces circonstances, réunies à celles qui ont été indiquées plus haut, de la cause et des troubles locaux des tissus et des fonctions, donnent seules un ensemble symptomatique dans le sens clinique d'une maladie de la peau, — seule façon de comprendre et de représenter une dermatonose. Permettez-moi d'expliquer ce qui précède par un court exemple : sur le côté externe de la jambe de deux enfants se trouve une éruption de papules rouges prurigineuses et grattées, couvertes de croûtes, reposant sur une peau également durcie, un peu œdémateuse et à pigmentation foncée. La modification locale est exactement la même chez les deux enfants, mais non pas la maladie de la peau cliniquement parlant. Celle-ci peut être chez l'un des enfants le prurigo, maladie très rebelle, désagréable et même incurable ; chez l'autre, une maladie chronique facilement curable, un eczéma. Chacun de vous connaît les plaques d'urticaire. Vous voyez beaucoup d'individus atteints de cette forme d'éruption. Chez tous, les efflorescences sont pareilles, toutes présentent ces mêmes changements anatomiques; elles se développent chez tous de la même manière. Cependant, la signification clinique peut être différente chez chaque malade. Chez l'un la maladie sera une urticaire aiguë provenant de l'usage des fraises et disparaîtra au bout de peu de jours ; chez un autre, un enfant, elle sera le début d'une maladie qui durera autant que sa vie, le prurigo; chez un troisième, ce sera le symptôme partiel d'un processus dangereux, du pemphigus prurigineux; chez un quatrième, elle proviendra d'une irritation locale occasionnée par des punaises ; chez une femme, ce sera le symptôme réflexe d'un déplacement de l'utérus.

La différence consiste dans l'ensemble de phénomènes parmi lesquels ceux qui se rapportent à l'évolution spéciale sont seuls caractéristiques.

Vous comprendrez l'importance de ce que je viens de dire en raison des progrès que vous ferez dans la pathologie spéciale. Vous aurez l'occasion de diagnostiquer chez différents malades des formes morbides analogues et, cependant, au point de vue clinique, complètement différentes, et par là d'arriver à un bon pronostic et à un traitement approprié.

Cela m'amène naturellement à donner encore sur ces trois

points quelques indications générales, utiles pour l'étude pratique. Et, d'abord, je veux parler du diagnostic des maladies de la peau en général.

Diagnostic.

A l'appui de ce que je disais, je vous ai présenté une série de malades. Considérant le but pratique de nos réunions, j'ai aussi indiqué le diagnostic pour chacun de ces cas, et j'ai institué le traitement correspondant. En cela j'allais au-devant du désir très légitime que vous aviez, après avoir acquis tant de notions préliminaires et préparatoires, d'entrer enfin dans le sujet spécial de la dermatologie et d'étudier sur le vivant les différentes formes morbides, ainsi que d'en poursuivre le traitement.

Mais en abordant pour la première fois les malades atteints d'affections cutanées, les étudiants sont généralement déconcertés, alors surtout qu'ils voient la rapidité et la précision avec lesquelles le professeur expérimenté applique à chacun des cas le diagnostic : eczéma, psoriasis, pemphigus, lupus, etc... Il en est de même pour le praticien qui se trouve pour la première fois en face de ces sortes de maladies. Tout lui semble étrange, confus, incohérent; malgré la diversité de leurs symptômes, toutes les maladies cutanées dans leur ensemble lui paraissent identiques et avant tout bizarres; et il lui semble qu'il ne pourra jamais arriver à s'orienter dans cette confusion de symptômes qui se présentent à ses yeux.

Cet état d'inquiétude qui, en même temps, est un peu décourageant pour les commençants, ne sera certainement pas de longue durée, lorsque, par l'exercice, vous aurez appris à voir et à distinguer. Vous en serez également affranchis de suite lorsque vous reconnaîtrez que le diagnostic de ces affections est tout autre que ce que l'on suppose ordinairement, et que c'est au moyen d'une méthode rigoureuse que l'on arrive régulièrement à la solution du problème.

Beaucoup de personnes s'imaginent, par exemple, que, à l'aspect d'un cas de maladie cutanée, ce qu'il faut faire avant tout, et rien d'autre, c'est de poser de suite le diagnostic de ce cas, et de dire : « Ceci est un eczéma, ou un psoriasis, ou un herpès » etc., C'est une erreur. Le praticien le plus exercé et le plus expérimenté, lui-même, ne peut pas toujours établir d'emblée ce diagnostic. Chaque année, ce praticien expert se trouve en présence d'une ou de plusieurs formes morbides qu'il n'a jamais vues, dont il n'a lu la description dans aucun ouvrage, et qui, par conséquent, sont des cas absolument ou relativement uniques. Et cependant, ces cas eux-mêmes peuvent être diagnostiqués d'une façon exacte; je veux dire par là que l'on peut toujours arriver à apprécier exactement la signification, la nature des divers symptômes qu'ils présentent. La classification de ces cas se fait alors d'elle-même, d'après la somme totale des symptômes diagnostiqués, des altérations pathologiques, du siège de l'affection, de sa marche, etc... (1).

Le praticien instruit arrive à ce résultat en suivant dans la recherche du diagnostic une certaine méthode, en poursuivant son enquête d'une façon progressive et graduée. Il en agit de même pour les cas plus ordinaires, seulement l'habitude et l'expérience lui permettent de le faire, d'ordinaire, très rapidement, en quelque sorte d'un seul jet. Quant au médecin moins expérimenté, il est obligé de suivre cette même voie lentement, et c'est pour lui qu'il est nécessaire de savoir quelle méthode et quelle direction lui permettront d'arriver à établir le diagnostic.

Et d'abord abstenez-vous des renseignements que peuvent fournir les commémoratifs (anamnèse), ou restez en défiance à leur égard. Dans la pratique privée, où l'on doit avoir des égards particuliers pour les désirs personnels des malades, il ne conviendrait pas d'interrompre brusquement les récits et les plaintes que le patient vous expose. Mais l'on ne s'y arrêtera sérieusement que s'il donne des renseignements réels et positifs, par exemple sur le point où le mal s'est primitivement montré. Dans ce cas même, vous trouverez souvent que les faits que l'on vous raconte n'ont aucun rapport avec la maladie actuelle; ainsi un individu se plaint et vient vous consulter

(1) Cela est parfaitement juste, sous la réserve nécessitée par quelques cas relatifs à des altérations non encore histologiquement déterminées, ni cliniquement classés. (*Note des Traducteurs.*)

à propos d'un mal à la figure, mais il passe sous silence la maladie principale ou essentielle, parce que celle-ci se trouve sur un tout autre point du corps, où elle n'incommode pas le malade, où elle lui semble insignifiante. Mais les erreurs et les inexactitudes dans les commémoratifs sont bien autrement graves, quand elles ont trait à d'autres circonstances pathologiques importantes, telles que la durée, le mode d'invasion, la marche, les causes, etc..., de sorte que nous nous sommes fait une règle générale de laisser complètement de côté les commémoratifs. Nous écoutons ces récits avec patience et même avec intérêt, mais ils ne nous impressionnent nullement et surtout nous ne les provoquons jamais avant d'avoir procédé à l'examen pathologique (1).

Cet examen commence en réalité seulement avec l'étude des symptômes objectifs que l'on peut constater sur la peau, et c'est de cette constatation objective seule que l'on peut déduire le diagnostic. Sous ce rapport, nous nous trouvons, vis-à-vis des maladies cutanées, à peu près dans les conditions favorables que, dans l'étude des sciences naturelles exactes, on rencontre à propos des objets naturels, plantes et minéraux, dont nous

(1) Cette dernière partie des conseils de l'auteur aux commençants, en ce qui concerne les anamnestiques, est celle qui résume certainement le mieux sa pensée et celle qu'ils doivent retenir. C'est, en effet, le plus souvent pour le médecin chose fastidieuse et médiocrement utile, pour le débutant chose dangereuse, que de se laisser diriger par le patient, qui aime d'ordinaire à prendre la voie détournée et qui tient, par-dessus toute chose, à exposer ses doléances ou ses théories. Toutefois, nous tenons pour certain que ce mal est nécessaire, inévitable aussi bien (dans notre pays, au moins) à l'hôpital que dans la pratique de la ville. Il faut savoir le supporter là comme ici, en essayant de l'atténuer, et, qui mieux est, souvent de l'utiliser. Au milieu des mille riens débités par le malade, il apparaît quelquefois un mot utile, précieux même à enregistrer. Tout cela, au demeurant, est du domaine de la pathologie générale ; le médecin instruit sait parfaitement que les anamnestiques n'ont jamais, venant du patient, qu'une valeur relative ; à lui d'en faire l'interprétation et le jugement. C'est là une de nos préoccupations dans l'enseignement clinique de la dermatologie. Nous nous attachons, en laissant les malades (dans la mesure convenable, bien entendu) exposer leur petite histoire, à montrer aux élèves de quelle manière ils devront, dans leur propre pratique, *savoir écouter* les patients (rare, mais précieuse qualité pour un praticien !), tout en tirant de leurs élucubrations ce que de droit. (*Note des Traducteurs.*)

déterminons la nature seulement et uniquement d'après leurs caractères objectifs, physiques et chimiques. Le diagnostic des maladies de la peau doit et peut être le plus possible objectif; c'est avec les symptômes dont il se déduit que l'on peut mesurer, comparer l'exactitude des renseignements commémoratifs; mais l'inverse n'est pas possible.

Pour obtenir un résultat aussi satisfaisant, l'examen du malade doit être fait conformément à une certaine méthode et au but à atteindre.

Pour ce qui est de la méthode, nous appellerons l'attention sur les points suivant :

Il faut examiner la peau à un jour naturel favorable, et dans une pièce dont la température est modérée, Une grande partie des symptômes dermopathiques étant exprimés par des différences de coloration : rougeur dans toutes les nuances possibles, pigmentation, etc., l'éclairage artificiel et la lumière solaire directe ne valent rien pour la constatation de ces symptômes. Une température trop élevée ou trop basse, sous l'influence de laquelle des portions de peau normales peuvent prendre une coloration anormale, rouge, violette, ou pâle, ou marbrée, doit être également évitée.

De plus l'examen doit généralement porter sur la peau dans toute son étendue, et non pas seulement sur la partie qui est supposée malade, ou qui est présentée au médecin. On doit ici apporter les plus grandes précautions ; chez les femmes, on aura soin, par exemple, de recouvrir les parties du corps à mesure qu'on les a examinées ; et pour ce qui est des parties génitales, on ne les visitera qu'autant que cela serait nécessaire. Il n'est plus besoin des mêmes précautions pour les hommes.

Un examen de la totalité du corps ne nous renseigne pas seulement sur l'état général de la peau, et sur l'ensemble de la santé du malade, de l'état de nutrition dans lequel il se trouve et sur différentes circonstances spéciales qu'il peut présenter; mais encore il est désirable et tout à fait nécessaire pour élucider les maladies cutanées, car il permet quelquefois de découvrir des symptômes importants qui viennent compléter l'ensemble pathologique, ou qui sont essentiellement caractéristiques et qui autorisent le médecin à rattacher tous ces phénomènes à une entité morbide (1).

On doit d'abord saisir tous les symptômes qui sont accessibles aux yeux; cela ne vaut rien de toucher de suite avec le doigt les places malades; on fait ainsi disparaître la rougeur tenant à l'injection des tissus, et, par conséquent, la coloration et la forme de certaines efflorescences; on masque une partie de la zone malade, on en fait ainsi des parties isolées et l'on trouble l'aspect général.

Le toucher ne doit venir qu'en second rang comme auxiliaire du diagnostic, pour apprécier la température, la consistance de la peau, le degré de douceur ou de rugosité qu'elle peut présenter dans les différentes parties malades et sur le reste de son étendue, pour distinguer les taches produites par l'hyperhémie de celles qui sont le résultat d'une hémorrhagie ou d'un dépôt pigmentaire.

Certains médecins ont prétendu distinguer au moyen de l'odorat diverses formes morbides, la rougeole, la scarlatine, la variole, etc... Nous n'avons pas, quant à nous, grande confiance dans ce sens pour le diagnostic des maladies de la peau (2).

L'emploi du microscope et les examens chimiques constituent des procédés scientifiques importants et parfois décisifs que nous appelons souvent à notre aide pour établir le diagnostic. La chimie n'a jusqu'à présent projeté qu'une bien faible lumière sur la constitution des productions pathologiques, et ne peut

(1) La nécessité de l'examen de la totalité du corps, surtout en clinique, et le plus souvent possible dans la pratique, est pour nous un axiome; nous pratiquons ces examens méthodiquement depuis de nombreuses années, sans aucun préjudice pour les malades, et au grand bénéfice de l'exactitude du diagnostic et de l'enseignement de la dermatologie. (*Note des Traducteurs.*)

(2) Le sens de l'odorat ne peut, en effet, fournir aucune donnée pour le diagnostic des pyrexies exanthématiques. Nul médecin de notre pays ne formule de prétention à cet égard. En dermatologie, au point de vue du diagnostic, l'odorat ne donne pas non plus d'indices de grande valeur. Toutefois, il ne peut être nié que « l'odeur de souris », par exemple, propre au favus, ne puisse être et ne soit, en fait, parfois invoquée pour un diagnostic extemporané ; quelques fétidités particulières peuvent être également reconnues : l'odeur gangréneuse, la fétidité des plaques syphilitiques, etc. (*Note des Traducteurs.*)

guère aider à les distinguer les unes des autres (1); mais le microscope sert à démontrer l'existence d'organismes parasites, et à étudier d'une manière approfondie la constitution histologique de beaucoup de maladies cutanées.

Le but prochain de l'examen de la peau n'est donc pas encore le diagnostic méthodique des maladies de cet organe; mais il doit être d'abord un jugement sur l'état général de la peau, un moyen d'apprécier jusqu'à quel point celle-ci, sous le rapport de la coloration, de l'injection et de la pigmentation, des pores, des lignes et des sillons connus, sous le rapport de la tension, de la douceur, de la souplesse, de l'abondance plus ou moins grande des poils, de l'onctuosité, de l'épaisseur, de l'état de la couche adipeuse sous-jacente, graisseuse, etc., se rapproche ou s'éloigne plus ou moins, dans le cas actuel, de l'état normal. On doit examiner avec soin si ces phénomènes qui, tout en restant dans la normale, peuvent, cependant, se mouvoir entre les limites assez larges du plus ou du moins, correspondent ou, au contraire, sont étrangers à l'individu et à ses relations, à sa race, à son âge, à son sexe, à sa profession, à ses occupations et à son genre de vie. L'expérience et les études préalables sur l'état de la peau normale doivent diriger le jugement du médecin sous ces différents rapports.

Cet examen général a-t-il fait découvrir dans un sens quelconque une anomalie de l'état de la peau? Ce qu'il faut distinguer avant tout, c'est sous quelle forme elle se présente, si elle est atypique, c'est-à-dire si l'épaississement, la rougeur, la pigmentation, etc., sont diffus, irréguliers, ou si elle est typique,

(1) La chimie physiologique et pathologique, cultivée en ce moment avec ardeur dans notre pays par des médecins de talent, comblera ou commencera à combler, avant peu, la lacune qui est ici signalée. Nous pourrions déjà apporter quelques matériaux d'un grand intérêt, mais nous ne voulons pas anticiper. Nous nous bornons à signaler les recherches de notre savant collègue et ami, M. Quinquaud, non seulement sur les variations de l'hémoglobine dans les diverses affections cutanées, mais encore sur la constitution chimique variable selon les espèces pathologiques du liquide des bulles, des pustules, etc., recherches d'une grande précision et qui ne pourront être que d'un grand secours pour la détermination de cas encore difficiles ou obscurs. (*Note des Traducteurs.*)

c'est-à-dire si elle a le caractère des efflorescences dites primitives.

Il est de la plus grande importance pour le diagnostic d'examiner attentivement et de savoir nettement distinguer les efflorescences accessibles à la vue, comme les taches, nodosités, plaques ortiées, etc., des phénomènes morbides secondaires, tels que squames, croûtes, cicatrices, etc. Mais que l'on n'aille pas croire que ces caractères morphologiques constituent tous les éléments nécessaires au diagnostic de la forme pathologique, ou qu'il soit suffisant de pouvoir reconnaître correctement dans ce sens quelques efflorescences de la peau.

Ce qu'il est bien plus nécessaire d'éclaircir, c'est par exemple si l'efflorescence, c'est-à-dire l'altération pathologique, a réellement son siège dans l'épiderme ou dans le chorion et le tissu cellulaire sous-cutané ; ce qu'il importe de savoir, c'est si la maladie s'accompagne de phénomènes inflammatoires soit aigus, soit chroniques, si elle a plutôt les caractères d'un néoplasme, quelle marche elle affecte, si elle coïncide ou non avec une altération persistante, telle qu'une exfoliation, ou une destruction ulcéreuse ou cicatricielle de la peau ; de quelle façon elle s'étend, suivant un type connu, par exemple débutant par un point central qui se développe vers la périphérie, ou suivant une forme atypique ; comment s'arrangent et se propagent les efflorescences par rapport les unes aux autres, ou par rapport à certaines régions de la peau, suivant le trajet des nerfs et des vaisseaux, et ainsi de suite, en procédant du particulier au général, d'après la méthode synthétique.

Je ne veux pas répéter ici, en les tirant de la symptomatologie générale, les caractères des différentes formes d'efflorescences, ni parler du siège qu'elles peuvent occuper, de la marche qu'elles suivent et de la diversité de leur constitution anatomique. Pour cela, je dois renvoyer à ce qui a déjà été dit.

Très souvent l'examen de ces symptômes essentiels est rendu difficile par le dépôt, sur les portions de peau malades, de croûtes formées par sérosité ou du sang desséché, ou de squames graisseuses ou épidermiques. Pour établir correctement le diagnostic, il est nécessaire d'enlever au préalable ces croûtes et ces squames ; cependant, comme il n'est pas toujours possible de le faire, parce que cela peut être douloureux pour les malades, mieux vaut reculer le diagnostic jusqu'au moment où l'on aura pu les faire tomber par des moyens appropriés (applications huileuses, émollientes, emplâtres, lavages), et procéder alors à un libre examen des symptômes essentiels primitifs de la maladie.

En procédant ainsi, on arrive graduellement, mais sûrement, à se faire une idée de la marche entière de la maladie, et c'est le seul moyen de parvenir à un diagnostic méthodique. En réunissant tous les phénomènes morbides, on n'a pas seulement le tableau d'une ou de plusieurs efflorescences, mais on constitue un tout clinique. Caractères provenant de la forme, de l'arrangement, de la distribution, des altérations anatomiques, et je ne saurais trop insister sur ce point, de la marche des accidents, tout cela réuni donne seul l'image de la maladie et fait l'objet du diagnostic. En effet, nous plaçons un nom spécial de maladie sur une certaine somme de symptômes que l'expérience nous montre dans une corrélation typique, et tous les éléments de ce diagnostic sont objectifs, sans que nous ayons en quoi que ce soit à nous occuper du malade.

Le symptôme objectif du prurit, lui-même, de la démangeaison, doit être reconnu et constaté d'une façon objective. « Quand on a des démangeaisons, on se gratte » n'est pas seulement un dicton, mais bien une vérité d'histoire naturelle. Le doigt qui gratte trace des lignes sur la peau ; au début ce sont des traits rouges avec une légère desquamation ; plus tard, quand on a gratté violemment, ce sont des excoriations saignantes ou bien recouvertes de croûtes qui, après leur cicatrisation, laissent des lignes colorées par du pigment. Plus il y a longtemps que l'individu se gratte, plus on trouve des traces de démangeaison anciennes à côté des nouvelles, et, d'un autre côté, plus on a gratté violemment, plus les excoriations sont profondes et compliquées de phénomènes inflammatoires. On peut donc, par la simple inspection de la peau, diagnostiquer si la démangeaison existe, si elle date de plus ou moins longtemps, si elle provoque un grattage modéré ou violent, et, quand il existe chez un individu une maladie cutanée reconnaissable par d'autres symptômes, on peut établir si c'est une affection donnant lieu à des démangeaisons, l'eczéma, la gale, ou une maladie ne s'accompagnant pas de démangeaison, comme la syphilis. Il y a bien encore quelques autres éléments de diagnostic à tirer des points du corps où l'on note les symptômes du grattage, car, dans certains états morbides déterminés, la démangeaison et le grattage sont limités à certaines régions de la peau, tandis que, dans d'autres cas, ces symptômes se présentent d'une façon atypique sur toute l'étendue du corps (1).

L'exposé que nous venons de faire nous paraît fournir des points d'appui suffisants pour la marche générale de la diagnose. Quant aux éléments particuliers du diagnostic de chaque maladie, ils appartiennent à la pathologie spéciale.

J'ai à peine besoin de faire encore observer ici qu'un médecin instruit devra, alors même qu'il s'agit de poser le diagnostic d'une maladie de la peau, rechercher également la solution de ce problème dans l'état et le fonctionnement des autres organes et systèmes du corps; chez la femme, par exemple, il devra s'assurer de l'état des organes génitaux internes; et cela en raison de cette circonstance que nous avons fait ressortir dans l'étiologie générale, que beaucoup d'affections cutanées sont liées originairement ou occasionnellement à des états pathologiques des organes intérieurs. Dans tous les cas, d'ailleurs, une maladie de la peau peut être compliquée d'un autre état pathologique de l'organisme général, ou de certains organes en particulier (2).

(1) Voyez la note de la page 77.

(2) A l'exception des cas, assez nombreux d'ailleurs, dans lesquels le diagnostic objectif est suffisant, quand on s'est assuré de l'existence ou de l'absence de complications ou de troubles concomitants de la santé générale, nous pensons que le diagnostic complet d'une affection cutanée n'est réalisé que si l'on a établi quelle est sa *nature*, c'est-à-dire si elle est de cause externe, directe ou indirecte, ou bien, au contraire, si elle est de cause interne. Par ce dernier terme, nous n'entendons pas seulement rechercher si l'affection cutanée est deutéropathique, c'est-à-dire secondaire à l'altération d'un autre point de l'économie, mais bien encore, et surtout si elle n'est pas l'expression de ce que nous appelons une maladie constitutionnelle. (Voy. plus haut, la note de la page 105 et suiv.) Cette donnée est une de celles que nous recherchons avec le plus de sollicitude au point de vue du pronostic à porter et des indications thérapeutiques à établir. (*Note des Traducteurs.*)

SIXIÈME LEÇON

Marche, importance et conséquences, pronostic des maladies de la peau. Thérapeutique générale. — Classification des dermatonoses.

Au diagnostic des maladies de la peau se rattache immédiatement l'intérêt scientifique que comportent la marche de ces maladies, leur importance et les conséquences qu'elles peuvent avoir pour l'organe qui a été atteint, et pour l'organisme en général, ainsi que leur curabilité, toutes circonstances dont l'ensemble fait l'objet du pronostic que réclame la pratique médicale.

Sous tous ces rapports, les maladies cutanées présentent de très grandes différences et beaucoup de variétés.

Certaines maladies de la peau ont constamment une marche aiguë, de ce nombre sont les affections à forme typique ; d'autres, au contraire, ont toujours une marche chronique, ou bien même elles durent toute la vie ; quelques-unes enfin peuvent présenter ces deux formes. Il en est qui s'accompagnent toujours ou occasionnellement de fièvre, tandis que d'autres sont toujours apyrétiques. Quelques-unes ne se présentent qu'une seule fois dans la vie, d'autres, au contraire, récidivent à plusieurs reprises. De certaines formes on peut dire par avance qu'elles resteront limitées à un seul point ou sur une région déterminée du tégument ; pour d'autres, on peut prédire, au contraire, qu'elles peuvent s'étendre ou même que certainement elles s'étendront sur une partie plus ou moins considérable, ou même sur la totalité de la peau ; du reste, un traitement convenablement dirigé peut limiter considérablement la durée et l'extension de la maladie.

Il peut arriver que plusieurs affections, tout à fait différentes quant à leur nature, aiguës et chroniques, se présentent en même temps chez un individu, par exemple : la gale, la syphilis, le psoriasis, l'eczéma, la variole, etc.

L'importance subjective et objective des diverses maladies de la peau varie aussi beaucoup.

Il en est un assez grand nombre qui donnent lieu à des altérations des formes extérieures de nature à occasionner aux sujets qui en sont atteints un grand préjudice moral ou matériel, alors même que le mal, sous le rapport pathologique, est sans importance, telle est l'acné de la face. En outre ces affections peuvent avoir une influence locale ou générale immédiate, et entraîner des conséquences ultérieures, auxquelles il faut apporter une attention spéciale.

Beaucoup de maladies de la peau, alors même qu'elles durent plusieurs années, n'amènent pas d'altérations persistantes de cet organe; elles n'ont d'autre effet que la gêne qu'elles produisent, la difformité, les sensations pénibles, le prurit, la douleur, la fièvre quelquefois, et l'obstacle qu'elles apportent aux devoirs de la profession ou de la société, en même temps que les troubles de l'état moral.

D'autres dermopathies, au contraire, entraînent occasionnellement, ou toujours, suivant leur nature, une atrophie, une dégénérescence ou une fonte purulente, et laissent à leur suite des altérations durables et définitives ou même des pertes de substance de la peau. Quand ces altérations ont eu leur siège à la face et qu'elles ont amené une destruction du nez, des paupières ou même du globe de l'œil, ou bien quand elles siégeaient aux extrémités, surtout s'il est survenu des complications, elles sont alors suivies de déformations persistantes, de troubles fonctionnels; la mobilité des articulations en demeure atteinte, la motilité, la sensibilité sont diminuées, etc.

En dehors des maladies de la peau qui se rattachent étiologiquement à des états pathologiques du sang et des humeurs, à des dyscrasies spécifiques ou à des maladies des organes internes, et qui, par conséquent, ainsi que nous l'apprend l'étiologie générale, semblent originairement associées à ces états pathologiques, la plupart des maladies cutanées n'ont aucune influence préjudiciable sur l'organisme général, sur la nutrition et la constitution. Beaucoup peuvent durer toute une vie, sans déterminer de troubles éloignés ou généraux.

Il en est d'autres, cependant, qui exercent une action nuisible incontestable sur l'état général ou sur certains organes ou systèmes, et pourtant cette influence générale mauvaise n'est pas toujours en proportion directe de l'intensité du travail pathologique dont la peau est le siège. Telles sont d'abord les affections qui entraînent un travail étendu et considérable de sécrétion exsudative et purulente, avec fièvre ou démangeaison, et qui, par la perte matérielle des humeurs, par le défaut d'appétit et les mauvaises digestions, par l'insomnie et la douleur, amènent une irritation nerveuse de l'organisme, résultat final de ces phénomènes morbides.

Certaines maladies de la peau, dont l'origine ne peut, dans l'état actuel de nos connaissances, être rattachée à aucune affection interne, et qui surgissent tout à coup chez un individu que l'on considérait jusque-là comme complètement sain, conduisent, cependant, d'une façon régulière et progressive au marasme, à la tuberculose, comme le lichen ruber, le pityriasis rubra; ou bien à une cachexie spécifique par la voie connue de la métastase, comme le cancer et le sarcome.

Enfin certaines affections de la peau, que la plupart des sujets supportent sans que l'état général en soit atteint, comme le prurigo, l'eczéma chronique, le lupus érythémateux, peuvent chez quelques individus déterminer des maladies de Bright, ou une pneumonie avec ses suites possibles, ou bien encore, elles peuvent, par suite d'une lymphangite, d'un érysipèle, d'une carie ou de complications de toutes sortes, occasionner des maladies dangereuses et mêmes mortelles (1).

Les circonstances que nous avons énumérées à propos de la marche et de l'essence matérielle des maladies cutanées, ont un

(1) On doit distinguer avec soin les complications proprement dites des affections de la peau d'avec les lésions organiques, aiguës ou lentes, qui peuvent apparaître consécutivement à leur évolution, mais qui n'en dépendent pas; telle l'albuminurie du lupus érythémateux, de l'eczéma, etc., laquelle se rattache non à la dermopathie, mais à l'état constitutionnel du sujet, lequel, en pareil cas, est presque toujours la scrofulose; l'albuminurie et l'affection lupeuse sont, l'une et l'autre, des manifestations de la même condition morbide supérieure, non le résultat l'une de l'autre. (*Note des Traducteurs.*)

rôle prépondérant dans leur pronostic, c'est-à-dire au point de vue de leur curabilité ou de leur incurabilité relative ou complète. Certaines maladies de la peau guérissent toujours suivant la loi naturelle de leur marche, quelques-unes en laissant après elles des traces locales ou générales de leur existence; d'autres enfin ne laissent aucune trace.

Aucune maladie cutanée n'est incurable d'une manière absolue, et s'il nous est impossible de débarrasser complètement certains patients de leur maladie, nous le pouvons, cependant, dans un très grand nombre de cas. Chez les autres sujets, en faisant disparaître ou en modérant certains symptômes, nous sommes à même de ralentir la marche de la maladie, et chez ceux-là, comme pour les cas relativement incurables, nous pouvons rendre l'état plus supportable pour les malades, ou bien retarder les conséquences gênantes ou dangereuses des dermatonoses, et de cette façon, prolonger la vie des patients.

Il est bien certain que le pronostic dépend aussi en grande partie du traitement, dont le succès est surtout entre les mains du médecin.

C'est pour ce motif que je dois appeler votre attention sur quelques points généraux de la thérapeutique des maladies de la peau.

THÉRAPEUTIQUE GÉNÉRALE

Il est étrange de voir encore aujourd'hui beaucoup de médecins et de gens du monde envisager la curabilité et les indications du traitement des affections cutanées d'une manière entièrement différente de la façon dont ils envisagent les maladies d'autres organes. Tandis que, pour ces dernières, tout le monde comprend la nécessité de recourir à des moyens de traitement et à des méthodes qui agissent le plus rapidement possible, beaucoup de médecins et de personnes étrangères à la profession s'imaginent que dans le traitement des maladies de la peau il faut toujours observer une certaine précaution pour que leur guérison ne cause pas quelque préjudice à l'organisme général, si même ils ne considèrent pas absolument la maladie de peau comme un *noli me tangere*. Les médecins et particulièrement les plus jeunes ont souvent dans la pratique à lutter contre cette opinion.

Il est fortement à soupçonner que ces idées ont en général cours chez des gens qui n'ont pas les connaissances nécessaires pour instituer un traitement exact et correct, et que, dans la suite des temps, elles ont été oubliées partout où jadis elles régnaient; mais c'est qu'elles ont disparu devant l'évidence des faits, comme pour la gale, par exemple.

Quoi qu'il en soit, ces idées ont encore assez d'empire pour qu'il y ait nécessité d'en tenir compte, et de nous y arrêter un moment. Elles se relient encore à l'opinion ontologique, généralement admise jadis, que les maladies cutanées sont des dépôts de matières morbides, ou des exutoires qui remplacent d'autres sécrétions et excrétions, soit physiologiques, soit pathologiques, dont la nature se décharge spontanément vers l'extérieur sous forme d'exanthèmes, dont la suppression ou la répercussion sur les organes intérieurs devait nécessairement amener une maladie de ces derniers. C'est principalement de la part des remèdes externes, pommades, emplâtres, teintures, que l'on redoute cette action répercutante.

La médecine moderne a complètement fait disparaître cette notion ontologique du cadre des phénomènes pathologiques. Nous savons même qu'une dyscrasie psorique ou herpétique que l'on puisse matériellement caractériser d'une manière quelconque, n'existe pas, et qu'il n'existe pas non plus une acrimonie (âcreté) de sang que l'on puisse exprimer par une formule chimico-pathologique. Nous savons également que dans les productions et les excrétions provenant des maladies de la peau, on ne trouve en aucune façon des matières étrangères à l'organisme, mais que l'on y rencontre des éléments de sérum et des éléments figurés, ainsi que des corps de toute sorte, mais de même nature que ceux qui existent normalement dans le corps, et que, par conséquent, il n'existe pas de matières « psoriques » ou « âcres » dans les foyers et dans les produits pathologiques. De plus, il est tout à fait inadmissible au point de vue physiologique de dire que l'on puisse réussir à faire rentrer dans l'organisme une particule de sérum ou de tissu qui est morte et qui a été excrétée sur la surface de la peau. Enfin, c'est une chose bien connue que l'histologie pathologique aussi bien que l'expérimentation ont prouvé que le caractère de la plupart des maladies réside dans certains phénomènes purement locaux qui se développent dans le tissu de la peau, et que l'on peut toujours, en partie du moins, provoquer volontairement chez des individus complètement sains.

On devrait donc croire que la conséquence logique des faits qui ont été exposés serait d'admettre qu'il est possible, suivant certaines indications, de traiter localement les maladies de la peau et d'en obtenir d'une manière générale la guérison ; on devrait supposer, par conséquent, que cette manière de voir ne peut pas être combattue ou mise en doute, du moins par les médecins.

Dans le fait, ce n'est plus en s'appuyant sur des motifs théoriques, mais en invoquant certains faits réels, que les idées modernes sur le traitement des dermopathies sont tenues en suspicion par quelques personnes.

Ainsi l'on objecte que beaucoup de maladies de la peau, celles notamment qui consistent en phénomènes hyperhémiques et inflammatoires, aigus ou chroniques, que certains néoplasmes et la gale elle-même, lorqu'il survient simultanément une maladie aiguë, fébrile, une pneumonie, une fièvre typhoïde, des convulsions et la diarrhée chez les enfants, etc., pendant une défaillance, un collapsus subit, dans le coma, perte de connaissance prolongée, et dans l'agonie, on objecte, dis-je, que beaucoup de ces affections cutanées pâlissent tout à coup, s'affaissent ou même suivant leur nature disparaissent complètement, mais se développent de nouveau et s'exagèrent dès que la convalescence de ces diverses maladies concomitantes se produit, dès que l'organisme commence à reprendre des forces.

L'observation de ces faits a donné naissance à cette idée, qui est encore actuellement soutenue par certaines personnes, que sous l'influence des circonstances que nous avons énumérées, la maladie cutanée ou un agent psorique contenu en elle est réellement rentré dans un organe intérieur, cerveau, poumon, etc., où il a déterminé l'inflammation, l'irritation qui conduit à des crises éclamptiques, avec coma, etc.; et finalement a été repoussé par la *vis medicatrix* de la nature, à l'extérieur, sur la peau; et c'est ainsi que l'on explique comment les symptômes fébriles et ceux qui se rapportent à la maladie de l'organe intérieur ont immédiatement disparu.

Mais l'observation calme et froide a montré que l'interprétation des faits doit être tout autre que celle qu'on en a donnée; on a vu que, dans les cas en question, la pneumonie avec fièvre, les symptômes du typhus, etc., avaient toujours existé avant l'apparition de la maladie cutanée, et que celle-ci n'a disparu que pendant le cours de ces diverses affections; que, par conséquent, la reproduction de la maladie de peau n'a eu lieu qu'à la suite de ces maladies d'un autre genre et ne les a pas précédées; et qu'enfin, d'après la succession des faits, cette rétrocession ne pourrait pas être considérée comme la cause, mais plutôt comme la conséquence du développement de la maladie interne.

Et même c'est dans ce sens qu'elle est plutôt explicable, mais, cependant, pas dans tous les cas. Il est facile de comprendre, par exemple, que dans les cas où la peau devient subitement anémique, comme dans la syncope, dans le collapsus même, la rougeur d'injection et l'infiltration qui appartiennent au psoriasis, ne peuvent pas persister, et que, par cela même, le psoriasis disparaît lui aussi; on comprend aussi que dans la peau, anormalement échauffée et soumise à des conditions anormales de circulation et de nutrition d'un fébricitant, les acares de la gale se développent moins ou même arrivent parfois à mourir complètement; on comprend enfin que le psoriasis fait de nouveau son apparition, que les œufs des acares se développent dès que, l'anémie ou la maladie fébrile ayant disparu, la turgescence et la nutrition de la peau redeviennent normales et favorables, par conséquent, à la production des phénomènes pathologiques du psoriasis et à la vie des animalcules de la gale.

A toutes ces circonstances qui font que l'idée d'une rentrée, d'un refoulement, d'une répercussion des maladies de la peau est inadmissible et incompréhensible au point de vue scientifique, puisqu'elle n'a jamais été démontrée effectivement, veuillez encore ajouter ce fait extrêmement éloquent que, dans des centaines et des centaines de mille cas, les maladies de la peau de tous genres ont été traitées et guéries, sans le moindre préjudice pour les individus qui en étaient atteints, par les moyens et les méthodes de l'école de Vienne, et avec cela vous serez toujours suffisamment forts pour lutter avec énergie contre ce préjugé que je vous signale et que je blâme, de quelque côté que viennent les objections que l'on pourrait faire à vos projets de traitement.

Vous ne pourrez pas, il est vrai, empêcher que, accidentellement, après que vous aurez délivré un enfant d'une séborrhée de la tête ou un vieillard d'un eczéma de la partie inférieure de la cuisse, le premier soit atteint de convulsions, ou le second enlevé par un œdème pulmonaire, et que ces deux accidents soient attribués à la répercussion de la maladie cutanée. Mais, par bonheur, un semblable accident ne se présente que rarement, et vous devez patiemment supporter de tels reproches, de même que l'on voit souvent des gens qui soutiennent que l'on aurait pu éviter la terminaison fatale d'une pneumonie, si, au lieu d'une tisane de guimauve, on avait donné une mixture huileuse.

Que le médecin se mette donc au-dessus de ces reproches, alors il ne manquera jamais du « courage de la responsabilité » qui est absolument indispensable pour réussir dans le traitement des maladies cutanées, comme dans la pratique chirurgicale (1).

(1) Nous nous associons à l'auteur pour déclarer que, dans la très grande majorité des cas, le traitement externe des dermopathies, voire même de celles que nous considérons comme liées aux maladies constitutionnelles, peut être effectué à l'aide des moyens externes, sans aucun danger pour le malade. Toutefois, dans l'état encore très imparfait de la physiologie pathologique, nous ne jugeons pas qu'il y ait utilité à disserter sur les théories médicales anciennes ou récentes de la répercussiou ou de la métastase. D'ailleurs, la variété des affections qui remplissent le cadre de la dermatologie est tellement grande, qu'il est véritablement impossible d'appliquer à toutes ces affections diverses une formule générale. En fait, y a-t-il des cas dans lesquels il puisse être nuisible à un titre quelconque, présent ou à

Je crois qu'il sera avantageux, pour éviter des répétitions ultérieures, de vous faire connaître maintenant d'une manière générale les remèdes et les méthodes qui sont usités dans le traitement des maladies de la peau.

Les moyens de guérison que nous avons à considérer ici sont surtout des médicaments dits *externes* que l'on applique directement sur les parties malades ; on n'emploie qu'un petit nombre de remèdes dits *internes*.

Aux premiers, aux médicaments externes et au traitement local, nous devons des guérisons très satisfaisantes, souvent très sûres et brillantes. Mais, afin que vous puissiez en faire l'usage convenable, je dois tout d'abord vous faire connaître les circonstances particulières auxquelles se rattachent le succès ou l'insuccès de leur application.

Eu égard au grand nombre et à la grande variété des formes pathologiques des affections cutanées, la série des méthodes et des moyens de traitement externes ou locaux est très peu considérable; et cependant, vous le savez et les malades le savent aussi, nous obtenons le plus souvent la guérison par

venir, de faire disparaître certaines dermopathies? Voilà ce que demande le médecin praticien ; or, la réponse à cette question ne peut être donnée d'une manière absolue. Voici, par exemple, un sujet atteint de bronchite alternant avec une dermopathie, le plus habituellement un eczéma ou un prurigo : est-il certainement sans inconvénient de traiter activement la dermopathie par des moyens externes? Nous ne croyons personne autorisé à affirmer qu'il ne puisse *jamais* y avoir aucun dommage à le faire. De même pour l'eczéma existant chez un sujet albuminurique, ou encore chez un sujet à hérédité mentale, particulièrement si la dermopathie existe à la tête. La théorie n'a rien à voir ici ; c'est affaire d'observation pure, et dans le doute qui subsiste sur certains points de cette question, nous ne conseillerons pas aux médecins d'être absolus dans leur pratique en ces différentes conjonctures. Qu'ils aient le courage de la responsabilité, selon la très heureuse expression du professeur Kaposi, cela est assurément nécessaire ; mais qu'ils ne soient hardis qu'à bon escient. Traitez sans crainte les dermopathies des sujets qui ne sont pas atteints de lésions viscérales, de ceux dont les émonctoires, et surtout de ceux dont les reins fonctionnent certainement bien ; dans tous ces cas, votre responsabilité ne court aucun risque et le malade aucun danger; mais dans le cas contraire, examinez bien la situation du patient, enquérez-vous avec soin de toutes les circonstances antécédentes. Avec un peu de timidité ou en prenant vos réserves, vous ferez souvent au mieux pour le malade et pour vous. (*Note des Traducteurs.*)

leur emploi ; c'est pourquoi la méthode de traitement des maladies de la peau, en usage dans notre école, jouit d'une réputation très répandue de certitude et de succès.

Cela m'amène à vous parler d'une remarque que vous n'aurez pas à faire par vous-mêmes, je l'espère, dans votre pratique professionnelle et dont vous ne serez pas, je le désire, obligés de confirmer l'exactitude.

Chaque jour, on peut voir que des médecins, parfaitement instruits sous tous les rapports, éprouvent les plus grands embarras dans le traitement des maladies de la peau et ne peuvent pas venir à bout de guérir une affection vulgaire, un eczéma, par exemple, bien qu'ils connaissent exactement et qu'ils emploient les médicaments qui donnent à nous et à d'autres les succès les plus certains.

D'où cela provient-il?

D'abord d'une supposition erronée, contre laquelle je veux vous mettre en garde.

Beaucoup de médecins s'imaginent que, en présence d'une maladie de la peau, ils ont avant tout à en poser le diagnostic méthodique. Cela étant fait, et je veux l'admettre bien fait, il s'agit par exemple d'un eczéma, le médecin se figure alors qu'il n'y a rien de plus pressé pour lui que de chercher dans un traité ou un compendium des maladies de la peau ; là il doit trouver les moyens qui sont recommandés contre l'eczéma, la pommade de diachylon, le goudron, etc. Il ne lui reste plus qu'à employer ces remèdes et la maladie doit guérir.

Mais, d'une manière générale, nous ne possédons que très peu de moyens qui agissent efficacement contre le processus pathologique en lui-même, que l'on puisse, par conséquent, employer d'après une sorte de règle générale et dont on puisse attendre la guérison dans le cas actuel, comme l'arsenic à l'intérieur contre le lichen ruber, l'huile de foie de morue contre le lichen scrofuleux, le soufre contre le prurigo. Pour le restant, nous ne connaissons que des remèdes et des méthodes qui peuvent améliorer et faire disparaître tels ou tels symptômes des maladies. C'est donc contre les divers symptômes isolés que notre traitement doit être dirigé, sans nous préoccuper tout d'abord de savoir à quelle forme pathologique appartient l'un ou l'autre symptôme morbide. En s'adressant ainsi à chaque symptôme isolément, on peut alors également, par cela même, faire disparaître la maladie, parce que, en définitive, celle-ci est constituée par la somme de ces symptômes.

Nous verrons de plus que chaque forme pathologique présente aux différentes périodes de sa marche des symptômes très différents. Les symptômes de l'eczéma, par exemple, sont à une certaine époque une rougeur avec desquamation, à un autre moment on trouve des vésicules, de l'inflammation, du gonflement, et dans une troisième période, il y a du suintement et une formation de croûtes. Eh bien! le médicament qui agit favorablement contre le premier symptôme que nous avons signalé, employé dans la seconde période de la même maladie, ne sert de rien, ou plutôt il est nuisible, en ce qu'il exagère les phénomènes inflammatoires.

Il en est de même de cette circonstance que la même affection présente au même moment des symptômes différents sur diverses parties du tégument. Ce serait un traitement très défectueux que celui qui, parce que la maladie est systématiquement la même partout, consisterait à appliquer aussi le même remède sur tous les points de la peau, qui, cependant, présentent des symptômes différents.

Nous devons donc connaître exactement et apprécier les symptômes actuellement existants, suivant chacune des parties qu'ils occupent, et sans tenir compte de l'affection générale, nous devons leur appliquer les remèdes et les méthodes de traitement qui leur conviennent, et changer la médication, dès que les symptômes eux-mêmes se modifient d'une manière graduelle ou essentielle.

Pour résoudre un tel problème, il faut déjà une attention très persévérante et soutenue par une grande expérience scientifique.

En voyant toujours dans les seuls symptômes du moment l'indication essentielle pour le traitement, nous sommes en position de traiter convenablement jusqu'à un certain point, des maladies de la peau dont nous ne pourrions pas dans le moment établir le diagnostic scientifique d'une manière bien nette. Que l'on s'en tienne aux altérations morbides que l'on a sous les yeux, que l'on cherche à les faire disparaître, et de cette façon l'on procurera déjà un grand soulagement au malade, et souvent on pourra préparer la voie à la guérison proprement dite.

Mais le succès du traitement ne dépend pas seulement du choix que l'on aura fait du médicament qui convient à tel ou tel symptôme ou à la région spéciale de la peau sur laquelle on l'applique. Il faut encore que ce remède soit employé suivant une méthode telle, que le but que l'on se proposait d'atteindre localement soit aussi obtenu d'une façon sûre. De là vient ceci qu'un médecin obtiendra avec de l'huile de table ordinaire et du savon, ou avec une pommade simple, dans un délai de vingt-quatre heures, une guérison qu'un autre n'obtiendra pas du tout dans le même nombre de jours. Je vous conseille donc de peser bien mûrement la méthode éprouvée dont vous ferez le choix, et de ne pas vous décider légèrement.

Enfin, n'oubliez pas que les médicaments bien choisis, convenablement appliqués sur la place où ils doivent être mis, n'exercent pas seulement une action curative contre les symptômes pathologiques existants, mais peuvent encore, en raison de leurs propriétés physico-chimiques, exercer sur les parties saines comme sur les parties malades de la peau, une action qui se manifeste sous forme de maladie. Non seulement, ce qui est, d'ailleurs, connu, les caustiques peuvent, contrairement à notre intention, détruire aussi la peau saine à côté des parties malades, mais encore des substances tout à fait indifférentes et innocentes, l'huile de table, l'huile de foie de morue, l'eau de fontaine même peuvent, quand on les applique sur une peau malade, exagérer localement les symptômes morbides ou les modifier d'une façon défavorable, tout aussi bien qu'elles peuvent rendre malades les parties saines de la peau. Aussi doit-on, dans le maniement des médicaments, penser toujours à ces actions secondaires possibles et agir en conséquence dans la marche du traitement.

Tout cela repose sur deux conditions : la première est que l'on connaisse le plus exactement possible l'action que les différents remèdes peuvent déterminer sur la peau saine et sur la peau malade. La seconde est que, dans chaque phase du traitement, on fixe par avance et méthodiquement l'action locale que l'on désire obtenir du médicament mis en usage, et qu'on mette celui-ci de côté aussitôt que cette action a été effectivement obtenue. En effet, tous les organes cutanés ne sont pas également vulnérables par les agents extérieurs et ne sont pas susceptibles de réagir contre eux d'une égale façon ; il en est de même à l'égard des médicaments. Tandis que, par exemple, l'expérience nous apprend qu'il faut pratiquer sur la peau environ douze frictions de savon noir pour faire complètement tomber l'épiderme, voilà, cependant, que chez un malade, après quatre frictions, la peau devient rouge et œdémateuse ; il est certain qu'il serait extrêmement préjudiciable de faire encore huit frictions chez cet individu. L'effet désiré, c'est-à-dire la chute totale de l'épiderme, a été déjà obtenu avec quatre frictions ; or, les frictions que l'on ferait en plus ne pourraient qu'enflammer la peau au delà du but que l'on se proposait, et déterminer une nouvelle maladie.

C'est avec intention que je me suis longuement étendu sur ce sujet. C'est seulement dans le cours de votre pratique que vous reconnaîtrez la grande importance des conditions générales, que je vous indique ici, d'un traitement rationnel des maladies de la peau, et cela à votre satisfaction, si vous vous y conformez, à votre grand regret, si vous vous en écartez.

Mais, des conditions que je vous ai exposées, il ressort encore un enseignement qui a une grande valeur : c'est qu'il n'est nullement question ici de recueillir à grand'peine une quantité de formules et de recettes pour le traitement des maladies de la peau, et de vous creuser le cerveau pour les entasser dans votre mémoire, pour les savoir toutes, parce que le médicament préparé suivant ces formules ne produit aucun effet entre les mains de tel médecin, tandis qu'il donne les meilleurs résultats entre les mains d'un autre.

Ce qui est essentiel pour réussir dans le traitement des maladies de la peau peut se résumer dans les trois points suivants :

1° Bien apprécier les divers symptômes de la maladie sur les différents points de la peau et dans chaque période de la maladie ;

2° Déterminer et reconnaître exactement les modifications qui peuvent être obtenues localement dans ces symptômes en vue de la guérison ;

3° Connaître les divers médicaments par lesquels on peut obtenir cette modification, ainsi que la manière dont on doit les employer (1).

Les médicaments le plus communément usités dans le traitement local ou externe des maladies de la peau sont :

(1) Tous ces conseils, que l'on trouvera peut-être un peu élémentaires, sont au contraire de première nécessité et absolument en situation. A Paris comme à Vienne, il n'est pas aisé de faire comprendre aux médecins et aux élèves que l'art de traiter les affections de la peau ne consiste pas plus à appliquer quelques formules faites d'avance, que l'art de traiter la pleurésie, le glaucome ou la pierre dans la vessie. Quand, dans notre enseignement, nous montrons aux élèves beaucoup de malades nouveaux, la foule nous est assurée ; si nous donnons la composition d'une pommade ou d'une lotion, chacun prend des notes avec ardeur ; mais si nous voulons faire saisir aux assistants les détails de la thérapeutique appliquée, leur montrer comment les indications du traitement sont variables d'un jour à l'autre, et par conséquent les inviter à revoir plusieurs fois les mêmes malades, le vide se fait autour de nous. La plupart des médecins vivent dans la même erreur ; quel est le dermatologiste à qui quelque confrère n'a pas maintes fois demandé, dans une conversation hâtive : « A propos, dites-moi donc votre remède contre le psoriasis (ou toute autre affection) ; j'ai employé, dans un cas récent, les lotions de Z..., la pommade de X..., ou l'enveloppement si vanté par Y..., et mon malade va de mal en pis ». Le remède pour une affection quelconque de la peau ne vaut que dans la mesure de celui qui l'applique. Ce qu'il faut faire, c'est d'apprendre à l'appliquer ou de laisser la dermatothérapie aux dermatologistes, ainsi qu'on laisse le glaucome aux ophthalmologistes et la pierre aux lithotomistes.

Depuis moins de dix ans, une révolution profonde a été accomplie dans la thérapeutique dermatologique, grâce surtout, nous le reconnaissons avec empressement, aux travaux et à l'enseignement de Hebra et de l'école de Vienne. Là où l'on se bornait à l'expectation, quelquefois même à la conservation, ou bien où la médication interne intervenait seule, on agit activement et directement soit par les substances médicamenteuses appropriées, soit par une série nouvelle de moyens qui confinent à la thérapeutique chi-

L'eau, sous forme de bains de baignoire chauds ou froids, simples ou additionnés de substances médicamenteuses, sulfure de potasse ou de chaux, soude, alun, sublimé, sel marin, etc., sous forme de douches, de bains de vapeur, d'enveloppements humides (méthode de Priessnitz) et locaux. En général, à moins que l'on ne se propose un but spécial en prescrivant un bain d'une température particulièrement basse ou élevée, le bain chaud sera réglé suivant la manière dont le malade le supporte.

La durée des bains de baignoire sera mesurée suivant l'habitude ordinaire des gens, mais suivant le but spécial, on pourra le prolonger pendant plusieurs heures ou plusieurs jours, voire même pendant plusieurs semaines ou plusieurs mois. Ces derniers, les bains continus, ont été proposés par Hebra, qui en a rendu l'exécution possible par une disposition spéciale de bains qu'il a imaginée, — le lit d'eau d'Hebra (Hebra'sches Vasserbett).

Nous reparlerons en détail de ce moyen thérapeutique en son temps, ainsi que de son action curative et de ses indications.

En général, l'eau agit en amenant le ramollissement, la macération de l'épiderme et des produits morbides qui y sont déposés, écailles et croûtes ; on l'emploie froide, chaude ou très chaude suivant les cas spéciaux ; elle a pour résultat de modérer l'inflammation, comme dans les cas de furoncles, de dermatite, d'érysipèle, de phlegmon ; mais, si elle reste trop longtemps en contact avec la peau, elle peut l'irriter, déterminer de l'eczéma.

Aussi est-ce surtout comme moyen de macération qu'on l'emploie pour obtenir le ramollissement et le détachement des squames et des croûtes ; puis, comme véhicule pour des substances médicamenteuses et pour l'application du savon ; on l'emploie également sous forme d'enveloppements protecteurs

rurgicale : raclage, scarifications, etc. Tout cela constitue, à côté de la science dermatologique, un art dermatothérapique qui ne peut s'acquérir par intuition. Il n'est aucune des méthodes nouvelles qui ne soit mise en pratique dans notre hôpital Saint-Louis, étudiée, et le plus souvent perfectionnée, nous ne craignons pas de le dire, dans cet établissement unique par le nombre et la concentration des malades, et qui sera la première école dermatologique du monde le jour où l'on voudra organiser et utiliser ses incomparables ressources. (*Note des Traducteurs.*)

dans les cas de pertes étendues d'épiderme (dans les brûlures, le pemphigus, etc.), et enfin, on l'utilise comme moyen antiphlogistique (1).

C'est par la macération qu'ils déterminent, — et ils amènent ainsi la guérison d'une manière en quelque sorte spécifique — (dans le prurigo, le prurit, le psoriasis, etc.), qu'agissent les enve-

(1) A côté des bains d'eau ordinaire, nous devons mentionner les bains d'eau minérale, que l'on emploie avec tant de succès contre les dermopathies. Il est bien entendu, toutefois, que les bains d'eau minérale ne trouvent leur indication que dans les affections déterminées de la peau qui ont un caractère chronique et constitutionnel. Il ne saurait en être question pour les éruptions cutanées aiguës, accompagnées de phénomènes fébriles, qui naissent par le fait d'une cause générale spécifiée telle que la rougeole, la scarlatine, la variole, etc. Il en est de même des éruptions symptomatiques de certains états morbides aigus (*herpes labialis, sudamina, purpura*). Même exclusion de cet agent balnéaire en ce qui concerne les cancroïdes de la peau ou les différentes formes de cancer propres au tégument externe. Nous en dirons autant des maladies parasitaires (parasites végétaux ou animaux), où l'indication principale a pour objectif la destruction du parasite. Les difformités de la peau soit congéniales, soit accidentelles, échappent également au pouvoir, et par conséquent à l'application de ce mode de traitement. Ainsi, l'ichthyose pourra se modifier momentanément sous l'influence des eaux minérales, mais leur action ne paraît guère, en somme, avoir rien de plus durable que celle des bains ordinaires.

En ce qui a rapport aux affections érythémateuses ou furonculeuses, les bains d'eaux minérales peuvent être utiles, en dehors de la période d'acuité, pour combattre les prédispositions qui favorisent le retour ou maintiennent le cours de ces affections.

Mais c'est notamment, c'est *spécifiquement* aux affections *génériques* de la peau que s'adresse, comme agent thérapeutique éprouvé, le bain d'eau minérale. Son rôle, dans ces cas, ne saurait logiquement être réduit à une simple action topique, c'est-à-dire à opérer la macération de l'épiderme et à faire disparaître les produits anormaux de sécrétion qui se trouvent à sa surface.

En dehors de l'absorption dont il a déjà été question, les bains minéraux employés avec méthode, à une température appropriée et pendant un temps suffisant, ont d'essentielles applications dans le traitement des dermopathies. Les bains minéraux constituent une thérapeutique essentiellement pathogénique, c'est-à-dire qu'ils modifient les conditions générales de l'organisme, innées ou acquises, qui président à la genèse et assurent la persistance, caractère essentiel et si désespérant des dermopathies. Suivant donc les indications, on pourra avoir recours à leur action altérante, le plus souvent reconstituante et stimulante, tantôt sédative, tantôt substitutive. (*Note des Traducteurs.*)

loppements de caoutchouc proposés par Hardy et par Hebra (1), et qui consistent en vêtements ou parties de vêtements confectionnés avec du caoutchouc vulcanisé ou avec des étoffes caoutchoutées. Placés sur la peau à nu, ces tissus imperméables empêchent l'évaporation du liquide de la perspiration cutanée,

(1) L'enveloppement par le caoutchouc est une méthode toute française, qui appartient (méthode, procédé et indications) au docteur Colson (de Beauvais); nous l'avons déjà indiqué dans plusieurs publications. Au professeur Hardy appartient l'honneur très grand d'avoir introduit la méthode de Colson à l'hôpital Saint-Louis, où nous l'avons trouvée, à l'entrée de l'un de nous dans cet établissement, appliquée sur une échelle assez restreinte, sauf dans la division de notre savant collègue, M. Lailler, de qui nous avons appris à la connaître et à l'appliquer, nous sommes heureux de le dire. Depuis cette époque, nous avons soumis la méthode, durant de longues années, à une expérimentation publique, et nous croyons avoir contribué à en développer et à en préciser les indications. Son succès est incontestable, ce qui, pour une méthode française en France, est une rare fortune et une preuve de valeur extraordinaire.

Voici, au point de vue de la restitution historique, ce que l'un de nous (E. Besnier) a écrit en 1875, dans un mémoire *sur l'Emploi des tissus imperméables, et notamment de la toile de caoutchouc dans le traitement des affections de la peau,* publié dans le *Bulletin de thérapeutique,* numéro du 30 janvier :

«La première idée et la première application du traitement des dermopathies par l'emploi de la toile de caoutchouc appartiennent à un éminent praticien de la province, le docteur Colson, de Beauvais, qui en a lui-même signalé et précisé brièvement, mais avec la plus grande netteté, les principales indications dans un excellent travail publié en 1869 (1); mais il y avait une quinzaine d'années déjà que le savant médecin de Beauvais employait la toile vulcanisée. Il n'avait toutefois, bien à tort trop modeste ou trop discret, encore rien publié sur ce sujet, lorsqu'en 1866 une rencontre professionnelle lui fournit l'occasion de recommander l'emploi de ce moyen à M. le professeur Hardy, qui le mit bientôt en œuvre dans plusieurs affections de la peau, en obtint les résultats les plus satisfaisants et put écrire à la fin de 1866 à M. Colson les lignes suivantes : « J'ai vérifié l'exactitude des « résultats que vous m'avez annoncés, et, depuis quinze mois, j'ai presque « toujours remplacé les cataplasmes employés pour combattre les phénomènes « inflammatoires de la peau par l'application de la toile de caoutchouc, et cela « *au grand avantage des malades;* dans mon service d'hôpital, les cataplasmes « ont presque complètement disparu maintenant. »

Au mois de septembre de l'année 1867, le professeur Hebra, de Vienne, reçut à Paris, de M. Hardy, l'indication du nouveau mode de traitement, le

(1) *De l'emploi de la toile de caoutchouc vulcanisé dans les maladies dartreuses,* par M. Colson, médecin-chirurgien en chef des hospices de Beauvais (*Gazette des hôpitaux de Paris,* n° 23, 25 février 1869, p. 89).

lequel se réduit en gouttes et réduit la peau à l'état de macération.

Les corps gras de toutes sortes sont très habituellement mis en usage pour obtenir le ramollissement des produits morbides déposés sur la peau : l'huile d'olive, l'huile de foie de morue, l'axonge, la glycérine, le pétrole, le baume du Pérou, et la vaseline, récemment importée d'Amérique ; c'est une substance tirée des résidus du pétrole, ressemblant à une gelée jaunâtre, transparente, se liquéfiant et s'étalant facilement, sans goût et sans odeur, non susceptible de rancir, très molle et très onctueuse, représentant une sorte de paraffine.

Les corps gras sont appliqués tels quels sur la peau au moyen de bandes de flanelle, ou étalés sur de la toile, ou simplement en frictions, après qu'on les a fondus, ou bien on les transforme en pommades en les broyant avec du mercure, du sublimé, du précipité blanc, de l'acétate de cuivre, du sulfate de cuivre, de l'acétate de plomb, de l'iode, de l'iodoforme, du soufre, du goudron, de l'acide phénique, etc., et l'on emploie ces pommades, comme nous l'avons dit, pour les graisses simples.

Parmi les emplâtres, les plus usités sont : l'emplâtre mercuriel, l'emplâtre de litharge et l'emplâtre de savon ; par contre, on ne doit pas conseiller l'emplâtre de diachylon composé (emplâtre adhésif) parce que, chez beaucoup de personnes, il détermine de l'eczéma.

Nous faisons un grand usage du savon mou (savon vert), un savon de potasse gélatiné, ayant une odeur qui se rapproche de celle de l'huile de poisson, et ayant à peu près la même consistance que les pommades, savon que nous préférons de beaucoup au savon dur ou savon de soude, dans le traite-

mit en expérimentation dès son retour à Vienne, et publia en 1869 les résultats extrêmement favorables qu'il en avait obtenus (1).

Nous aurons à revenir sur cette méthode à propos de la thérapeutique spéciale. (*Note des Traducteurs.*)

(1) *Archiv für Dermatologie und Syphilis*, n° 1, analysé par M. le docteur A. Lorber, médecin aide-major à l'hôpital militaire de Lyon (voir *Annales de dermatologie et de syphiligraphie* de Doyon, t. I, p. 235).

ment des maladies de la peau. On l'emploie avec de l'eau pour obtenir la macération et la chute des matières grasses, des écailles et des croûtes ramollies, ou bien on le frotte sur la peau comme une pommade, auquel cas il détermine la chute de l'épiderme, ou bien on l'applique après l'avoir étalé sur de la flanelle, auquel cas il détermine non seulement la macération, mais encore une irritation assez profonde des tissus.

En outre des divers savons de toilette, nous employons encore, mais particulièrement dans un but thérapeutique, l'esprit de savon de potasse, que l'on obtient, d'après les indications d'Hebra, en faisant digérer du savon vert avec moitié de son poids d'alcool parfaitement rectifié, puis on filtre; le savon de glycérine liquide de Sarg, qui est également un savon de potasse; enfin aussi certains savons de fabrication spéciale, contenant des substances médicamenteuses, comme le savon de soufre, le savon de sable et de soufre (contenant une poudre de pierre ponce ou de talc de Venise pulvérisé), le savon de goudron, le savon de goudron et de soufre, le savon à l'iode et au soufre, le savon phéniqué, etc. (1).

Le goudron (huile empyreumatique) que l'on tire de plusieurs espèces de bois, par distillation sèche, occupe une grande place dans notre arsenal de médicaments.

Nous employons le goudron du hêtre, *oleum fagi*, du bouleau, *oleum rusci*, et celui du juniperus oxycedrus, huile de cade, de même qu'une solution alcoolique éthérée de goudron, préparée sur les indications d'Hebra, la teinture de bouleau, *tinctura rusci*, dont nous vous ferons connaître en détail les propriétés particulières dans la thérapeutique spéciale. La résinéon, un produit de distillation du goudron, a été longtemps en usage. Un autre produit chimique tiré du goudron, l'acide phénique ou carbolique, est également employé par nous, dans le même

(1) Nous avons aujourd'hui acquis une expérience suffisante de l'application du savon mou pour être en mesure d'étendre considérablement le champ d'action de cet agent précieux et d'en donner les indications précises; nous aurons occasion de revenir sur ce sujet dans la thérapeutique spéciale. Signalons seulement ici, pour abréger, la thèse récente de Ch. Grandraux, faite sur les indications de Lailler. Paris, mai 1879. (*Note des Traducteurs.*)

sens que le goudron, mais aussi comme agent de cautérisation. Une série de corps ayant une grande affinité au point de vue chimique, l'acide benzoïque, la résine de benjoin, l'acide salicylique, l'acide chrysophanique, et l'acide pyrogallique, possèdent jusqu'à un certain point une influence thérapeutique très marquée.

Les alcooliques et l'éther, éther sulfurique ou éther pétroléique, le chloroforme, certains liquides appartenant au groupe des éthyles, sont employés soit seuls, soit associés à des corps qu'ils tiennent en dissolution comme analgésiants, pour combattre la sensation de douleur et de prurit.

L'amidon de riz, de froment, la poudre de racine d'iris de Florence, la poudre de talc de Venise, d'amiante, sont employés seuls ou associés aux oxydes de zinc ou de bismuth et dans des combinaisons diverses; bien qu'ils ne représentent qu'un remède indifférent et inoffensif, cependant, ils ne laissent pas de rendre des services très importants dans le traitement des maladies de la peau. L'expérience vous apprendra que, dans certaines formes pathologiques, la méthode de traitement indifférente, anodine, est la seule qui convienne, et vous verrez que, même pour appliquer ce mode de traitement, il faut, quant à la méthode et aux remèdes, s'appuyer sur quelque chose de positif.

Une autre série de médicaments est employée dans le but de détruire des productions pathologiques résultant de l'inflammation et se présentant sous forme de tumeurs, qui sont déposées dans la peau, ou bien lorsqu'on les applique à un degré d'intensité moindre, dans le but d'exciter une inflammation artificielle. Ce sont les acides végétaux et minéraux : acides acétique, chlorhydrique, sulfurique, nitrique, phénique, salicylique; les alcalis, l'ammoniaque, la potasse caustique ou la chaux, le chlorure de zinc, le chlorure d'antimoine, la pierre infernale, le sulfate de cuivre, la pâte de Vienne, de Landolfi, de Canquoin, la solution de Labarraque ou de Plenck, la poudre du frère Côme, médicaments sur l'ensemble desquels nous reviendrons plus tard pour examiner leur mode spécial d'action ainsi que les indications de leur emploi.

Il faudrait encore ajouter ici la galvanocaustique et l'électrisation.

Parmi les médicaments internes qui se sont montrés réellement efficaces contre certaines affections de la peau, nous devons citer : l'arsenic, le mercure, l'iode, l'huile de foie de morue, les préparations de goudron, la quinine, l'acide phénique, la tisane de Zittmann (1), tandis que d'autres médicaments sont simplement employés comme améliorant la nutrition et favorisant la circulation, ou sont dirigés contre des maladies spéciales, générales ou qui atteignent certains organes isolés, en quelque sorte uniquement pour aider le traitement local, pour empêcher les récidives. Tels sont le fer, les eaux minérales alcalines et ferrugineuses, le bromure de potassium, l'hydrate de chloral, les narcotiques et les hypnotiques en général, les cures de lait et de petit-lait, les moyens diététiques spéciaux, etc., que l'on trouve si souvent l'occasion de prescrire dans le traitement des maladies cutanées suivant les conditions individuelles de chaque malade.

Par contre, toutes les tisanes et les purgatifs recommandés comme ayant la propriété spéciale de purifier le sang, hématocathartiques, de même que les drogues d'Europe ou exotiques, réputées comme agissant d'une façon spécifique contre les dartres et la soi-disant disposition aux dartres, comme l'hydrocotyle

(1) L'auteur faisant ici une simple énumération des principaux agents de la thérapeutique dermatologique, nous n'interrompons son exposé que pour dire quelques mots de la « tisane » de Zittmann, peut-être inconnue de quelques-uns de nos lecteurs. C'est une préparation absolument incohérente au point de vue pharmacologique, constituée surtout par une décoction de salsepareille, etc., etc., dont la partie active réside dans le séné, le calomel et le cinabre. Biett et Cazenave l'auraient employée avec succès contre certaines affections osseuses profondes de la syphilis crânienne ; nous avons, pour notre part, essayé de l'appliquer à ces cas de syphilis encéphalo-rachidienne dans lesquels les préparations régulières restent sans effet, et nous ne saurions encore donner une opinion très précise sur les résultats obtenus, dont l'appréciation, en ces circonstances, est toujours difficile. Nous engageons ceux qui voudraient faire les mêmes tentatives que nous à commencer par de petites doses, pour essayer le degré de tolérance du patient ; les effets purgatifs des premières doses sont violents et réclament une surveillance attentive. (*Note des Traducteurs.*)

asiatique qui a eu son heure de réputation, la hura du Brésil, ou encore les tisanes usitées en France (1) de pensée sauvage, de douce-amère, etc., tous ces médicaments, dis-je, n'ont pas la moindre influence sur la marche des maladies de la peau (2).

Jusqu'ici nous avons produit un grand nombre de faits relatifs tant aux maladies de la peau en général, qu'au siège anatomique, à la signification pathologique, aux symptômes cliniques, aux causes de ces maladies, aux méthodes et aux moyens de leur diagnostic et de leur traitement. Nous sommes, par conséquent, allés assez loin pour que vous puissiez aborder maintenant avec fruit le domaine riche en faits de la dermatopathologie spéciale, et apprendre à reconnaître les diverses formes morbides cliniques.

(1) Notre savant auteur et cordial ami voudra bien nous croire sur parole quand nous lui dirons que l'on ne compte pas plus à Paris qu'à Vienne sur les tisanes de pensée sauvage et de douce-amère pour modifier la marche des maladies de la peau. Il se peut que l'adjonction banale de quelques tisanes sans action fasse encore partie du bagage thérapeutique de quelques dermatologistes esclaves des traditions, mais ceux-ci, en sacrifiant à des usages populaires difficiles à briser, n'ont en aucune manière l'espoir de purifier spécifiquement le sang de leurs patients. Cela dit, nous déclarons expressément que nous n'entendons pas confondre les purgatifs avec les tisanes classiques; assurément ceux-là, pas plus que celles-ci, n'ont aucune vertu spécifique contre une dermopathie quelconque; mais la *médication purgative* trouve chez un grand nombre de dermopathes des indications très nettes et des applications très utiles que tous les médecins, sans en excepter les dermatologistes, feront sagement de conserver dans leur arsenal de thérapeutique interne. (*Note des Traducteurs.*)

(2) Le médecin qui traite les affections cutanées doit appliquer non seulement les médications indiquées plus haut, mais il doit toujours, soit pour le présent, soit pour l'avenir de ses malades, leur tracer encore la ligne de conduite prophylactique infiniment variable selon l'âge, le sexe, la condition sociale et professionnelle, et instituer ce que l'on pourrait appeler l'hygiène du dermopathe. Cette hygiène, variant considérablement aussi bien en ce qui concerne les *applicata* que les *ingesta,* dans des séries différentes de cas, on peut, à la rigueur, en reporter les préceptes à l'étude thérapeutique spéciale. Mais nous ne voulions pas ne pas marquer ici la place de ce chapitre et laisser le lecteur supposer que nous négligions dans l'enseignement écrit les préceptes que nous formulons si expressément dans notre enseignement oral, ou que nous appliquons chaque jour dans notre pratique. (*Note des Traducteurs.*)

Mais auparavant il y a encore une question importante à résoudre, c'est celle de la voie à suivre pour arriver à la classification des maladies cutanées.

Je n'ai pas l'intention de m'arrêter trop longtemps en pénétrant dans le détail de ce sujet. Nous savons par le développement historique de notre doctrine qu'il était indispensable d'avoir une bonne classification des maladies de la peau dès l'instant où l'on commença à apporter une attention sérieuse à ces affections; nous savons que de nombreux systèmes des dermatonoses, les uns simples, d'autres extrêmement compliqués, ont pris naissance dans la suite des temps; mais nous savons aussi que, même à l'heure actuelle, il n'y a pas une seule classification qui réponde à toutes les exigences de la science et de la pratique.

Je vous ai également indiqué quels sont les principes qui ont dominé dans les différents systèmes de classification, sans que, cependant, on soit jamais arrivé à un résultat d'une stricte exactitude. C'est pour cela aussi que vous n'avez aucun intérêt essentiel à connaître les formules spéciales de ces systèmes qui ont été réellement cités dans tous leurs détails ou indiqués dans la partie historique.

Une chose sur laquelle je crois devoir appeler votre attention, c'est que, après la tentative malheureuse faite par Plenck pour classer les maladies de la peau, uniquement d'après les signes de leur apparence extérieure, en taches, papules, bulles, croûtes, etc., les efforts de la plupart des auteurs qui régissaient l'étude clinique des maladies cutanées se sont appliqués à exprimer dans un système harmonique les signes naturels, c'est-à-dire les caractères physiques des dermatopathies.

Dans l'exécution de ce plan, quelques auteurs sont allés jusqu'à l'extrême, en plaçant au premier rang d'une manière exclusive les états anatomiques; tel est Er. Wilson (1), qui naguère divisa les maladies de la peau en maladies de l'épiderme, du derme, des follicules, des vaisseaux et des nerfs, division tout à

(1) Les tentatives, très naturelles, de classification des affections cutanées d'après la localisation anatomique remontent aux premières constatations des organes différenciés du tégument externe; mais la première systémati-

fait artificielle et insoutenable, car, en réalité, il est extrêmement rare que ces divers tissus anatomiques soient malades d'une façon aussi isolée. D'autres, au contraire, ont tenu trop exclusivement compte, dans leurs classifications, des caractères « naturels », comme Alibert, qui semble avoir complètement perdu de vue la base scientifique positive (1).

Une classification moins imparfaite est celle qui prend pour base les états anatomiques et physiologiques, car elle est scientifique, et, en même temps, elle permet de distribuer les maladies de la peau en certains groupes naturels. Cette idée a été formulée d'une manière très remarquable par Baerensprung, qui divisait les maladies de la peau en : 1° troubles de l'innervation; 2° troubles de la sécrétion; 3° troubles de la nutrition.

La classification des maladies de la peau basée sur leurs caractères anatomo-pathologiques fondamentaux est, comme vous le savez, l'œuvre d'Hebra (2). Bien que ce système, de l'aveu même de son auteur, ne soit pas absolument exempt de reproches, il semble, cependant, mieux que tous les autres, répondre à toutes les conditions que nous avons déclarées nécessaires pour établir une classification scientifique et pratique des maladies de la peau. Aussi la plupart des auteurs qui ont le plus récemment écrit sur ces maladies ont-ils adopté le système d'Hebra en totalité ou en y apportant quelques légères modifications, ou bien l'ont pris pour base des systèmes qu'ils ont proposés.

Les classes établies par ce système ne représentent nullement des groupes de maladies différant d'une manière tranchée les unes des autres au point de vue anatomo-pathologique. De telles limites, on le sait, n'existent pas dans les phénomènes de la

sation ne fut tentée qu'en 1792 par Jackson; la seconde est celle de C. Baron (concours des internes des hôpitaux de 1838, et mémoire sur *les localisations des affections cutanées*. — *Gazette médicale de Paris,* 1848). (*Note des Traducteurs.*)

(1) Nous nous abstenons de tout commentaire en ce qui concerne les classifications; les développements que nécessiterait leur étude critique dépasseraient le cadre d'un ouvrage élémentaire. (*Note des Traducteurs.*)

(2) Voy. la note de la page 19, dans laquelle nous avons montré que Hebra avait eu Rayer pour précurseur dans l'édification de ce système. (*Note des Traducteurs.*)

nutrition, lesquels présentent, au contraire, toutes les transitions possibles de l'hyperhémie à l'inflammation et de la phlegmasie à la formation de tissus nouveaux, à l'hyperplasie et enfin à l'atrophie. Mais dans leurs signes cliniques les phénomènes dominants se distinguent d'une manière frappante les uns des autres; c'est pour cela qu'une classification basée sur ces principes est en même temps scientifique et naturelle et par suite pratique.

Vous remarquerez que, d'après les simples limites tracées par les caractères anatomo-pathologiques, les maladies de la peau se divisent, dès l'abord, en groupes naturels principaux. Ces caractères, en effet, fixent déjà, comme on a pu le voir par la symptomatologie générale, la partie la plus essentielle des symptômes cliniques. Mais l'affinité naturelle des maladies est aussi en même temps déterminée par une somme de symptômes qui varient beaucoup par le fait de la marche différente, des causes et de diverses circonstances particulières. De plus, d'après ces conditions d'affinité naturelle, les maladies de la peau peuvent encore, dans le vaste cadre des différentes classes, être réparties en groupes naturels plus restreints et dont l'utilité est incontestable.

Nous sommes donc amené à nous en tenir au système d'Hebra, dans lequel les maladies de la peau sont divisées en douze classes, qui sont :

I. Hyperhémies cutanées. Maladies de la peau consistant en une hyperhémie;

II. Anémies;

III. Anomalies de la sécrétion cutanée et des glandes de la peau. Affections de la peau, consistant en un trouble de fonction et de nutrition des glandes sudoripares et sébacées, ou qui peuvent être produites par ce même trouble;

IV. Exsudations. Phénomènes d'exsudation ou d'inflammation. C'est dans cette classe que rentrent la plupart des maladies de la peau. Elles se subdivisent en un grand nombre de groupes naturels, suivant les causes, la marche, les caractères morphologiques, concomitants;

V. Hémorrhagies cutanées. Maladies de la peau consistant dans une hémorrhagie;

VI. Hypertrophies. Cette classe renferme les dermatonoses qui présentent anatomiquement une hyperplasie de quelques-uns ou de la totalité des tissus de la peau;

VII. Atrophies;

VIII. Néoplasies bénignes;

IX. Néoplasies malignes;

X. Ulcérations;

XI. Névroses. Affections cutanées qui, sans altération appréciable de la texture de la peau, consistent en un simple trouble fonctionnel des nerfs cutanés;

XII. Dermatoses parasitaires, produites par des parasites végétaux ou animaux, qui font partie des symptômes de ces maladies.

Et maintenant nous passons à l'étude de la pathologie cutanée spéciale.

PATHOLOGIE SPÉCIALE

PREMIÈRE CLASSE

HYPERHÉMIES (1) CUTANÉES

MALADIES DE LA PEAU PRODUITES PAR UNE ACCUMULATION DU SANG DANS LES COUCHES SUPERFICIELLES DU TÉGUMENT.

SEPTIÈME LEÇON

Hyperhémies de la peau, active et passive, hyperhémies idiopathique et symptomatique, roséole, érythème, anémie de la peau.

Sous le nom d'hyperhémies cutanées, nous comprenons des formes de maladies qui, bien que présentant de nombreuses différences sous le rapport de l'aspect, de la marche et de l'importance, se distinguent, cependant, par ce caractère anatomique commun, que le fond des symptômes qu'elles présentent est uniquement une accumulation exagérée du sang dans les couches les plus superficielles du chorion et avant tout dans le réseau papillaire. D'une part cela veut dire qu'il s'agit uniquement ici d'une injection des vaisseaux les plus fins, des capillaires, des artères et des veines les plus ténues; et, de l'autre, cela signifie que dans les cas où, par suite d'une telle hyperhémie, il se sera produit des altérations plus appréciables dans les tissus, le pro-

(1) Nous avions écrit *hyperémie*, conformément à l'orthographe généralement adoptée; l'imprimeur a préféré le mot plus étymologiquement correct de *hyperhémie*. Bien que cela n'ait qu'une importance médiocre, nous avons voulu nous exonérer de toute prétention à modifier un mot que les médecins ont accepté depuis ANDRAL, et qu'ils n'ont aucune raison sérieuse de rectifier. (*Note des Traducteurs.*)

cessus morbide ne pourra plus être rangé dans la catégorie dont nous nous occupons en ce moment.

Vous savez par la pathologie générale que l'hyperhémie est le premier échelon de la plupart des troubles de nutrition, spécialement de l'inflammation, de la suppuration, de l'hyperplasie et de la formation de tissus nouveaux; dans tous ces cas, on ne peut, ni au point de vue clinique, ni à l'aide du microscope, tracer une limite bien nette entre l'hyperhémie et les autres processus que nous avons énumérés, une transformation progressive entre la première et ces derniers répondant, au contraire, à la vérité des faits (1).

(1) Tout en reconnaissant le bien fondé des réserves émises par l'auteur dans une mesure à déterminer, il n'en est pas moins vrai que l'on ne doit pas laisser subsister la confusion qui s'est établie, depuis les travaux de Conheim, sur la diapédèse, et que l'on doit formuler nettement la distinction qui existe entre l'hyperhémie et l'inflammation. En clinique, il n'est pas toujours possible de déclarer si une hyperhémie cutanée est, ou non, le premier degré d'un processus plus élevé; mais il est, d'autre part, manifeste qu'un grand nombre d'hyperhémies restent certainement, malgré leur longue durée, tout à fait distinctes cliniquement et histologiquement des inflammations; et, si l'on veut des types, l'érythème multiforme pour les hyperhémies, l'érysipèle pour les inflammations.

Nous tenons essentiellement à nous expliquer clairement sur ce point, et nous allons le faire en nous inspirant surtout des belles recherches des professeurs Ranvier et Renaut, qui ont déjà été, et seront encore plus dans l'avenir, si utiles aux progrès de la dermatologie.

1° *Caractères propres de l'hyperhémie* : L'hyperhémie est caractérisée à la fois par la réplétion considérable du système vasculaire capillaire de la région intéressée et par une série de phénomènes développés sous l'influence de cette dernière. Dans la peau, un ou plusieurs cônes vasculaires peuvent être le siège d'une réplétion sanguine considérable. La base du cône, vue du côté de la peau, détermine l'apparition d'une aire rouge, arrondie ou festonnée, qui répond aux limites du point injecté. Telle, par exemple, la tache rosée lenticulaire de la fièvre typhoïde (Renaut).

Si l'on déprime cette tache congestive avec le doigt, la rougeur disparaît sans laisser de trace : on a alors affaire à une hyperhémie pure et simple, due à la réplétion d'un ou de plusieurs cônes vasculaires par le sang. Mais si cette réplétion dure un certain temps, il se passe d'autres phénomènes. Lorsque l'artère maîtresse qui commande un cône vasculaire est paralysée, le sang se précipite dans l'aire de distribution de ce dernier, et circule dans des vaisseaux béants qui n'ont plus de réaction individuelle. Le sang arrivant toujours, et son cours n'étant point accéléré par la contraction des

Il pourrait sembler alors que l'établissement systématique d'un groupe de maladies caractérisées par une hyperhémie simple n'est pas justifié ; mais vous aurez l'occasion de vous convaincre au lit du malade que cette catégorisation est nécessaire. A la vérité, on trouve même dans cette classe de maladies des cas

vaisseaux distributeurs paralysés, il suit de là qu'il s'accumule dans le réseau intéressé, sous haute pression d'une part, et, de l'autre, dans un état d'immobilité relative. Dans ces conditions, il arrive exactement ce qui survient dans un système de vaisseaux soumis à l'intoxication curarique. Le plasma sanguin transsude sous forme de liquide albumineux incoagulable spontanément; il se fait un petit œdème de la région. En même temps, les globules blancs, sous l'action de la haute pression, de la stase incomplète et de l'abondante production d'oxygène au sein de la colonne sanguine dont le cours s'est ralenti, adhèrent aux surfaces vasculaires, les perforent par leurs pseudopodes et émigrent dans les tissus. On sait, en effet, que ce qui réveille au plus haut degré les propriétés locomotrices chez les globules blancs, c'est la présence de l'oxygène (Ranvier). Or, dans un vaisseau dont la circulation n'est plus exagérée par les contractions de l'artère qui commande le système auquel il appartient, le sang se comporte comme il le ferait s'il existait en aval un obstacle à sa progression. Les globules rouges s'accumulent alors dans une colonne dont la hauteur répond à la zone du ralentissement circulatoire. Ces globules accumulés rayonnent sur place l'oxygène dont ils sont chargés, et en saturent l'espace clos répondant à leur accumulation. Les globules blancs entrent sur ce point en activité et émigrent hors des vaisseaux (Renaut). C'est à ces phénomènes que se borne l'hyperhémie. Elle crée donc, en un point donné : 1° la réplétion des vaisseaux par du sang oxygéné (rougeur purpurine); 2° le départ de la sérosité quand l'hyperhémie est intense et prolongée (soulèvement léger du point hyperhémié); 3° le départ des globules blancs, d'où légère infiltration lymphatique de la région atteinte par l'hyperhémie.

Mais, en sortant brusquement des vaisseaux, les globules blancs déterminent dans la paroi de ces derniers des sortes d'ouvertures temporaires, analogues à celles que ferait une aiguille dans un morceau de gélatine et qui se ferment derrière eux. Cette fermeture ne se fait néanmoins pas assez vite pour empêcher un certain nombre de globules rouges contenus sous pression, dans le vaisseau dilaté, de se précipiter à la suite des blancs et de passer avec eux. Ce phénomène devient surtout sesible dans les congestions intenses ; alors l'infiltration du point hyperhémié renferme à la fois du sérum, des globules blancs, et des globules rouges répandus dans les mailles du tissu dermique. Ces globules rouges subissent, dans ce cas, les métamorphoses régressives du sang épanché. De là la teinte légèrement ecchymotique consécutive à certaines congestions intenses du tégument (Renaut).

2° *Caractères propres de l'inflammation* : Les phénomènes de l'inflammation sont tout différents. Les termes de celle-ci sont : 1° la congestion vasculaire; 2° le départ des globules blancs ou infiltration lymphatique;

dans lesquels les accidents ne se limitent pas à l'état hyperhémique et peuvent atteindre les degrés les plus élevés du trouble nutritif; il n'en est pas moins certain que ces accidents s'arrêtent assez souvent à la première période, et par cela même ils doivent être rangés dans une catégorie particulière. En outre, nous aurons à envisager ici divers autres processus morbides qui ne s'élèvent pas typiquement au-dessus du degré de l'hyperhémie; alors, par exemple, que l'état hyperhémique s'est prolongé par suite d'une augmentation de l'afflux nutritif et sous l'influence de certaines conditions locales qui favorisent l'hyperhémie, telles qu'une altération des parois vasculaires laissant transsuder la matière colorante et le plasma du sang, etc., il peut aisément s'établir une altération palpable des tissus. Cela ne permet pas d'oublier que, dans la délimination des groupes de symptômes, nous devons nous attacher à tracer des images moyennes et à ne pas constituer des cadres trop absolument tranchés.

Les hyperhémies cutanées se traduisent par les symptômes suivants : ce sont des taches tantôt d'un rose pâle, tantôt d'un rouge vif de sang, allant parfois jusqu'au violet foncé, cyanotiques, s'effaçant sous la pression du doigt, d'une teinte uniforme, marbrées, ou traversées par des ramifications vasculaires distinctes, ne dépassant pas le niveau de la peau, ou légèrement saillantes comme l'urticaire. Ces taches présentent des dimensions qui varient depuis celles d'une lentille jusqu'à la largeur d'un ongle, — taches, roséoles; — ou elles ont une plus grande étendue; elles sont de forme diffuse, irrégulière, ou bien elles affectent une configuration uniforme. Sur les points qu'elles occupent, la température est normale, ou

3° *le départ du plasma tout entier*, c'est-à-dire la présence dans les mailles du tissu intéressé d'un liquide chargé de fibrinogène et spontanément coagulable; 4° enfin, pour que l'inflammation existe véritablement, il faut que les cellules fixes du tissu connectif de la région envahie par elle subissent une irritation formative qui les ramène à l'état de prolifération active. C'est ainsi que l'érysipèle est une véritable inflammation de la peau, parce que le liquide des phlyctènes érysipélateuses est chargé de fibrine et que les cellules fixes du derme deviennent des cellules à noyaux multiples et se résolvent en éléments embryonnaires (Renaut). (*Note des Traducteurs.*)

élevée, tantôt modérément, tantôt considérablement, ou, au contraire, au-dessous de la normale. Au toucher, la peau est lisse, souple, comme la peau normale, ou bien elle est légèrement indurée.

Au niveau des surfaces hyperhémiées, le malade perçoit quelquefois une sensation modérée de brûlure ou de démangeaison, ou d'autres troubles de sensibilité, qui peuvent aussi faire complètement défaut. Quant à la marche des lésions, elle est aiguë, typique même, souvent de très courte durée, ou elle est chronique et quelquefois persistante.

Les hyperhémies cutanées sont constituées par une injection sanguine exagérée des plus petits vaisseaux de la couche papillaire, ou aussi des couches supérieures du chorion, quelquefois spécialement des réseaux vasculaires qui enveloppent les conduits excréteurs des follicules. Dans les cas où la marche de ces hyperhémies est limitée, elles disparaissent sans laisser de traces, ou souvent elles sont suivies pendant un temps assez court d'une pigmentation plus forte qu'à l'état normal ou d'une légère desquamation de l'épiderme. Quelquefois elles entraînent après elles une augmentation de la sécrétion des glandes sébacées et sudoripares. Quand elles ont une durée plus longue ou définitive, les hyperhémies amènent l'œdème de la peau ; comme certaines hyperhémies à marche aiguë, elles peuvent aussi, par l'exagération accidentelle du processus local, occasionner l'inflammation, l'épaississement et la dégénérescence du tissu qu'elles occupent.

Dans l'agonie, et d'une manière générale après la mort, les vaisseaux de la peau évacuant leur contenu vers les organes internes, il est facile de comprendre que, dans les hyperhémies où il n'y a pas d'autres phénomènes que l'injection vasculaire, les phénomènes morbides caractéristiques disparaissent avec la vie elle-même.

La pathologie, comme on le sait, distingue l'hyperhémie active ou fluxionnaire et l'hyperhémie passive ou par stase ; les caractères que chacune d'elles présente dans la peau ont été parfaitement étudiés. Par hyperhémie active on entend une réplétion des vaisseaux capillaires plus forte qu'à l'état normal, active, c'est-à-dire poussée par le pouls cardiaque ou artériel; cette même poussée détermine également un passage plus rapide du sang à travers la région atteinte, produit une rougeur plus vive et amène l'élévation de température dans ces mêmes points. En effet, le sang qui circule plus rapidement a moins de temps pour les actes chimiques et cède ainsi un peu moins de sa chaleur propre aux tissus qu'il traverse.

On entend, au contraire, par hyperhémie passive une réplétion sanguine également exagérée, il est vrai, mais qui résulte d'un obstacle apporté au retour du sang contenu dans les vaisseaux; par ce moyen, la rapidité de la circulation est ralentie, le sang séjourne plus longtemps dans les veines, il perd une plus grande quantité de sa chaleur, et de là proviennent la coloration violacée des tissus et l'abaissement de la température (1).

D'après ce que nous venons de dire, il est donc rationnel de diviser aussi les affections de la peau produites par l'hyperhémie en deux espèces : 1° Affections résultant d'une hyperhémie active; 2° Affections résultant d'une hyperhémie passive.

Mais, comme on peut le penser d'après cela, ces deux formes ne présentent de différences que dans leurs principaux signes cliniques; c'est-à-dire que les hyperhémies actives se manifestent par une rougeur plus vive, liée parfois à une élévation de température, à un léger gonflement, à un sentiment d'irritation, de brûlure, de démangeaison, tandis que les hyperhémies passives se traduisent plutôt par une coloration livide, avec une température peu élevée ou même abaissée, avec sécrétion de sueur fraîche ou froide, et avec des phénomènes de dépression

(1) Ces phénomènes sont d'une grande complexité, et leur formule physiologique complète aurait peut-être besoin d'être plus étendue. Est-ce bien absolument la seule stagnation du sang dans les veines qui entraîne la déperdition d'une plus grande quantité de chaleur? Ne faut-il pas faire remarquer que cette stase sanguine, restreignant les contacts entre le sang et les éléments anatomiques, détermine une nutrition moins active et une production moindre de calorique? Et n'est-il pas nécessaire de rappeler que cette stase veineuse diminuant le renouvellement du sang artériel, il arrive dans les couches superficielles de la peau moins de sang chaud que dans l'état normal, et que la perte de calorique par rayonnement n'est pas compensée? (*Note des Traducteurs.*)

nerveuse tels que sentiment d'engourdissement, de fourmillement, ou même avec anesthésie. Quant au rapport à établir entre certaines causes locales ou éloignées, et le genre de l'hyperhémie, la distinction ne peut être établie d'une façon pratique entre les deux formes. A cet égard je vous renvoie au chapitre où Virchow développe ce sujet dans son *Manuel de pathologie spéciale*, ainsi qu'au *Traité de pathologie générale* de Stricker. Il est démontré dans ces deux ouvrages que l'hyperhémie fluxionnaire et l'hyperhémie par stase peuvent parfois être produites par des causes de même ordre que celles qui président aux hyperhémies par relâchement, ou paralytiques, ou hyperhémies *ex vacuo*, ou fluxions par aspiration, dans lesquelles le calibre des vaisseaux est élargi par suite de la paralysie de leurs parois. On y verra encore que les congestions active et passive paraissent quelquefois donner réciproquement naissance l'une à l'autre, et sont parfois combinées l'une avec l'autre, — comme dans l'hyperhémie collatérale dans laquelle il y a, au centre du foyer, une stase prédominante, et à la périphérie un afflux exagéré de sang, ou, enfin, que l'hyperhémie active, offrant les symptômes d'une accélération de la circulation, se transforme en hyperhémie passive avec les symptômes du ralentissement de la circulation sanguine locale, ce qui a lieu lorsque l'hyperhémie active se prolonge et que, durant le même temps, l'atonie des parois des vasculaires va s'augmentant.

Les hyperhémies actives de la peau sont, au point de vue clinique, désignées sous le nom d'érythèmes congestifs, et divisées en idiopathiques et en symptomatiques.

Les hyperhémies actives idiopathiques représentent les dermatoses dans le sens strict; elles sont le résultat d'irritations, de lésions en général, qui, en frappant directement la peau, déterminent localement une hyperhémie. Suivant la nature différente de cette lésion, nous distinguons :

1° Un *érythème traumatique* : Il survient sous l'influence d'une pression exercée par des pièces de vêtement, corset, jarretières, ceintures, sur des parties de la peau qui, dans la position couchée ou assise, sont soumises à de fortes pressions; il est encore déterminé par le grattage avec les ongles, ou le frottement de la peau. Quand ces diverses causes n'agissent que pendant un temps court, l'érythème est lui-même de peu de durée. Ces irritations sont-elles, au contraire, fréquemment renouvelées ou prolongées, l'érythème se transforme en lésion inflammatoire, ou l'hyperhémie active devient une hyperhémie passive. Les portions de la peau qui ont été pendant un certain temps le siège d'un érythème traumatique ont déjà, d'une manière générale, de la disposition à s'enflammer, par suite du relâchement des vaisseaux que ces circonstances ont produit; aussi deviennent-elles à l'occasion d'une variole, de la gale, etc., beaucoup plus sérieusement atteintes que d'autres régions. C'est ainsi que l'on voit, chez les cordonniers affectés de la gale, de gros noyaux inflammatoires se produire au niveau des tubérosités ischiatiques, les pustules de la variole survenir en plus grande quantité chez les femmes sur les points de la peau habituellement comprimés par les jarretières, ou par les ceintures, et spécialement à la taille ;

2° *Érythème calorique :* Il est constitué par des rougeurs en général diffuses, d'abord d'un rouge vif, plus tard d'un brun livide, qui se développent sous l'influence de la chaleur du soleil ou d'un courant d'air chaud ou froid, etc., qui entraînent après elles une pigmentation plus foncée et une desquamation de l'épiderme. Des bains trop chauds ou trop froids déterminent des érythèmes éphémères d'un rouge plus ou moins vif ;

3° *Érythème produit par des substances âcres* ou *erythema venenatum :* C'est une rougeur de la peau déterminée par des substances chimiquement irritantes, comme la farine de moutarde, le cochléaria, l'huile de moutarde, les cantharides, une foule de sucs végétaux, des huiles éthérées, des poils de plantes ou de chenilles, comme la chenille processionnaire, ou diverses matières colorantes. Presque toutes les substances que nous venons d'énumérer, lorsqu'elles agissent un peu plus longtemps, produisent non plus de l'érythème, mais de l'inflammation.

Voici comment, suivant nous, doit se comprendre la production de ces divers érythèmes idiopathiques : c'est que l'irritation mécanique, calorique ou chimiquement vénéneuse qui agit directement sur les capillaires et sur les vaisseaux les plus fins, a pour premier effet de déterminer une paralysie des nerfs vasculaires, spécialement des nerfs vaso-constricteurs des vaisseaux atteints par ces agents; le résultat de cette paralysie est une dilatation et une réplétion exagérée de ces vaisseaux. Mais ces érythèmes peuvent aussi prendre naissance par voie réflexe, comme dans le grattage; l'irritation mécanique est transmise à l'organe central (1). Les centres des nerfs vasculaires se trouvent dans la moelle allongée et dans toute la longueur de la moelle épinière, d'où ils se rendent à la peau, les uns directement, les autres indirectement en passant à travers le grand sympathique, avec les nerfs spinaux (Goltz, Vulpian, Stricker, etc.). A ce sujet, je vous renvoie à ce que je vous ai exposé dans la *deuxième leçon* (page 51) relativement à l'innervation des vaisseaux sanguins de la peau et à l'influence de ces nerfs sur le calibre des vaisseaux et sur la circulation sanguine locale. Ainsi s'explique comment, à la suite d'une irritation exercée sur un point de la peau, l'influence de cette irritation se manifeste aussi sur des points éloignés du tégument qui n'ont pas été intéressés directement, et cela d'une manière analogue, par la dilatation des vaisseaux et par une hyperhémie.

Les hyperhémies actives symptomatiques, ou érythèmes symptomatiques, sont les symptômes concomitants ou consécutifs d'états pathologiques généraux d'une autre nature, fébriles ou apyrétiques, de l'organisme général ou de certains systèmes, particulièrement du système nerveux central. On doit aussi les considérer comme étant principalement des hyperhémies produites directement ou par voie réflexe par le système nerveux central; je vous citerai, comme la forme la plus connue, la rougeur provenant de la colère, d'une contrariété ou d'une excitation morale.

(1) L'intervention des centres n'est pas nécessaire pour expliquer les troubles vasculaires résultant du grattage; le réflexe d'origine centrale doit faire place aux *réflexes vasculaires* LOCAUX qui sont aujourd'hui bien démontrés. Aux faits de cet ordre se rapporte directement le vieil exemple de la ligne blanche ou rouge déterminée sur la peau par l'excitation à l'aide d'un corps mousse (voy. MAREY, *Phys. méd. de la circ. du sang*, etc. Paris, 1863, p. 314, 315, 316). (*Note des Traducteurs.*)

Une perception sensorielle (ou même l'idée de cette perception des sens), — le spectacle d'une chose choquante, une parole blessante que l'on entend, — est transmise au centre sensoriel; de là l'excitation se propage sur les centres vasculaires, puis sur les terminaisons périphériques des nerfs vasculaires. L'effet de cette excitation se traduit par un érythème de pudeur, de colère. L'érythème produit par un travail psychique est donc aussi un érythème réflexe.

Chez les enfants au sein et chez ceux qui sont encore d'un âge tendre, on voit souvent apparaître des érythèmes qui sont le résultat réflexe de l'excitation nerveuse centrale, et le symptôme de la maladie qui a déterminé cette excitation, comme, par exemple, pendant la dentition, à la suite d'accidents gastriques. Ces érythèmes sont ou bien diffus, — érythème infantile, — ou bien disséminés sur tout le corps sous forme de taches variant de la grandeur d'une lentille à celle de l'ongle, — roséole infantile.

L'altération du sang produite par le virus variolique, par la vaccine, le virus typhique et le contage cholérique, se réfléchit souvent sur la peau par la voie de l'irritation que ces divers agents exercent sur les centres vasculaires, et apparaît sous forme d'érythème. Dans la période prodromique de la variole, cet érythème se montre sous forme de roséole variolique ou érythème varioleux, le plus souvent localisé sur le dos des mains ou dans l'aine; nous l'étudierons en détail quand nous nous occuperons de la variole. La roséole cholérique survient dans la période asthénique ou dans la convalescence du choléra, sous forme de taches larges comme le pouce, ou encore diffuses, généralement livides. La roséole vaccinale se montre parfois à la suite de l'inoculation de la lymphe humanisée ou originelle. Quant à la roséole typhique elle vous est bien connue. De plus il y a encore différentes autres causes résidant dans l'organisme, des états de la masse du sang ou de divers systèmes qui se traduisent soit comme symptôme direct, soit comme résultat réflexe, par un érythème de la peau; c'est à cette catégorie que se rattachent les diverses affections signalées par certains auteurs sous les noms de roséole fébrile, rhumatismale, feu de dents, nirlus, strophulus volaticus, rash, rosalia, Wiebeln, Ritteln, Feuermasern etc. (1).

Je vous ferai observer que toutes ces formes de la roséole sont peu importantes en tant qu'affections de la peau, car elles n'incommodent nullement les malades et, d'un autre côté, jamais elles ne laissent de traces locales de leur passage; et que de plus elles n'ont pas la plus petite valeur au point de vue du pronostic, relativement à la marche des maladies dans le cours desquelles ce symptôme se montre. Leur connaissance toutefois n'est pas seulement intéressante sous le rapport pathologique, mais elle a aussi une importance pratique réelle, en ce qu'elle nous permet de calmer les malades et leurs parents sur le peu de gravité de cette affection, et qu'elle sert au médecin pour ne pas la confondre avec la rougeole, la scarlatine et autres dermatoses analogues, beaucoup plus graves.

Il est superflu de faire un traitement quelconque de l'érythème; quelquefois, pour calmer la sensation de brûlure et de prurit, on peut faire usage d'applications réfrigérantes : eau froide, lavages avec de l'alcool simple ou additionné d'acide phénique (50 cent. sur 100 gr.) ou d'acide salicylique etc. (2).

(1) Une certaine lumière commence à se faire sur le mécanisme intime de ces diverses efflorescences, lequel peut être très variable selon les cas; mais il serait encore prématuré de vouloir en donner la théorie précise. Nous voulons cependant, à titre d'exemple, mentionner pour l'une d'entre elles, « la roséole rhumatismale », l'opinion du professeur Renaut, qui attribue son développement à l'effusion du liquide acide des glandes sudoripares dans l'épaisseur des couches dermiques voisines du revêtement malpighien. Cette effusion agirait à la manière de l'injection d'un liquide faiblement irritant en déterminant une petite zone hyperhémique d'origine traumatique. Quant à la raison de l'effusion elle-même, elle résiderait dans l'hyperidrose du rhumatisme, hyperidrose assez intense pour élever par places les couches épidermiques au niveau de la zone granuleuse et y produire les *sudamina*, et ailleurs déterminer l'hyperhémie simple, par effusion, dans le tissu dermique. (*Note des Traducteurs.*)

(2) Les applications fraîches sur la peau congestionnée activement sont, en effet, le meilleur moyen d'exciter la contraction des artérioles, et, par là, de diminuer la stase avec toutes ses conséquences : diapédèse globulaire, transsudation séreuse amenant les sensations de prurit, de brûlure, de picotement, etc. Mais il n'est peut-être pas inutile d'ajouter que l'emploi de ces moyens, surtout avec une certaine énergie et sur une grande étendue, ne doit jamais être déterminé par la seule considération des symptômes sub-

L'hyperhémie passive se présente sous l'aspect d'une rougeur plus foncée, bleuâtre et même bleu noir, quelquefois d'une injection gris de plomb, qui disparaît sous la pression du doigt; au niveau de ces régions la peau est normale ou œdémateuse, et présente une température normale ou abaissée.

Le phénomène essentiel de l'hyperhémie passive est toujours un ralentissement de la circulation sanguine locale, qui est elle-même le résultat d'une disproportion entre la force d'impulsion et les résistances (Virchow); mais les circonstances qui donnent naissance à cette disproportion sont extrêmement variables. La force d'impulsion du cœur lui-même ou des artères atteintes de transformation athéromateuse, peut être trop faible d'une façon absolue ou relativement affaiblie, parce que la résistance du frottement s'est exagérée dans les parois vasculaires (1). Ce qui permet au ralentissement local de la circulation de se produire, c'est que le calibre des petits vaisseaux s'est élargi, et ce dernier phénomène provient, tantôt de ce qu'un obstacle mécanique à la circulation amène une stase du sang, tantôt de ce que les parois des vaisseaux sont devenues moins résistantes et plus extensibles parce que leurs tissus sont matériellement altérés, ou bien parce que les nerfs qui les animent sont paralysés, ou enfin par le fait de l'attraction résultant de l'action du vide (2).

jectifs ni de la lésion cutanée, mais bien n'être décidé que si il n'existe pas de contre-indications provenant de la maladie dont l'érythème n'est qu'un élément, ou de l'état général du malade. Il n'y a pas de thérapeutique générale de l'érythème à instituer, il n'y a que des cas d'érythème à traiter conformément aux règles générales de la pathologie et aux conditions particulières échéantes; dans nombre de cas, et à l'opposé des applications froides, l'enveloppement ouaté et les poudres inertes, les lotions ou les bains tièdes, ou tout autre moyen encore, trouveront leur indication précise. (*Note des Traducteurs.*)

(1) Lorsque les artères devenues athéromateuses ne peuvent plus, par l'élasticité de leurs tuniques, favoriser l'écoulement sanguin vers les capillaires (voy. Marey, *loc. cit.* pp. 138 et suiv.), elles apportent certainement un trouble et une cause de ralentissement à la circulation périphérique; mais on ne peut plus accorder une influence réelle à la *résistance de frottement*, après les expériences déjà anciennes de Poiseuille, lesquelles ont montré surabondamment qu'il y a une couche de sérum immobile accolée aux parois, et que le sang ne *frotte* pas sur ces parois. (*Note des Traducteurs.*)

(2) Il serait peut-être difficile de justifier complètement cette dernière con-

Dans certains cas même, toutes ces circonstances peuvent se trouver localement combinées de diverses façons.

D'autre part, l'hyperhémie passive peut frapper tantôt les artères terminales et les vaisseaux capillaires en premier lieu, tantôt les radicules veineuses les plus fines, et alors elle présente, dès le début, plutôt le caractère des injections artérielles ou, au contraire, des injections veineuses (1).

Nous sommes donc parfaitement autorisés sous le rapport clinique à classer les hyperhémies passives d'après les circonstances que nous venons d'indiquer comme capables de leur donner naissance. Les hyperhémies passives surviennent parfois à la suite des causes qui, comme les traumatismes ou les irritations chimiques ou caloriques qui frappent localement la peau, ont pour effet immédiat une hyperhémie active ; mais l'action de ces mêmes causes se prolongeant, la couleur rouge vif se transforme en violet foncé (livedo traumatica, a venenatis, calorica). J'ai déjà exposé précédemment que cet état indique un degré plus élevé de l'hyperhémie par relâchement, résultat d'une atonie plus complète des vaisseaux les plus fins ; nous le voyons se produire par l'action des irritations de la peau, que nous avons signalées plus haut, mais spécialement par le fait de la pression prolongée de corps durs sur lesquels on s'appuie, comme quand on est assis ou courbé, d'une ceinture, d'un vêtement ou d'un bandage étroitement appliqué.

A cette catégorie se rattachent d'abord les hyperhémies passives, résultant d'un obstacle mécanique à la circulation veineuse, les hyperhémies dites hyperhémies par stase. Plus cet

dition, « l'attraction résultant de l'action du vide », si l'on en prenait les termes à la lettre ; mais nous ne pouvons entrer ici dans la discussion qui serait nécessaire pour éclairer ce point. (*Note des Traducteurs.*)

(1) La physiologie de la circulation capillaire ne se prête pas à une distinction aussi tranchée des hyperhémies résultant d'altérations primitives des artérioles et de celles qui dépendraient de lésions primaires des veinules ; le système des artérioles et des veinules est continu, et les altérations de l'un ou de l'autre élément produisent extérieurement les mêmes effets. En fait, la distinction clinique, aussi bien que la distinction anatomique, de la veinosité ou de l'artérialité d'une hyperhémie se peut-elle établir ? Nous n'en voyons pas, pour notre part, la possibilité. (*Note des Traducteurs.*)

obstacle est situé à la périphérie, plus aussi est circonscrite la région vasculaire soumise à l'ectasie et à la réplétion sanguine. On donne à la rougeur des hyperhémies de cette catégorie le nom de lividité, par opposition au mot *cyanose*, à la cyanose générale dont la cause est dans le cœur ou dans les gros vaisseaux qui avoisinent cet organe.

La forme aiguë de l'hyperhémie par stase idiopathique, la *livedo mechanica,* est représentée de la façon la plus claire dans les phénomènes que détermine l'application de la bande à saignée autour du bras. Auspitz a étudié expérimentalement ces phénomènes aussi bien sur la peau, saine d'ailleurs, que sur des points qui étaient en même temps le siège d'un exanthème, d'un érythème, d'une urticaire, d'une scarlatine, d'une variole, d'une variole hémorrhagique, d'un eczéma, d'un érysipèle. En dehors des remarques instructives qu'il a faites dans ces expériences, remarques qui sont relatives à la distribution des gros vaisseaux et qui ont donné naissance à la discussion de questions de pathologie générale, Auspitz a appelé l'attention sur la production de taches bleues de nuances diverses ainsi que sur l'apparition déjà signalée par Hebra de taches rouge cinabre, qui ne disparaissent pas de suite après la suppression de la ligature et qui laissent après elles une pigmentation brune ; il a mentionné aussi la formation de zones pâles autour des taches cyanotiques et de celles qui sont de couleur rouge cinabre. L'explication que donne Auspitz de l'apparition des taches rouge cinabre me paraît assez plausible ; d'après cet auteur, elles résulteraient du mélange de la matière colorante du sang qui est sortie à travers la paroi vasculaire, avec le sérum du sang qui a transsudé dans les tissus (œdème). Quant aux taches pâles, d'après le résultat des observations histologiques faites sur des tissus en état de stase sanguine expérimentale (embolies, ligature), elles résulteraient de ce que certaines portions de vaisseaux seraient complètement supprimées de la circulation ou ne recevraient qu'une sérosité incolore, d'où leur aspect pâle, tandis que d'autres seraient encombrées d'hématies immobilisées (1).

(1) Dans certaines affections congestives disséminées sur le tégument, l'on

En se prolongeant, la stase peut aussi amener une hémorrhagie, c'est-à-dire le passage de globules rouges dans les tissus, soit par déchirure des plus petits vaisseaux, soit par transsudation. Stricker a même démontré, tout récemment, que, dans la stase du sang, des hématies peuvent passer à travers la paroi des vaisseaux capillaires et former de petites masses reconnaissables à l'aide du microscope (1).

Quand la *livedo mechanica* s'établit d'une façon aiguë ou bien quand elle s'exagère, les malades éprouvent la sensation de fourmillement, d'engourdissement, de paralysie. Quand l'affection a une durée plus longue et qu'elle n'augmente pas d'intensité, la sensibilité de la peau reste normale ; la température, cependant, est généralement abaissée. Comme conséquences ultérieures, on peut voir survenir de l'œdème, de l'inflammation, un épanchement de sang (ecchymose), une destruction des tissus (nécrobiose) et la gangrène, sur une étendue plus ou moins grande.

Bien qu'elle se renouvelle fréquemment, cette espèce d'hyperhémie par stase, qui est produite à la périphérie par des bandages, des ceintures, des jarretières ou des corsets trop étroits, est, cependant, le plus souvent passagère. Elle dure un peu plus longtemps quand elle se produit sur des points de la peau qui sont soumis à une pression fréquente et longue, comme au

remarque que les taches congestives sont séparées par des zones anémiques. Le type de cette disposition existe dans la rougeole. A l'aide de ce que le professeur Renaut appelle la méthode des injections incomplètes, on détermine facilement dans un tissu donné les points d'activité circulatoire maxima et les points d'activité circulatoire minima. Les premiers repondent aux départements vasculaires qui s'injectent en premier lieu ; les seconds correspondent aux points qui ne sont envahis par l'injection que lorsque cette dernière est faite sous haute pression et rendue complète. Il est clair que sous l'influence d'une faible suractivité circulatoire répandue sur une vaste surface cutanée, comme c'est le cas dans la rougeole, les points d'activité circulatoire maxima s'injecteront seuls, et le contraste fera apparaître les points d'activité minima sous forme de zones anémiques. La roséole émotive est encore un bon exemple de ce mode de distribution du sang à la peau. (RENAUT, *Dict. encyclop. des sc. méd.*, art. DERMATOSES.) (*Note des Traducteurs.*)

(1) Voyez sur la théorie de l'ecchymose, RENAUT, art. SANG. *Dict. encyclop. des sc. méd.* Paris, 1878, 3e série, t. VI, p. 525. (*N. des Trad.*)

siège, sur la région sacrée, chez des personnes qui restent longtemps assises ou couchées dans la même position. Dans ce cas, il est vrai, l'hyperhémie est déterminée concurremment par l'obstacle que la pression mécanique apporte à la circulation et par la paralysie de la paroi des vaisseaux, et aussi par le propre poids du sang qui s'accumule davantage dans les parties déclives.

La *livedo mechanica* se montre souvent à l'état chronique aux membres inférieurs, par suite de la pression exercée sur les veines par des tumeurs, des exostoses ou un cal osseux, ou par des tumeurs situées dans la cavité du ventre ou du bassin.

De même l'hyperhémie collatérale résultant de l'obstruction d'un tronc vasculaire important par une embolie ou une thrombose, après avoir été primitivement fluxionnaire et active, devient ensuite une hyperhémie passive ou par stase, et cela d'autant plus que l'état local des parties permet moins une disparition rapide de l'obstacle qui gêne la circulation.

Plus l'obstacle apporté à la circulation est rapproché du cœur, si même il ne siège dans cet organe, plus aussi l'hyperhémie passive est générale; elle porte alors le nom de cyanose, *morbus cœruleus*. Elle apparaît dans les cas très développés, aigus ou chroniques, d'emphysème, de tumeurs du médiastin, et de toutes les affections organiques du cœur qui amènent une stase du sang veineux.

Beaucoup d'états dans lesquels la peau est bleuâtre sur une portion limitée, ou, au contraire, étendue, dépendent d'une hyperhémie par relâchement ou paralysie, et sont, par conséquent, le résultat d'un relâchement primitif des parois vasculaires et de l'extension du calibre des vaisseaux. Telle est d'abord l'hyperhémie dite *ex vacuo,* ou celle qui survient par suite d'une diminution de résistance, d'appui des parois vasculaires. A cette forme appartient également l'hyperhémie que détermine l'application des ventouses sèches; cette opération produit un espace dans lequel l'air est raréfié, et où le sang est chassé avec une grande véhémence d'après les lois hydrodynamiques: on pourrait dire qu'il y est aspiré.

De même les vaisseaux dont les parois ont été tiraillées,

déformées par le fait de la rétraction cicatricielle, ou relâchées comme dans les états de marasme, de nutrition générale défectueuse, de la même façon, dis-je, ces vaisseaux s'étendent, se dilatent et deviennent le siège d'une réplétion sanguine passive. Les lois de la pesanteur se font sentir ici en ce sens que la colonne de sang veineux, là où elle a à vaincre son propre poids pour accomplir son trajet en retour, coule plus lentement, devient stagnante et distend les vaisseaux d'autant plus facilement que leurs parois étaient déjà relâchées, soit par les causes que nous venons d'énumérer, soit par celles que nous aurons encore à exposer. Cela se rapporte surtout aux membres inférieurs, chez les personnes qui sont obligées de se tenir longtemps dans la station verticale ou d'avoir les jambes pendantes, et chez qui des dilatations veineuses et la *livedo*, avec leurs symptômes concomitants et ultérieurs, se forment d'autant plus facilement que dans ces membres les autres tissus sont aussi moins résistants.

D'autres causes de l'hyperhémie passive par relâchement sont celles qui résident dans des altérations de tissu des parois vasculaires, comme celles qui amènent ou qui compliquent les varicosités veineuses des membres inférieurs.

Cette hyperhémie, enfin, étendue ou limitée à certaines régions vasculaires, peut dépendre de l'affaiblissement ou de la paralysie des vasoconstricteurs, de même que les hyperhémies passives produites par des irritations de la peau et par l'application de substances âcres, vénéneuses, et qui succèdent habituellement à la congestion active déterminée par ces mêmes causes. Il en est de même aussi de la *livedo calorica* qui, à la suite d'un refroidissement brusque de la peau, se présente sous forme de marbrures violettes ou sous forme d'injections diffuses, violet foncé, mélangées de taches couleur rouge cinabre, survenant à l'extrémité du nez, sur les doigts, sur les orteils, des personnes qui se tiennent longtemps exposées au froid, à l'air libre ou dans des espaces clos.

Des cas intéressants, et sur lesquels les auteurs ont beaucoup et diversement écrit, sont ceux dans lesquels il se produit, dans les régions où se distribuent des troncs nerveux qui ont été comprimés, irrités ou atrophiés par des cicatrices, des hyperhémies chroniques liées avec un abaissement, quelquefois avec une élévation de température, avec une sensation d'engourdissement et de fourmillement, ou, au contraire, avec une sensation de chaleur brûlante et de douleur (*glossy skin* des auteurs américains), avec une sécheresse surprenante ou une sécrétion de sueur froide. En d'autres circonstances, l'influence névroparalytique provient du système nerveux central, du siège central de l'innervation des vaisseaux, comme dans les hyperhémies avec abaissement de température qui s'établissent sur les parties les plus excentriques du corps, les mains, les pieds ou l'extrémité du nez chez des personnes atteintes de maladies du cerveau et de la moelle ou chez des sujets chloro-anémiques.

D'après l'exposé qui précède, il est évident que la cause prochaine de l'hyperhémie passive réside toujours dans un ralentissement de la circulation veineuse correspondant à une dilatation des vaisseaux les plus fins et aussi de branches veineuses plus grosses, et que les causes éloignées sont tantôt locales et périphériques, tantôt générales et centrales, placées dans le système vasculaire, ou en dehors de celui-ci, dans des influences mécaniques ou névrotiques.

Par conséquent aussi, la marche de la *livedo* et de la cyanose est tantôt courte, tantôt chronique ou persistante. Dans ce dernier cas, on ne tarde pas à voir survenir des symptômes consécutifs et des complications plus ou moins graves, œdème, inflammation, affaiblissement musculaire, gangrène, etc.

Dans l'hyperhémie passive, il ne peutêtre question d'un traitement, à moins que ce ne soit pour lutter, quand on le peut, contre quelques symptômes isolés ou que l'on pense réussir à supprimer les causes prochaines ou éloignées de la maladie.

DEUXIÈME CLASSE

ANÉMIES CUTANÉES

PHÉNOMÈNES MORBIDES DE LA PEAU CAUSÉS PAR UNE DIMINUTION DU CONTENU SANGUIN DE SES VAISSEAUX LES PLUS FINS.

Après les hyperhémies, nous passerons immédiatement aux anémies de la peau.

Le mot anémie de la peau signifie qu'il y a un défaut de quantité du sang dans les vaisseaux les plus fins de cet organe, ou encore que, la quantité restant suffisante, la proportion des globules rouges est insuffisante. Dans le premier cas, il y a oligémie proprement dite, anémie ou ischémie (Virchow), dans le second, leucémie, ou leucocythémie.

La peau anémique, vide de sang dans l'acception vulgaire du mot, est pâle, blanche comme de l'albâtre, couleur de cire, d'une pâleur cadavérique, d'un blanc sale, blanche avec une nuance jaunâtre (1). Ces diverses colorations apparaissent sui-

(1) La décoloration de la peau, après une hémorrhagie subite et massive, s'explique naturellement d'elle-même. Il n'en est pas ainsi des teintes jaunâtres ou verdâtres que l'on remarque sur le tégument dans certaines anémies d'origine dyscrasique. La teinte de la chlorose est bien connue de tous les cliniciens. Elle donne à la peau une coloration d'un jaune-vert analogue à celle de la cire vierge vieillie. Gubler et Renaut (art. Sang, *in Dict. encyclop. des sciences médicales*) ont fait remarquer que chez les chlorotiques, le sang qui circule dans tous les tissus, et notamment dans le derme, représente, au point de vue optique, une solution affaiblie d'hémoglobine. On sait, en effet, par les expériences de Malassez, que les globules des chlorotiques ont un volume supérieur au volume normal, et en même temps ont une charge hémoglobique amoindrie. Si l'on compare ces globules à des pièces de monnaie dont le métal précieux serait représenté par la matière colorante, on peut conclure que ces globules ont un *titre hémoglobique* peu élevé. Par suite de l'augmentation de volume, les réseaux capillaires contiennent dans une aire donnée une moindre quantité de ces derniers. Cette somme de globules, elle-même diminuée, renferme une quantité moindre d'hémoglobine, puisque le titre globulaire est abaissé. Le sang circulant des chlorotiques se comporte donc comme une faible solution d'hémoglobine.

Or, il résulte des expériences spectroscopiques de Preyer, que les solutions

vant que l'anémie est survenue brusquement ou progressivement, qu'elle est passagère ou persistante, qu'elle est liée ou non à une altération qualitative du sang et de la nutrition générale, ou qu'elle siège sur une région de la peau tuméfiée, ou affaissée. Sur la peau des nègres, ainsi que dans les parties de la peau normalement très pigmentées et de couleur foncée, ce n'est pas de la pâleur qui caractérise l'état d'anémie, mais, au contraire, une exagération de la coloration; on trouve la raison de ce fait dans l'affaissement des tissus anémiés qui rattache, encore plus qu'à l'état normal, les unes aux autres, les cellules à pigment.

A la pâleur anémique de la peau se lie aussi localement une diminution de la température de cet organe, sauf dans certaines formes de l'anémie chronique où la chaleur de la peau peut, au contraire, être plus élevée qu'à l'état normal.

Parmi les symptômes subjectifs qui accompagnent les anémies de la peau, nous citerons divers troubles de la sensibilité, le sentiment d'engourdissement, une anesthésie complète, des sensations de froid, quelquefois, mais rarement, une douleur vive.

A l'exception de la diminution de la turgescence, que nous avons déjà signalée, on n'observe pas, en général, dans les anémies de la peau, de troubles locaux graves de la nutrition; on

concentrées d'hémoglobine ne laissent passer que les rayons rouges du spectre; de là l'aspect incarnat des parties qui sont le siège d'une circulation normale et active. A mesure qu'on dilue l'hémoglobine, ces solutions laissent successivement passer les rayons verts, puis les rayons jaunes du spectre. Le sang qui circule dans la peau des chlorotiques est souvent amené par la diminution de la charge globulaire en hémoglobine à l'état de solution hémoglobique assez faible pour laisser passer les rayons verts et même les jaunes, d'où l'aspect verdâtre ou jaunâtre du tégument. Vienne une émotion subite, les artérioles de la peau se paralysent, les réseaux vasculaires s'élargissent, l'afflux du sang détermine l'accumulation dans ces réseaux d'une quantité considérable de globules rouges qui, par leur arrivée, font remonter le titre de la solution hémoglobique. Il arrive alors ce qui se produirait, si dans une solution faible d'hémoglobine laissant passer le rayon vert, on ajoutait une nouvelle quantité de matière colorante : la solution redeviendrait alors franchement rouge. Le tégument de la chlorotique redevient, lui aussi, passagèrement rouge quand il est le théâtre d'une congestion névro-paralytique subite. (*Note des Traducteurs.*)

voit quelquefois survenir de l'œdème, et quand l'anémie se prolonge, des altérations de la sécrétion et de la production de l'épiderme, c'est-à-dire que la peau devient sèche et dure, ou, au contraire, elle sécrète une sueur anormalement froide, et l'épiderme se détache en abondantes petites écailles fines, sèches ou donnant au doigt une sensation grasse (*defurfuratio, pityriasis tabescentium*).

D'autres symptômes actuels ou consécutifs, comme une défectuosité de la nutrition générale, la chute des cheveux, la gangrène ou une terminaison fatale par embolie dans les branches artérielles périphériques, etc., n'appartiennent pas à l'anémie de la peau en elle-même, mais aux conditions générales de l'organisme, à l'état du sang, du système nerveux central, du cœur, etc., causes éloignées auxquelles on peut rapporter l'origine de l'anémie de la peau.

La cause prochaine de l'anémie cutanée ne peut résider que dans une diminution de l'afflux sanguin dans les plus petits vaisseaux de la peau, ou dans la pauvreté générale du sang en globules rouges; dans ce dernier cas la pâleur tégumentaire est certainement générale; dans le premier, elle peut être tantôt généralisée, tantôt limitée à un point.

C'est ainsi que survient l'anémie générale de la peau dans les cas où la quantité du sang vient à diminuer brusquement à la suite d'hémorrhagies qui se produisent vers l'extérieur (métrorrhagie, opérations chirurgicales) ou sur des organes internes; dans les cas graves, en même temps que l'anémie, le cerveau lui-même étant anémié, on observe les symptômes connus de la syncope, pâleur des lèvres et des muqueuses, pâleur et froid de la peau, photopsie, paralysie des muscles, perte de connaissance, arrêt de la circulation du cœur et de la respiration, enfin accidentellement la mort. De même un brusque déplacement du sang, même quand le sang est en quantité suffisante et normale, peut déterminer localement un état d'anémie, tandis que d'autres points présentent simultanément une hyperhémie avec toutes ses conséquences. C'est à ce mécanisme que je crois pouvoir attribuer les cas de syncope et de mort subite qui ont été observés au moment où l'on enlevait le bandage d'Esmarch pour l'hémostase; les vaisseaux vraisemblablement paralysés par le fait de la compression, reçoivent, s'ils n'aspirent rapidement, une grande quantité de sang, et le cerveau devenant alors anémique, on voit survenir la syncope et accidentellement la mort, d'une façon très surprenante, il est vrai, mais que l'on peut, cependant, expliquer (1).

L'anémie chronique générale de la peau est la conséquence d'une défectuosité dans la formation du sang sous le rapport de la quantité ou même seulement de la qualité; on la voit survenir parmi les autres symptômes de la chlorose, de la scrofulose, de la tuberculose, de maladies prolongées, fébriles et déprimantes, de tumeurs du foie et de la rate, etc.

Avec un sang présentant les conditions normales comme quantité et comme qualité, une anémie générale ou locale de la peau peut encore être déterminée par l'influence nerveuse (2).

(1) Le lecteur aura fait certainement cette observation, que dans l'application de la méthode d'Esmarch, et dans les effets qui peuvent en résulter, la compression de la peau proprement dite ne joue qu'un rôle accessoire, et il aura raison.

Relativement à la « paralysie des vaisseaux par le fait de la compression », les expériences de Mosso et celles de Fr. Franck (1875-1876), sur les changements de volume de la main, ont montré que, à la suite de la compression de l'artère principale, les vaisseaux vides de sang prennent un calibre plus considérable; de là, au moment de la cessation de la compression, un afflux sanguin plus abondant dans le tissu. Ce n'est donc pas la bande d'Esmarch qui produit directement sur les vaisseaux cette surdilatation, puisqu'on l'observe quand on se contente de supprimer l'afflux sanguin en comprimant l'artère principale. Mosso a expliqué ce fait par « une altération de nutrition des parois vasculaires »; Fr. Franck n'accepte pas cette explication et dit que les vaisseaux privés de sang, privés, par conséquent, de la pression intérieure normale, perdent momentanément leur tonicité. Il compare ces faits aux faits de dilatation si manifeste des vaisseaux des membres inférieurs chez les convalescents qui se lèvent après être restés longtemps couchés. (*Note des Traducteurs.*)

(2) Les *taches ombrées,* bien connues en clinique générale, où on les a toujours distinguées des ecchymoses dont elles ne parcourent pas les phases, et des taches pigmentaires en raison de leur caractère éphémère, sont le plus ordinairement considérées comme des hyperhémies liées à un trouble paralytique local (*macules cyaniques*). Il pouvait cependant paraître peu aisé de concilier l'idée d'une hyperhémie avec le fait, également bien connu en clinique, de la très légère mais très appréciable *dépression,* absolue ou

On doit se représenter qu'ici les artères les plus fines et les capillaires se contractent et opposent un obstacle à l'entrée d'une quantité suffisante de sang, c'est-à-dire à l'injection normale de sang rouge. Nous n'avons pas à parler de la contractilité des artères, car, aujourd'hui, d'après les recherches de Golubew, de Tarchanoff et tout récemment de Stricker (1), rien n'empêche d'admettre que les capillaires eux-mêmes soient capables de se contracter et de rétrécir leur calibre sous l'influence d'une irritation. Dans certaines circonstances (comme dans la période de frisson d'un accès de fièvre), les fibres musculaires organiques qui se distribuent dans la peau et forment des réseaux sous les papilles, peuvent aussi, en se contractant, contribuer pour une part à la constriction des vaisseaux qui entrent dans les papilles; et, par conséquent, au développement de la pâleur de la peau (2).

relative, de ces taches, dépression qui avait particulièrement frappé Gubler et Lorain; et l'hypothèse d'une *anémie locale* devrait faire place à l'idée d'une hyperhémie. Mais comment, alors, comprendre qu'une anémie locale de la peau donne lieu à une tache cérulescente? Voici la réponse donnée à cette question par le professeur Renaut (communication orale):

« G. Pouchet a démontré que, de même que le cartilage, le tissu du derme était cérulescent, c'est-à-dire que, interposé comme un écran entre l'œil et les objets, il communiquait à ces derniers une coloration bleuâtre. Le derme du cadavre est notamment plus cérulescent que celui du vivant, à cause de l'absence du sang circulant qui détermine une coloration rosée vue par transparence. Le derme exsangue, au niveau de la tache bleue, apparaît donc au milieu du reste du tégument vascularisé normalement, comme un petit îlot légèrement bleuâtre (cérulescence) et dont la teinte est encore accusée par l'ombre portée des bords de la dépression circulaire. La réalité de cette dépression a été démontrée par LORAIN à l'aide de moulages. » (*Note des Traducteurs.*)

(1) Voir les recherches encore plus récentes de ROUGET, in *Comptes-rendus de l'Académie des sciences*, 1879, et Congrès de Montpellier, août-septembre 1879. (*Note des Traducteurs.*)

(2) Ce point d'histo-physiologie étant des plus complexes, des plus délicats, et toujours sujet à ambiguïté, nous avons soumis son appréciation à la haute compétence du professeur Renaut, qui a bien voulu la résumer lui-même dans les termes qui suivent :

« La contractilité des capillaires *vrais*, c'est-à-dire de ceux qui sont dépourvus d'une tunique formée par des fibres musculaires lisses, est depuis longtemps un sujet de controverses. Tout récemment, comme l'indique l'auteur de ces leçons, J. Tarchanoff (après Golubew) a repris la question au point de vue spécial des réseaux capillaires de la lame natatoire du têtard de

C'est de cette façon que se produisent les anémies locales de la peau avec les phénomènes de pâleur, d'abaissement de la température et de diminution de la sensibilité dans les cas où, pour obtenir l'anesthésie locale, on applique le froid sur la peau, où

la grenouille. Il paraît avoir constaté, dans les éléments anatomiques de ces derniers, de véritables mouvements actifs dus à la contraction propre du protoplasma des cellules vasculaires.

« Il serait périlleux de conclure, sur ces données, que les capillaires vrais *adultes* de la peau de l'homme et des mammifères supérieurs, soient pourvus d'une véritable contractilité propre.

« En effet, ces capillaires sont formés par une simple membrane résultant de la soudure de cellules endothéliales, transparentes comme le verre, et représentant des lames de protoplasma desséché, qui ne peuvent posséder aucune activité amiboïde. Il n'est pas démontré que cette couche de cellules disposées en tubes soit doublée d'une paroi propre. En tout cas cette paroi, là où elle existerait, ne posséderait aucune contractilité ; pas plus, du reste, que les autres substances fondamentales (substance fondamentale du cartilage, du tissu connectif, du tissu jaune élastique). Elle ne posséderait que des propriétés *élastiques* bien différentes des qualités contractiles.

« Le vaisseau capillaire, ainsi constitué, ne peut être donc considéré comme contractile par lui-même. Mais il est entouré d'une couche rameuse de cellules fixes, qui représente autour de lui le tissu connectif. C'est la couche *cellulaire périvasculaire*. Ici le protoplasma est actif, granuleux. Les mouvements peuvent, il est vrai, imprimer de légères modifications au cours du sang dans le vaisseau, mais il n'est nullement démontré, et il est, d'ailleurs, peu vraisemblable *à priori*, que l'action de la couche rameuse extérieure puisse agir à la façon régulière d'anneaux contractiles. Bien au contraire, on voit que, sous l'influence du curare, alors que dans les capillaires les phénomènes d'activité amiboïde sont portés à leur maximum dans les éléments capables d'en devenir le siège, les réseaux cellulaires périvasculaires sont parfaitement immobiles et ne restreignent nullement, par leur activité propre, la dilatation passive des tubes capillaires.

« Il en est tout autrement dans les réseaux capillaires de la lame natatoire des têtards de grenouille. Là, les vaisseaux capillaires sont encore embryonnaires. Leurs éléments cellulaires constitutifs ne sont pas encore différenciés en endothélium vrai. On ne peut non plus montrer cet endothélium par les imprégnations d'argent : ce fait est bien connu de tous les histologistes. Les cellules embryonnaires de ces vaisseaux possèdent donc encore leurs propriétés générales, et parmi elles, à un faible degré, la propriété contractile. Voilà pourquoi Golubew et Tarchanoff ont observé à leur niveau des mouvements obscurs ; mais conclure de là à l'existence générale de la contractilité propre des réseaux capillaires adultes, spécialisés, et adaptés exclusivement à leur fonction vasculaire, serait dépasser de beaucoup la limite des faits observés, et, par conséquent, faire une déduction manquant de rigueur. »

l'on fait des insufflations d'éther sulfurique ou de chloroforme, ou dans le cas d'électrisation ; il en est de même sous l'influence des milieux à basse température, de l'air froid, des bains froids et des douches froides. Dans ces différents cas, c'est l'irritation locale qui amène la contraction des vaisseaux pourvus de nerfs et, par suite, l'anémie. Comme nous l'avons déjà signalé dans les hyperhémies, tous ces états entraînent plus tard la dilatation et une accumulation du sang dans les vaisseaux de la peau. Le même effet avec anémie de la peau peut provenir du système nerveux central et se manifester ensuite le plus souvent sous forme de pâleur générale de la peau, comme dans la période de frisson de la fièvre, dans l'irritation psychique occasionnée par la frayeur, la colère, l'anxiété, la jalousie, et surtout dans la syncope. Ou bien cette action est produite d'une manière réflexe, provenant par exemple des nerfs cutanés, comme dans les cas de pâleur de la peau et accidentellement de syncope à la suite d'excitations même peu douloureuses de la peau (dans de petites opérations), ou d'une manière réflexe, provenant des nerfs splanchniques, dans la pâleur qui accompagne l'indigestion, une douleur abdominale, etc., ou qui précède le vomissement.

Je voudrais encore parler de l'anémie produite par la compression des vaisseaux cutanés les plus fins ; des régions de la peau, comprimées par le fait de la position couchée ou de l'application de bandages serrés, paraissent d'une pâleur anémique, et sont atteintes de fourmillement, d'engourdissement, ou même d'anesthésie ; toutefois, cet état n'est jamais que passager.

La pâleur est durable, au contraire, quand elle est le résultat de la compression des vaisseaux les plus ténus par un œdème persistant des tissus ; dans ce cas, la peau est tendue, brillante ; elle a l'aspect de l'albâtre ou de la cire.

Suivant qu'elle résulte des diverses causes que nous avons énumérées, l'anémie cutanée sera passagère, ou bien elle durera un temps déterminé, ou enfin elle persistera indéfiniment.

D'après tout ce que nous venons de dire, l'anémie cutanée, en tant qu'affection de la peau, a toujours une importance plutôt symptomatique, en ce que le pronostic et le traitement sont en même temps influencés par les causes qui lui ont donné naissance. Quoi qu'il en soit, on peut encore avoir à s'occuper, dans le traitement de cette affection, des états qu'elle peut entraîner à sa suite et que nous avons signalés plus haut, pityriasis, alopécie, etc.

Il est néanmoins important de fixer le diagnostic de l'anémie de la peau, aussi bien pour compléter l'ensemble du tableau pathologique que présente un individu, qu'en raison de l'influence que l'anémie cutanée exerce sur l'état d'autres dermatonoses et d'autres formations pathologiques concomitantes. C'est-à-dire, par exemple, que si le caractère essentiel de ces maladies consiste dans une rougeur d'injection et dans un état de turgescence, ce caractère disparaît aussitôt que l'anémie de la peau se montre, comme dans la mort. Si insignifiant que soit ce fait, bien qu'il se comprenne de lui-même, il était, cependant, important de le constater et de l'interpréter d'une façon exacte. C'est ainsi que Hebra a lutté avec succès contre le vieux préjugé de la répercussion des éruptions de la peau, en montrant que l'anémie cutanée n'amène pas ce résultat, et que si l'on voit, par exemple, un psoriasis existant depuis longtemps, pâlir et sembler subitement effacé par une violente hémorrhagie, ou dans le cours d'une maladie d'épuisement liée à la pâleur et à l'affaissement, ce n'est qu'un résultat et non une cause. Avec le retour de l'injection normale et de la turgescence du tissu de la peau, l'exanthème redevient reconnaissable, ou se régénère.

Vous ne retomberez donc pas dans les fautes des temps passés, mais vous interpréterez toujours les faits dans le sens que je vous ai indiqué, dussiez-vous être en opposition à ce sujet avec les malades et même avec vos confrères.

TROISIÈME CLASSE

ANOMALIES DE LA SÉCRÉTION DE LA PEAU ET DES GLANDES CUTANÉES

MALADIES DE LA PEAU CAUSÉES PAR DES ALTÉRATIONS DES GLANDES DE LA PEAU ET DE LEUR SÉCRÉTION

HUITIÈME LEÇON

ANOMALIES DE LA PERSPIRATION CUTANÉE ET DE LA SÉCRÉTION DE LA SUEUR

Bromidrose. Physiologie de la sécrétion de la sueur; constitution chimique de la sueur et sécrétion pathologique de la sueur. Altérations quantitatives : hyperidrose généralisée et localisée. Conséquences locales et générales et complications. Traitement. Anidrose. Anomalies qualitatives de la sécrétion de la sueur. Lésions anatomiques des glandes sudoripares.

Les affections cutanées qui rentrent dans la troisième classe de notre système consistent essentiellement dans des altérations de l'appareil glandulaire de la peau et se manifestent principalement par des troubles de deux sortes de ce même appareil : 1° troubles fonctionnels ; 2° troubles de nutrition.

Les troubles fonctionnels des glandes de la peau impliquent les anomalies de la sécrétion cutanée ; c'est de celles-ci que nous nous occuperons en premier lieu. Mais, comme la sécrétion cutanée exerce une influence essentielle sur l'état de la peau et, en particulier, de l'épiderme, il est facile de comprendre que ses altérations doivent déterminer dans l'état de la peau elle-même des changements qui méritent aussi d'être pris en considération.

Les produits sécrétés par la peau sont au nombre de deux : la sueur, qui est le produit des glandes sudoripares, et la matière grasse, qui est fournie par les glandes sébacées ; jusqu'ici, malgré les tentatives faites par les physiologistes, on n'a pas encore réussi à se les procurer à l'état isolé de façon à avoir sous les yeux réellement le produit unique et absolument pur des glandes sudoripares ou seulement celui des glandes sébacées. Aussi les travaux antérieurs de Thénard, Anselmino, Schottin, Séguin, Funke et Favre, etc., sur la composition chimique et morphologique de la sueur et du produit graisseux de la peau se rapportent toujours à un mélange des deux, dans lequel tantôt l'un, tantôt l'autre est prédominant (1).

En fait, nous tenons une sécrétion de la peau pour une production des glandes sébacées, quand elle présente d'une manière dominante les caractères graisseux, et nous attribuons aux glandes sudoripares une sécrétion qui se répand sur la peau avec des caractères plutôt aqueux; mais, dans les conditions normales, c'est un mélange des deux produits que l'on trouve sur la peau. Ce mélange, uni à certains produits d'exhalation, gazeux et liquides, qui proviennent du système vasculaire des papilles en traversant l'épiderme, constitue la matière perspiratoire de la peau (2).

(1) Comparez Andral, *Comptes rendus de l'Acad. des sciences*, t. XXVI, 1848, p. 649.

Favre, *Rech. sur la comp. chim. de la sueur chez l'homme.* (*Ibid.*, 1852 et *Arch. gén. de méd.*, Paris, 1853.)

Ch. Robin, *Leçons sur les humeurs normales et morbides du corps de l'homme*, 1re édit. Paris, 1867; 2e édit. 1874. — *Des fluides excrémentitiels, première espèce, et de la sueur*, pp. 730 et suiv.

P. Aubert (de Lyon), *Considér. sur le rôle de la sueur et des glandes sudoripares. Lyon médical*, 1874, t. I, p. 169. — *Des modifications subies par la sécrétion de la sueur dans les maladies de la peau*, in *Annales de dermatologie*, 1878.

Rabuteau, *Élém. de thérap. et de pharm.*, Paris, 1875.

D. Trumpy et B. Luchsinger, *Sur la réaction alcaline de la sueur* (*Pfluger's Arch.*, t. XVIII, p. 474; 1878.)

J. Tourton, *Essai sur la réaction de la sueur*, Paris, 1879.

Fr. Franck, art. Sueur du *Dict. encycl. des sciences méd.*, 1880.

(*Note des Traducteurs.*)

(2) Ainsi que nous l'avons déjà indiqué (voy. la note de la page 73), il n'existe pas de fonction cutanée perspiratoire distincte de la fonction cutanée sudorale; si le système vasculaire des papilles élimine des principes dissous dans le sang qui les parcourt, ce n'est que par l'intermédiaire des appareils sudoripares. Le mot de *perspiration* n'a de sens précis que s'il s'ap-

Il peut, cela est indubitable, se présenter des anomalies de la perspiration, aussi bien qualitatives que quantitatives; mais, tandis qu'il serait difficile de tracer au point de vue symptomatique les limites de l'anomalie quantitative de la perspiration cutanée, l'altération qualitative de cette fonction se traduit par des signes plus distincts qui s'imposent plus particulièrement au sens de l'odorat. Déjà l'opinion vulgaire attribue à chaque individu une odeur particulière, qui existe certainement, et qui est facilement appréciable.

Nous savons bien que des animaux doués d'un très fin odorat, les chiens, retrouvent de cette manière la trace de leur maître; mais c'est une chose anormale de voir un individu avoir une perspiration cutanée d'une intensité extraordinaire ou d'une odeur caractéristique, qui remplit son atmosphère immédiate, — osmidrose, bromidrose.

Il est impossible de dire exactement à quelles substances est due fondamentalement l'odeur pénétrante ou prononcée de l'exhalation cutanée; il semble que ce soient principalement des acides gras, par conséquent, des produits des glandes sébacées; mais nous verrons que le produit de sécrétion des glandes sudoripares y contribue également.

Les régions du corps qui possèdent des glandes sudoripares et des glandes sébacées d'une grosseur particulière, comme le creux des aisselles, la peau des parties génitales, surtout chez la femme, sont aussi le siège dominant de l'osmidrose. D'après cela, également, on distingue celle-ci en osmidrose ou bromidrose locale, par opposition à l'osmidrose générale.

Hebra a démontré autrefois que, dans beaucoup de cas, la sueur odorante ou fétide n'appartient pas à la perspiration proprement dite, puisque celle-ci, au moment de son apparition, n'a réellement pas une odeur plus choquante que chez la plupart des gens, mais que la mauvaise odeur se développe seulement quand les matières de la perspiration, spécialement la sueur,

plique à la transpiration sudorale insensible, et à l'exhalation, par la voie sudorale également, d'acide carbonique libre; le mot de *sueur* doit rester appliqué à la transpiration sensible accumulée en gouttes, ou étalée en nappes à la surface de la peau. (*Note des Traducteurs.*)

séjournant un certain temps sur la peau et s'imprégnant dans l'étoffe des vêtements, bas, souliers, linge de corps, se décomposent et donnent naissance à des acides gras de toute sorte; cela ne serait pas une bromidrose à proprement parler (1).

Il ne faut pas davantage rattacher à cette affection l'odeur spéciale que prend l'émanation de la peau quand un individu a pris intérieurement ou inhalé certaines substances alimentaires ou médicamenteuses, ou surtout quand il a respiré pendant un temps assez long un air imprégné de substances odorantes qui, ensuite, sont reportées à l'extérieur par les glandes de la peau, comme l'ail, la térébenthine.

Dans certains états morbides de l'organisme, cachexie générale, syphilis, tuberculose, de même que pendant l'incubation de certains exanthèmes aigus et de quelques maladies fébriles, il s'échappe de la perspiration cutanée une odeur plus intense, que différents médecins (Heim, Schönlein) ont déclaré reconnaître comme tellement caractéristique, qu'ils prétendaient pouvoir, d'après elle, diagnostiquer la maladie en présence de laquelle ils se trouvaient. Il sera plus prudent de ne pas trop se fier à la finesse de son odorat, et de distinguer la scarlatine, la rougeole, la variole par d'autres symptômes qu'en recherchant l'impression olfactive de « plumes fraîchement arrachées, d'une ménagerie, de pain fraîchement cuit, etc. (2).

(1) Les diverses odeurs que prend la peau couverte de sueur sont très nombreuses, et leur théorie scientifique serait extrêmement difficile à établir.

L'*odeur aigre*, la plus souvent signalée, les diverses variétés d'odeur acide, semblent être en rapport avec les réactions chimiques qui s'établissent entre la matière sébacée épidermique et le liquide sudoral, soit à la température normale, soit à des températures pathologiquement élevées : c'est une véritable *fermentation acide* dont l'action sur la peau se traduit souvent par des altérations deutéropathiques, intertrigo érythémateux, eczémateux, etc.

L'*odeur fétide* est le résultat de la *putréfaction* (cadavérique au sens propre du mot) des produits desquamés de la surface de la peau, de l'intérieur des glandes sébacées et sudoripares; elle affecte des variétés moins nombreuses que celles des fermentations acides, mais elle parvient à un degré d'émanation d'une intensité extrême, et ne le cède en rien parfois, selon une comparaison très exacte de Fr. Franck, à l'odeur de la putréfaction cadavérique. (*Note des Traducteurs.*)

(2) Voy. la note 2 de la page 120.

Envisageons maintenant les anomalies de la sécrétion que l'on différencie nettement d'après les sources dont elle provient, c'est-à-dire de la sécrétion de la sueur et de la sécrétion de la graisse.

Et en premier lieu les

ANOMALIES DE LA SÉCRÉTION DE LA SUEUR

En nous reportant à la physiologie de la sécrétion de la sueur, nous comprendrons mieux les anomalies que cette sécrétion peut présenter.

Ainsi que nous l'avons exposé plus haut, le système vasculaire de chaque glande sudoripare prise à part forme un petit réseau admirable; la branche artérielle qui s'approche de cette glande se ramifie en un réseau vasculaire qui enveloppe les sinuosités du canal de la glande, et duquel sort un petit tronc artériel. Nous avons donc ici une disposition semblable à celle qui existe dans les corpuscules de Malpighi des reins; et, en effet, comme la sécrétion de ces derniers, la sécrétion des glandes sudoripares émane du sang artériel.

Cette analogie se manifeste également dans la composition chimique de la sueur, autant qu'elle a pu être fixée jusqu'à présent : la sueur est un liquide à réaction acide, qui contient des éléments solides en quantité d'autant plus faible qu'il est plus abondamment sécrété. Son principe dominant, capital (environ 99 p. 100), est l'eau, dans laquelle les sels qui se trouvent habituellement aussi dans l'économie (chlorure de sodium, phosphate de chaux, etc.), sont dissous en quantité variable, mais en somme très petite. En outre, on y a reconnu de l'acide lactique (chez les goutteux), de l'acide urique, de l'urée et le produit de la décomposition de l'urée, l'ammoniaque, un acide hydrogéné spécial et de l'indikan. Ces derniers principes démontrent clairement l'analogie de la sécrétion des glandes sudoripares avec celle des reins (1).

(1) Les plus récents travaux tendent à assimiler de plus en plus étroitement la sécrétion sudorale aux sécrétions glandulaires proprement dites, et l'appareil sudoripare à l'appareil rénal. Ranvier décrit, dans les cellules

De plus, on a aussi trouvé, dans la sueur, des acides gras qui se révèlent par leur odeur particulière, et certes la matière grasse ne provient absolument pas alors de la sécrétion des glandes sébacées qui occupent la même surface que les glandes sudoripares; mais elle vient certainement de ces dernières, puisqu'on l'a trouvée dans des endroits où elles existent exclusivement et où il n'y a pas une seule glande sébacée, comme à la paume de la main; sans parler des grosses glandes de l'aisselle et des glandes circum-anales décrites par Gay, et dont la sécrétion semble être analogue à celle des glandes cérumineuses de l'oreille. C'est à la présence de principes de ce genre que certaines sueurs et, en particulier, la sueur de quelques régions de la peau, doivent leur odeur spéciale (1).

Dans les conditions ordinaires, la sueur est excrétée en quantité insensible; elle s'échappe au fur et à mesure de son émission; mais si l'on empêche cette évaporation, ou si on la condense, comme par l'application d'enduits imperméables, taffetas gommé, caoutchouc, elle peut se réduire en gouttes liquides.

A la suite de l'échauffement actif ou passif du corps, et d'une tension plus prononcée des vaisseaux de la peau, la sueur apparaît en gouttes transparentes et en quantité plus considérable; mais sa sécrétion ne dépend pas seulement d'une tension artérielle plus marquée sous l'influence de l'action du cœur; il faut la rapporter bien plutôt à une action provenant du système nerveux. Tout le monde sait qu'une excitation psychique ou sensorielle du cerveau, le chagrin, la frayeur, une douleur violente, un malaise de l'estomac, etc., font apparaître la sueur en grosses

glandulaires du tube sécréteur des glandes sudoripares, des stries granuleuses du protoplasme semblables à celles de l'épithélium des tubes contournés du rein; et, d'autre part, il montre que la lumière centrale du tube sécréteur envoie, entre les cellules glandulaires, des prolongements canaliculés qui se ramifient et atteignent la membrane propre, disposition, ajoute-t-il, qui fait rentrer les glandes sudoripares dans un type glandulaire connu (foie, pancréas). Voyez, sur ce sujet, Ranvier, *Comptes rendus de l'Académie des sciences*, n° 26, septembre 1879 (*Sur la structure des glandes sudoripares*), p. 1120. (*Note des Traducteurs.*)

(1) La sueur n'acquiert d'odeur appréciable que par des altérations consécutives à sa sécrétion, altérations propres, ou émanations de voisinage. (*Note des Traducteurs.*)

gouttes sur le front ou sur tout le corps. La contraction des plus petites artères, sous l'influence du froid ou du frisson, est liée à un arrêt de la sécrétion sudorale ; au contraire, la dilatation des petits vaisseaux, comme dans la chaleur à la période de détente d'un accès fébrile, est liée à une exagération de cette même sécrétion sudorale (1). Il est donc hors de doute que la sécrétion de la sueur est sollicitée ou entravée par l'influence nerveuse locale, centrale ou réflexe. Depuis les dernières années, où l'étude des nerfs du système vasculaire et des centres d'où ils émanent occupe tant d'expérimentateurs, nous savons que la voie suivie par les nerfs vaso-moteurs est également celle que parcourt l'excitation de la sécrétion sudorale ; que l'on peut, en divisant ou en excitant les fibres du grand sympathique et les nerfs sensitifs qui transmettent l'excitation, interrompre ou exciter expérimentalement la sécrétion de la sueur, absolument comme celle de la salive ou du suc pancréatique. A côté des

(1) Il y a ici deux points à préciser.

1° *Action nerveuse sudoripare dans ses rapports avec la circulation cutanée.* — La sécrétion de la sueur, de même que la circulation cutanée, est régie par un appareil nerveux propre et indépendant ; habituellement il y a accord fonctionnel, synergie, entre les deux systèmes d'innervation : d'une part, la sécrétion sudorale est atténuée ou suspendue en même temps que la circulation cutanée est entravée par l'action des vaso-constricteurs ; de l'autre, cette sécrétion est activée en même temps que se produit une dilatation vasculaire active, mais cela a lieu par des *nerfs indépendants*, ainsi que l'a surtout montré le professeur Vulpian (*Comptes rendus de l'Acad. des sciences*, 1878-1879). Les médecins cliniciens savent, d'ailleurs, depuis longtemps, que cet accord n'est ni nécessaire ni constant, puisque la peau peut être congestionnée et sèche, ou absolument anémiée et couverte de sueur ;

2° *Action du froid ou de la chaleur sur la circulation cutanée.* — Sous l'influence du froid, les artérioles de tout calibre se resserrent par voie réflexe comme dans le frisson de cause interne, le sang pénètre en moindre quantité dans les réseaux capillaires et s'accumule dès lors beaucoup moins dans les veinules. La peau est froide et pâle d'abord ; puis, à un degré plus avancé, les parois vasculaires perdent leur tonicité et l'on observe ces dilatations veineuses qui déterminent le bleuissement des parties exposées. Sous l'influence du chaud (interne ou externe), les vaisseaux se dilatent et la peau prend la teinte rouge qu'on lui connaît ; les veines recevant par les capillaires dilatés une plus grande quantité de sang deviennent turgescentes. (*Note des Traducteurs.*)

nombreux travaux de Vulpian, Betzold, Goltz, Samuel, Ostrumoff, etc., sur les nerfs des vaisseaux et leurs centres, ceux de Stricker sur les centres toniques des nerfs vasculaires et sur l'innervation collatérale, et ceux de Luchsinger et de Nawroçki sur l'influence qu'exerce l'excitation des nerfs sur l'activité des glandes sudoripares, sont particulièrement instructifs sous ce rapport (1).

Au point de vue pathologique, ces faits sont corroborés par les observations de sécrétion anormale de sueur, en plus ou en moins, sur la peau des parties du corps frappées de paralysie, dans le cercle d'action de différents nerfs sensitifs qui sont paralysés ou, au contraire, qui sont excités, irrités, comme dans les cas de migraine, de blessures, de tiraillement par des cicatrices (Mitchell); c'est-à-dire que ces faits s'appuient précisément sur des anomalies de sécrétion de la sueur limitées à certains centres d'innervation (2).

(1) Les expériences de Nawroçki, reprises et complétées par le professeur Vulpian, ont montré que les glandes sudoripares sont commandées par de véritables nerfs *moteurs glandulaires*, c'est-à-dire que leur innervation reproduit le type bien connu de la glande sous-maxillaire. La terminaison des nerfs dans les éléments de la glande a été recherchée dans la patte du chat par le professeur Coyne, de Bordeaux; mais cet histologiste distingué n'a pu voir exactement comment ces nerfs se comportaient à leurs terminaisons, ni quels étaient leurs rapports avec les éléments anatomiques sécréteurs.

Voir, comme complément, un exposé clair, lucide et précis de l'état de la question en 1879, dans une revue publiée dans le *Progrès médical* de cette année, pp. 322-324, par R. Blanchard. On y trouvera, en outre, un index bibliographique étendu. (*Note des Traducteurs.*)

(2) CHRESTIEN, *Bullet. méd. du Nord*, janv. 1873. *Sueurs locales;* deux observations; discussion; anal. par Audhoui, *in Gazette hebd. de méd. et de chir.*, n° 9, 28 fév. 1873, p. 141. — DALLY ET HÉNOQUE, *ibidem*, p. 155. — OLLIVIER (Soc. de biologie), *ibidem*, p. 373. — C. W. TACKENBERG, *The Cincinnati Lancet*, etc., juin 1879, p. 442, anal. in *Lyon médical*, 13 juillet 1879, p. 378. — VULPIAN et F. RAYMOND, *Sur l'origine des fibres nerveuses excito-sudorales de la face* (*Comptes rendus de l'Acad. des sciences*, 1879). — J. STRAUS, *Contribution à la physiologie des sueurs locales; action et antagonisme locaux des injections hypodermiques de pilocarpine et d'atropine. Ibidem.* — J. STRAUS, *Retard de la sudation provoquée de la face, comme un nouveau signe pouvant servir au diagnostic différentiel des diverses formes de paralysie faciale* (Soc. méd. des hôpitaux, 1879, anal. in *France médicale*, 1879, p. 1003), etc., etc. (*Note des Traducteurs.*)

L'analogie avec les hyperhémies de la peau que nous avons déjà décrites et qui sont liées à un état de spasme ou de paralysie des nerfs est tout à fait impossible à méconnaître. Et cela se comprend, puisque la sécrétion de la sueur elle-même est, tout d'abord et immédiatement, réglée par les conditions locales de circulation des réseaux vasculaires qui enveloppent les glomérules.

Le but physiologique prochain de la sécrétion de la sueur semble être de régler la chaleur du corps, puisque, en général, quand la température du corps s'élève, la sueur arrive en quantité abondante, puis, par son évaporation, elle soustrait au corps une partie de sa chaleur. En outre, il faut encore attribuer à la sueur un but d'excrétion ; c'est ce qui paraît ressortir non pas seulement de la constitution chimique de la sueur dont nous avons déjà parlé, mais encore de ce fait bien connu que la sécrétion des reins, dans l'état physiologique, est généralement, au point de vue de la quantité, en rapport proportionnel avec la sécrétion sudorale. Plus la transpiration est abondante, plus l'urine est rare et concentrée et *vice versa*.

C'est certainement cette observation de chaque jour qui a donné naissance à cette hypothèse qui jouit encore actuellement d'un certain crédit, que la rétrocession de la sueur, ou la suppression de sa sécrétion surtout, alors qu'elle est pathologiquement exagérée, peut entraîner des conséquences fâcheuses pour l'organisme, et donner lieu à des maladies de refroidissement ou à des affections plus graves.

S'il est incontestable que, sous l'influence d'une exagération de la sécrétion des reins, on voit disparaître plus rapidement des exsudats et des œdèmes anciens, il l'est également que cela se produise, quand, simultanément, il y a une exagération de l'activité transpiratoire de la peau. Mais cet état de la sécrétion est avant tout, lui-même, une conséquence de la chute de la fièvre et surtout de l'activité des vaisseaux qui survient au moment où la fièvre disparaît (1) ; et ce fait ne motive en rien cette supposition que, dans le cas où la transpiration cutanée viendrait à diminuer, un

(1) Voy. la note de la page 183.

exsudat qui existe depuis quelque temps déjà devrait s'aggraver, ou qu'un organe interne devrait devenir malade ; car les reins à l'état normal excrètent des matériaux d'échange en quantité incomparablement plus grande que les glandes sudoripares dont le produit de sécrétion n'est, comme on le sait, à peu près composé que d'eau pure (1). Mieux vaudrait ne pas parler d'une rentrée, d'une répercussion de la sueur excrétée ; physiologiquement, il ne peut pas plus en être question que d'une répercussion, d'une rentrée de l'urine dans le torrent circulatoire, quand rien ne s'oppose à l'écoulement de ce liquide au dehors ; aussi ne redoutons-nous pas du tout une telle répercussion, parce qu'elle est impossible, et ne craignons-nous pas même de combattre la sécrétion exagérée des glandes sudoripares dans des cas où elle a le caractère pathologique. Nous cherchons bien plutôt à la guérir, absolument comme la polyurie, et pas plus que notre savant maître Hebra, nous n'avons jamais vu d'accident sérieux suivre cette guérison (2). Si nous avions à formuler à cet égard une plainte quelconque, ce serait justement le contraire, c'est que précisément il est souvent diffi-

(1) Ceci ne doit pas être pris trop à la lettre : la sueur élimine en quantité considérable du chlorure de sodium (plus de la moitié de la quantité éliminée par un volume égal d'urine, Favre, *loc. cit.*), de l'acide carbonique (4 à 6 grammes par litre ou par jour, Aubert, *loc. cit.*), de l'urée (0,42 pour 1000, Favre), etc., etc. Voy. Ch. Robin, *loc. cit.*, pp. 732-733. (*Note des Traducteurs.*)

(2) Il n'y a pas lieu de combattre à nouveau la théorie populaire de la « sueur rentrée »; aucun médecin n'interprète l'anidrose spontanée ou provoquée dans ce sens, et cela nous suffit. Mais l'innocuité ou l'inanité de la résorption sudorale n'implique en aucune manière l'innocuité de l'*interruption de l'excrétion sudorale*, pas plus qu'elle n'implique l'impossibilité de lésions cutanées secondaires à des altérations qualitatives ou quantitatives de l'excrétion sudorale.

Assurément l'hyperidrose, comme la polyurie, peuvent et doivent être traitées, mais cela n'empêche pas l'anidrose, au même titre (toutes proportions gardées) que l'anurie ou l'oligurie, d'être un état pathologique auquel peuvent être rattachées des altérations locales, ou des troubles généraux. Il y a la sueur *nécessaire* qu'il faut favoriser au même titre que la sécrétion urinaire, la sueur *provoquée* dont le rôle, en thérapeutique, reste considérable, et les sueurs *colliquatives*, qu'il faut réprimer. Ce sont là pour nous des principes imprescriptibles de pathologie générale. (*Note des Traducteurs.*)

cile, ou même impossible, d'empêcher la sécrétion exagérée de la sueur (1).

Je craindrais presque de dire quelque chose de superflu, si je vous faisais observer que la disparition brusque de la sueur sous l'influence d'un courant d'air froid n'indique pas du tout une répercussion de la sueur, mais bien une évaporation rapide du produit de sécrétion déjà excrété.

Pour la pathologie générale, ce serait le vrai moment d'exposer ici, dans tous leurs détails, les maladies dites de refroidissement, dont on a de tout temps parlé dans la médecine, avec plus ou moins de talent, mais, en général, avec bien peu de bonheur. Mais nous devons rester sur le terrain des maladies cutanées qui, ainsi que vous l'avez remarqué, nous a entraînés de la sécrétion physiologique de la sueur à la pathologie de cette fonction.

La sécrétion de la sueur prend le caractère pathologique sous le rapport de la quantité ou de la qualité.

Au premier point de vue, on regarde comme des états morbides, la sécrétion sudorale arrivée à des proportions démesurées, — dysidrose ou hyperidrose, et l'état contraire, de diminution anormale, — anidrose.

L'hyperidrose est considérée comme un état morbide quand on voit une quantité exagérée de sueur, en gouttes, se produire sur la peau dans des circonstances où cela n'a pas lieu habituellement chez la plupart des sujets. La sueur excessive qui survient lorsque la chaleur du corps est élevée par l'ardeur du soleil ou du feu, par un effort physique, le travail, la marche, la danse, etc., n'est donc pas à proprement parler de l'hyperidrose. Nous ne rattacherons pas davantage à cette affection la sécrétion démesurée de sueur qui apparaît comme symptôme concomitant ou consécutif d'autres maladies générales, de la fièvre aiguë et chronique, de la tuberculose, de la cachexie chronique, et que l'on regarde comme « critique » dans les maladies fébriles aiguës (pneumonie, fièvre typhoïde). D'après d'anciennes relations, dans la période de 1485 à 1550, il régna cinq fois en Angleterre, en

(1) Voy. Vulpian, *De l'emploi du sulfate d'atropine contre les sueurs pathologiques*, Acad. de méd.), et Thèse de Royet, 1877. (*Note des Traducteurs.*)

France et en Allemagne une épidémie caractérisée par une éruption excessive de sueur, et qui, dans l'histoire des maladies, porte le nom de suette anglaise (*sudor anglicus*). On cite également une pareille épidémie qui éclata en Picardie en 1718, — *suette de Picardie*. Probablement, dans ces deux épidémies, il s'agissait de maladies fébriles (1).

L'hyperidrose qui se manifeste comme maladie essentielle de la peau, indépendante des causes que nous avons énumérées plus haut, rentre seule dans le domaine de la dermatopathologie.

Elle occupe la peau dans toute son étendue, — hyperidrose généralisée, — ou elle est seulement bornée à certaines régions du corps, — hyperidrose localisée.

L'hyperidrose générale se rencontre le plus souvent chez des individus gras, rarement chez des individus d'un embonpoint modéré : un léger effort corporel ou intellectuel, le séjour dans une pièce qui n'est que modérément chauffée, une excitation psychique, une contrariété, l'impatience amènent chez ces personnes une excrétion subite et abondante de sueur. En ce moment, on

(1) Le terme de *suette anglaise*, affection observée en Angleterre, et à Calais sur les Anglais exclusivement, dans cinq épidémies qui eurent lieu en 1485, 1507, 1518, 1529 et 1551, se rapporte à une sorte de pernicieuse diaphorétique foudroyante, dans laquelle l'éruption miliaire n'avait pas le temps de se développer à cause de la rapidité de l'évolution qui amenait souvent la mort en quelques heures. On a cru depuis en reconnaître deux manifestations : épidémies de Röttingen et de Sulzfeld, 1802, 1864 (voy. Léon Colin, *Traité des maladies épidémiques*. Paris, 1879, pp. 867 et suiv.).

La *suette des Picards* ou *suette miliaire*, qui, antérieurement à l'épidémie d'Abbeville (1718), avait déjà été observée en Allemagne (Leipzig, 1652), et qui a encore actuellement des foyers en divers points de la France et de l'Europe, est une fièvre tellurique pernicieuse sudorale d'une grande irrégularité selon ses foyers, et qui compte, au nombre de ses symptômes accessoires, des éruptions hyperthermiques de miliaire et de sudamina qui n'ont rien de spécifique ; dans cette pyrexie comme dans la fièvre typhoïde, ou le rhumatisme, l'intoxication puerpérale, la septicémie chirurgicale, etc., ces éruptions sont en rapport avec la longue durée de l'hyperthermie, l'excès fonctionnel du système sudoripare et les altérations de la sueur ; elles manquent dans les pyrexies intermittentes malgré la diaphorèse, à cause de l'abaissement périodique de la température et de l'intermittence des réflexes sudoripares (voy. E. Besnier, article Miliaire du *Dict. encycl. des sc. méd.*). (*Note des Traducteurs.*)

sent que la peau est chaude et turgescente, ou bien elle est fraîche, particulièrement quand la sueur a séjourné longtemps sur la peau ; ce dernier phénomène provient de la soustraction de chaleur résultant de l'évaporation du liquide.

Chez certains individus l'hyperidrose générale revient souvent, il est vrai, mais chaque fois pour peu de temps seulement ; chez d'autres, elle est habituelle et continue ; littéralement ces personnes sont continuellement ruisselantes de sueur. Cette hyperidrose dure généralement pendant des années à l'état d'affection de la peau, et c'est presque exclusivement des personnes de l'âge moyen qu'elle frappe. Cependant, on l'observe aussi dans la première adolescence chez des sujets atteints d'obésité précoce (1).

L'éruption de cette sueur abondante est en général précédée d'une sensation désagréable de picotement de la peau, quelquefois aussi d'un sentiment de serrement, d'oppression. Hebra attribue ces sensations à l'accumulation du sang dans les vaisseaux des papilles, dont la turgescence excite les nerfs cutanés ; cela me paraît très plausible. Après l'apparition de la sueur, ces sensations désagréables se dissipent et les malades se sentent soulagés.

Avec cette abondante sudation, on voit parfois apparaître sur la peau un exanthème consistant en des papules du volume d'un grain de millet ou un peu plus grosses, solides, d'un rouge vif, s'accompagnant d'une démangeaison modérée ; ou bien ce sont des vésicules remplies d'un liquide clair comme de l'eau. Cet exanthème représente l'affection cutanée connue sous le nom de *sudamina, prickly heat, calori, Hitz-oder Schweissblätterchen,* qui survient habituellement chez tous les individus, particulièrement chez ceux qui ont la peau délicate, surtout chez les enfants, quand une chaleur démesurée détermine chez eux une très abondante excrétion de sueur. On ne peut pas dire que les sudamina soient une conséquence de la sueur, dans

(1) L'hyperidrose et l'obésité sont, l'une et l'autre, l'une des manifestations les plus caractéristiques de l'arthritisme constitutionnel. (*Note des Traducteurs.*)

le sens que celle-ci ramollirait l'épiderme et irriterait les papilles, comme peuvent le faire, par exemple, les pommades irritantes, des bains chauds, des cataplasmes trop prolongés. En effet, les sudamina apparaissent presque en même temps que la sueur, ils semblent être le produit de l'exsudation aqueuse qui sort des papilles turgescentes de sang. De même que la sueur sort à travers les glandes sudoripares, de même il sort un liquide des vaisseaux papillaires entre les couches de l'épiderme qu'il soulève en papules et en vésicules (1).

(1) Si le liquide de ces vésicules est réellement *sudoral,* il ne peut pas provenir directement des vaisseaux papillaires; s'il provient des vaisseaux papillaires, il n'est plus sudoral, mais séreux et alcalin, et l'éruption qu'il détermine ne peut plus être dite sudorale. Les faits ainsi rétablis dans leur réalité, nous reconnaissons que la question des éruptions sudorales, à proprement parler, conserve encore aujourd'hui plusieurs des obscurités que l'un de nous a exposées en 1875 dans l'article MILIAIRE du *Dict. encyclop. des sc. méd.* Pour Renaut, la question est tranchée, et nous en donnons ici la formule que le savant professeur de la faculté de Lyon a bien voulu résumer lui-même pour ces Notes; nous y ajouterons l'exposé de quelques-unes des objections qui nous paraissent subsister :

« Le *sudamen* est une phlycténule produite par la sécrétion brusque de la sueur qui soulève les couches cornées de l'ectoderme au niveau de la zone granuleuse; voici quelle en est l'évolution normale.

A. *Période de formation. Sudamina transparents :* Les couches cornées soulevées forment la voûte transparente de la phlycténule; le liquide incolore qui remplit celle-ci présente les réactions de la sueur. Les cellules migratrices, qui abordent incessamment l'ectoderme pour le nourrir, pénètrent dans cette cavité comme dans tout espace vide, s'y accumulent souvent en nombre considérable, et, comme elles sont vivantes, elles ont un indice de réfraction peu différent du liquide qui les contient et restent invisibles dans ce dernier. La transparence n'est pas troublée; la petite lésion a l'aspect d'une goutte de rosée renfermée au sein des couches épidermiques. Souvent la voûte de la phlycténule se rompt avant toute modification ultérieure, et cette rupture laisse une trace arrondie du sudamen rompu et desséché.

« B. *Formation de la miliaire blanche.* Dans le milieu acide où elles sont contenues, les cellules migratrices ne peuvent vivre longtemps, elles meurent. La substance dont elles sont formées subit alors une série de décompositions qui mettent en liberté des gouttelettes de graisse. Ces gouttelettes, contenues dans la masse cellulaire, rendent son indice de réfraction différent de celui du liquide ambiant, et le contenu de la phlycténule prend alors celui d'une émulsion. La lésion s'est alors transformée en miliaire blanche.

« C. *Transformation purulente du sudamen. Miliaire jaune et rouge.* La transformation graisseuse du protoplasma des cellules mortes se poursui-

Cet exanthème n'est pas sans quelque rapport avec la maladie que nous apprendrons à connaître sous le nom d'eczéma, dont il peut même prendre les formes caractéristiques dans son développement ultérieur, alors que la peau finit par s'irriter à force d'être mouillée par la sueur, ou par le fait d'un traitement mal approprié. Mais si l'on emploie des moyens convenables, dans

vant, celles-ci deviennent de véritables globules de pus. Le sudamen se transforme alors en miliaire jaune et constitue un abcès intra-épidermique minuscule, au sein duquel les globules purulents, s'ils ne sont pas évacués par la rupture de la voûte de la phlyctènule, peuvent jouer le rôle de corps irritants et déterminer une petite hyperhémie locale du derme subjacent. C'est ainsi que se produit la miliaire. »

La théorie qui vient d'être exposée a besoin d'être expliquée dans certains détails. Un premier point à noter c'est que toutes les miliaires ne procèdent pas de sudamina évolués. Ce sont alors de petites lésions *vésiculeuses* et non *phlycténulaires* survenues dans des conditions particulières. Alors le liquide de la miliaire est acalin dès le début. Inversement le liquide de la miliaire rouge peut être acide quand cette dernière est formée par une hyperhémie cutanée localisée surmontée par une phlyctène d'origine sudorale. Les sudamina transparents peuvent être remplis d'un liquide neutre ou même alcalin quand ils sont gorgés de globules blancs *morts* qui prennent une réaction alcaline comme le pus qu'ils représentent effectivement dans la phlycténule, et ce, dès qu'ils sont morts, ce qui peut arriver quand la phlycténule n'est pas encore troublée.

Pour ce qui est de la genèse des éruptions sudorales, et de leur pathogénie, nous ferons aussi remarquer que le flux sudoral intense, brusque et subit ne détermine pas régulièrement l'apparition des sudamina. Il faut d'autres conditions : 1° la prolongation du flux sudoral et sa répétition ; 2° dans d'autres conditions, comme dans la fièvre typhoïde, ils paraissent, en dehors des sueurs profuses, sous une influence particulière analogue à celle qui exagère, dans un muscle chauffé la contractilité proprement dite. Les glandes sudoripares ont des nerfs excito-sudoraux comme les muscles ont des nerfs excito-moteurs. L'hyperthermie agit en outre probablement sur le tissu glandulaire pour exagérer son action.

Ainsi que nous croyons l'avoir déjà établi depuis longtemps, le phénomène de l'*hyperthermie* (d'origine interne ou externe) *continue, prolongée*, domine la genèse des sudamina et des éruptions sudorales; c'est là le fait essentiel, primordial, générateur, auquel viennent s'ajouter diverses conditions adjuvantes, telles que l'altération des produits de sécrétion à la surface de la peau et les irritations de tissus secondaires. Le fait de la diaphorèse intense est connexe le plus ordinairement, non toujours ; c'est non son abondance ou sa rapidité, mais la condition pathologique du tissu dans les affections à *hyperthermie prolongée* qui préside à l'effraction sudorale, ou en permet la réalisation. (*Note des Traducteurs.*)

les cas où l'hyperidrose n'était que passagère, les vésicules s'affaissent aussitôt; les feuillets épidermiques qui avaient été soulevés desquament en lamelles minces, et la peau revient à l'état normal.

Bien que nous devions parler encore du traitement de l'eczéma sudoral au chapitre de l'eczéma, cependant je ferai observer, dès maintenant, que, dans le cas où il existe des sudamina, il faut, pour le motif signalé plus haut, éviter tout ce qui pourrait amener la peau à une nouvelle production de sueur et, par conséquent, l'irriter. On évitera les bains, la chaleur, les vêtements chauds, les boissons échauffantes et les mouvements du corps. On rafraîchira la peau avec des lotions d'alcool, d'eau de Cologne, etc., et l'on absorbera la sueur en saupoudrant la peau de poudre d'amidon (1).

La conséquence particulière de l'hyperidrose générale est la macération de l'épiderme et la rougeur de la peau, — Fratt, Frattsein, intertrigo, — que l'on observe sur les parties qui favorisent d'une manière spéciale la production souvent renouvelée de la sueur ainsi que son séjour prolongé sur la peau, par conséquent dans les plis qui sont toujours en contact les uns avec

(1) L'intervention thérapeutique applicable aux éruptions hyperthermiques, ou aux éruptions sudorales, ne peut pas être formulée à titre général; il faut, au contraire, au point de vue du traitement, distinguer deux grandes catégories de faits. Dans la première, qui nous concerne plus particulièrement, rentrent les éruptions papulo-vésiculeuses ou vésiculeuses hyperthermiques simples; la miliaire sudorale vulgaire, miliaire des pays chauds, ou éruption estivale des pays tempérés, les éruptions produites par les vêtements de laine longtemps conservés, le séjour dans les étuves sèches ou humides à température excessive, la miliaire des alcooliques, et, en général, celle qui est produite par les conditions variées, qui peuvent provoquer l'élévation répétée ou prolongée de la température périphérique et exagérer la sudation. Dans toutes ces circonstances, l'intervention thérapeutique directe est nécessaire, bienfaisante, inoffensive : suppression de la cause, bains tempérés, lotions fraîches, mesures d'hygiène appropriées au climat, à la profession, etc. Dans le second groupe sont réunies toutes les éruptions sudorales symptomatiques ou secondaires; ici l'intervention est subordonnée à la maladie dont elles ne sont que des éléments très accessoires, et les soins de propreté, l'usage des poudres absorbantes, peuvent-être seuls indiqués à titre général; la soustraction des pièces de couvertures, l'aération du lit, l'emploi des bains et des lotions fraîches, etc., ne peuvent être recommandés qu'à titre particulier. (*Note des Traducteurs.*)

les autres, comme aux seins, aux parties génitales, sur le tronc, etc. Cet état peut aussi très facilement prendre les proportions de l'eczéma, — eczéma intertrigo ; — nous l'étudierons en détail à sa place.

L'hyperidrose locale est plus fréquente et plus importante au point de vue pratique ; elle représente la sécrétion de la sueur abondante et habituelle limitée à certaines régions de la peau. On la rencontre le plus souvent au visage (front et menton), au cuir chevelu, au creux de l'aisselle et au pli de l'aine, à la paume des mains et à la plante des pieds.

L'excrétion exagérée de la sueur dans le creux de l'aisselle s'observe avec une fréquence spéciale chez les femmes et elle est habituellement liée à une odeur pénétrante, — osmidrose. Elle est gênante à cause de cette odeur et aussi parce qu'elle décolore les parties de vêtements qu'elle imprégne ; quand sa durée se prolonge, elle finit par amener un eczéma. (1)

L'hyperidrose de la paume de la main est une chose extrêmement désagréable ; aussi souvent qu'on se lave les mains et qu'on les essuie, leur face palmaire et la face interne des doigts se recouvre aussitôt de gouttelettes transparentes de sueur qui sortent à travers les orifices dilatés et visibles à l'œil nu, des glandes sudoripares.

Les mains qui suent habituellement sont toujours au toucher humides, froides, gluantes ; leur contact est pénible et désagréable, sous divers rapports, surtout s'il s'agit d'une femme, à ce point que celles qui sont atteintes de cette infirmité essuient précipitamment leur main avant de la tendre ou de l'abandonner ; les gants qu'elles portent sont rapidement tachés, leurs ouvrages (broderies, etc.) ont toujours un aspect sale et gras, car il est certain que les glandes sudoripares excrètent aussi des principes gras. Vous voyez donc que les personnes atteintes de cette hyperidrose habituelle des mains peuvent être considérablement gênées par ce fait dans l'exercice d'une profession ou d'un métier. Cet état peut persister pendant des années entières

(1) Cela, non pas seulement du fait de l'hyperidrose prolongée, mais encore en raison de la condition constitutionnelle des sujets hyperidrosiques, qui sont essentiellement des arthritiques. (*Note des Traducteurs.*)

sans altérer localement la peau d'une manière spéciale ; tout au plus l'épiderme paraît-il ramolli, il se soulève çà et là sous forme de petites vésicules, il s'exfolie, il est ridé, plissé sur le bout des doigts. Il est rare qu'il se forme des vésicules et des bulles du volume d'un grain de millet ou plus grosses, ou même des pustules, circonstance qui a amené certains auteurs à en faire une forme pathologique à part : — Hutchinson (cheiro-pompholix), Tilbury Fox (dysidrosis), Robinson (pompholix), — et cela à tort, comme nous le verrons quand nous étudierons l'eczéma. En effet, il s'agit ici tout simplement de symptômes qui appartiennent à des poussées aiguës d'eczéma (1).

L'état que nous avons décrit se rencontre principalement chez des personnes jeunes des deux sexes, souvent lié à la chlorose et à de mauvaises digestions. Je l'ai, cependant, observé aussi chez des individus d'un âge moyen et je l'ai vu survenir sans la moindre cause appréciable chez des sujets qui avaient toujours vécu dans d'excellentes conditions, et mené une existence régulière, etc.

Habituellement aussi, l'hyperidrose disparaît sans cause que l'on puisse déterminer, après des mois ou des années. Quoi

(1) Nous ne contesterons pas que le sujet prête à discussion, mais nous ne sommes pas disposés à juger aussi sommairement les faits d'Hutchinson, de Tilbury Fox et de Robinson ; il existe un dysidrosis certainement non eczémateux, très fréquent en été surtout, aux parties latérales des doigts, sous forme de vésicules profondément enchâssées, souvent isolées, quelquefois conglomérées ; c'est une sorte de petite infirmité sudorale, propre surtout aux arthritiques ; quelquefois un peu douloureuses, irritables, entourées d'une zone érythémateuse étroite, ces vésicules se terminent à la manière des sudamina, par résorption et desquamation de la partie soulevée ; la piqûre en fait sortir une gouttelette de liquide neutre ou acide. Jamais il n'y a d'épidermite eczémateuse ni issue de sérum ou de liquide coagulable. Il existe bien, d'autre part, une forme d'eczéma des mains et des doigts, à vésicules enchâssées, volumineuses, persistantes, que nous appelons *eczéma dysidrosique*, et qui est d'interprétation assez difficile, même en tenant compte des conditions anatomo-topographiques ; mais nous avons aussi observé des faits dans lesquels la vésiculation généralisée est restée absolument aqueuse, et qui se sont terminés par résolution simple et desquamation sudaminiforme. Ce sont ces faits qui plaident en faveur du cheiro-pompholix d'Hutchinson, que nous admettons, au moins jusqu'à plus ample informé. (*Note des Traducteurs.*)

qu'il en soit, ce mal est des plus gênants et des plus opiniâtres.

On peut dire la même chose de la sueur habituelle des pieds ; occasionnellement tout le monde peut la présenter et être atteint des accidents locaux qu'elle entraîne, par exemple, après une longue marche pendant les chaleurs de l'été. Par le fait de cette sueur, l'épiderme, particulièrement sur les plis des orteils et sur leurs surfaces de contact, aussi bien qu'à leur extrémité, et sur la plante des pieds, est ramolli, soulevé ; la peau est mise à nu, crevassée, extrêmement douloureuse. Le malade ne peut ni se tenir debout, ni marcher d'un pas ferme.

Il n'en est pas autrement de la sueur habituelle des pieds. Seulement, dans cette dernière, l'état local est, comme l'hyperidrose, constant, persistant depuis la plus tendre enfance jusque dans l'âge adulte, mais toujours plus modéré pendant la saison froide et quand l'individu garde le repos, que pendant l'été et quand le malade se donne beaucoup de mouvement. Aussi les personnes qui en sont atteintes marchent-elles avec précaution et ont-elles une allure spéciale. Mais l'hyperidrose des pieds est presque toujours accompagnée d'odeur fétide, — bromidrose, — non pas que, comme l'a démontré Hebra, la sueur des pieds récemment excrétée ait déjà une odeur particulièrement pénétrante, mais parce que les chaussures, les bas, les chaussettes, sont imprégnés de cette sueur qui, en s'altérant, leur donne rapidement une mauvaise odeur.

En changeant très fréquemment de bas et de souliers, on fait aussi disparaître cette odeur fétide ; mais il est évident que tout le monde ne peut pas, à chaque instant, mettre d'autres bas et d'autres chaussures. C'est pourquoi la sueur habituelle des pieds gêne celui qui en est atteint, non pas seulement à cause de la macération constante des pieds, et parce qu'elle l'empêche de marcher, mais encore directement et indirectement à cause de la bromidrose qui l'accompagne. Celle-ci le rend insupportable pour les personnes qui l'entourent ; on ne peut le souffrir nulle part et on ne le supporte pas dans un service et dans un emploi où l'on a affaire à lui personnellement ; c'est un triste sort.

On rencontre quelquefois la sueur des mains et des pieds chez le même individu ; mais il est beaucoup plus fréquent de les trouver séparément.

Sur la cause éloignée de l'hyperidrose locale, nous ne savons absolument rien. Dans beaucoup de cas, on peut la regarder comme une simple exagération de la fonction physiologique de la peau. J'ai déjà dit plus haut que la sueur des mains est quelquefois liée à la chloro-anémie et à la dyspepsie chronique (1).

Mais la cause prochaine de l'hyperidrose est toujours dans le système des vaisseaux capillaires de la peau, surtout des glandules sudoripares et des papilles. Et de fait, c'est tantôt une accumulation de sang exagérée et active, comme dans les cas d'hyperidrose du creux de l'aisselle ou des parties génitales résultant de la chaleur, tantôt c'est une injection passive produite par la dilatation (paralytique) de ces vaisseaux.

Ainsi que je l'ai démontré en parlant des hyperhémies, ce sont les nerfs vaso-moteurs qui règlent ces états du système vasculaire. C'est pour cela aussi que, à propos de l'hyperidrose généralisée ou localisée, il faut tenir compte de ces états névropathiques; mais j'en ai déjà parlé en traitant des hyperhémies, et pour ce motif je me bornerai à vous renvoyer à ce que j'ai dit en cet endroit.

Cela nous permet de comprendre parfaitement bien comment une excrétion abondante de sueur, généralisée ou localisée, peut survenir sous l'influence d'une excitation morale, frayeur, inquiétude, contrariété, ou d'une douleur locale, par le fait d'une irritation partant de l'organe central ou d'une irritation réflexe (2). Ces faits ont même été produits expérimentalement, puisque Claude Bernard, après avoir coupé le grand sympathique dans la région cervicale, a vu une sueur abondante survenir dans la région frappée de paralysie en même temps que la paralysie des

(1) La chloro-anémie, la dyspepsie, etc., ne sont pas pour nous des conditions pathogéniques propres de l'hyperidrose localisée ; elles sont, celles-là et celle-ci, sous la dépendance essentielle de la même cause supérieure, et particulièrement du lymphatisme et de la scrofulose, ainsi que de l'arthritisme. (*Note des Traducteurs.*)

(2) Les hyperidroses paraissent liées à l'activité indépendante des nerfs sudoripares momentanément soustraits à leur action régulatrice. (*Note des Traducteurs.*)

vaisseaux qui en résultait (1). Les mêmes conditions étiologiques se rencontrent dans les cas nombreux où, à la suite d'une parotide suppurée, on a observé l'hyperidrose dans les régions où se distribuent des nerfs sensitifs et des nerfs vasculaires blessés, irrités, paralysés.

A cette catégorie se rattachent alors naturellement les formes d'hyperidrose locale qui correspondent à des régions nerveuses déterminées, par exemple, dans la migraine où elle occupe la moitié correspondante du front et de la tête, ou dans les cas de paraplégie où elle s'étend sur toute une moitié du corps. Des faits de ce genre ont été observés par Hartmann, Er. Wilson, Hebra et par moi-même ; j'ai vu, par exemple, une femme chez qui, pendant la durée de la migraine qui revenait de temps en temps, une moitié du front était froide et sèche, tandis que l'autre moitié, correspondante à la distribution du nerf frontal, qui était douloureuse, était légèrement rouge et couverte de gouttes de sueur. Fränkel et Ebstein, dans un cas semblable d'hyperidrose occupant la moitié gauche du corps, ont examiné au microscope les ganglions cervicaux correspondants du grand sympathique ; ils y ont trouvé des lésions analogues à celles que j'ai rencontrées dans le zona, — une obstruction des vaisseaux sanguins et lymphatiques par des groupes d'hématies.

Cependant, actuellement encore, pour la plupart des cas d'hyperidrose localisée, les conditions étiologiques restent complètement inexpliquées.

Pour ce qui est du pronostic, nous avons au moins dans les formes névropathiques quelques éléments qui nous permettent de l'établir ; mais, dans ces cas même, il doit être extrêmement vague. — Dans les formes ordinaires de l'hyperidrose du creux de l'aisselle, de la paume des mains et de la plante des pieds, nous ne pouvons pas établir un pronostic défavorable, puisque souvent la maladie s'arrête spontanément après une durée même de plusieurs années, et que le plus ordinairement le traitement

(1) Ces faits ne sont peut-être pas absolument de même ordre ; l'hyperidrose peut être ici liée à l'hyperthermie locale ou à la dilatation vasculaire paralytique. (Voy. pour la discussion de ces faits F. Franck, art. Sueur, du *Dict. encyclop. des sc. méd.*, 1880. (*Note des Traducteurs.*)

donne quelques résultats ou même une guérison complète. Mais, malheureusement aussi, il y a des cas qui résistent à toute espèce de traitement.

Pour le traitement de l'hyperidrose du creux de l'aisselle, des parties génitales et de la paume des mains, de même que des formes peu graves de la sueur des pieds, on recommande les lavages fréquents avec une solution de tannin (1 gramme pour 250 grammes d'alcool ou d'eau), d'alun ou de soude, une décoction d'écorce de chêne (20 gr. pour 500), une solution de sublimé (1 gr. pour 400), de permanganate de potasse (5 gr. pour 400), une solution de soude et d'ammoniaque, etc., avec l'alcool et l'éther simples ou additionnés d'extrait d'aconit (1 gr. pour 200), ou de colombo, etc.; ces différents liquides sont aussi employés en bains locaux pour les mains et les pieds. En outre, pour absorber la sueur et pour isoler les plis de la peau qui sont en contact les uns avec les autres, on fera de fréquentes applications de poudre d'amidon, de riz avec ou sans addition d'oxyde de zinc, de carbonate de plomb, de crème de tartre pulvérisée, d'acide salicylique (1 gr. pour 40 d'amidon), ou bien on appliquera de la charpie couverte de l'une de ces diverses poudres. C'est ainsi que l'on agit en particulier pour les espaces interdigitaux et les plis des orteils, pour les plis des parties génitales et pour le creux de l'aisselle. Dans les cas de sueur de l'aisselle, les doublures de caoutchouc ou de taffetas gommé qui sont souvent employées par les tailleuses sont tout à fait contraires au but que l'on se propose, et ne font qu'empêcher l'évaporation de la sueur dont l'accumulation plus grande irrite encore davantage la peau.

Pour ce qui est spécialement de la sueur des pieds, on peut, dans les cas légers, obtenir de bons résultats des moyens que nous avons énumérés; il faut renouveler plusieurs fois par jour les applications de poudre absorbante au moyen de petits plumasseaux placés entre les orteils et dans leurs plis inférieurs.

Dans les cas où l'hyperidrose et la bromidrose des pieds sont plus développées, le traitement proposé depuis de nombreuses années déjà par Hebra, au moyen de l'onguent diachylon, mérite toute confiance. De l'aveu général, cette pommade constitue dans notre arsenal médicamenteux un véritable trésor;

aussi est-elle d'un usage très répandu; nous croyons donc nécessaire de vous en faire connaître en détail la composition. D'après la formule d'Hebra, elle était originairement préparée avec l'emplâtre diachylon simple et l'huile de lin, qui fut ensuite remplacée par l'huile d'olive. Depuis plusieurs années, on la fait avec la litharge et l'huile d'olive suivant la formule suivante : litharge, 100, huile d'olive, 400; faites chauffer sur un feu doux, en ajoutant peu à peu de l'eau de fontaine jusqu'à faire un onguent de consistance assez ferme; puis ajoutez : huile de lavande, 10; c'est l'onguent diachylon.

Pour combattre les cas très développés d'hyperidrose et de bromidrose des pieds, on étale cette pommade, l'épaisseur du dos d'un couteau, sur un morceau de grosse toile propre et bien lavée, de la forme d'un carré long, assez grand pour envelopper le pied. On lave bien les deux pieds, on les sèche, puis on les pose chacun sur un de ces linges enduits de pommade. Ensuite on met entre les orteils et dans leurs replis inférieurs des plumasseaux de charpie enduits de pommade, et l'on réunit soigneusement les extrêmités du linge sur le dos du pied. Par-dessus le tout, le malade mettra des bas et des souliers neufs, c'est-à-dire qui n'ont pas encore été portés. Avec ce pansement, le malade peut très bien vaquer à ses affaires, mais il fera mieux de rester couché, parce que de cette manière la pommade agit plus rapidement. Au bout de vingt-quatre heures, on retire le linge, on ne lave pas les pieds, mais on les frotte pour enlever la charpie et la poudre et l'on applique aussitôt un nouveau pansement comme celui de la veille. On continue ainsi pendant dix à quinze jours. Alors on laisse la pommade de côté et l'on se borne à poudrer le pied soigneusement et à placer de la poudre dans les plis. Dans l'espace des quelques jours qui suivent, l'épiderme se détache en lames épaisses, d'un brun jaune, ressemblant à du parchemin, la peau se recouvre d'un épiderme tendre, d'une belle couleur blanche, et l'hyperidrose est guérie. C'est seulement à ce moment qu'on lavera les pieds.

Pendant longtemps encore, et spécialement après une longue marche et pendant les grosses chaleurs, il est utile que le malade se poudre soigneusement les pieds, qu'il mette de la poudre en tre les orteils et dans les plis de la face plantaire des orteils; il fera bien d'en mettre même dans ses bas.

Si la guérison n'était pas complète, il faudrait recommencer immédiatement le traitement dans son entier et même le renouveler plusieurs fois; en agissant ainsi, on obtiendra certainement une guérison durable.

Si je répète ainsi avec insistance que ni Hebra, dans sa longue carrière, ni aucun autre, ni moi, n'a jamais vu la suppression de la sueur profuse des pieds obtenue à l'aide des remèdes externes exercer une influence fâcheuse sur un organe interne ou sur la santé générale de celui qui en était atteint, c'est que je veux ainsi mettre entre vos mains une arme nouvelle contre le préjugé que l'on rencontre souvent, à savoir que des maladies dangereuses de l'organisme et une mort subite même peuvent survenir quand l'hypersécrétion habituelle de sueur, spécialement aux pieds, est arrêtée par le traitement ou cesse spontanément, ou même lorsqu'elle disparaît temporairement par suite d'un refroidissement brusque. Je vous répète également ce que je vous ai dit relativement au préjugé des soi-disant conséquences de la répercussion des éruptions de la peau. En effet, ces deux idées reposent sur la même base, la fausse interprétation des faits cliniques, et elles n'ont pas plus de valeur l'une que l'autre (1).

Ce reproche auquel je fais allusion est moins souvent adressé aux médicaments internes qui sont recommandés et vantés pour combattre l'hyperidrose et, en particulier, l'hyperidrose généralisée, comme la décoction de quinquina, l'extrait d'aconit, les toniques, les fortifiants, mais surtout les diurétiques, auxquels on attribuait une action dérivative en déterminant une hypersécrétion des reins. Cela tient évidemment à ce que ces médicaments internes sont, en général, sans effet et que la sécrétion pathologique de sueur persiste malgré leur emploi (2).

(1) Nous avons déjà fait si souvent nos réserves, non sur les faits, mais sur leur interprétation trop absolue, qu'il n'est pas nécessaire de les renouveler ici. (*Note des Traducteurs.*)

(2) Cela ne s'entend évidemment que de la sueur sensible; l'anidrose vraie, quelquefois assez étendue, mais toujours partielle, n'est jamais propre à toute la surface cutanée; les animaux supposés pourvus de glandes sudoripares seulement aux pulpes digitales, ne sont pas, cependant, absolument

L'état opposé à l'hyperidrose, l'anidrose, indique la diminution ou l'absence complète de sécrétion de la sueur; à cette affection se rattachent un état sec et rude de l'épiderme, et la sensation subjective de sécheresse, de tension, de malaise général, de chatouillement et de prurit (1).

A titre d'affection cutanée essentielle et indépendante, l'anidrose n'existe pas. A part les quelques personnes qui présentent cette particularité de ne pas suer ou de suer d'une façon presque imperceptible sous l'influence de la chaleur ou d'un effort violent, l'anidrose, comme état pathologique de la peau, est toujours un symptôme constituant de certains états de la nutrition générale ou de certaines maladies de la peau portant une empreinte encore plus caractérisée, comme le prurigo, l'eczéma chronique, le psoriasis, l'ichthyose, le *xeroderma mihi*. L'anidrose est tantôt généralisée, comme dans le diabète sucré ou le diabète insipide, chez les personnes atteintes de tuberculose ou de cachexie cancéreuse; dans ce cas, il peut exister parallèlement au défaut de sécrétion de la sueur une sécrétion exagérée ou altérée provenant des glandes sébacées. Tantôt l'anidrose est, comme la maladie cutanée à laquelle elle est liée, plus localisée. Dans les deux cas, elle est peut-être passagère, ou persistante. Quand l'anidrose est liée à une maladie de la peau, on reconnaît un lien réciproque régulier entre ces deux affections, car chaque fois que la maladie de peau reparaît ou disparaît, la sécrétion de sueur de son côté disparaît elle-même ou se reproduit. Ainsi, par exemple, une région de la peau atteinte d'ec-

dépourvus de glomérules sur le reste de la surface cutanée, et ils en possèdent notamment en assez grand nombre dans les plis inguinaux, pour que la sueur y soit facilement sensible.

Le mot hypohydrose serait donc plus exact pour désigner ce que l'on dénomme anidrose, de même que hypohémie serait plus exact qu'anémie; mais les nécessités de la terminologie font ici sacrifier l'exactitude à l'usage ou à l'euphémisme. (*Note des Traducteurs.*)

(1) L'anidrose est dans ces circonstances en rapport avec la polyurie chez les diabétiques, l'entérorrhée chez les phthisiques, les hydropisies chez les cancéreux, à titre général, non absolu, car on peut rencontrer des tuberculeux hyperidrosiques et atteints de flux intestinal; mais il est rare qu'un phthisique qui n'est pas atteint d'hyperidrose ni de diarrhée ne soit pas polyurique. (*Note des Traducteurs.*)

zéma chronique est en même temps frappée d'anidrose, mais la sueur y apparaît de nouveau dès que l'eczéma diminue ou disparaît. Ce fait a été interprété dans le sens de la dermapostase, comme si l'eczéma, l'éruption, apparaissait comme une sorte de dépôt à l'extérieur, parce que la sueur et ses produits auraient été retenus dans le corps. On a oublié que les hyperhémies qui donnent naissance aux exanthèmes chroniques, eczéma, psoriasis, etc., amènent en même temps une suractivité des glandes sudoripares, et que, par conséquent, il peut y avoir une plus grande sécrétion de sueur, comme aussi une exsudation exagérée de sérum et une plus grande production d'épiderme. Dans ces circonstances, cependant, si les glandes sudoripares ne fonctionnent pas, ce fait doit être attribué au trouble de nutrition de la peau qui accompagne l'eczéma, le psoriasis, etc., puisque la peau recommence à transsuder d'une manière régulière, dès que l'altération de nutrition qui représente la dermatonose disparaît; mais jamais l'inverse n'a lieu.

Sous le rapport de son extension ou de sa localisation, l'anidrose suit donc aussi exactement la marche de l'affection cutanée, circonstance que l'on ne peut assez faire ressortir eu égard, à la théorie (que nous blâmons) des dermapostases, et que nous étudierons avec toute l'attention qu'elle comporte, quand nous exposerons la symptomatologie des maladies en question.

En dehors du trouble local de la nutrition, une influence nerveuse peut aussi déterminer une anidrose locale, de telle façon que, dans des régions de la peau qui sont le siège d'une paralysie ou d'une irritation névralgique, comme sur le front dans le cas de migraine, — ou sur une moitié du corps frappée de paralysie, on peut voir tantôt une hyperidrose, tantôt une anidrose, se manifester.

Le pronostic et le traitement de l'anidrose ne sont autres que ceux de l'état morbide local ou général qui lui a donné naissance.

Au sujet des anomalies qualitatives de la sécrétion de la sueur, nous n'avons que très peu de faits positifs à produire, ce qui s'explique d'autant mieux que nos connaissances sur la physiologie de la sueur présentent beaucoup de lacunes. Ces anomalies se rapportent à des altérations indéterminées de l'odeur, —

bromidrose ou osmidrose, — de la coloration, — chromidrose, ou bien à des mélanges substantiels anormaux.

Je vous ai déjà dit ce qu'il faut penser de l'osmidrose ou bromidrose. Je crois que, chez certaines personnes, l'évaporation générale de la peau ou la sécrétion de certaines régions, comme le creux de l'aisselle, les parties génitales, peuvent être caractérisées par une odeur tout à fait spécifique (osmidrose), mais que la sueur fétide proprement dite (bromidrose), n'est que la conséquence de la décomposition de la sueur imprégnée dans la chaussure. Je me suis également exprimé sur la valeur de la prétention manifestée par certains médecins, Heim, Schönlein, etc., d'après lesquels l'évaporation cutanée prendrait dans certaines maladies générales, variole, scarlatine, fièvre typhoïde, etc., une odeur caractéristique.

Les auteurs ont cité comme cas de chromidrose des faits dans lesquels la sueur présentait une couleur étrange, jaune, verte, noire ou bleue. L'origine de la coloration bleue de la sueur a été attribuée, tantôt à un phosphate de protoxyde de fer (Scherer), tantôt à un composé cyanuré analogue à la pyocyanine de Fordos (Schwarzenbach), ou encore à la présence d'un champignon microscopique dont les spores avaient une apparence bleue (Bergmann), ou enfin à l'indikan et au bleu de Prusse (Apjohn, Bizio) (1).

(1) Le mot de chromidrose et l'affection qu'il désigne ont été introduits dans la science par Leroy de Méricourt; cet auteur éminent a dû déployer les ressources de son talent et lutter contre de nombreuses oppositions avant d'entraîner la conviction. Ceux-là seuls qui ont eu à juger cette question à une époque où le rôle du système nerveux dans les fonctions glandulaires n'était pas, comme aujourd'hui, entrevu, peuvent comprendre la raison de ces oppositions ; ajoutez à cela la légitime défiance qu'avaient fait naître des cas de simulation très adroitement exécutés, et vous aurez l'explication des difficultés qu'a eues à surmonter l'auteur.

Le premier travail de Leroy de Méricourt intitulé : *Mémoire sur la coloration partielle en noir et en bleu de la peau, chez les femmes*, a été publié en octobre 1857, dans les *Archives générales de Médecine*. Le second, *Mémoire sur la chromhydrose, Bulletin de l'Acad. de méd.*, août 1858. Le troisième, *Mémoire sur la chromhydrose ou chromocrinie cutanée, etc., Ann. d'oculistique*, Paris, 1863.

Le lecteur trouvera dans les remarquables monographies de Hardy, *Nou-*

Comme anomalies de la sueur caractérisées par son mélange avec des substances spéciales, on cite l'hématidrose, qui n'est pas, à proprement parler, une sueur de sang, mais la sortie accidentelle et non déterminée par un traumatisme, d'une certaine quantité de sang artériel hors des pores de la peau, comme cela a été observé par Finol, Schilling, Lenhossek, Wilson, Hebra, etc. Ce dernier rapporte qu'il a vu une fois sur le dos de la main d'un jeune sujet, au niveau de l'orifice d'une glande sudoripare, un jet de sang de forme spirale de la hauteur de 1 millimètre. C'est un témoignage de la facilité avec laquelle les capillaires se déchirent, comme chez les hémophiles. Dans un cas (Tittel) qui concernait également un individu disposé aussi à des hémorrhagies dans d'autres organes, Wagner a reconnu que l'hémorrhagie cutanée provenait réellement des glandes sudoripares, de même que Franke, dans un cas analogue, a trouvé des globules du sang dans le liquide excrété par ces glandes (1).

veau Dictionnaire de méd. et de chir. prat. Paris, 1867; et de Parrot, 1° *Note sur la nature de certains cas de masque et de quelques autres colorations anormales de la peau*, in *Gazette hebdomadaire*, 1869, p. 116, et 2° *Dict. encyclop. des sc. méd.* Paris, 1875, non seulement un exposé magistral de la question, mais encore une bibliographie complète. Pour Parrot, la chromidrose est une névrose sudoripare, de nature hystérique; nous proposerions de dire une hydradénonévrose hystérique. (*Note des Traducteurs.*)

(1) C'est sous l'influence des travaux français, que la conception de la sueur de sang a été déterminée, les auteurs étrangers l'ayant presque toujours confondue à tort avec l'hémophilie. L'hématidrose constitue, aujourd'hui, un fait pathologique bien connu, nettement déterminé dans son *siège*, le réseau vasculaire hydradénique, son *mécanisme*, la diapédèse sanguine, sa *pathogénie*, l'action nerveuse. Deux médecins français ont surtout contribué à en donner la conception exacte, Gendrin et Parrot. Le travail de Gendrin est extrêmement remarquable, net et précis pour l'époque à laquelle il a été publié, 1838, *Traité philosophique de médecine pratique*, t. I, p. 246, sect. II, chap. unique, des *Sueurs de sang*, ou des *Hématidroses*. — Le mémoire de Parrot est un des meilleurs travaux de l'éminent professeur; il a vingt ans de date, 1859, et il n'y a rien autre à ajouter que la théorie du mécanisme intime de l'hémorrhagie, laquelle ne pouvait être bien comprise à cette époque où le fait de la diapédèse des hématies n'était pas démontré. C'est à Parrot que l'on doit, fait essentiel, la constitution réelle et la nosologie véritable de l'affection, qui est une *hémorrhagie par action nerveuse*, ainsi que l'indique le titre même du mémoire; voy. *Étude sur la sueur de sang et les hémorrhagies névropathiques*,

Il n'a plus été question de *galactidrose* à partir du moment où l'on a cessé de croire aux métastases du lait, au « lait répandu » chez les accouchées, et d'attribuer à ces phénomènes les accidents puerpéraux ainsi que les affections sudorales qui les accompagnent.

Au contraire, l'hypothèse d'une *uridrose*, c'est-à-dire d'un mélange des principes de l'urine avec la sécrétion des glandes sudoripares, est basée sur des faits positifs. Les auteurs anciens, sans connaître particulièrement le mécanisme de la sécrétion urinaire et de l'excrétion de la sueur, avaient cependant parlé de sueur urineuse, uniquement par la constatation d'une odeur urineuse de cette excrétion. Mais depuis lors Schottin, Drasche, Treitz, Hirschsprung, Kaup, Jürgensen et autres, ont constaté d'une manière positive, mais seulement dans des cas exceptionnels, il est vrai, la présence réelle de l'urée dans la sécrétion cutanée. Drasche, en particulier, a recueilli douze fois chez des cholériques pendant l'épidémie de 1855, et Schottin, dans trois cas, a trouvé sur la peau du front, du visage et d'autres parties du corps, de petites lamelles que l'examen microscopique et l'analyse chimique ont montrées être composées d'urée. Les mêmes observations faites par Kaup et Jürgensen, concernaient des individus atteints d'atrophie des reins, et d'autres qui n'avaient aucune affection ni des reins, ni de la vessie; ces lamelles étaient apparues sur la peau un ou deux jours avant la mort. Quoi qu'il en soit, le mélange de l'urée et de l'ammoniaque qui se reconnaît facilement aussi, prouve la fonction supplémentaire des reins et des glandes sudoripares. La présence, dans la sueur de certains malades, de l'albumine (Leube), de la biline, de la biliphéine et de l'urérythrine, a-t-elle été réellement prouvée, comme le prétendent certains auteurs? Ces faits sont encore bien plus fortement contestés (1).

Gazette hebdomadaire de médecine et de chirurgie, 1re série, t. VI, 1859, pp. 633, 644, 678, 713, 743. Paris.

On retrouvera l'hématidrose dans les observations relatives aux « *Stigmatisées* ». (*Note des Traducteurs.*)

(1) Voy. Ch. Robin et Fr. Franck, *loc. cit.* (*N. des Trad.*)

De ce que la plupart des matières excrémentielles qui, par le fait de la digestion ou qui, en suivant la voie des vaisseaux sanguins, traversent les reins pour être rejetées au dehors, de ce que ces matières, dis-je, peuvent être également expulsées de l'économie par la sécrétion de la peau, comme la térébenthine, le goudron, les balsamiques, l'iode, l'arsenic, etc., il ne s'ensuit pas pour cela que l'on doive en faire autant d'espèces particulières d'anomalies qualitatives de la sécrétion de la sueur.

Toutes les anomalies de la sécrétion sudorale dont nous avons parlé semblent ne dépendre d'aucune altération anatomique appréciable des glandes sudoripares. Seul, Virchow prétend avoir quelquefois trouvé, chez des phthisiques qui avaient eu des sueurs très abondantes, une augmentation de volume de ces glandes et une transformation graisseuse de leur épithélium (1).

(1) Les modifications de l'épithélium glandulaire dans un glomérule sudoripare en activité ont été signalées et décrites par Renaut dans les termes suivants (*Comptes rendus de la Société de Biologie*, 1878) :

« Si l'on sacrifie par la section du bulbe, un cheval resté à l'écurie dans le repos absolu et dont la peau est absolument exempte de sueur, et si l'on fixe des fragments de peau par l'alcool absolu, l'analyse histologique montre que l'épithélium des glandes sudoripares est formé de cellules claires prismatiques, striées selon la hauteur de l'élément, dans lesquelles les granulations protoplasmiques sont peu nombreuses. La lumière du cœcum glandulaire est étroite et absolument vide. Au contraire, les glandes sudoripares d'un cheval qui a servi à une longue vivisection et dont la peau est mouillée de sueur, présente un épithélium absolument granuleux et dont les cellules sont devenues toutes petites et comme aplaties. La lumière des tubes glandulaires est élargie et parfois occupée par des caillots analogues à ceux de la lymphe. Ces caillots ne sont autre chose que le liquide de la sécrétion saisi par l'alcool et coagulé. Les éléments sécréteurs d'une glande sudoripare en action diffèrent donc considérablement de ceux d'une glande au repos. En second lieu, les modifications survenues présentent une analogie frappante avec celles qui s'opèrent dans l'épithélium sécrétoire d'une glande salivaire épuisée par l'excitation longtemps soutenue de son nerf moteur glandulaire. Les anatomo-pathologistes ne devront pas oublier que les glandes sudoripares de la peau recueillies dans les autopsies ne sont presque jamais à l'état de repos, mais, au contraire, épuisées par la sécrétion sudorale longtemps prolongée qui accompagne ordinairement l'agonie. La structure de ces glandes n'est donc pas la structure normale, mais bien celle qui répond à l'état d'épuisement amené dans la glande par le fonctionnement prolongé. » (*Note des Traducteurs.*)

C'est surtout dans ces dernières années que l'on est arrivé à savoir quelque chose des altérations anatomiques des glandes sudoripares ; elles sont constituées particulièrement par des lésions secondaires à des altérations histologiques de la peau, telles que le lupus, le carcinome, le lupus érythémateux, l'éléphantiasis des Grecs et des Arabes. C'est ainsi que l'on trouve dans la lèpre les glomérules dilatés et augmentés de volume (Brücke, G. Simon) ; dans les kératoses, au contraire, ils sont atrophiés (Baerensprung) ; dans la dermatite chronique (Gay), leur épithélium est dégénéré ; enfin, comme je l'ai indiqué, dans les cas de lupus érythémateux le tissu conjonctif périglandulaire est enflammé. Ces lésions ne se rencontrant que sur les glandes situées dans la région atteinte par une autre maladie cutanée, et non dans la généralité du système des glandes sudoripares, ce n'est pas ici le lieu d'entrer dans leur exposition détaillée. Enfin, les glandes sudoripares sont également et naturellement comprises dans les affections inflammatoires de la peau : aussi paraît-il superflu de parler d'une hydrosadénite phlegmoneuse (Verneuil), puisque celle-ci n'existe pas comme affection isolée (1).

Mais, pour ce qui est de ce fait cité si souvent d'une tumeur des glandes sudoripares décrite par Lotzbeck, je dois le considérer comme un cas de carcinome épithélial, affection dans laquelle on trouve souvent des tubes en forme de doigt de gant, contournés, ressemblant, il est vrai, à des glandes sudoripares énormément augmentées de volume, remplis de cellules proliférantes. J'ai moi-même trouvé ces tubes dans une tumeur en forme de champignon que portait sur la joue une per-

(1) L'histologie pathologique des glandes sudoripares est délicate assurément, difficile à un haut degré, et il y a matière à discussion, non moins qu'à de nouvelles recherches, nous le concédons ; mais nous n'accordons pas qu'il soit « superflu de parler » de l'hydrosadénite phlegmoneuse de Verneuil, dont le type le plus parfait est fourni par les abcès dermiques de la région axillaire, et que l'on retrouve comme lésion primaire ou accessoire dans une série d'affections du plus grand intérêt clinique. Nous ne demandons pas mieux que d'en remettre avec l'auteur l'examen alors qu'il sera question des altérations cutanées dans lesquelles ces lésions interviennent. (*Note des Traducteurs.*)

sonne qui avait en même temps un cancer plat de la peau sur le nez. Mais il n'est pas encore démontré pour tous les cas si ces tubes sont des espaces lympathiques (Köster) ou bien des prolongements du réseau muqueux hypertrophiés (1).

NEUVIÈME LEÇON

ANOMALIES DE LA SÉCRÉTION SÉBACÉE

Physiologie de la sécrétion sébacée. Pathologie. Sécrétion augmentée : séborrhée localisée et généralisée. Diagnostic, pronostic, traitement. Sécrétion diminuée : xérosis. Excrétion troublée; ses conséquences comme formes de rétention. Comedon, milium, molluscum verrucosum ou contagiosum. Athérome.

Nous arrivons maintenant à parler des maladies de la peau qui consistent dans une altération pathologique de la seconde espèce de sécrétion cutanée, c'est-à-dire de la sécrétion de la matière grasse.

Rappelez-vous que ce produit, physiologiquement destiné à huiler la peau et les poils, est fourni par les glandes sébacées d'une manière qui diffère complètement de celle dont les glomérules produisent la sueur. Celle-ci, qui est formée par avance dans le sang, est sécrétée par les capillaires des glandes sudoripares, et versée par ces dernières à l'extérieur sur la surface de la peau comme un produit complet (*fertiges*) (2).

Il en est tout autrement de la formation de la matière grasse dans les glandes sébacées; par un travail analogue à celui de

(1) Nous reprendrons cette question plus loin, au chapitre des affections épithéliales, pour ne pas entraver l'exposé de l'auteur. (*Note des Traducteurs.*)

(2) Ce n'est pas ici le lieu de discuter ce point délicat de physiologie ; mais les notions récentes sur l'autonomie nerveuse de la sécrétion de la sueur ne permettent pas de voir dans les glomérules de simples appareils filtrants; ce sont au moins des appareils dialyseurs à action multiple et complexe; leur conception physiologique et pathologique n'est pas encore complétée. (*Note des Traducteurs.*)

la régénération de l'épiderme dans le réseau muqueux, il se forme constamment de nouvelles cellules dans leur profondeur, vraisemblablement par prolifération des cellules épidermiques qui recouvrent à l'intérieur la paroi des lobules de la glande. Dans cette évolution successive vers la cavité des divers lobules et de la glande elle-même, une partie de leur contenu, de leur protoplasme, se transforme en graisse, et en même temps leur paroi devient sèche et cassante. La graisse apparaît à l'intérieur des cellules d'abord en petites gouttelettes, et plus tard en gouttes plus volumineuses qui coulent en se réunissant. Ces cellules contenant de la graisse et leurs débris, poussées successivement par les cellules qui se produisent en arrière des premières, arrivent dans les canaux excréteurs propres ou dans le conduit excréteur qui est commun aux glandes sébacées et au bulbe pileux, et finalement elles sont déposées sur la surface de la peau. Il se produit donc réellement une excrétion de cellules épidermiques par les glandes sébacées, absolument comme par le réseau muqueux, duquel proviennent histologiquement les glandes sébacées. La seule différence est que ces cellules subissent dans leur trajet vers l'extérieur une transformation graisseuse; puis, comme elles s'ouvrent pendant la durée de ce trajet, la graisse qu'elles contenaient arrive également à l'extérieur à l'état de liberté.

Dans les conditions normales, cette excrétion de cellules est aussi peu sensible que celle de l'épiderme, et la matière sébacée mise en liberté se manifeste seulement en donnant à la surface de la peau et aux poils une onctuosité physiologique. Dans les cas pathologiques cependant, la sécrétion sébacée peut se montrer sur la surface de la peau en masses plus ou moins volumineuses qui sont presque exclusivement constituées par des amas épidermiques graisseux.

Mais cet état pathologique peut se présenter de deux manières : tantôt c'est la sécrétion même qui est anormale, tantôt c'est l'excrétion.

La sécrétion anormale peut être augmentée, ou diminuée.

La première altération représente l'état pathologique que l'on désigne sous les noms de séborrhée ou stéatorrhée, écoulement graisseux, *fluxus sebaceus*, caractérisé par le rejet et l'accumulation à la surface de la peau d'une quantité anormalement considérable de matière sébacée; elle apparaît sur la surface de la peau soit comme un enduit presque purement huileux, soit sous forme de couches pelliculaires superposées, très riches en matières grasses, formant tantôt des croûtes épaisses, de couleur sale, tantôt un enduit mince, ressemblant à du vernis — séborrhée huileuse ou adipeuse, acné sébacée fluente de Cazenave. Ou bien les masses déposées en couches sur la peau représentent des lamelles épidermiques graisseuses, il est vrai, mais, en même temps, plus sèches, cassantes, — séborrhée sèche, ou squameuse, ou furfuracée, acné sébacée sèche de Cazenave. Ces deux formes (1) peuvent se montrer isolément ou mélangées chez le même individu, et de plus, l'affection peut être limitée à certaines régions du corps, — séborrhée locale, ou bien elle s'étend sur tout le corps, — séborrhée généralisée. Enfin, d'après cela, et suivant que la séborrhée occupe des parties de la peau pourvues ou dépourvues de poils, les symptômes et les conséquences de la maladie présentent des différences considérables.

Le cuir chevelu est certainement le siège le plus fréquent de la maladie — *seborrhœa capillitii*, — chez les enfants du premier âge et chez les adultes des deux sexes. Sur la tête des enfants, le produit de cette séborrhée est ce que l'on appelle vulgairement les

(1) Il y a *trois* formes principales d'acné sébacée, de flux sébacé ou de séborrhée; 1° l'acné sébacée *sèche*, ou séborrhée pityriasiforme (pityriasis banal de beaucoup de médecins); 2° l'acné sébacée *liquide* ou *huileuse*, dans laquelle le fait *principal* consiste dans l'intensité et la rapidité pathologiques de l'évolution graisseuse, et dans le dépôt à la surface du tégument d'une véritable *huile* sébacée; 3° l'acné sébacée *concrète*, dans laquelle la sécrétion morbide moins rapide ou moins intense amène à la surface de la peau un produit plus concrescible ou mélangé d'une quantité plus considérable de squames sébacées et forme, au niveau des points malades, de véritables concrétions ou croûtes sébacées, dont le diagnostic réclame quelquefois une attention particulière. Chacune de ces formes comprend des variétés, simples ou mixtes, que nous ne voulons pas donner ici; c'est pour ne laisser aucune obscurité dans la conception générale des acnés sébacées fluentes que nous en avons indiqué méthodiquement les trois types. (*Note des Traducteurs.*)

croûtes de lait (*Gneis*), c'est une matière d'un jaune brun présentant diverses colorations plus ou moins foncées, cassante comme du fromage, graisseuse au toucher, parfois sèche et dure, ou feuilletée, qui tient solidement au cuir chevelu sous forme de couches minces ou d'agglomérations plus ou moins considérables, irrégulièrement bosselées. Quand on enlève les amas de matière sébacée, la peau de la tête apparaît lisse et humide. Au bout de quelques minutes, elle se couvre d'une pellicule brillante, mince comme du parchemin, qui est formée par la matière grasse fraîchement excrétée. Ou bien la peau est un peu rouge, très sensible et se déchire facilement parce que l'épiderme est mince et tendre; ou bien on voit des places sans épiderme, eczémateuses, saignant facilement ou sécrétant une matière séreuse collante. Ce dernier état provient de la macération des produits de sécrétion retenus par les croûtes graisseuses et de l'irritation qu'ils exercent, en se décomposant, sur l'épiderme et le corps papillaire. Les cheveux qui sont compris dans la masse graisseuse cèdent facilement aux tractions que l'on exerce sur eux.

Les croûtes de lait se développent à la suite et comme continuation de la séborrhée et d'une régénération trop abondante de l'épiderme que l'on observe chez le fœtus, et chez les nouveau-nés sur toute la surface du corps (*vernix caseosa, desquamatio neonatorum*) dans les premières semaines de la vie, et qui, par le fait de l'accumulation constante et de la superposition de la graisse, des poussières, des cellules mortes d'épiderme et des poils, persiste quelquefois jusque dans la seconde et la troisième année de la vie. Quand l'anomalie de sécrétion va en diminuant, les croûtes, soulevées de la peau, repoussées par les cheveux qui croissent, se brisent en morceaux et tombent.

Chez les adultes, la séborrhée du cuir chevelu se caractérise également par la production de dépôts de matières qui agglutinent les cheveux entre eux et les feutrent; quelquefois, c'est une matière formée de couches superposées, d'un blanc brillant, feuilletée comme l'ardoise, ressemblant à l'amiante. Le plus souvent, cependant, elle est sous forme de pellicules minces, d'un blanc sale, qui tombent constamment, et qui ressemblent à du son, — *pityriasis capillitii* (1).

Chez les adultes, la séborrhée du cuir chevelu est souvent la conséquence d'un processus local d'inflammation antérieure, comme l'érysipèle, l'eczéma aigu ou chronique, la variole; la forme du pityriasis est souvent encore la conséquence et le symptôme d'une anémie aigüe ou chronique, chez les accouchées, chez les personnes mal nourries des deux sexes notamment, ainsi que dans les cas de syphilis antérieure ou actuelle séborrhée syphilitique); en outre, la séborrhée est assez souvent un mal idiopathique, auquel on ne peut attribuer aucune cause certaine de ce genre (2). Elle persiste généralement pendant des mois et des années, et elle guérit spontanément ou par suite du traitement, d'une manière passagère ou durable, suivant la gravité des causes qui lui ont donné naissance. Une conséquence locale que l'on observe toujours, c'est que les cheveux perdent leur adhérence et tombent abondamment, — *effluvium capillorum*, — et, quand la maladie a duré quelque temps, la chevelure s'éclaircit et l'alopécie survient.

Au visage, c'est principalement au front, sur le nez, les tempes et le menton, et chez les hommes sur les parties occupées par la barbe, que l'on observe la séborrhée, — séborrhée de la face. Cette variété est parfaitement connue, parce qu'elle est très fréquente. Certaines personnes, particulièrement celles qui ont les cheveux châtains, sont atteintes de cette affection à l'époque de la puberté. Elles ont beau se laver fréquemment la figure au savon, presque aussitôt elle redevient grasse, brillante, et pour peu qu'elles restent dans une atmosphère imprégnée de pous-

(1) Ce sont les *porrigines furfuracée* et *amiantacée* d'Alibert; la comparaison avec l'amiante est absolument parfaite ; ce qu'il faut ajouter pour donner de cette affection, dans sa forme amiantacée, un aperçu précis, c'est que la gaine blanc d'argent s'étale sur les cheveux isolés ou en pinceau jusqu'à une très grande hauteur quand l'affection dure depuis assez longtemps, et que les cheveux sont longs. (*Note des Traducteurs.*)

(2) Cette cause peut être trouvée souvent dans l'état constitutionnel des sujets : scrofulisme ou arthritisme, parfois dans des lésions du système nerveux de la région, d'ordre traumatique ou d'origine inconnue. (*Note des Traducteurs.*)

sière, leur figure devient sale, parce que les poussières s'attachent plus facilement à la peau grasse. Ce que l'on a décrit sous le nom de *seborrhœa nigricans* des paupières (Neligan, Wilson) et de blepharomelæma (Law) n'est pas constitué par autre chose que des dépôts de matière sébacée devenus sordides et noirs de la façon que nous venons de dire. La chaleur favorise l'excrétion de la matière grasse. Souvent l'écoulement graisseux se produit d'une façon brusque sur le visage. Il n'est pas rare de voir les sourcils et la barbe tomber abondamment à la suite d'une séborrhée localisée sur ces régions.

Sur le nez, sur la partie des joues qui avoisine cet organe, ainsi que sur la racine du nez, le desséchement et l'accumulation des produits de la séborrhée forment parfois des croûtes épaisses, sales, d'un noir jaunâtre, qui enveloppent le nez comme le ferait un cornet. Des cas de ce genre ont été souvent considérés comme des néoplasmes de mauvaise nature, cancéreux (1). Si l'on enlève les croûtes avec soin en les prenant par les bords, soit avec une sonde cannelée, soit avec les ongles, ce qui est facile, on voit alors que de la face inférieure de ces croûtes sébacées partent des prolongements en forme de stalactites qui s'implantent comme autant de racines dans les orifices élargis des glandes sébacées. Ces croûtes sont formées par les masses graisseuses qui, sortant des follicules sébacés, s'étalent en surfaces aplaties sur la peau. Enfin ces mêmes régions, particulièrement les sillons des ailes du nez, la région des sourcils, le pavillon des oreilles, les parties du visage qui sont occupées par la barbe, sont fréquemment aussi le siège d'une séborrhée sèche, en ce sens que la peau, qui est modérément rouge, paraît opiniâtrement couverte de pellicules minces, sèches, mais fortement adhérentes et qui se prolongent dans les follicules en forme de stalactites. La peau, débarrassée de ce dépôt, est un peu rouge, les pores sont élargis, les orifices des glandes sébacées sont béants; enfin la peau est brillante et s'incruste facilement de

(1) Nous verrons plus loin, à propos de l'épithélioma de la face et du rôle joué dans cette affection par les glandes sébacées, que la séborrhée n'est très souvent que le premier symptôme de la lésion cancroïdale. (*Note des Traducteurs.*)

nouveau; rarement on la voit saignante et humide. Parfois la congestion sanguine est plus prononcée; Hebra a décrit ces formes d'une manière spéciale sous le nom de séborrhée congestive, et depuis lors on (1) a reconnu qu'elles peuvent être l'avant-coureur ou le prélude du lupus érythémateux, maladie dont nous aurons plus tard à nous occuper en détail.

Quelquefois, c'est un état phlegmasique antérieur dont on retrouve encore les traces, et particulièrement l'érysipèle et la variole, qui a été la cause occasionnelle de la production de ces formes de la séborrhée de la face que nous avons décrites en dernier lieu, ainsi que de la séborrhée du cuir chevelu. Certains cas se rattachent, au point de vue étiologique, au développement de la puberté, à une anémie résultant d'une perte de sang, à des maladies fébriles, etc... Pour d'autres encore on ne peut en déterminer la cause, mais il faut les considérer comme l'expression d'une disposition individuelle de la peau (2).

Comme complications et comme conséquences de la séborrhée de la face, nous avons à citer l'eczéma localisé, la dilatation et l'inflammation de quelques-unes des glandes sébacées, la production de comédons et de l'acné, et, dans certains cas, ce processus pathologique qui amène l'altération cicatricielle de la peau, et que l'on a justement reconnu être un lupus érythémateux (3).

(1) Cazenave. (*Note des Traducteurs.*)

(2) Ceci soulève une question qui peut être comprise de différentes manières; si nous avions à nous expliquer sur ce point, nous déclarerions que nous ne plaçons pas la prédisposition dans le *tégument* lui-même, mais, d'une manière plus vague, dans l'état individuel du sujet. Ce n'est pas pour nous pure affaire de mots : Si la prédisposition réside dans un état de la peau, elle ne se rattache pas davantage à une condition morbide déterminée de l'économie que le phénomène local qui détermine la couleur des cheveux rouges, blonds ou bruns; nous pensons, au contraire, que la prédisposition physiologique réside dans l'organisation individuelle, prise dans son ensemble, et la prédisposition pathologique, dans l'état constitutionnel des sujets atteints. (*Note des Traducteurs.*)

(3) La séborrhée peut assurément coïncider avec les comédons, être compliquée d'adénites ou de périadénites sébacées, et précéder le lupus érythémateux ou être un de ses éléments, mais nous ne saurions faire de cette dernière affection, même dans ses formes les plus acnéiques, une consé-

Toutes les formes de la séborrhée de la face, après une durée de quelques mois ou de quelques années, guérissent généralement d'une manière spontanée, ou cèdent à un traitement bien dirigé.

En fait d'autres séborrhées locales, je mentionnerai encore celle de l'ombilic, dans la cavité duquel la graisse et les cellules épidermiques s'accumulent facilement en quantité plus ou moins considérable, prennent une odeur rance et, en se décomposant, deviennent assez irritantes pour donner lieu à une inflammation locale. Puis vient la séborrhée des parties génitales. Il est très difficile de décider, dans chaque cas, s'il s'agit réellement d'une excrétion exagérée de matière grasse, ou s'il n'y a pas plutôt là une accumulation locale des produits normaux de la mue épidermique et de l'excrétion graisseuse. Cette dernière hypothèse semble plus vraisemblable, par exemple, pour le gland et pour la face interne du prépuce, car en cet endroit il n'y a que des glandes peu nombreuses (glandes de Tyson) et c'est le plus souvent chez des individus dont le prépuce est étroitement fermé ou atteint de phymosis proprement dit, que l'on rencontre l'état que nous venons d'indiquer. C'est particulièrement dans le sillon balanopréputial que s'accumulent ces matières graisseuses et qui ont une odeur rance, *smegma preputii*. On sait qu'elles donnent naissance à des érosions douloureuses du prépuce et du gland, à un suintement purulent, — balanite, balano-posthite.

De même le clitoris et son prépuce, ainsi que la vulve, deviennent, sous l'influence des mêmes causes, le siège d'inflammation avec sentiment de brûlure et sécrétion purulente qui peut être prise par erreur pour une blennorrhagie. Chez de jeunes enfants de faible constitution, ainsi que chez des sujets adultes du sexe féminin que la maladie avait longtemps retenus au lit et affaiblis d'une manière considérable, j'ai souvent observé

quence de la séborrhée. Quant au mot d'*acné*, nous le conservons (et nous pensons que cela doit être ainsi) pour désigner, dans son expression la plus générale, le groupe essentiellement naturel des affections sébacées considérées dans leur ensemble. (*Note des Traducteurs.*)

l'apparition aiguë de séborrhées, de balanites et de vulvites de ce genre.

La séborrhée générale est infiniment plus rare que la séborrhée limitée, elle constitue une forme pathologique très intéressante et importante au point de vue pratique.

Chez le nouveau-né, elle est représentée par un vernis caséeux trop abondant, qui se renouvelle encore pendant les premiers jours de la vie, et amène une tension de la peau et la formation de déchirures douloureuses. Lorsque cet état occupe tout le tégument, celui-ci, déjà quelques heures après la naissance, paraît d'une couleur rouge brun; sa surface est brillante comme du satin, elle semble enduite de vernis, ou, suivant la comparaison de Hebra, elle ressemble à du lard rôti, c'est-à-dire qu'elle a un aspect brunâtre, luisant. A la figure, à partir des angles de la bouche, sur les plis des joues, il se forme des gerçures douloureuses; la raideur du nez et de la bouche, la douleur que causent les rhagades, mettent l'enfant dans l'impossibilité de prendre le sein; en quelques jours, il succombe par inanition et par perte de sa chaleur, si l'on ne vient pas à son secours en graissant largement les croûtes afin de les ramollir et en ranimant artificiellement la chaleur de son corps. La vraie dénomination de cet état est l'ichthyose sébacée ou séborrhée squameuse des nouveau-nés; c'est à tort que certains auteurs l'ont qualifiée d'ichthyose congéniale.

Chez les adultes, la séborrhée générale se montre quelquefois sous forme de lamelles brillantes, en état de desquamation constante, couvrant plus spécialement le tronc et le côté de l'extension des membres. Les cas de ce genre se rencontrent le plus souvent chez des individus atteints de marasme, aussi leur donne-t-on le nom de *pityriasis tabescentium*. Ou bien la maladie se présente sous la forme plus rare de *cutis testacea* ou *ichthyosis sebacea*, dans laquelle la plus grande partie de la surface de la peau, en particulier du tronc et des membres sur le côté de l'extension, est couverte de croûtes d'un brun verdâtre et noirâtre. Les croûtes se divisent en petits fragments qui correspondent aux sillons et aux lignes profondes de la peau, elles sont minces, aplaties; sur d'autres points, elles sont accumulées les unes sur les autres et saillantes comme des cornes ou comme les poils du hérisson, et peuvent être détachées. La peau apparaît alors normale, sa couleur ne va pas au delà d'une rougeur modérée, mais on y voit de nombreux orifices sébacés dilatés, et dans lesquels s'implantent les croûtes par des prolongements filiformes.

En considération des symptômes que nous venons de décrire, le diagnostic de la séborrhée est en général assez certain. Suivant les circonstances, cependant, il peut présenter quelques difficultés, en raison précisément de la diversité que les différences de forme, d'intensité et de localisation peuvent amener dans les symptômes de la maladie. Mais comme vous ne connaissez pas, jusqu'à présent, les caractères différentiels des affections qui ont une certaine analogie avec la maladie que nous étudions actuellement, je me bornerai à vous les indiquer ici d'une façon sommaire. Dans nos leçons ultérieures, à mesure que nos propres connaissances s'accroîtront, vous trouverez le complément de ce que je passe aujourd'hui sous silence. Je vous ferai donc remarquer, seulement afin d'éviter toute obscurité, que la séborrhée du cuir chevelu peut en général être confondue avec toutes les maladies de la peau qui entraînent le dépôt de croûtes et de pellicules sur le cuir chevelu, formes qui toutes étaient confondues jadis sous le nom de teigne (*Kopfgrind*), dénomination qui n'a aucune signification au point de vue nosologique ; ce sont avant tout l'eczéma squameux et impétigineux, puis le psoriasis, l'herpès tonsurant et le favus. Relativement à ces deux dernières maladies, on ne pourrait les confondre avec la séborrhée que si l'on ne tenait pas compte de la caractéristique qui leur appartient, c'est-à-dire d'un parasite végétal que le microscope permet de reconnaître ; quant à l'eczéma, pour en établir le diagnostic, il faut, pour compléter l'ensemble du tableau pathologique de cette maladie, tenir compte des altérations qui se produisent simultanément avec elle sur d'autres points de la peau (1).

(1) Ce diagnostic est, en réalité, souvent fort ambigu. (*Note des Traducteurs.*)

La séborrhée du visage doit être séparée de l'eczéma, du psoriasis et du lupus érythémateux; ce dernier amène toujours, en outre de la rougeur, une rétraction cicatricielle de la peau. Dans la séborrhée des parties génitales, particulièrement quand il existe en même temps une balanite et des érosions sur le gland et sur le prépuce, n'oubliez pas qu'il est possible que vous ayiez affaire en même temps à une infection syphilitique, aussi devrez-vous être très circonspects dans le jugement que vous aurez à prononcer, c'est-à-dire que vous vous donnerez le temps suffisant pour bien observer le malade avant de porter un pronostic sur son cas.

Il est impossible de méconnaître la séborrhée généralisée des nouveau-nés. Celle des adultes peut, au contraire, facilement être confondue avec l'ichthyose. Dans la séborrhée, on peut détacher complètement les croûtes d'une manière mécanique et en les ramollissant; alors la peau apparaît modérément rouge, ses pores sont toujours agrandis, mais elle est d'ailleurs normale, souple, lisse; le mal est guérissable. Au contraire, l'ichthyose, qui est toujours une maladie dont le début remonte à l'enfance, est incurable; dans cette affection, les squames ne s'enlèvent que difficilement et d'une façon incomplète, la peau reste épaissie, verruqueuse, traversée par des sillons profonds (il y a hypertrophie de la peau et des papilles), et les squames se reproduisent promptement.

Le pronostic de la séborrhée, soit locale, soit générale, est favorable; on peut toujours améliorer rapidement la maladie, et dans la plupart des cas on peut la guérir d'une manière durable. En dehors de la difformité locale, de la gêne que cause la tension des tissus, de la production de gerçures et de déchirures douloureuses, ainsi que des complications qui surviennent parfois au visage, eczéma, comédons et acné, la séborrhée n'exerce aucune influence mauvaise sur l'état général. Il n'y a que l'ichthyose sébacée des nouveau-nés qui puisse, comme je l'ai mentionné, devenir menaçante pour la vie.

Pour le traitement de la séborrhée, la ligne générale à suivre est indiquée par les principes que j'ai exposés dans la thérapeutique générale (page 142). Comme il s'agit toujours ici de dépôts de produits pathologiques (secondaires), de squames graisseuses et épidermiques et de croûtes, le premier problème du traitement consiste à les faire disparaître, principalement à les ramollir, à les détacher et les enlever.

On y arrive très vite par des applications huileuses, suivies de lotions savonneuses.

Pour dissoudre les squames et les croûtes, l'huile d'olive simple, l'huile de morue, le pétrole, le beurre, la graisse de porc peuvent être employés. Les additions de zinc, de mercure, d'acide phénique ou salicylique, etc., sont tout à fait accessoires et superflues. Le principal, c'est toujours de prendre de l'huile ou une graisse et de l'employer en telle quantité et d'après une telle méthode que l'on arrive le plus complètement, et le plus rapidement possible, au but que l'on se proposait.

Quant à l'application, elle devra ou elle pourra subir certaines modifications suivant le siège et l'intensité de la maladie, suivant aussi les conditions propres du malade.

Dans la séborrhée du cuir chevelu, on applique l'huile au moyen d'un pinceau, d'un morceau d'éponge ou avec un plumasseau de charpie; en pressant et en frottant, on fait pénétrer l'huile en aussi grande quantité que possible dans les croûtes, puis on recouvre la tête avec un bonnet de flanelle ou un bonnet turc (fez) non coloré. On applique l'huile de cette façon quatre ou cinq fois par jour et on la laisse séjourner pendant la nuit. Dans l'espace de douze à vingt-quatre heures, les dépôts les plus épais de croûtes peuvent être ramollis suffisamment pour qu'on puisse les morceler avec le doigt et les détacher. Avec les croûtes laiteuses de la tête des petits enfants à la mamelle (*Gneis*), il faut agir avec une douceur toute particulière; il n'est pas nécessaire d'arriver immédiatement à un résultat complet; ce qu'il faut avant tout, c'est user de précaution et de douceur, afin de calmer les inquiétudes des mères et de vaincre les préjugés des nourrices. Chez les hommes adultes, on peut faciliter beaucoup cette partie du traitement en coupant les cheveux ras; chez les femmes, cette pratique, qui n'est pas indispensable à la guérison, serait une véritable cruauté.

Quand les croûtes et les squames sont complètement ramollies et devenues friables, on les enlève par le lavage, avec le savon ordinaire ou un savon de toilette quelconque, ou le savon noir; quand la peau est tendre, sensible, comme chez les enfants, il vaut mieux employer le savon liquide de glycérine; chez l'adulte, au contraire, on emploiera l'esprit de savon de potasse de Hebra, et cela parce qu'il contient de l'alcool, qui dissout bien la graisse et que, probablement aussi, il exerce une influence excitante sur la tonicité des glandes sébacées. Ce savon est préparé d'après la formule suivante :

Rp. Savon vert, 100 grammes.
Dissolvez à une chaleur douce dans : Esprit-de-vin, 200 gr.

Filtrez et ajoutez :

Huile de lavande et huile de bergamotte, ââ 3 gr.
Mêlez. Filtrez. = Esprit de savon de potasse.

Pour pratiquer le lavage, on se sert d'un linge rude (flanelle) ou de ce que l'on appelle une éponge à frotter (serviette-éponge), sur lequel on verse le savon liquide, ou l'on frotte avec le savon dur jusqu'à ce qu'il fasse de la mousse; puis on lave à l'eau tiède ou froide autant que cela est nécessaire. Par ce procédé, on arrive sûrement à nettoyer complètement la tête (1).

Comme complément, on enlève encore les derniers restes de savon en versant de l'eau tiède ou froide ou à l'aide de douches; puis on essuie la tête et on la sèche.

Au cours de l'application de cette méthode, on verra une grande partie des cheveux se détacher et tomber, et certains malades, qui, avant le lavage paraissaient avoir encore une chevelure assez abondante, sont presque chauves après cette opération. Effrayés de ce résultat, les patients ne manquent pas d'attribuer cette perte de cheveux à l'emploi de « médicaments trop énergiques ». Voici la réalité : Le développement de la séborrhée

(1) Pour beaucoup de malades, au moins dans ce pays, les frictions savonneuses proprement dites sont trop irritantes; on arrive au même résultat, un peu moins vite, mais sans le même inconvénient, avec la décoction de racines de saponaire d'Orient, ou même de saponaire ordinaire convenablement préparée, ou encore mieux avec la décoction d'écorce, ou de poudre d'écorce de quillaya (bois de Panama). (*Note des Traducteurs.*)

entraîne, comme je vous l'ai fait remarquer plus haut, le défaut d'adhérence des cheveux et leur chute abondante; beaucoup de cas d'alopécie même doivent être uniquement attribués à cette altération. Or, les cheveux ayant déjà perdu leur adhérence, sont maintenus ensemble par la graisse et sont retenus sur la tête de manière à simuler une chevelure réellement abondante; mais, depuis longtemps ils ne tenaient plus solidement dans leurs bulbes ou sur leurs papilles, et, comme ils n'étaient retenus que par les croûtes, il est facile de comprendre qu'ils devaient partir avec les lavages. Afin de prévenir les fausses interprétations, il est bon de faire remarquer aux malades, avant de procéder au lavage, que cette chute des cheveux est un évènement prévu et qui, en réalité, dépend uniquement de la maladie; en même temps l'on fera appel à leur confiance en leur promettant que cette perte de cheveux se réparera promptement, promesse qui sûrement s'accomplira entièrement, ou du moins jusqu'à un certain degré.

Ainsi lavée et débarrassée de croûtes, la peau apparaît alors un peu rouge, brillante et tendue à mesure qu'elle se sèche; il en résulte une sensation fort désagréable, l'épiderme est très mince, se déchire facilement, et les dépôts de matière sébacée se renouvellent rapidement; on protège les malades contre ces divers accidents en enduisant la peau avec de l'huile ou des pommades, par exemple : huile d'olive, 50 gr.; baume du Pérou, 1 gr.; ou : onguent émollient, 25 gr.; oxyde de zinc, 0 gr. 50; eau de laurier-cerise, 2 gr. 50, etc.

Au bout de quelques jours, si l'épiderme s'est reproduit avec une épaisseur suffisante et si la peau a perdu sa sensibilité, il faut encore pendant plusieurs semaines brosser le cuir chevelu avec des alcooliques, esprit-de-vin additionné d'acide phénique (esprit-de-vin, 100 gr.; acide phénique, 0,15; glycérine, 1,50), soit chaque jour, soit deux ou trois fois par semaine, suivant la rapidité avec laquelle les squames se reproduisent.

Mais, comme les divers savons et les alcooliques dégraissent fortement l'épiderme et le rendent dur et cassant, il est convenable de le graisser de temps en temps avec une huile ou une graisse anodine, avec une pommade quelconque.

Il peut être nécessaire de continuer ce traitement consécutif pendant des semaines et même des mois (1).

Contre la balanite séborrhéique, il n'est pas bon de faire des lavages trop fréquents, comme souvent on y est enclin; il est meilleur d'appliquer de la charpie, ou un peu de linge sec et poudré, et, quand il y a des endroits excoriés, humides, il est préférable de mettre des linges imbibés de solutions astringentes ou couverts de pommades, comme : carbonate de cuivre (verdet), 0 gr. 15 ; eau de fontaine, 25 gr.; ou acétate de plomb basique, 0,50, eau de fontaine, 30 ; ou onguent émollient, 20, oxyde de zinc, 2,25.

Comme je vous ai exposé dans tous ses détails la méthode de traitement local qui convient à la forme de la séborrhée que l'on a le plus souvent occasion de traiter, c'est-à-dire à la séborrhée du cuir chevelu, je serai très bref au sujet des séborrhées localisées sur d'autres points de la peau, spécialement ceux qui ne sont pas pourvus de poils. Ici, comme partout, la première condition du succès est de ramollir les croûtes, de les détacher et de les enlever par des lavages, puis de faire de temps à autre des lotions alcooliques et des applications de pommades. Le *modus faciendi* varie suivant le siège qu'occupe la maladie et suivant les circonstances. C'est ainsi que l'on fera disparaître le plus promptement possible les croûtes épaisses du visage en appliquant des compresses enduites de pommades ou d'huile, que l'on fixe solidement à l'aide d'étoffes moins perméables que la toile, comme de la flanelle.

De même, le lycopode, l'amidon, le talc de Venise pulvérisé, etc., trouvent ici occasionnellement leur emploi, par exemple, en application entre le prépuce et le gland, ou pour saupoudrer et nettoyer la figure enduite de pommade, car on ne peut la laisser ainsi reluisante de graisse, etc.

Les principes et les moyens de traitement de la séborrhée universelle sont absolument ceux de la séborrhée locale. Ainsi un

(1) Ainsi que nous l'avons dit tout à l'heure, on peut arriver au même résultat avec les décoctions savonneuses de saponaire ou de quillaya; le bas prix de ces plantes en rend l'application facile à tous les degrés. (*Note des Traducteurs.*)

enfant atteint d'ichthyose sébacée (*cutis testacea*) doit être énergiquement frotté avec de l'huile ou de la graisse ou enveloppé dans des linges enduits de pommade appropriée, et cela méthodiquement, de façon que les extrémités, les plis des orteils, le visage, etc., soient enveloppés de pièces de linge séparées et ajustées sur les parties, et recouverts d'un masque ou de bandages de flanelle. En outre, pour conserver à l'enfant la chaleur de son corps, on l'enveloppera dans des langes de laine ou de tous autres tissus mauvais conducteurs du calorique ; enfin, chaque jour on le lavera avec du savon dans un bain chaud, et, après l'avoir bien essuyé et séché, on l'enduira de nouveau de graisse.

Il faut procéder de même dans l'ichthyose sébacée des adultes. Dans cette affection, pour ramollir les croûtes, on peut enduire pendant plusieurs jours le malade avec du savon noir ou de l'huile de morue, puis on le couche entre des couvertures de laine ou on l'habille de flanelle. Quand on a réussi à ramollir les croûtes, on continue le traitement avec des bains, des savonnages, des douches, et des frictions grasses, dont on prolonge l'usage jusqu'à ce que la peau ait repris son état normal.

Enfin, comme certaines séborrhées locales, particulièrement celle de la tête et du visage, sont produites par des causes spéciales, ainsi que je vous l'ai dit, telles que le gastricisme chronique ou la chlorose, il faut, indépendamment du traitement local, faire aussi usage de certains médicaments internes dirigés contre ces causes. On conseillera donc aux malades l'emploi des amers, comme la gentiane, la rhubarbe, les eaux minérales alcalines et ferrugineuses, le fer, etc. ; on leur indiquera le climat et le régime diététique qui leur conviennent ; enfin, on prolongera toujours l'emploi de ces médicaments dans les cas où l'on croira prévoir une récidive.

Contre la séborrhée universelle sèche, que l'on observe chez les scrofuleux et les tuberculeux, l'usage interne de l'huile de foie de morue doit être recommandé, à moins que des circonstances spéciales ne le contre-indiquent.

Je n'ai que peu de choses à vous dire relativement à l'état des glandes sébacées opposé à celui dont nous avons parlé jusqu'ici, c'est-à-dire relativement à la diminution de la sécrétion de la graisse ou astéatose de la peau. Cet organe, manquant de son enduit huileux physiologique, présente un épiderme sec, friable, et s'exfoliant de temps à autre, pityriasis simple. Cette affection se trouve rarement à l'état idiopathique et indépendant; le plus souvent, ce n'est qu'un symptôme partiel d'une autre maladie de peau, congénitale, par exemple, de la xérodermie, de l'ichthyose, du prurigo, ou d'une maladie acquise, comme l'éléphantiasis des Grecs, le psoriasis, le lichen ruber, absolument comme l'anidrose; c'est pour cela même que l'astéatose générale est rare, et qu'elle est, au contraire, limitée à des portions plus ou moins considérables de la peau, enfin qu'elle est ou persistante, ou, comme les maladies cutanées auxquelles elle se rattache, passagère et mobile.

Souvent l'astéatose de la peau est produite artificiellement par l'influence de certains agents qui retirent à l'épiderme d'une façon persistante une trop grande quantité de. graisse. C'est ce que font le savon et la lessive sur les mains des laveuses, et les produits chimiques dans certaines industries. Dans ces cas, la paume de la main présente un épiderme généralement épaissi et dur, manquant d'élasticité et, par cela même, se déchirant facilement; les doigts restent courbés et ne peuvent pas être étendus, même passivement. Les gens qui, par habitude, se lavent journellement le corps entier avec de l'eau froide contenant des sels de chaux et de potasse (eau dure), ont pareillement une peau sèche, sans graisse, couverte de pellicules; souvent cet état amène du prurit et de l'eczéma.

La durée et la curabilité de l'astéatose de la peau dépendent, pour chaque cas, des causes qui ont amené la maladie.

Nous ne connaissons aucun mode de traitement qui puisse réveiller l'activité de sécrétion des glandes sébacées. Faire disparaître les causes du mal, guérir la maladie cutanée concomitante, éviter les substances nuisibles dont l'action soustrait la graisse de la peau, tels sont les objets que doit se proposer la thérapeutique qui, en outre, devra s'occuper de fournir de la matière grasse à l'épiderme, au moyen des frictions avec l'huile de morue, l'axonge, etc. Mais, comme toutes les graisses, aussitôt qu'elles deviennent rances, irritent la peau, il faut les ôter souvent à l'aide du savon et des bains. Sous ce rapport, la vaseline en frictions est d'un excellent usage (1).

Nous avons maintenant à nous occuper de certaines formes morbides intéressantes, qui sont produites par un trouble survenu dans l'excrétion des glandes sébacées, anomalies de sécrétion des glandes sébacées ou formes résultant de la rétention de la matière sébacée. Ce qui les caractérise, c'est que les produits sécrétés, épiderme et matière grasse, ne sont pas versés au dehors, mais sont retenus dans le canal excréteur propre à chaque lobule, ou dans le canal commun, ou dans la glande elle-même. Les poils follets arrivés au moment de leur chute physiologique, restent parfois aussi dans le canal excréteur avec le produit de sécrétion des glandes sébacées.

Les faits que l'on rencontre dans ces maladies sont nombreux et variables, quelques-uns très compliqués, d'autres entièrement inexpliqués.

Les faits les plus simples sont ceux du trouble mécanique de l'excrétion : quand le canal excréteur commun du bulbe pileux est obturé par des substances étrangères, comme le goudron ou de la poussière, ou quand le canal excréteur de la glande sébacée est déformé, détruit par une cicatrice, il est facile de se rendre compte que le produit de sécrétion ne peut être expulsé au dehors. On comprend aussi que, dans ces conditions, les glandes sébacées sécrétant encore d'une manière normale, et pendant un certain temps, des cellules épidermiques et de la graisse, ces produits ne pouvant s'écouler distendent mécaniquement le canal excréteur et la glande elle-même ; ultérieurement, par leurs altérations chimiques, ils exercent une action irritante sur les glandes, qui peuvent alors devenir le siège d'une prolifération exubérante, et même d'une inflammation plus ou moins violente. Telles seraient donc les formes simples de rétention par cause mécanique, dans les cas d'occlusion du canal excréteur, comme

(1) A la condition que la peau ne soit ni très irritable, ni le siège de quelque irritation déjà constituée. (*Note des Traducteurs.*)

le comédon dû au goudron, le milium dans le voisinage de cicatrices, et certains stéatomes (1).

Mais ces mêmes formes se présentent aussi avec un canal excréteur ouvert. Il n'y a donc aucune autre cause à laquelle on puisse, dans ces cas, attribuer la rétention de la sécrétion sébacée qu'une altération de la qualité de ce produit ; on est d'autant plus autorisé à l'admettre que, dans ces circonstances, les matières contenues dans la glande présentent réellement une différence chimique notable avec le produit de la sécrétion normale des glandes, comme dans le milium et le molluscum sebaceum.

Au lieu, par exemple, de subir, comme à l'état physiologique, une transformation graisseuse, les cellules sécrétées par les glandes se racornissent comme celles du réseau muqueux, ainsi que cela a lieu dans le milium ordinaire, ou bien elles se transforment en tissu colloïde, comme dans le milium colloïde (2), ou en tissu amyloïde, comme dans le molluscum contagiosum. Ces divers états empêchent les cellules sécrétées de se dissoudre et d'être expulsées.

Cependant, il y a encore d'autres faits qui, comme je l'ai dit, restent complètement obscurs (3).

Les formes que nous avons à considérer de préférence au point de vue dermatologique sont le comédon (Mitesser), le milium ou grutum, l'état granité de la peau (Hautgries) et le molluscum verrucosum ou sebaceum, ou contagiosum. L'athérome, le cho-

(1) Nous ne considérons pas l'acné du goudron, *acne picis,* comme une acné par rétention, mais bien comme une acné irritative, canaliculaire, superficielle, et sans aucune assimilation avec le comédon, le milium et les stéatomes. (*Note des Traducteurs.*)

(2) Voyez plus loin la note de la page 234.

(3) La consistance du contenu des glandes sébacées et sa propulsion *a tergo* par les générations successives de cellules ne sont pas les seuls agents d'expulsion du produit glandulaire ; l'action élastique du tissu dermique, la contraction de ses fibres lisses, entrent certainement en ligne de compte pour une part peut-être plus grande que l'on ne peut se le représenter ; mais il est difficile actuellement d'établir ces faits d'une manière péremptoire. On verra plus loin que l'auteur admet l'action de cet ordre de causes de rétention, mais en la limitant au canal excréteur. En tous cas, il y a lieu de tenir compte de cette perte de tonicité, de cette atonie, au sens propre du mot, du système sébacé, dans l'interprétation du mode d'action des agents thérapeutiques employés ou à employer. (*Note des Traducteurs.*)

le stéatome, les cryptolithes sont plutôt l'objet de la chirurgie.

Les comédons (*Mitesser, acne punctata*) sont des points qui se montrent sur la peau, gros comme une pointe d'aiguille ou une tête d'épingle, d'une couleur allant du jaune blanc sale au brun et au noir; ils correspondent à l'orifice libre des glandes sébacées et représentent l'extrémité, en contact avec le dehors, d'un bouchon qui remplit le canal excréteur commun. Rarement ils font une certaine saillie au-dessus du niveau de la peau. En exerçant une pression latérale sur le comédon, le bouchon se trouve poussé à travers l'orifice et sort sous forme d'un corps allongé. Les poussières atmosphériques donnant à sa partie exposée une coloration foncée, ce corps ressemble un peu à un ver à tête noire; de là vient la croyance populaire que c'est un petit animal, ainsi que la désignation banale qu'on lui donne, comédon (*Mitesser*) (1).

Le siège ordinaire des comédons est la peau du front, du nez, des tempes, de la poitrine et du dos; sur ces différents points on les trouve parfois en quantité énorme, ou bien ils sont disséminés par groupes, ou même ils sont serrés en masses saillantes, semblables à des verrues (verrues sébacées, Hebra, disque de comédons, Ribbentrop); cependant, on les rencontre aussi sur d'autres parties du corps, particulièrement sur la peau de la verge.

Quelques comédons surviennent accidentellement chez tous les individus. Après une durée plus ou moins longue, le bouchon devient mobile et il est chassé au dehors soit par le produit

(1) Comédon, de *comedere*, manger, ronger, perforer à la manière d'un ver; ce terme ne doit être appliqué, ainsi que le fait remarquer très exactement l'auteur, qu'à la masse cylindro-conique *solide* représentant le moule exact du *conduit excréteur* d'un follicule *pilo-sébacé*, et que la pression fait sortir tel qu'elle est constituée; dans la *tanne*, ou tumeur sébacée conservant sur un de ses points un orifice ordinairement étroit, la pression fait aussi sortir par l'orifice la matière sébacée, mais sous forme vermicellée ou filaire, selon sa consistance et le diamètre du pore. Nous tenons d'autant plus à établir ici les termes précis que, dans quelques travaux français récents, nous trouvons le mot comédon employé, à tort, pour désigner des altérations différentes et qui ont déjà un nom propre; ce terme n'est pas générique, il ne comporte pas d'espèces, il s'applique à une altération parfaitement différenciée. (*Note des Traducteurs.*)

de sécrétion qui le pousse par derrière, soit par la pression mécanique ou enfin par le frottement qu'il subit quand on se lave. Pendant quelque temps on voit l'orifice béant de la glande. La présence des comédons en grand nombre constitue une affection désagréable et défigurante, alors même que ceux-ci se détachent et tombent les uns après les autres; l'affection paraît alors stationnaire et en même temps bizarre par le fait de la reproduction constante de nouveaux comédons, ainsi que par leur quantité absolue.

La maladie se développe généralement à l'âge de la puberté chez les sujets des deux sexes; chez ceux du sexe masculin, elle se prolonge souvent jusqu'à vingt ou trente ans, tandis qu'elle disparaît plus tôt chez ceux du sexe féminin. Elle est souvent associée à la séborrhée huileuse de la face et même souvent aussi à l'acné inflammatoire, par suite de l'irritation que les produits de sécrétion, retenus dans les glandes sébacées, exercent sur ces glandes et sur la peau qui les environne.

Jusqu'à un certain point aussi, la cause des comédons est la même que pour la séborrhée de la face (chlorose, cachexie). Les causes occasionnelles sont l'oblitération des orifices glandulaires par du goudron ou par de la poussière quand on séjourne dans une atmosphère imprégnée de ces substances (fabriques de goudron), ou encore la négligence que l'on apporte à nettoyer convenablement la peau avec des lavages au savon dans les cas de sécrétion graisseuse abondante.

Pour la production de comédons qui se forment en dehors de ces conditions, il est assez difficile d'indiquer un motif plausible; ce qu'il y a de mieux à faire est d'en chercher la cause dans les conditions anatomiques (1).

Le comédon se compose d'une enveloppe périphérique, formée de cellules épidermoïdales, dans laquelle est contenue

(1) Les conditions physiologiques de l'évolution des glandes sébacées et des follicules pileux à l'âge de la puberté, voilà le fait immédiat le plus palpable; l'état constitutionnel des sujets, la débilité organique des lymphatiques ou des scrofuleux, voilà la condition pathogénique principale des acnés épidermiques par rétention sans oblitération de l'orifice de sortie; acnés par altération du produit de sécrétion, et par *atonie* des agents d'excrétion. (*Note des Traducteurs.*)

une matière constituée par un mélange de graisse (cholestérine), de cellules épidermiques graisseuses et fragmentées, ainsi que de poils follets (de 3 à 12) qui s'y trouvent déposés. Dans de vieux cylindres de comédons, épaissis, desséchés et cassants, j'ai souvent trouvé des corps semblables à ceux que l'on a décrits comme appartenant spécialement au molluscum. Si l'on extrait la graisse à l'aide de l'alcool et de la térébenthine, il ne reste plus que les petits poils et les éléments épidermoïdaux, mais spécialement la partie périphérique du comédon, sous la forme d'une gousse en forme de tulipe. Les cellules qui constituent cette dernière proviennent de la couche muqueuse du conduit excréteur et des restes de la gaine de la racine, les parties constituantes de l'intérieur du comédon, excepté les poils follets, émanant des glandes sébacées.

En outre, on trouve très souvent l'acare des follicules, découvert par G. Simon, sarcopte à huit pattes que l'on reconnaît à l'aide du miscroscope, mais qui n'a rien à faire avec la genèse du comédon (1).

D'après l'examen anatomique, ainsi que d'après l'observation clinique, le siège anatomique du comédon paraît être le canal excréteur de la glande sébacée, ou le canal excréteur commun de cette glande et du bulbe pileux, et cela suivant les divers points où on l'observe.

Or, dans les points qui sont le siège de prédilection des comédons, comme le front, le nez, le dos, etc., et en même temps le siège des poils lanugineux, on trouve cette disposition anatomique que Biesiadecki a rendue tout à fait évidente, à savoir que les glandes sébacées de ces régions de la peau s'ouvrent au dehors par un canal excréteur large. Les follicules pileux forment un appendice des glandes sébacées et s'abouchent à angle obtus, quelquefois même à angle droit dans leur canal excréteur, de façon que le poil venant du bulbe vient heurter avec sa pointe la paroi opposée du canal excréteur, et parfois se roule de haut en bas (fig. 14, Biesiadecki). Ce poil doit ainsi produire une

(1) Il n'y en a pas moins là un point absolument inéclairci. (*Note des Traducteurs.*)

irritation sur ce point et déterminer une prolifération de l'épiderme qui revêt extérieurement le canal excréteur, par suite de laquelle se forme l'enveloppe qui renferme le contenu sébacé. Ainsi s'expliquerait ce fait que la formation des comédons a lieu précisément au moment de la puberté. On sait que,

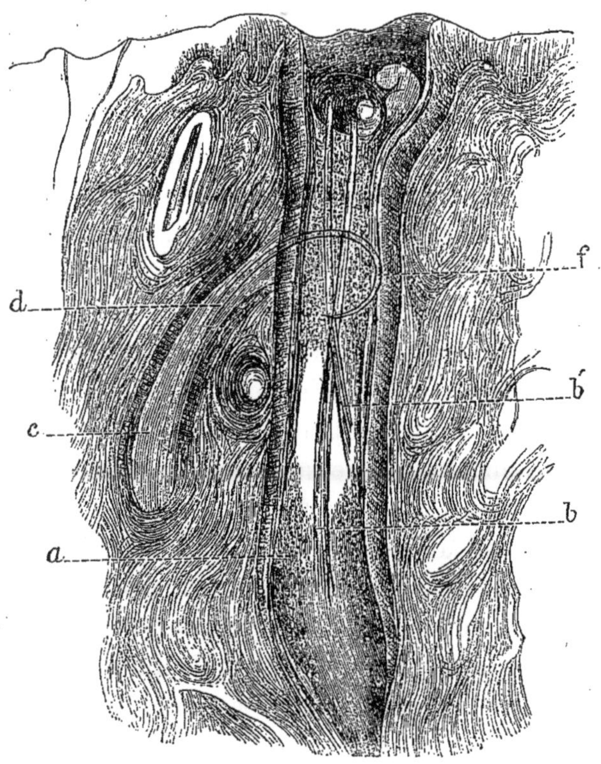

Fig. 14

Coupe d'un comédon.

a, canal excréteur de la glande sébacée rempli par le comédon. Dans ce canal deux petits poils follets effilés à leur extrémité inférieure *b*, *b'*. Le petit follicule pileux *c* s'abouche en pointe; son poil *d* touche contre la paroi opposée du canal excréteur de la glande sébacée et se recourbe en bas en *f*.

en effet, dans cette période de la vie il se fait, une poussée plus active de poils. Les petits poils lanugineux sont plus rapidement produits et tombent plus vite. Tandis que les petits poils qui poussent hors des follicules déterminent une irritation locale, les poils plus anciens qui se détachent des papilles dans le renouvellement physiologique du système pileux arrivent dans le conduit excréteur large des glandes sébacées et s'arrêtent ici dans une agglomération de cellules, de débris de cellules et de graisse, qui représente les éléments constitutifs du comédon (fig. 14, *b*, *b'*).

Sur d'autres points du corps, aux membres par exemple où la relation est renversée, de telle façon que ce sont les glandes sébacées qui s'abouchent dans le follicule pileux, le canal excréteur de ce dernier est commun pour les deux, et est, à l'occasion, le siège d'un comédon.

On comprend facilement que l'occlusion mécanique du conduit excréteur par du goudron, de la poussière, etc., peut être la cause de la formation de comédons ; nous vous avons déjà mentionné ce fait (1).

Mais je suis également porté à admettre dans tous ces cas une diminution de la tonicité de la paroi du canal excréteur.

Le traitement des comédons consiste dans leur extraction. On la pratique en les exprimant simplement à l'aide des ongles des deux pouces, ou bien on se sert pour cela du petit instrument proposé par Hebra qui conduit au même résultat (*Comedonquetscher*). C'est un petit tube métallique, long de 4 centimètres, conique, dont l'extrémité étroite porte un rebord mousse et dont la partie supérieure présente deux yeux sur les côtés. On l'applique par son bout étroit perpendiculairement à la peau au-dessus de chaque comédon ; puis, par une pression brusque, on les fait sortir dans la cavité du petit tube. En outre, on fait usage des moyens qui ont été recommandés plus haut contre la séborrhée : lavages savonneux, badigeonnages avec les alcooliques, etc., dans le but de diminuer la sécrétion de la graisse et de réveiller la tonicité des glandes ; enfin on a aussi recours aux méthodes de traitement dont l'utilité est démontrée contre l'acné qui existe ordinairement en même temps que les comédons, et dont nous parlerons plus tard.

(1) Nous avons fait remarquer que le comédon existait indépendamment de toute oblitération de l'orifice pilo-sébacé, et que l'acné du goudron ne pouvait, en tout cas, être considérée comme une simple acné par rétention, même en admettant le fait de cette rétention ou de cet encombrement du canal excréteur. (*Note des Traducteurs*.)

Le *milium* ou *grutum*, calculs cutanés, état granité de la peau (Hautgries) représente un produit plus simple au point de vue anatomique. Ce sont des corpuscules du volume d'un grain de millet à celui d'une tête d'épingle, d'un blanc jaune ou laiteux, disséminés dans l'épaisseur de la peau, ou légèrement saillants, que l'on voit briller à travers l'épiderme, durs au toucher, arrondis, de forme globuleuse.

Leur siège principal est la peau délicate des paupières et de leur entourage le plus voisin, les joues et les tempes; puis le bord des lèvres; chez l'homme, le pénis et le scrotum, mais particulièrement la couronne du gland qui, dans certains cas, en est complètement bordée; chez la femme, c'est spécialement à la face interne des petites lèvres qu'on les rencontre.

Si l'on incise la peau avec un bistouri fin sur un corpuscule de milium, il s'écoule un peu de sang et l'on peut extraire le corpuscule de sa loge soit par la pression latérale, soit avec la pointe de l'instrument; quelquefois il tient solidement à la peau par un pédicule mince (au bulbe pileux) qu'il faut d'abord arracher. Le corpuscule est rond, sphérique ou finement lobulé; il est lisse, et on peut facilement l'écraser; il éclate alors et se divise en petits grains. Il se compose d'une enveloppe périphérique simple ou lobulée, membrane peu épaisse, et d'un contenu de cellules épidermiques sèches qui sont rangées, comme les pelures d'un oignon, autour d'un noyau central épidermoïdal et contenant de la graisse; il représente donc une boule épidermique analogue au corpuscule cancroïdal, avec cette différence que ce dernier contient des cellules proliférantes.

Le *milium* est formé d'un seul ou de plusieurs petits lobules d'une glande sébacée située superficiellement; aussi existe-t-il toujours au-dessus de chaque corpuscule une couche mince du chorion avec ses papilles, couche qu'il faut d'abord inciser quand on veut l'extraire.

Le milium est constitué par la distension d'un ou de plusieurs des lobules d'une glande sébacée, par l'épiderme qui s'accumule dans leur intérieur sous l'influence de diverses causes. Quand il se développe sur une peau saine et sur laquelle les conduits excréteurs des glandes sébacées sont ouverts, il n'y a pas de cause saisissable, car rien ne conduit à admettre un trouble mécanique de l'excrétion du produit de ces glandes. Il semble que les cellules, à mesure qu'elles sont produites, au lieu de subir une transformation graisseuse et de se détacher aussitôt, ce qui favorise leur excrétion, se racornissent simplement comme les cellules de l'épiderme, et pour ce motif restent en place.

Certaines maladies inflammatoires superficielles de la peau semblent avoir ce même résultat. Ainsi que l'ont observé Baerensprung et Hebra, pendant le cours d'un pemphigus chez un homme et, une autre fois, chez un enfant de six ans, j'ai vu apparaître au niveau de bulles guéries, et dans un court espace de temps, plusieurs centaines de corpuscules de milium, qui étaient disposés en groupes élégants et en cercles sur le bras et sur la peau de l'abdomen. J'ai vu une autre fois le même fait se produire chez un homme à la suite d'un érysipèle. Dans tous ces cas, un certain nombre des corpuscules de milium se sont exfoliés après quelques semaines; les autres ont duré un peu plus longtemps.

Il faut, au contraire, admettre une cause purement mécanique pour la production des corpuscules de milium que l'on voit souvent survenir sur le bord des cicatrices de la peau, que celles-ci proviennent d'un lupus, de la syphilis ou d'une brûlure. Ici évidemment quelques lobules glandulaires se trouvent isolés du conduit excréteur par les brides cicatricielles et, par suite, les cellules qui continuent pendant un certain temps à être sécrétées d'une façon normale, s'accumulent à l'intérieur de ces lobules.

Mais, dans les glandes sébacées qui s'abouchent dans le follicule pileux, le milium peut accidentellement produire une distension kystiforme de ce follicule, précisément au niveau du point d'abouchement. Virchow et Rindfleisch citent expressément le sac pileux comme siège du milium; Virchow en aurait vu à l'orifice du sac, et Rindfleisch, dans le fond de cet organe. Je suis, cependant, porté à croire que cette dernière assertion n'est pas très exacte, en raison de ce que nous avons dit relativement au siège et au mode de développement du milium.

Je cite encore ici comme curiosité anatomique le cas de milium colloïde décrit en 1866, par E. Wagner, qui l'avait rencontré chez une femme de cinquante-quatre ans. Le front, le nez et la peau des régions avoisinantes, des joues et des tempes, celle des joues surtout, présentaient des bourrelets longitudinaux et transversaux sur la partie proéminente desquels il y avait de nombreuses nodosités, de la grosseur des corpuscules de milium, dures, brillantes comme des vésicules. On ne pouvait les faire éclater même par la plus forte pression. Ce n'est qu'après avoir incisé la peau au-dessus de ces corpuscules, que leur contenu apparaissait à l'extérieur comme une matière d'un jaune pâle, homogène, opaline, transparente, rappelant le tissu colloïde dur. Dans l'esprit de Wagner, ces corpuscules étaient du milium dont le contenu épidermique avait entièrement subi la transformation colloïde. Ils ne contenaient pas de cellules épidermiques reconnaissables, mais bien quelques petits poils fins (1).

On est quelquefois obligé de traiter le milium, surtout chez des malades du sexe féminin, dont le visage, particulièrement quand elles ont un beau teint blanc, est déparé par une trop grande quantité de corpuscules de milium déposés dans la peau. Le meilleur mode de traitement consiste à inciser la peau à une profondeur suffisante avec la pointe d'un bistouri fin, sur chaque corpuscule successivement, puis on fait sortir la boule épidermique par pression; les points incisés saignent peu et la guérison se produit sans qu'il reste aucune trace.

Dans un cas où une quantité considérable de corpuscules de milium s'étaient développés d'une façon aiguë, à la suite d'un pemphigus, j'ai réussi, par des applications de savon noir, à déterminer une rougeur et une inflammation modérée de la peau,

(1) La réalité d'un milium colloïde n'est pas démontrée par l'observation de E. Wagner, dont l'examen histologique a été insuffisant pour l'établir. Dans un travail récent, l'un de nous, en publiant un fait nouveau, tout à fait identique à celui de Wagner, a montré (et les préparations de M. Balzer ont démontré) que le siège de la dégénérescence colloïde était complètement indépendant des glandes sébacées. C'est donc un paragraphe à rayer de la description du milium. (Voy. Ernest Besnier. *Sur un cas de dégénérescence colloïde du derme, affection non décrite, ou improprement décrite par E. Wagner sous le nom de* colloïde milium (*Gazette hebdomadaire*, octobre 1879, et *Ann. de dermatologie*, décembre 1879. (*Note des Traducteurs.*)

à la suite desquelles le milium s'est rapidement exfolié. Cette circonstance me fait tenir pour certain que, dans ces cas, la communication entre les lobules de ces corpuscules et le conduit excréteur était libre. En effet, si cette communication avait été supprimée, c'est tout au plus si, avec beaucoup de temps, ces corpuscules auraient pu s'exfolier par suite de l'atrophie de la couche mince de chorion qui les recouvre.

Je citerai encore le soi-disant molluscum contagiosum comme une forme pathologique appartenant à cette catégorie, mais sur la conception de laquelle il règne toujours une assez grande confusion.

Je veux parler d'abord de ce que Bateman, le créateur de ce nom, a décrit originairement comme molluscum contagiosum. Ce sont des corps globuleux déposés dans l'épaisseur de la peau ou légèrement saillants au-dessus de celle-ci, quelque peu transparents, d'une dureté assez considérable, à surface lisse, attachés à la peau par une large base ou par un pédicule mince, et munis d'une ouverture à peine visible à travers laquelle on peut faire sortir par pression un liquide trouble, laiteux. Ces corps surviennent isolément, ou bien il y en a plusieurs ou enfin un grand nombre, surtout mélangés avec des pustules d'acné et des comédons. Ils représentent indubitablement des glandes sébacées distendues, remplies d'un magma de graisse et d'épiderme liquéfiés, dégénérées et enkystées : la paroi de ces glandes est souvent manifestement épaissie, leur ouverture a disparu ou bien elle est visible et même assez large pour qu'on y passe un stylet : ce sont des tumeurs sébacées.

Ces corps se rétractent après qu'on a vidé leur contenu soit par expression, soit par une ou plusieurs ponctions. D'autres ne peuvent être détruits que quand on les a incisés largement et qu'on les a fait suppurer. Il y en a d'autres encore que l'on ne peut faire disparaître que par l'extirpation du sac qui les renferme.

Bateman a donné à ce molluscum le nom de « contagieux » parce qu'il l'a observé simultanément chez plusieurs personnes qui avaient de fréquents rapports entre elles, et c'est pour ce motif qu'il a supposé que cette affection était contagieuse.

Mais, depuis une vingtaine d'années, on a maintes fois et même presque exclusivement décrit sous le nom de molluscum contagiosum un produit qui a un aspect quelque peu différent de celui-ci.

Ce produit apparaît sur la peau sous forme de saillies ressemblant à des verrues ou à de petites tumeurs du volume de la tête d'une épingle à celui d'un pois, arrondies, demi-sphériques ou sphériques, saillantes, à reflet blanc, presque transparentes, parfois entourées d'un bord étroit rouge. Les plus grosses présentent au milieu un enfoncement aplati qui correspond incontestablement à l'orifice du follicule. Elles ressemblent par là beaucoup aux boutons de varioloïde, avec lesquels aussi on les confond assez facilement.

Si l'on fait sortir une tumeur de ce genre en la pressant entre les ongles des deux pouces, le corpuscule sort tout entier hors de sa loge et laisse derrière lui une cavité peu profonde dont la surface saigne assez abondamment. Ce corpuscule est composé de plusieurs lobules ronds, lisses, blancs, qui sont réunis sur une tige courte de manière à former une petite grappe. On ne peut l'écraser entre les doigts qu'après avoir distendu son enveloppe au point de la faire craquer. On a alors la sensation d'une masse feuilletée et en bouillie, qui sous le microscope montre des cellules épidermiques plates, finement divisées, des globules et des cristaux de graisse. Outre cela on y trouve de gros corps ovoïdes, sans noyau, d'un éclat particulier, les uns contenus dans une enveloppe épidermique, ou bien en partie recouverts d'une enveloppe de ce genre, et le reste libre (fig. 15) (1). Ces corpuscules ont été désignés dans ces dernières années sous le nom de *corpuscules de molluscum*, et on les a étudiés d'une manière ap-

(1) Malgré de très nombreux et très remarquables travaux, l'histologie de l'acné varioliforme réclame encore de nouvelles recherches, non pas qu'il soit difficile de prendre une connaissance de la lésion considérée dans son ensemble, mais en raison de difficultés encore pendantes d'interprétation, soit dans le détail des lésions, soit dans leur genèse. Dès 1871, plusieurs des points principaux ont été fixés par Renaut (voy. Thèse de Misset, *Étude sur la pathologie des glandes sébacées*, Paris, 1872), qui soutient depuis cette époque que la lésion de l'acné varioliforme consiste en la production de globes cornés intra-cellulaires, et en l'envahissement du protoplasme refoulé

profondie, parce que depuis les travaux de Henderson et Paterson sur ce sujet, l'opinion générale était qu'ils représentent un phénomène particulier au molluscum et caractéristique de cette affection, et que c'est par eux que se fait la contagion. Mais ce sont là deux idées fausses, comme je crois l'avoir démontré dans un travail spécial (1).

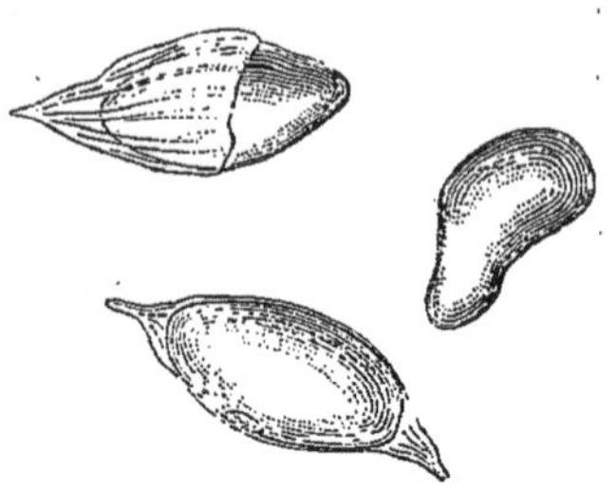

Fig. 15.
Corpuscules de molluscum.

On observe assez souvent les productions analogues aux verrues ou à la variole que nous avons décrites. On les trouve sur la verge et le scrotum, sur les grandes lèvres, ce qui fait qu'on les rapportait à une gonorrhée ; on les voit également sur le tronc, sur les membres, et là de préférence sur le côté de la flexion, au visage, au cou, à la nuque, isolément ou en nombre plus ou moins considérable, vingt, cinquante, cent et plus, présentant les plus grandes variétés comme volume, disséminées ou étroitement serrées les unes contre les autres, sur certaines places.

Il y a peu de choses à dire sur leur développement, car, le plus souvent, ces tumeurs apparaissent sans que l'on s'en aperçoive. Leur durée est indéfinie, elles persistent pendant des semaines, des mois ou des années. Un grand nombre d'entre elles n'atteignent qu'un très petit volume et disparaissent. Les plus grosses, quand on les gratte accidentellement, se détachent de leur base en laissant couler un peu de sang. D'autres sont expulsées par suite d'une inflammation douloureuse et de la suppuration de leur base, et laissent après elles une cicatrice,

par la transformation cornée, dont la réunion constitue la masse centrale. Vidal (*Société de biologie*, 1877-1878) s'est attaché à établir que la transformation des cellules de Malpighi dans l'acné varioliforme était de nature colloïde; mais Renaut objecte que cette opinion n'est fondée que sur l'analogie des réactions micro-chimiques que la substance kératogène présente avec diverses substances mal connues, réunies sous le nom de colloïde, et il ajoute que l'on concevrait difficilement l'existence de blocs colloïdes résistant à la façon de la substance cornée. (*Note des Traducteurs.*)

(1) *Ueber das sogennante Molluscum contagiosum*, in *Vierteljahresschrift für Dermatologie und Syphilis*, 1877, pag. 333.

ce qui n'est pas indifférent lorsque, par exemple, elles étaient localisées sur le visage, chez des jeunes filles. D'autres enfin, comme nous l'avons dit, peuvent persister pendant des années sans aucune modification.

Leur présence n'entraîne ni prurit, ni douleur, excepté, bien entendu, celles qui sont le siège d'un processus inflammatoire.

Cette maladie est plus fréquente chez les enfants que chez les adultes. L'eczéma, le prurigo, une forte sueur, la macération de la peau, semblent donner une impulsion à son apparition. D'autres auteurs et moi-même, avons pu observer dans ces conditions un développement aigu de cette affection sur des surfaces considérables de la peau (1).

Il est facile de voir à quel point cette production a été interprétée diversement, ne fût-ce que d'après la multiplicité des noms qui lui ont été donnés, outre celui de molluscum contagiosum : condylome sous-cutané et endocystique, *condyloma porcelaneum*, verrues sébacées (Hebra), molluscum épithélial (Virchow), acné varioliforme (Bazin).

L'idée de la contagiosité de ces verrues est encore soutenue par beaucoup de personnes ; elle est provoquée et entretenue dans leur esprit par ce fait que l'on a vu maintes fois, comme je l'ai vu moi-même, ces petites tumeurs apparaître simultanément chez plusieurs sujets, particulièrement des enfants, qui avaient des rapports fréquents et intimes (2).

(1) Il ne nous a pas été donné de faire une semblable constatation, bien que notre observation porte sur un grand nombre d'années, et qu'elle soit faite sur un terrain dermatologique d'une grande étendue ; nous ne voulons cependant pas contester la possibilité du développement *relativement* rapide (sinon aigu) de l'acné de Bateman sur de vastes surfaces cutanées, irritées selon un mode pathologique quelconque. Mais nous n'admettons expressément qu'à titre adjuvant, et non à titre causal, les conditions de développement indiquées par l'auteur. L'acné varioliforme n'est pas une acné banale, et elle ne naît pas à l'occasion de causes banales. (*Note des Traducteurs.*)

(2) Nous ne nous expliquons pas bien pourquoi, ni comment, on peut contester la contagiosité du molluscum de Bateman, après les faits nombreux qui l'établissent depuis le commencement de ce siècle, et d'après la propre observation de l'auteur qui l'a vu « apparaître simultanément chez plusieurs personnes, particulièrement des enfants, qui avaient des rapports fréquents ou intimes ». Mettez gale ou variole à la place du mot molluscum, et n'est-ce pas le langage qui serait employé pour dire leur contagiosité?

On a cru encore pouvoir trouver sous ce rapport un point d'appui plus solide dans les conditions anatomiques du molluscum; mais en cela on avait tort; car il est prouvé que les verrues du molluscum ne sont autre chose que des glandes sébacées distendues, remplies d'un contenu épidermoïdal qui s'est épaissi, et a subi une transformation particulière, bien que certains auteurs se soient donné beaucoup de mal pour expliquer leur production par la végétation, ou un accroissement en forme de lobules des cellules du réseau muqueux, ou des cellules de revêtement du conduit excréteur. A la coupe, ces productions montrent comme toutes les glandes sébacées une structure lobulée, une paroi limitante qui envoie des cloisons vers la cavité de ces corps, et un contenu disposé par couches. Ce dernier est constitué à sa périphérie par des cellules d'enchyme et, quand on avance plus vers le centre, par des cellules dont le protoplasme a subi la transformation amyloïde. Ce sont là ces corpuscules de molluscum signalés plus haut et que l'on regardait comme les organes de la transmission du contagium. Il n'y a absolument aucun motif pour les considérer comme des champignons, ou des grégarines venues

Quelle peut être l'argumentation à opposer au fait suivant que nous choisissons à cause de sa constatation dans un service public. Le 22 février 1851 entre à l'hôpital des Enfants malades, salle Sainte-Marthe, une fille de sept ans, atteinte de molluscum de Bateman; or, dans les trois mois qui suivent l'entrée de cette enfant, quatorze petites filles sur trente sont atteintes de la même affection CAILLAUT, *Rech. sur deux variétés assez rares d'acné*, etc., *Archives génér. de Médecine*, numéros de septembre 1851 et suiv.). Que veut-on de plus? Et qu'ont à faire avec cela les lenteurs de la démonstration expérimentale? Si l'expérimentation n'a pas réussi à démontrer ce que l'on cherchait, il faut la recommencer dans d'autres conditions, car assurément on n'a pas réalisé les *conditions nécessaires*, on a mal cherché. C'est une chose hors de rapport avec l'état actuel de la science, de dire que le fait de n'avoir pu démontrer l'inoculabilité d'une affection implique sa non-contagiosité. De nombreux expérimentateurs, heureusement plus courageux que bien inspirés dans le sens de la réalisation, se sont barbouillé les amygdales avec des pseudo-membranes diphthéritiques, sans réussir à se diphthériser; cela empêche-t-il le croup d'être contagieux? Il n'y a pas lieu à insister. Au surplus, on pourra probablement bientôt en appeler des expérimentations anciennes aux expérimentations nouvelles. Après G. Retzius, E. Vidal aurait pu établir cette contagiosité par une inoculation dont les résultats (cela est facile à comprendre) ne sont appréciables qu'au bout d'un temps assez long. (*Note des Traducteurs.*)

là par immigration (Bollinger). On trouve même ces corps partout où des cellules épithéliales séjournent longtemps, dans les épithéliomes, dans les vieux comédons, etc.

Mais, de plus, on n'a jamais pu réussir à démontrer soit théoriquement, soit expérimentalement la transmissibilité de ces verrues de molluscum. C'est pour ce motif que, comme Hebra et la plupart des cliniciens et des anatomistes, je regarde ces corps comme non contagieux et je déclare non justifiée la dénomination qui leur a été donnée de *molluscum contagiosum*.

Ces corps forment avec les tumeurs folliculaires, précédemment décrites, c'est-à-dire avec le molluscum contagiosum primitif de Bateman, une seule et même forme pathologique, et souvent même on les voit réunies. Les uns et les autres sont des tumeurs de rétention des glandes sébacées, et le nom de molluscum sébacé qui leur a été donné par Hebra leur convient mieux. C'est seulement pour les distinguer cliniquement que je propose de donner aux tumeurs en forme de kystes le nom de molluscum athéromateux, et à celles que nous avons décrites en dernier lieu, aux tumeurs verruciformes, le nom de molluscum verruqueux (1).

Le traitement du molluscum verruqueux est purement mécanique. On vide les tumeurs les unes après les autres en les pressant entre les ongles des deux pouces, ce qui est le plus pratique, ou bien on les enlève par le raclage avec la curette.

(1) La dénomination de molluscum ne peut être acceptée pour aucune de ces formes; le molluscum n'est pas un *genre* anatomique ayant plusieurs *espèces*, c'est une variété de tumeurs histioïdes qui ne peut avoir d'autre signification dans le langage scientifique actuel, que celle de fibrome mou. En dehors de cette variété bien définie de dermatomes, le mot molluscum n'a plus qu'une signification rétrospective. La dénomination la moins imparfaite qui ait été donnée, est celle d'*acné varioliforme*, produite par Bazin. (*De l'acné varioliforme. Journal des connaissances médicales*. Paris, 1851); elle a été adoptée, et elle reste acceptée par tous les dermatologistes français. Le mot d'acné lui est absolument applicable; et, puisque le qualificatif de varioliforme est donné et reçu, qu'il est assez souvent justifié par l'aspect extérieur de la lésion, il n'y a aucune raison de le changer, même pour la dénomination d'ecdermoptosis, proposée par Huguier et qui n'est jamais sortie du légitime oubli dans lequel elle est entrée d'emblée. (*Note des Traducteurs*.)

Les petites plaies qui en résultent saignent fortement; on les couvre de charpie et elles guérissent rapidement. Dans les cas où il y a sur une région étendue de la peau un grand nombre de corpuscules de molluscum serrés les uns contre les autres, on peut, par des applications de savon noir, déterminer leur ratatinement et, par suite, leur exfoliation (1).

QUATRIÈME CLASSE

EXSUDATIONS

MALADIES DE LA PEAU DÉTERMINÉES PAR L'EXSUDATION ET L'INFLAMMATION.

DIXIÈME LEÇON

GÉNÉRALITÉS SUR L'EXSUDATION ET L'INFLAMMATION

Exsudation et inflammation en général, segmentation des cellules, relations entre celles-ci, les éléments fixes et les éléments migrateurs. Symptômes de l'exsudation et de l'inflammation sur la peau; leur marche et leur terminaison. Résolution, suppuration, hypertrophie, atrophie, dégénérescence.

Messieurs, je vais maintenant vous faire connaître une série de maladies de la peau qui, à cause de leur grande fréquence,

(1) Le procédé d'extirpation est déterminé par le volume et par le siège; s'il s'agit d'un semis confluent de petites tumeurs, le raclage est tout à fait indiqué; celles qui ont le volume d'une petite verrue peuvent être enlevées très simplement en transfixant leur base avec une épingle ordinaire et en les extirpant à l'aide de cet objet qui n'effraie pas les enfants ni les sujets pusillanimes. C'est notre procédé habituel; les aiguilles à scarifier le lupus sont aussi tout à fait propres à cet objet. Sur les grandes lèvres, la curette à raclage ou un très petit ciseau courbe sur le plat sont bien appropriés. Toutes ces menues opérations peuvent être faites absolument sans douleur à l'aide de la refrigération locale par la glace ou par l'éther pulvérisé. Dans les régions où la peau est normalement fine et délicate, et les tumeurs petites et agglomérées, on peut obtenir la guérison par l'action du savon mou de potasse et par tous les agents capables de déterminer une dermo-épidermite superficielle, exfoliante. (*Note des Traducteurs.*)

vous occuperont beaucoup plus que les autres dermatonoses dans votre carrière médicale.

Extraordinairement diverses, quant à leur aspect, leur marche, leurs causes et leur importance, elles prennent, cependant, toutes leur origine dans un état anatomo-pathologique commun, l'exsudation et l'inflammation. Elles représentent le processus exsudatif ou inflammatoire κατ' ἐξοχήν. C'est pourquoi nous devons tout d'abord nous expliquer sur ce que l'on entènd par ce processus d'inflammation au point de vue de la pathologie en général, et de la pathologie cutanée, en particulier.

Vous savez que l'idée de l'inflammation a de tout temps dominé ou spécialement occupé les études médicales ; c'est sur la peau que l'on a, dès les temps les plus anciens, reconnu ses symptômes, ainsi que le montre la caractéristique traditionnelle qu'on lui appliquait sous les noms de : rougeur, chaleur, turgescence, douleur et troubles fonctionnels ; et de la constatation faite sur la peau vivante, enflammée, on a transporté aux organes internes l'idée de l'inflammation.

Deux mille ans durant, on a été réduit à ne pas expliquer la nature, l'essence de ces phénomènes, autrement que d'une manière spéculative ; l'anatomie pathologique seule a conduit les observateurs à rechercher, dans les altérations matérielles des tissus enflammés eux-mêmes, l'essentialité du processus inflammatoire.

Jusqu'en 1850, le grand maître de la doctrine anatomo-pathologique, **Rokitansky**, et son école, ont considéré l'exsudat que l'on rencontre dans les tissus enflammés comme le symptôme anatomique essentiel de l'inflammation, et regardé le processus exsudatif lui-même comme synonyme d'inflammation. On considérait cette dernière comme préparée par un trouble de circulation qui commençait par l'hyperhémie, qui pouvait s'exagérer jusqu'à amener une stase du sang, puis conduisait à l'extravasion d'un liquide exsudatif, — l'exsudation.

L'exsudation marquait le summum du processus inflammatoire.

Les éléments histogéniques que l'on trouvait dans l'exsudat proprement dit ou le produit de l'inflammation, cellules, noyaux, corpuscules exsudatifs (pus, corps pyoïdes), on faisait provenir tout cela du plasma du liquide exsudatif, en quelque sorte par génération spontanée.

Mais on enseignait en même temps que tous ces éléments réunis ne sont susceptibles d'aucun développement ultérieur.

On différenciait, en deuxième lieu, dans ce tissu enflammé, une néoformation inflammatoire, une végétation des tissus, production de bourgeons charnus, indépendantes de l'exsudat, lesquelles n'étaient pas présentées comme un attribut du processus inflammatoire, mais comme une de ses conséquences. Avec l'exsudation, l'inflammation même avait atteint son terme typique; la végétation des tissus ne survenait que par l'irritation du liquide exsudatif, ou bien elle provenait des éléments celluleux préexistants, par l'entremise du plasma versé en quantité exagérée. Elle ne représentait donc qu'une simple suite, une « terminaison » de l'inflammation.

Les éléments du pus, dont le développement accompagnait la végétation inflammatoire des tissus (production de granulations), étaient fournis, ainsi que les éléments correspondants de l'exsudat primitif, par le nouvel exsudat, lequel était sorti des nouveaux vaisseaux sanguins qui apparaissaient au fur et à mesure de la production des granulations, et lequel aussi devait donner naissance à ces mêmes vaisseaux.

On voit donc que ce processus d'inflammation, que, d'un côté, l'on faisait se terminer par l'exsudation primitive, était supposé, d'un autre côté, comme se continuant encore, puisque l'on croyait que la production pyogénique des granulations provenait d'un nouvel exsudat, lequel, toutefois, ne pouvait être à son tour que le produit d'une inflammation.

Quand on eut reconnu que les éléments cellulaires fixes jouissent d'une faculté de prolifération, apparut la théorie cellulaire de Virchow (pathologie cellulaire), qui était basée sur la connaissance de ce fait. L'interprétation de l'exsudation, telle qu'elle avait eu cours jusque-là, se trouva alors réduite à néant. On attribua la formation nouvelle d'éléments figurés (cellules, pus) et de tissus persistants, que l'on rencontre dans les tissus enflammés, à la prolifération des corpuscules cellulaires. Il était impossible, il est vrai, de méconnaître l'exsudat, c'est-à-dire sa composition liquide, et l'on n'ignorait pas davantage qu'il devait provenir des vaisseaux sanguins ; mais on n'expliquait pas la sortie de cet exsudat par l'action des vaisseaux ou du cœur ; on n'y voyait que la végétation par prolifération des éléments de tissu (Virchow).

On détournait donc volontairement les yeux des phénomènes qui se passent dans les vaisseaux, des troubles circulatoires et de leur conséquence immédiate, l'exsudation, pour les appliquer exclusivement aux phénomènes qui se passent dans les éléments de tissu.

L'attention des histologistes a été ainsi, pendant un certain temps, retenue sur les phénomènes qui surviennent dans les tissus eux-mêmes, et cela par une série de phénomènes nouvellement découverts. Ce fut d'abord par la découverte faite par Recklinghausen, de la migration des cellules purulentes (cellules exsudatives) ; puis par la démonstration due à Cohnheim, que, pendant le processus de l'inflammation, des quantités énormes de corpuscules blancs du sang passent de l'intérieur des vaisseaux à travers leur paroi, et émigrent dans les tissus. Antérieurement déjà, Stricker avait montré que parfois quelques globules rouges du sang quittent de cette façon la cavité des vaisseaux, en traversant leur paroi, ainsi que Waller l'a démontré pour les corpuscules blancs du sang.

La découverte de l'émigration énorme des corpuscules blancs du sang par Cohnheim équivalait à la démonstration d'une source inépuisable pour l'origine des cellules du pus. Les corpuscules blancs du sang, les cellules du pus, les corpuscules exsudatifs, sont des éléments qu'il est impossible de distinguer les uns des autres ; on doit donc les considérer comme identiques (1).

(1) Les éléments du pus ne sont pas identiques aux globules blancs de la lymphe et du sang ; *ils ont cessé de vivre.* En laissant mourir, dans le porte-objet-chambre-humide, des globules blancs de la lymphe ou du sang de la grenouille, Ranvier a constaté qu'ils prenaient les caractères de ceux du pus, c'est-à-dire que leur protoplasme subissait la transformation graisseuse. Voici, d'après Renaut, leurs caractères distinctifs :

« Les globules blancs actifs, c'est-à-dire doués de leurs mouvements amiboïdes, sont souvent chargés de granulations de graisse neutre qu'ils transportent à travers les tissus, mais jamais une cellule de pus ne peut être

Cette découverte ébranla aussi la théorie de Virchow. En effet, Virchow n'avait pas fourni la preuve proprement dite que les corpuscules du tissu cellulaire se divisent et donnent ainsi naissance aux cellules du pus ; tandis que, avec le microscope, tout le monde peut suivre l'émigration des corpuscules blancs du sang qui se fait par transsudation. C'est pourquoi un grand nombre d'histologistes se sont rangés de préférence à cette nouvelle théorie qui paraissait en même temps positive et incontestable.

Les faits se sont immédiatement accumulés d'une manière surprenante, comme nombre et comme importance.

Par des recherches approfondies, il a été démontré que les cellules du pus se multiplient par formation endogène; puis que les épithéliums produisent des cellules de pus par formation endogène, de même que celles-ci se multiplient par la division de leurs noyaux et de leur protoplasme (Buhl, Rindfleisch, Oser, etc.); enfin, que des cellules migratrices peuvent parvenir du tissu cellulaire jusque dans les couches épithéliales.

La faculté de prolifération des corpuscules de tissu cellulaire, révoquée en doute par Cohnheim et par d'autres auteurs, a été démontrée par Recklinghausen, et de nouveau confirmée d'une manière indubitable et approfondie par Stricker-Norris (pour la cornée et pour les corpuscules de tissu conjonctif de la langue). De plus, la segmentation des cellules dans les tissus enflammés a été prouvée successivement pour les éléments des muscles, les cellules nerveuses et les éléments des parois vasculaires, pour les os et les tendons, etc.

Bref, l'observation a montré que les éléments vivants sont en partie susceptibles de mouvement, ou peuvent en partie le devenir, et qu'enfin ils germent, croissent et se reproduisent.

considérée comme un élément vivant; elle n'est pas chargée, comme le globule blanc actif, de graisse destinée à la nutrition interstitielle, d'oxygène et de glycogène. La cellule de pus est chargée de graisse de décomposition provenant des dédoublements de sa propre substance. Elle conserve indéfiniment sa forme ronde, son noyau simple ou multiple, ne se colore plus par le carmin ni par les colorants analogues, à la façon de celui des cellules vivantes. L'élément est immobile, il a cessé d'être le siège de phénomènes nutritifs, il ne se meut plus, ne se divise plus, ne réagit en aucune façon, il est mort. » (*Note des Traducteurs.*)

Cette prolifération générale des cellules, en elle-même, n'était pas ce qui bouleversait le plus la doctrine clinique : on savait, en effet, depuis longtemps qu'elle existait ou qu'elle devait exister, bien que l'on ignorât qu'elle se produisit avec une telle intensité et d'une façon si générale. Ce qui portait le trouble et la confusion dans la doctrine clinique, c'était seulement l'indépendance biologique que les différents éléments figurés montraient au point de vue de leur productivité. On supposait que les éléments de tissu réagissaient sous l'influence d'une excitation directe dans le sens de la prolifération ; et que ces phénomènes se passaient à l'intérieur des tissus sans aucun lien avec les phénomènes généraux de la nutrition, et surtout en dehors de toute relation avec les conditions locales de la circulation, toutes circonstances auxquelles nous étions habitués à rattacher les troubles qui peuvent survenir dans leur nutrition.

Il est vrai que Virchow lui-même, le premier fondateur de la nouvelle pathologie solidiste, n'a pas été sans tenir un certain compte de l'action des vaisseaux. Au contraire, il supposait, ainsi que l'exigeaient les observations cliniques, que l'hyperhémie était la cause du trouble de nutrition inflammatoire. Bien plus encore, il affirmait que toutes les hyperhémies ne s'accompagnaient pas d'inflammation. De même, il n'envisageait pas l'exsudat sous son véritable jour ; pour lui, c'était plutôt la conséquence que la cause de l'altération des tissus.

Mais la découverte de Cohnheim a démontré, d'une manière tout à fait évidente, qu'il fallait rattacher ces phénomènes à un trouble de la circulation. Sous l'influence de celui-ci, la migration des corpuscules blancs du sang se produit. Cependant, on s'occupait uniquement de ces derniers, on les suivait dans leurs migrations et dans leurs destinations ultérieures, on ne voyait d'autre intérêt que celui que présentaient les phénomènes de prolifération des éléments fixes des tissus, et l'on oubliait ou l'on négligeait la relation qui existe entre les vaisseaux et tous ces phénomènes que nous venons d'énumérer.

Cette manière exclusive d'envisager les choses, très préjudiciable pour la doctrine clinique, paraît actuellement assez généralement mise de côté.

D'une part, les assertions sur l'activité proliférante des éléments fixes des tissus ont été confirmées et complétées par de nouvelles expériences ; de l'autre, l'exsudation a été tout récemment mise à sa place et à son rang dans la série des phénomènes de l'inflammation, et l'on a affirmé et prouvé la participation que prend la paroi des vaisseaux dans le processus inflammatoire (Samuel, Stricker, Billroth, etc.).

D'après cela, il faut envisager les phénomènes qui constituent l'inflammation de la manière suivante : le trouble circulatoire est le produit d'une excitation directe ou transmise par la voie des nerfs ; l'hyperhémie et la stase sanguine précèdent toujours le processus inflammatoire ; puis il émane des vaisseaux une exsudation d'éléments liquides et d'éléments figurés ; c'est de cette manière seulement que se produisent les troubles de nutrition dans les tissus.

Mais l'exsudation, ou, comme nous disons, l'exsudat, n'est pas seulement nécessaire à la production des nouveaux éléments à titre de matériaux de nutrition et d'édification, mais l'exsudation, le courant, le passage de l'exsudat, comme les expériences de Stricker permettent de le supposer, servent encore à produire une irritation mécanique sur les éléments fixes des tissus, laquelle a pour effet de déterminer dans ces éléments une nouvelle activité vitale, la prolifération.

C'est ainsi que la chaîne des phénomènes s'est trouvée formée en un tout que reproduit exactement le tableau clinique de l'inflammation ; s'il y a eu quelques interruptions temporaires dans sa constitution, cela n'a été qu'avantageux pour l'ensemble ; les divers anneaux ont été remis à la fonte, on les a de nouveau travaillés, élargis, multipliés, conformément aux exigences des faits, puis, enfin, on les a de nouveau réunis plus solidement les uns aux autres.

Nous pouvons donc maintenant, en nous appuyant sur l'expérience clinique, parcourir le domaine des tissus envahis par l'inflammation, afin de nous instruire sur les phénomènes que l'on y rencontre.

Sur le tégument externe, les symptômes histo-anatomiques que nous avons exposés précédemment en détail, c'est-à-dire le trouble circulatoire, l'exsudation, les troubles de nutrition qui surviennent dans les éléments des tissus, se montrent, d'une manière particulièrement tranchée et avec les caractères suivants, à l'observation clinique :

1° Le trouble de la circulation se présente sous forme d'hyperhémie. Celle-ci est caractérisée par une rougeur de la peau pâlissant sous la pression du doigt, affectant diverses nuances et occupant des étendues variables. Elle est l'expression d'un apport exagéré du sang dans les petits vaisseaux, même dans les plus ténus. Comme telle, elle est également liée à une élévation de température de la partie qui en est atteinte (rougeur, chaleur).

Mais l'hyperhémie ne représente pas, à elle seule, le symptôme préliminaire de l'inflammation ; elle ne le devient que par rapport à une exsudation consécutive. Cette dernière seule donne à l'hyperhémie qui l'a précédée sa véritable signification. En d'autres termes, chaque hyperhémie ne conduit pas à une exsudation et, par conséquent, toutes les hyperhémies n'appartiennent pas à l'inflammation (1).

A notre point de vue, nous devons insister d'une manière spéciale sur ces faits, qui sont reconnus par tous les physiologistes et par tous les expérimentateurs (Brücke, Virchow, O. Weber, Billroth).

Il existe, en effet, des états hyperhémiques de la peau qui ne s'accompagnent pas, ou seulement par exception, d'exsudation, et on ne peut pas, d'après l'hyperhémie, dire s'il y aura, ou non, exsudation. Mais ce fait que l'exsudation manque, joint encore à ce que ces hyperhémies affectent une marche typique, indiquent que ce sont là des formes pathologiques d'un genre particulier. Et c'est pour cela que nousde vons ranger ce genre d'hyperhémies

(1) Une hyperhémie peut être exsudative et n'être pas une inflammation. Un œdème aigu s'accompagne d'exsudat interstitiel, mais cet exsudat ne contient pas de fibrine. L'exsudat inflammatoire diffère de celui des œdèmes et des hydropisies, en ce qu'il consiste en un départ du plasma et non d'un liquide analogue au sérum. En un mot il renferme toujours de la substance fibrinogène (voy. CORNIL et RANVIER, *Manuel d'histologie pathologique*, art. ŒDÈME. (*Note des Traducteurs.*)

de la peau dans une classe spéciale (première classe des maladies cutanées), si nous voulons tenir compte des faits cliniques.

La rougeur de l'inflammation est ou diffuse, c'est-à-dire occupant des étendues assez considérables de la peau, ou bien limitée à certains points isolés, et alors, le plus souvent, elle occupe la région vasculaire de la couche glandulaire.

Il importe encore de savoir si l'hyperhémie a son siège seulement dans les vaisseaux superficiels, dans les vaisseaux des papilles, ou si elle s'étend aussi à la région vasculaire du chorion.

Enfin on doit encore tenir compte de la durée du trouble circulatoire, selon qu'il est aigu ou chronique. Dans le premier cas, l'élévation de la température peut être très considérable (jusqu'à 41° centigrades et au delà); dans le second cas, à peine diffère-t-elle de la normale.

2° L'exsudation, la formation de l'exsudat, c'est-à-dire le passage, au travers des parois vasculaires, dans les tissus, des éléments constitutifs du sang, les uns liquides (sérum), les autres figurés (corpuscules blancs du sang). Dans le chorion, l'exsudation se manifeste par le gonflement de cette couche de la peau (augmentation de volume), et dans les cas où elle prend un grand développement, elle se traduit par une infiltration douloureuse à la pression (turgescence, douleur, troubles fonctionnels); à la surface de la peau, cette exsudation se manifeste par un soulèvement et une saillie de l'épiderme sous forme de papules, de vésicules et de phlyctènes dont le contenu représente directement l'exsudat; enfin, après la chute de l'épiderme, elle se manifeste sous forme d'un liquide qui se montre à la surface en gouttes et parfois en quantité assez considérable, liquide dans lequel l'examen chimique et microscopique fait reconnaître les caractères de l'exsudat inflammatoire.

Dans ces conditions, l'exsudat apparaît comme un liquide blanc jaunâtre, collant, d'une réaction faiblement alcaline. La chaleur ou l'addition d'acide nitrique y précipite une grande quantité d'albumine. Sous le microscope on y trouve une quantité plus ou moins considérable d'éléments figurés, c'est-à-dire quelques globules rouges du sang, un plus grand nombre de corpuscules sanguins blancs et des noyaux libres.

A l'air, ce liquide se dessèche en croûtes jaunes, brunâtres, semblables à du miel ou à de la gomme.

Le gonflement, l'infiltration et l'exsudation libre correspondent généralement comme siège à l'hyperhémie qui leur a donné naissance; ils sont donc tantôt diffus, tantôt limités sur certains points.

Dans ce dernier cas, ils apparaissent le plus souvent autour des orifices des divers follicules, ou bien ils partent de l'orifice même de ces derniers, selon que l'épanchement a eu lieu dans la cavité des glandes ou des follicules.

La quantité de l'exsudat déposé peut, cependant, ne pas être dans un rapport constant avec l'intensité de l'hyperhémie. Il peut se produire un exsudat considérable alors qu'il n'y avait qu'une hyperhémie en apparence légère, et *vice versa*.

Quant à déterminer ce que devient ultérieurement l'exsudat, on ne peut le faire que dans une certaine mesure, en séparant l'exsudation de la lésion de nutrition qu'elle détermine et qu'elle prépare.

Des exsudats qui se développent rapidement et qui sont pauvres en éléments figurés (plutôt séreux) sont parfois résorbés avec une telle rapidité, qu'ils n'ont pas pu causer un trouble appréciable dans les conditions de nutrition des tissus (érythème exsudatif multiforme, urticaire). Dans de telles conditions, on pourrait difficilement croire à une participation active des éléments fixes des tissus (prolifération des corpuscules du tissu cellulaire).

Quand l'exsudat est plus abondant ou plus riche en cellules, quand il séjourne plus longtemps dans les tissus, ou bien quand l'exsudation se répète fréquemment, ou enfin sous l'influence de circonstances qui ne peuvent pas être définies d'une manière approfondie, mais qui proviennent de la nature du processus en question, il se produit, au contraire, une altération de tissus plus ou moins appréciable, même au point de vue clinique, et qui se manifeste sous forme de prolifération des éléments de tissu.

Mais, comme l'exsudat lui-même, avec ses éléments constitutifs, sérum et cellules, n'est pas seulement employé comme une matière utilisable dans la prolifération des tissus, mais qu'il prend encore lui-même une part active à leur l'hypertrophie par le fait de la division de ses éléments figurés, la destinée ultérieure de l'exsudat est étroitement liée à celle des tissus enflammés; en d'autres termes, le trouble de nutrition est le même pour tous deux et ne peut être scindé.

3° Le trouble de nutrition du tissu enflammé.

Il se manifeste cliniquement sur la peau par une infiltration assez ferme du chorion, étendue ou bien limitée à certains points isolés, sous forme de papules et de nodosités; dans les couches plus superficielles de la peau, il se traduit par une production exagérée, une accumulation et la chute de l'épiderme et des produits épidermoïdaux, des organes glanduleux de la peau (desquamation, et aussi accumulation de pigment); enfin, dans certains éléments ou dans tous les tissus de la peau, il se manifeste par le détachement, le ramollissement et la destruction, la disparition des éléments de tissu au milieu des phénomènes de la suppuration, ou par une hyperplasie, ou une atrophie, avec ou sans les symptômes de la métamorphose régressive.

Le trouble de nutrition qui se manifeste le premier dans la peau enflammée consiste, ainsi que nous l'apprend l'examen microscopique, en outre de la dissociation des éléments de tissu produite par l'exsudat liquide, en une production de nombreux éléments cellulaires, de nouvelle formation, — prolifération cellulaire, — qui s'accumulent dans le tissu envahi par l'inflammation, — infiltration cellulaire.

Les cellules de nouvelle formation sont également des éléments ronds, arrondis, ovales, fusiformes, du volume des corpuscules blancs du sang avec un gros noyau réfractant fortement la lumière; il y en a d'autres qui renferment deux ou plusieurs noyaux plus petits et une masse protoplasmique finement granulée.

Ces cellules proviennent en grande partie, en même temps que l'exsudat liquide, des vaisseaux dont la paroi subit elle-même une altération pathologique résultant du processus d'inflammation, altération qui a pour effet de rendre cette paroi plus facilement perméable aux corpuscules du sang. Ces cellules apparaissent dès le début de l'inflammation (de même que dans beaucoup de néoformations) dans le voisinage immédiat des capillaires et dans la gaine adventice des vaisseaux. Dans d'autres points cependant, elles proviennent par voie de segmentation des cellules et des noyaux, ou par voie de bourgeonnement, de la prolifération des corpuscules exsudés, de même qu'elles peuvent venir par voie de génération des éléments fixes de tissu qui existaient antérieurement, corpuscules de tissu cellulaire; ou enfin elles proviennent des produits épithélioïdes, des cellules d'enchyme des glandes, des cellules épithéliales du réseau de Malpighi.

Tous les éléments cellulaires de nouvelle formation (jeunes cellules, cellules d'inflammation, cellules de granulation, cellules d'infiltration), ont tous les caractères biologiques des corpuscules blancs du sang qui ont émigré des vaisseaux sanguins dans les tissus ; c'est-à-dire spécialement qu'ils ont la faculté de changer de place, et que, par conséquent, on les trouve parfois dans un endroit éloigné du lieu de leur naissance, par exemple dans le réseau de Malpighi, alors qu'ils ont été procréés dans le chorion (cellules de migration).

La terminaison de l'inflammation est variable.

Ainsi, suivant que la prolifération cellulaire et l'infiltration de la peau ont duré plus ou moins longtemps, les phénomènes suivants se produisent :

a) Le processus inflammatoire rétrocède progressivement et la peau revient complètement à l'état normal, — résolution.

Tout d'abord l'hyperhémie diminue ; en même temps aussi l'exsudation se ralentit et s'arrête. Et, par ce fait, l'afflux des matériaux et l'excitation qui poussait les éléments fixes des tissus à la prolifération cessent également, c'est-à-dire que la production de cellules nouvelles s'arrête.

L'exsudat liquide et cellulaire qui existait dans le tissu se dissipe peu à peu ; s'il siégeait à la surface de la peau, dans la couche épithéliale, c'est en partie par évaporation, par dessiccation, qu'il disparaît ; les cellules épithéliales détachées et soulevées, sont expulsées comme des éléments nécrosés. Au contraire, quand l'exsudat existait dans l'épaisseur du chorion, c'est alors, vraisemblablement, par résorption qu'il disparaît ; dans ce cas, les éléments cellulaires sont résorbés soit en totalité, soit peut-être après avoir subi la métamorphose graisseuse (1).

b) Ou bien, sous l'influence de la diminution de l'hyperhémie et de l'exsudation excitatrice de la prolifération, les jeunes cellules, mobiles, amiboïdes, se transforment en éléments fixes, comme dans le chorion, en éléments de tissu conjonctif, en éléments vasculaires, etc., parce qu'ils se réunissent en tissus cellulo-fibreux, tandis que les éléments de ces derniers augmentent en nombre dans la couche épithéliale, — hypertrophie inflammatoire. Celle-ci est fréquemment la conséquence de l'inflammation chronique, de même que la dermatite chronique, l'eczéma chronique, le psoriasis, l'œdème chronique (lymphatique), et se combine volontiers avec les formes de la dégénérescence et de la métamorphose régressive, des éléments de tissu que nous signalerons tout à l'heure.

c) Ou enfin arrive la suppuration.

Au point de vue clinique, cette terminaison de l'inflammation se caractérise par le ramollissement aigu et la destruction des tissus, par le fait de la formation d'un liquide assez épais, de couleur verdâtre, — le pus.

Le pus (pus bon et louable des chirurgiens) possède, comme tous les exsudats, une réaction faiblement alcaline, et est constitué par un liquide albumineux, sérum du pus, et par des éléments cellulaires, globules du pus, tenus en suspension dans ce liquide.

(1) Sous l'influence de l'inflammation, tous les éléments anatomiques et toutes les substances qui ne résultent pas de la transformation directe des cellules (pour la peau : les faisceaux fibreux et les réseaux élastiques du derme) disparaissent par résorption et sont détruites par les cellules embryonnaires du tissu enflammé, à la manière de matières alibiles inertes. Ceci arrive vraisemblablement à la suite du retour des cellules fixes du tissu à l'état indifférent. Le développement fait voir, en effet, que les substances intercellulaires s'édifient sous l'influence des éléments fixes et spécialisés du tissu. En revenant à l'état embryonnaire, les éléments fixes ont perdu leur action pour ainsi dire trophique. Les substances, au maintien de la vitalité desquelles ils présidaient, ne peuvent plus résister à l'action des cellules embryonnaires qui les morcellent, les absorbent et les détruisent. (Renaut, *Dict. encycl. des sc. méd.*, art. Dermatoses ; et *Progrès médical*, janvier et février 1880, *Leçons sur les éléments anatomiques*. (*Note des Traducteurs*.)

De même que ce liquide correspond à l'exsudation liquide par son aspect et par sa constitution, de même les cellules du pus sont identiques, sous ces deux rapports, à celles de l'exsudat. Il est vrai que, d'une part, dans le pus, ces cellules sont en nombre relativement plus considérable que dans les exsudats proprement dits, et que, d'un autre côté, parmi elles, il y a un nombre beaucoup plus grand de cellules pourvues de deux ou de plusieurs noyaux et mélangées de corpuscules graisseux.

D'après cela, on peut dire que le pus est un exsudat dans lequel la prolifération des cellules se produit d'une manière particulièrement aiguë et abondante.

En fait, tout exsudat clair et transparent, par conséquent pauvre en cellules (celui par exemple qui existe dans une bulle de pemphigus), peut devenir purulent et en même temps trouble par ce seul fait que dans cet exsudat les éléments cellulaires se sont multipliés d'une manière exagérée par voie de prolifération.

De tout temps, deux questions ont sérieusement occupé les pathologistes : 1° d'où vient le pus ? 2° de quelle manière se fait la destruction des tissus qui se manifeste sous l'influence de la suppuration ?

La première question trouve sa réponse dans la comparaison du pus avec l'exsudat. De même que ce dernier, le pus provient certainement, pour son élément liquide, des vaisseaux, et pour ses éléments figurés, en partie des vaisseaux et en partie des éléments fixes de tissu. La multiplication rapide se fait ensuite par prolifération des cellules de pus existantes. Ce fait, que l'on trouve si souvent des cellules purulentes à plusieurs noyaux et en voie de segmentation, plaide en faveur de cette hypothèse (1).

Comment la suppuration amène-t-elle la destruction des tissus ? Suivant les différentes époques, on a cherché à expliquer ce phénomène de diverses manières.

Jadis on attribuait à tort au pus la propriété de faire fondre les tissus par le seul fait de son contact ; mais aujourd'hui on

(1) Nous avons vu que le pus est incapable de proliférer, puisque les globules de pus sont des cellules mortes. Mais, dans un exsudat, les globules blancs avant de passer à l'état de pus, vivent pendant un certain temps et sont capables de se multiplier. (*Note des Traducteurs.*)

doit se faire une autre idée de la fonte, de la destruction des tissus dans la suppuration.

Pour ce qui est des formes des cellules, leur anéantissement devrait être considéré comme identique à la production du pus, et non pas comme la conséquence de cette dernière.

Puisque les éléments fixes, corpuscules de tissu conjonctif, et les cellules épithéliales, produisent par eux-mêmes des cellules jeunes, des cellules de pus, leur substance est précisément employée, consommée dans cette nouvelle production. Ou bien, ainsi que le dit Stricker, nous voyons « que beaucoup de tissus sont, par le fait du processus inflammatoire, détournés de leur but fonctionnel, et amenés à un état qui répond au but de la génération ; c'est-à-dire qu'ils deviennent mobiles, qu'ils se multiplient et qu'ils se divisent, soit totalement, soit partiellement ».

La suppuration est conséquemment l'expression de la prolifération aiguë et très abondante des cellules.

Pour ce qui est de la fonte de la partie fibreuse du tissu cellulaire, les recherches les plus récentes ont montré, — ce que Virchow avait déjà antérieurement exprimé, sous forme de supposition, il est vrai, — que les petits faisceaux de tissu cellulaire désignés sous le nom de substance intercellulaire sont entrecoupés dans tous les sens de prolongements très fins des cellules (des corpuscules du tissu cellulaire), prolongements qui forment des réseaux s'anastomosant entre eux ; que, de plus, ces prolongements, ainsi que le corps même des cellules, augmentent de volume pendant le cours de l'inflammation, et cela, sans doute, aux dépens de la substance intercellulaire (agglutinative) et finalement envahissent tout l'espace du tissu. On observe donc que la substance agglutinative disparaît dans la même proportion que les prolongements des cellules deviennent plus épais et que le réseau formé par leurs anastomoses devient lui-même plus étroit. De sorte que, finalement, le foyer de la suppuration ou de l'inflammation paraît exclusivement composé de ces cellules et représente un foyer simplement purulent.

Ce processus a été démontré pour la cornée, pour les tendons, et tout récemment aussi pour le tissu de la peau (Ravogli).

Les cellules de pus, une fois produites, une partie d'entre elles est entraînée par l'exsudat qui les pousse *a tergo*, d'autres se dessèchent, d'autres encore se gonflent par le fait de l'imbibition et éclatent, et une autre partie, métamorphosée par suite de l'accumulation des granulations graisseuses, disparaît par résorption.

Enfin le restant, les cellules les plus récentes, qui ont supporté le moins d'altérations chimiques et mécaniques, celles qui ont été produites par le tissu stable encore demeuré sain, et qui se trouvent sur le sol mère de la suppuration, sur le tissu qui forme le fond de la plaie (couche plasmatique, Thiersch), ces cellules, à mesure que la prolifération inflammatoire diminue, reviennent à une stabilité normale et se transforment en éléments fixes de tissu.

Les pertes de substance que la suppuration a déterminées dans le tissu du chorion (tissu connectif), sont ensuite remplacées par un tissu cicatriciel (connectif) jeune, dans lequel du tissu cellulaire, des vaisseaux, des nerfs, provenant des éléments jeunes, se reproduisent à nouveau, mais en dehors de leur groupement physiologique.

Cependant, les pertes de substance qui intéressent seulement la couche épithéliale (herpès, pemphigus), guérissent, comme bien on le comprend, sans cicatrice, puisque dans ce cas des produits cellulaires plus voisins ont seuls à se reformer.

Nous devrions encore exposer ici les autres terminaisons possibles de l'inflammation : la nécrobiose, sous forme de gangrène, qui se distingue, par la mortification de masses plus considérables de tissus, de la destruction purulente qui frappe les éléments isolément ; la destruction moléculaire progressive et envahissante des tissus dans l'exsudation fibrineuse (inflammation croupale, diphthéritique), puis les différentes formes de l'atrophie et de la destruction dégénérative des tissus, la transformation graisseuse, amyloïde, muqueuse et colloïde, la transformation caséeuse et calcaire des produits de l'inflammation et des tissus infiltrés. Cependant, je me borne à les énumérer simplement ici, parce que j'aurai encore à les faire ressortir dans les conditions spéciales et rares de leur apparition dans les maladies de la peau, mais surtout aussi parce que vous devez connaître déjà, par la pathologie générale, l'importance et la signification de ces diverses terminaisons du processus inflammatoire.

Les maladies de la peau qui sont de beaucoup les plus fréquentes se rattachent surtout, comme nous l'avons déjà mentionné, à cette classe qui est caractérisée par l'exsudation et l'inflammation.

Dans toutes les formes qui rentrent dans cette catégorie nous trouverons donc les symptômes déjà décrits de l'exsudation et de l'inflammation exprimés sous forme d'un ensemble de faits cliniques, de même que le microscope nous permettra d'y reconnaître les phénomènes que nous avons indiqués plus haut.

En effet, aussi bien, il n'y a pas de différence anatomique à noter entre lès diverses formes des maladies inflammatoires de la peau; tout au plus en présentent-elles sous le rapport de l'intensité, de l'extension et de la localisation spéciale des altérations résultant de l'inflammation, en ce que, dans certains cas, la maladie apparaît plutôt sous forme de foyers circonscrits, et que, dans d'autres, elle est diffuse, en ce que, tantôt elle atteint seulement les couches les plus superficielles, tantôt elle envahit le chorion dans toute sa profondeur, tantôt enfin elle occupe plus spécialement les glandes et le tissu périglandulaire. En particulier, les faits histologiques, tels que le microscope permet de les reconnaître jusqu'ici, sont assez concordants dans toutes les affections inflammatoires de la peau, dans les efflorescences initiales (Stippchen) de la variole, comme dans les papules de l'eczéma, du prurigo, du lichen ortié et du psoriasis; l'état histologique dans la vésicule de l'herpès ne diffère pas de ce que l'on voit dans celle de l'eczéma, etc. L'importance que certains auteurs ont cru pouvoir attribuer au détail histologique révélé par le miscroscope se trouve, par cela même, réduite à une juste mesure. Vous saurez donc que l'examen microscopique nous fournit bien une connaissance très instructive, sans doute, des modifications les plus fines qui se produisent dans les tissus, et, par conséquent, aussi, quelques éclaircissements sur les symptômes cliniques; mais il nous donne à peine quelques signes distinctifs entre les diverses formes de maladies de la peau qui offrent tant d'analogie les unes avec les autres, je veux dire les maladies cutanées inflammatoires.

Mais ces maladies présentent des différences très tranchées sous le rapport de leurs caractères cliniques, de leur étiologie, de leur marche, de leur aspect, de leur importance et de leurs conséquences, pour la peau et pour l'organisme entier. Sur cette base, les dermatoses inflammatoires se rangent en plusieurs groupes et subdivisions qui facilitent au mieux l'étude des diverses formes.

Afin de vous donner, par avance, un guide pour explorer le groupe si nombreux des dermatoses exsudatives, je vous ferai observer qu'elles se divisent d'abord en deux principaux groupes naturels, par ce fait que les unes affectent constamment ou d'une manière prépondérante une marche aiguë et typique, c'est-à-dire qui ne se détourne pas d'une règle fixe et connue, tandis que les autres ont toujours et partout une marche plus spécialement chronique.

Parmi les maladies exsudatives aiguës, celle que l'on distingue sous le nom d' « exanthèmes aigus », rougeole, scarlatine et variole, forment un groupe naturel, celui des maladies contagieuses, auquel est opposé un autre groupe de formes aiguës non contagieuses (1). Sous ce dernier nom, on désigne une série de

(1) En réservant la dénomination d'exanthèmes à ce que l'on appelle les *fièvres éruptives*, l'auteur est dans le vrai de la manière la plus absolue; il rend ainsi implicitement hommage à la doctrine véritable; nous faisons cette constatation avec d'autant plus de soin que la déviation imprimée à cette partie de la nosologie par Pinel et surtout par Willan et son école, n'est pas encore actuellement redressée. En réalité, le terme d'exanthème ne doit plus être entendu dans le langage scientifique précis que de la manière qui a été adoptée par le professeur Kaposi, et qui avait été antérieurement formulée en termes tout à fait précis par Bazin.

Le lecteur nous saura sans doute gré de nous expliquer sur ce point pour suppléer au laconisme de la plupart des auteurs contemporains.

En soi, la dénomination d'exanthème n'a aucune autre signification que celle d'efflorescence; depuis le moment où elle a été produite, elle est

maladies caractérisées par la prédominance d'une rougeur à laquelle s'allie toujours une exsudation séreuse encore assez modérée, — formes érythémateuses : érythème polymorphe,

restée appliquée soit à la presque totalité des affections cutanées, soit aux cas particuliers les plus dissemblables.

Sauvages, le premier véritablement, tenant compte du fait capital de la nature des affections plutôt que de leur caractère nosographique exclusif, réserva le terme d'exanthème à ce qu'il tenait pour des fièvres éruptives, c'est-à-dire à des *maladies* fébriles dans lesquelles *l'élimination par la peau* d'un principe morbide venu du dehors ou né dans l'organisme, *produisait* une affection cutanée spéciale. Les exanthèmes ou les « phlegmasies exanthémateuses » de Sauvages sont au nombre de dix ainsi rangées : peste; petite vérole; pemphigus (fièvre vésiculaire); rougeole; miliaires; purpura (fièvre pétéchiale); érysipèle (fièvre érysipélateuse); scarlatine; essera, porcelaine (urticaire); aphtes (fièvre aphteuse, etc.)

Une même idée guide, bien que plus confusément, Borsieri dans sa détermination des exanthèmes : « J'entends par ce mot, dit-il, toute éruption qui se fait à l'extérieur du corps et sur la surface de la peau, que cette éruption soit élevée ou proéminente, ou plane ou imperceptible au toucher, petite et légère, ou large et volumineuse, discrète ou confluente, unique ou multiple; il faut toutefois que ces éruptions soient de telle nature qu'elles puissent être dites *fébriles*, soit parce que, le plus souvent, elles suivent un accès fébrile, ou parce qu'elles s'accompagnent de fièvre ou parce qu'elles l'excitent; de sorte que, autrefois, la plupart de ces affections étaient rangées au nombre des fièvres. »

Cette tradition, qui s'établissait sur une observation vraiment médicale, fut rompue d'abord par Pinel qui fit des exanthèmes de simples phlegmasies cutanées, puis par Willan et Bateman et par toute l'École française willanique, Rayer, Cazenave, etc. Willan et Bateman rejettent toute idée de nature, ne tiennent aucun compte de la fièvre, de la contagiosité, etc., et ne veulent voir que le phénomène de *l'éruption ;* la qualité d'exanthème réside « dans des rougeurs superficielles occasionnées par une direction insolite du sang, quelquefois avec une extravasation partielle ». Dans la classification de Willan, les exanthèmes constituent l'ordre III, entre les squames, ordre II, et les bulles, ordre IV. Biett et Cazenave suivent exactement la même classification; pour tous l'exanthème est une simple lésion élémentaire. Voici le texte littéral de Cazenave et Schedel (4e édit., Paris, 1847, p. 29) : « Exanthèmes, *exanthemata.* On désigne sous ce nom des taches plus ou moins rouges, de formes diverses, plus ou moins étendues, disparaissant sous la pression du doigt pour aussitôt reparaître, et se terminant par délitescence, par résolution ou desquamation. »

Alibert avait, cependant, non pas tout à fait complètement, mais de très près, donné la formule véritable en suivant la voie tracée par Sauvages et par Borsieri, mais sans percevoir encore toutefois l'importance capitale qui appartient à la contagiosité dans la constitution naturelle de l'ordre des

érythème noueux, pellagre, acrodynie, roséole, urticaire. Dans une seconde série de maladies à marche aiguë et typique l'exsudation tient le premier rang, en ce que, dans ces maladies, il y a production de vésicules, — formes vésiculeuses : herpès facial, préputial, zona, herpès iris et circiné, miliaire, pemphigus aigu. Dans la troisième série enfin, les symptômes de l'inflammation, rougeur, élévation de température, gonflement (infiltration) et douleur et toutes les terminaisons possibles de l'inflammation, arrivent à leur expression complète, — dermatites proprement dites, inflammations de la peau. Les formes qui appartiennent à cette dernière catégorie peuvent être produites par des lésions traumatiques, chimiques ou dynamiques, — dermatite idiopathique, comprenant la dermatite traumatique, celle qui est produite par des substances vénéneuses ou par l'action du calorique

exanthèmes. Les exanthèmes, avait-il dit, sont ces affections cutanées aiguës qui ont « leur moment d'incubation, leur moment d'invasion, leur moment d'apparition, leur moment de maturation, leur moment de dessication, comme les fleurs des végétaux auxquelles les pathologistes les comparent ».

Il faut arriver à Bazin pour trouver la délimitation nette et précise; pour ce dermatologiste illustre, les affections qui correspondent aux dermatoses exsudatives aiguës d'Hebra et de Kaposi se divisent en deux classes bien distinctes : les EXANTHÈMES et les PSEUDO-EXANTHÈMES.

Les exanthèmes ont des caractères essentiels qui leur marquent une place tout à fait à part dans le cadre nosologique : la contagion, l'évolution régulière, la durée fixe, la fièvre d'invasion.

Les pseudo-exanthèmes ne sont pas contagieux ; ils peuvent être sensiblement apyrétiques; leurs périodes ne sont pas absolument réglées, bien que leur marche soit typique.

Si nous ajoutons à ces caractères donnés par Bazin que *les exanthèmes ne récidivent jamais* (au sens médical du mot), et que les pseudo-exanthèmes, au contraire, *récidivent très ordinairement* et souvent un grand nombre de fois chez le même sujet, nous aurons indiqué l'un des meilleurs caractères, le meilleur peut-être en pratique, pour décider, soit tout à fait au début, soit rétrospectivement, le diagnostic différentiel des exanthèmes et des pseudo-exanthèmes dans quelques cas difficiles de pseudo-rougeoles ou de pseudo-scarlatines.

Les exanthèmes comprennent la rougeole, la scarlatine, la variole, ainsi que leurs dérivés ou analogues.

Les pseudo-exanthèmes comprennent la nombreuse série des érythèmes aigus simples, vésiculeux, bulleux, hémorrhagiques, desquamatifs, etc.; ils simulent souvent de très près les exanthèmes, notamment la rougeole et la scarlatine. (*Note des Traducteurs.*)

(brûlure et congélation), ou bien elles sont, les unes toujours, les autres accidentellement, l'expression d'un empoisonnement local ou général produit par des matières d'origine animale dans le sens le plus large du mot et provenant, soit de l'organisme humain, soit des animaux, — dermatite infectieuse : érysipèle, furoncle, anthrax, pseudo-érysipèle, pustule d'infection cadavérique et les zoonoses par excellence, la pustule maligne et la morve.

Dans ces maladies, l'inflammation peut, ou bien atteindre seulement les couches superficielles de la peau et se terminer par résolution, comme dans les formes ordinaires de l'érysipèle, ou bien elle peut pénétrer jusque dans les couches les plus profondes et amener la suppuration, comme dans le phlegmon; enfin elle survient tantôt à l'état diffus, comme dans le phlegmon, tantôt à l'état circonscrit, comme dans le furoncle.

Au grand nombre de formes aiguës de l'exsudation est opposé un nombre non moins grand de maladies exsudatives à marche chronique qui, à leur tour, peuvent être groupées, suivant leurs caractères particuliers, en plusieurs subdivisions.

Les énumérer à cette place serait de peu d'utilité pour vous. Il sera de beaucoup préférable, après que vous aurez appris à connaître à fond toutes les formes qui se rattachent à cette catégorie, de vous les représenter encore une fois dans un tableau d'ensemble.

Nous allons donc nous occuper d'abord des maladies exsudatives aiguës de la peau et, en premier lieu, des formes contagieuses aiguës, des maladies que l'on nomme les « exanthèmes aigus ».

ONZIÈME LEÇON

A. DERMATOSES EXSUDATIVES AIGUËS.

a). *Dermatoses exsudatives aiguës, contagieuses.*

EXANTHÈMES AIGUS (1)

Caractères communs des exanthèmes aigus. — Rougeole.

La rougeole, la scarlatine et la variole forment le groupe des exanthèmes aigus ou exanthèmes κατ'ἐξοχήν.

Ces exanthèmes représentent des formes pathologiques produites par des contages spécifiques; outre l'état morbide qu'ils amènent dans l'organisme général, et leur marche aiguë, fébrile, typique, ils se distinguent encore par des altérations spécifiques du tégument externe et par une succession régulière des symptômes locaux et généraux.

Une étude attentive démontre que la concordance dans les phénomènes généraux des exanthèmes se manifeste, essentiellement par les caractères suivants :

1° Leur contagiosité, c'est-à-dire qu'ils ne surviennent que par infection et qu'ils se transmettent à d'autres personnes;

2° Entre le moment de l'infection et l'explosion de la maladie

(1) Nous avons déjà fait remarquer (voy. la note de la page 105) que les fièvres éruptives n'étaient pas des maladies de la peau et qu'elles ne devaient pas être distraites de la pathologie interne générale; cependant, pour ne pas tronquer l'œuvre du professeur Kaposi, et pour ne pas priver nos lecteurs de ses très remarquables Leçons sur les exanthèmes aigus contagieux, nous en donnons ici la reproduction intégrale. Mais, pour toutes les leçons qui traitent des fièvres éruptives, nous nous sommes abstenus absolument de commentaires ou de notes, d'une part parce que nous rejetons ces affections hors du cadre de la pathologie cutanée, et de l'autre, pour ne pas surcharger cet ouvrage. (*Note des Traducteurs.*)

il s'écoule un intervalle déterminé de jours de bonne santé relative (incubation);

3° L'éruption de l'exanthème est précédée d'une fièvre qui, sous le rapport de l'intensité et de la durée, est dans une certaine relation régulière avec la détermination cutanée;

4° Les modifications du tégument commun (exanthème), outre leur caractère anatomique spécifique, présentent un type régulier dans leur marche, leur développement, leur durée et leur disparition;

5° Pendant la durée de l'exanthème et après sa disparition, l'état de maladie concomitante de l'organisme général se manifeste, en dehors de la fièvre, encore par d'autres phénomènes morbides simultanés ou consécutifs, preuve évidente que ce sont des maladies infectieuses;

6° Les exanthèmes aigus, par ce fait que le contage qui leur correspond se régénère dans l'organisme atteint et se transmet à d'autres personnes, surviennent souvent sous forme épidémique;

7° Enfin, les exanthèmes aigus ne frappent ordinairement un individu qu'une seule fois dans sa vie.

L'altération caractéristique qui apparaît dans le tégument commun, l'exanthème cutané, représente, au point de vue sémiotique et pathologique, le point central, le nœud proprement dit de tout le processus morbide, autour duquel les autres symptômes se groupent dans un ordre que l'on peut étudier d'après la moyenne des cas. Cela nous permettra de fixer dans la marche des exanthèmes des étapes déterminées, qui en délimitent les diverses périodes. C'est ainsi qu'on peut admettre :

1° La période d'incubation; c'est le temps qui s'écoule depuis le jour de la contagion réellement constatée ou présumée, jusqu'à l'apparition des premiers symptômes de la maladie;

2° Période des prodromes; elle se manifeste par la première explosion de la fièvre et par un ensemble de symptômes correspondant à l'apparition de la fièvre et dure jusqu'à l'éruption;

3° La troisième période commence avec l'éruption cutanée caractéristique; celle-ci cède immédiatement la place à la période suivante;

4° Période de floraison, qui correspond à la durée de l'éruption cutanée et se termine à la desquamation;

5° La période de dessication, de desquamation, ou de chute des croûtes, qui mène à la convalescence et à la guérison.

En raison de la marche toujours aiguë des exanthèmes, leurs diverses périodes se comptent seulement par jours, mais elles peuvent être d'ailleurs très différentes suivant le caractère et l'intensité de la maladie, et aussi suivant les individus. Seule la période de chute des croûtes (dans la variole) peut se prolonger jusqu'à plusieurs semaines.

Malgré la concordance frappante de leurs caractères généreux, ces exanthèmes forment trois maladies spécifiquement différentes les unes des autres, dont chacune a un contage particulier et un cachet pathologique spécial. Bien plus, les exanthèmes s'excluent mutuellement jusqu'à un certain point, soit dans les formes sporadiques, soit dans les formes épidémiques.

Relativement à ce dernier point, on sait par expérience que, quand un de ces exanthèmes règne sur une certaine étendue de pays sous forme d'une épidémie importante, les autres ne se produisent pas ou ne surviennent que d'une façon sporadique au milieu de la population atteinte, et que les épidémies de rougeole, de scarlatine et de variole se montrent alternativement ou se suivent.

Pour un même individu, on admet généralement aussi qu'il ne peut pas être atteint simultanément de deux exanthèmes, tandis que d'autres maladies de la peau, comme l'eczéma, le psoriasis, la gale et même les exanthèmes infectieux et constitutionnels comme la syphilis, peuvent parfaitement se trouver chez un même malade en même temps que la rougeole, la scarlatine ou la variole.

Dans ces dernières années, il est vrai, on a rapporté, en pathologie infantile particulièrement, beaucoup de cas d'apparition simultanée de deux exanthèmes aigus, rougeole avec scarlatine, variole avec scarlatine. A la vérité, on n'a pas prétendu que la rougeole et la scarlatine fussent apparues simultanément, dans le sens strict du mot, chez un enfant, et aient persisté l'une à côté de l'autre. On a voulu dire simplement, par exemple, que l'éruption rubéolique durant encore avec ses caractères propres, il survenait tout à coup une fièvre intense suivie le troisième jour d'une éruption manifeste de scarlatine avec les autres symptômes particuliers à cette dernière, de sorte que cette fièvre avait le caractère de la fièvre prodromique du second exanthème. Dans ces cas, et d'autres cas encore, il est vrai, il s'agit formellement d'une succession rapide des deux exanthèmes, mais, en réalité, aussi d'une simultanéité de ces deux maladies, et cela parce que le contage du second exanthème, à cause de la durée moyenne de l'incubation, devait certainement avoir déjà séjourné dans l'organisme au moment où le premier exanthème était en plein développement.

Hebra, comme d'autres médecins, a bien vu deux exanthèmes aigus se succéder l'un à l'autre, c'est-à-dire que le second apparaissait quand le premier venait justement de disparaître, mais il n'a pas vu l'existence simultanée de deux exanthèmes telle que plusieurs médecins d'enfants prétendent l'avoir observée. Il est bien possible qu'un certain nombre de ces faits repose sur des erreurs, en ce que l'on aura pris pour un second exanthème ce que l'on appelle la poussée secondaire, c'est-à-dire un développement nouveau et plus fort d'un exanthème qui était déjà en voie de décroissance, ou bien un érythème qui est survenu comme complication, ou une urticaire; mais cela n'affaiblit en rien la valeur des faits qui ont été publiés à ce sujet. Moi-même, il est vrai, comme Hebra, je n'ai jamais observé l'existence simultanée de deux exanthèmes aigus; mais la possibilité du fait ne me paraît pas être une chose inouïe, puisque dans les cas où deux exanthèmes aigus se succèdent rapidement l'un à l'autre, tout au moins les contages des deux maladies existent simultanément dans l'organisme et que finalement la rougeole, la scarlatine et la variole représentent des maladies essentiellement différentes les unes des autres.

Nous allons maintenant étudier les particularités relatives aux exanthèmes aigus.

ROUGEOLE

On désigne sous les noms de rougeole (*Masern, morbilli, Flecken, Rubeolæ, Rötheln, measles,* etc....), une maladie caractérisée par l'apparition de taches rouges, séparées les unes des autres, irrégulières, et de papules sur tout le tégument commun; par une fièvre concomitante, un catarrhe des voies respiratoires, une marche aiguë typique, et enfin par la contagiosité.

Citée depuis longtemps dans la littérature médicale (Razès), la rougeole a été décrite pour la première fois d'une manière caractéristique et approfondie par Sydenham et Morton (1670-1674).

Les symptômes les plus essentiels de la rougeole sont représentés par l'exanthème, la fièvre et le catarrhe de la muqueuse des premières voies respiratoires. Ce qui également la caractérise, c'est que ces symptômes se développent d'après un type déterminé, régulier. Plus la marche d'un cas de rougeole répond à ce type, plus cette rougeole est considérée comme normale. Mais il y en a d'autres qui présentent sous divers rapports des différences notables avec ce type normal : on les appelle rougeoles anomales.

On doit compter le début de la maladie à partir du moment où le sujet a reçu d'un individu atteint de rougeole, soit directement, soit indirectement, la matière qui constitue le contage.

Par ce fait commence la période d'incubation, début dont on n'est généralement pas certain, il est vrai, parce qu'il ne se manifeste par aucun genre de symptômes morbides. Mais, en considération des phénomènes qui suivent cette période, on doit, dans chaque cas, l'estimer approximativement d'une manière rétrospective. Elle dure en moyenne huit jours, rarement plus, jusqu'à vingt et un jours. On a constaté cette durée moyenne de la période d'incubation, d'une part, dans les cas où l'occasion de la contagion était exactement connue, et d'autre part dans les inoculations artificielles (expérimentales) que l'on a faites du virus rubéolique, au moyen des larmes ou des produits de la sécrétion nasale de sujets atteints de rougeole. Ces inoculations ont été bien des fois pratiquées depuis Home (1758) et ont donné pour la période d'incubation la moyenne que nous avons citée plus haut.

Dans de rares cas seulement l'incubation se manifeste dans une certaine mesure par du malaise, de la lassitude, ou bien il survient à la fin même de cette période et immédiatement avant le début de la seconde période, un mouvement fébrile modéré et atypique.

La période prodromique est caractérisée par de la fièvre et du catarrhe des muqueuses. Elle se manifeste par un accès de fièvre avec frisson et chaleur consécutive, et par l'ensemble des symptômes fébriles connus : peau sèche, chaude entre 39 et 40 degrés, rarement avec vomissements ; dans des cas extrêmement rares, surtout quand il s'agit d'un jeune enfant, on peut observer, durant cette période, des convulsions qui cessent rapidement.

Au second et au troisième jour, la fièvre a disparu, ou est très atténuée, ou bien elle présente le soir des exacerbations modérées, de sorte que les malades paraissent être tout à fait bien.

Cependant, le catarrhe qui a en même temps frappé la muqueuse des premières voies respiratoires augmente ; il est déjà pathognomonique de la rougeole au début. Il commence par la muqueuse du nez, et envahit bientôt aussi la conjonctive, la muqueuse du palais, de la gorge et du larynx ; des éternuements fréquents, l'injection, le chémosis de la conjonctive, un sentiment de pression dans la région frontale, tels sont les premiers symptômes. Ils sont bientôt suivis d'un larmoiement abondant, de photophobie ; la muqueuse nasale sécrète d'une façon exagérée, parfois aussi elle saigne : les narines ne sont pas libres, la figure est bouffie, les paupières œdématiées. Sur le voile du palais on trouve fréquemment, avec une vascularisation assez forte de la muqueuse, des petits points et des taches rouges que les praticiens expérimentés peuvent considérer comme un prodrome caractéristique d'une rougeole prochaine ; généralement le gonflement des amygdales et la dysphagie sont insignifiants. Une toux sèche, rauque, férine et convulsive avec expectoration muqueuse modérée, et l'enrouement, révèlent le catarrhe du larynx et des bronches.

L'exanthème manque encore à cette époque.

La période prodromique dure de trois à cinq jours; rarement, comme chez les enfants anémiques, scrofuleux, elle se prolonge jusqu'à huit et même dix jours.

La période d'éruption commence alors, avec une nouvelle exacerbation de la fièvre et l'apparition de l'exanthème caractéristique.

La fièvre d'éruption s'accompagne d'une augmentation persistante de la température jusqu'à 40 et 41 degrés. Elle se maintient au même degré encore dans la période suivante et atteint d'ordinaire son maximum en même temps que l'exanthème, qui se développe avec la fièvre, arrive lui-même à son summum, ce qui coïncide avec le deuxième ou le troisième jour de la période d'éruption, c'est-à-dire le quinzième jour environ depuis le moment de l'infection. Les symptômes généraux, la bouffissure et la rougeur de la face, ainsi que le catarrhe des voies respiratoires, augmentent aussi dans la même proportion que la fièvre.

L'exanthème apparaît d'abord au visage, sur le front et les tempes, et s'étend rapidement, en vingt-quatre à trente-six heures, sur le cou, la région occipitale, le tronc et les épaules.

C'est dans la période de floraison (du quatrième au sixième jour de la maladie) que la fièvre et l'exanthème atteignent leur maximum; la fièvre commence à tomber bientôt après que l'éruption a atteint son plus haut développement.

C'est vers ce moment que l'exanthème présente sa coloration la plus intense; il s'étend aussitôt encore sur le tronc et les membres, tandis qu'il reste à l'état stationnaire sur les parties primitivement envahies. La paume de la main et la plante du pied ne sont pas exceptées. Mais c'est à peine si l'exanthème se maintient plus de douze à vingt-quatre heures à cette hauteur; aussitôt après, il commence à diminuer.

La rougeole se montre sous forme de taches de la grandeur de l'ongle, d'un rouge jaunâtre, plates ou légèrement élevées, pâlissant sous la pression du doigt (rougeole légère), ou de petites papules fines, rouges, correspondant aux orifices des follicules (rougeole papuleuse) ; ces efflorescences ressemblent aux efflorescences primaires (*Stippchen*) de la variole. En certains endroits, les taches se réunissent sur de grandes étendues, presque jusqu'à être confluentes ; cependant, il reste toujours entre les surfaces rubéolées des portions de peau conservant leur coloration normale. Jamais on n'observe une confluence complète. Quelquefois, les taches sont comme déchiquetées sur les bords, irrégulières, souvent en forme de demi-cercles ; jamais leur couleur ne va en se dégradant sur les bords, elle est toujours nettement tranchée. Chez les nouveau-nés, la rougeole se présente exceptionnellement sous forme de petits points rouges. Au niveau des taches, que la pression du doigt fait pâlir, la peau présente une teinte jaunâtre d'autant plus foncée que l'éruption est plus ancienne. Enfin l'exanthème s'accompagne parfois d'une légère sensation de brûlure et de démangeaison.

Après s'être maintenu pendant quelques heures à cette hauteur, comme extension et comme rougeur d'injection, l'exanthème diminue généralement dans l'ordre de son apparition, en laissant après lui une pigmentation d'un brun jaunâtre allant jusqu'au brun.

Cependant, la fièvre a notablement diminué. De même, le gonflement du visage et le catarrhe des muqueuses ont perdu de leur acuité, tout au moins le catarrhe de la gorge et des voies aériennes. A ce moment, la maladie passe à la période de desquamation, qui est complètement sans fièvre et qui, pendant un certain temps encore, s'accompagne des affections catarrhales que nous avons signalées, mais qui vont toujours en diminuant d'intensité. Le sommeil et l'appétit reparaissent.

Sur la peau qui pâlit et qui est le siège d'une transpiration modérée, au niveau des parties jadis occupées par l'exanthème, il se produit, surtout aux parties qui sont à découvert, figure, cou, mains, une desquamation ressemblant à du son, qui dure souvent plus de quinze jours, à partir du début de l'éruption. La guérison est alors réalisée.

Telle est la marche normale de la rougeole; mais il y a des cas qui présentent dans tel ou tel symptôme, ou bien dans le rapport des divers symptômes entre eux, des anomalies qui peuvent ou simplement donner naissance à des erreurs de diagnostic ou de pronostic, ou rendre par elles-mêmes la maladie sérieuse ou dangereuse; quelques-unes sont, au contraire, tout à fait insignifiantes. Ces diverses anomalies, alors qu'elles se présentent chez des malades isolés, sont motivées individuellement soit par des circonstances spéciales de l'organisme, particulièrement des états pathologiques de la santé générale, anémie, tuberculose, scrofules; soit par les conditions extérieures défavorables dans lesquelles l'individu vit : habitation malsaine, mauvaise nourriture, défaut de soins de propreté; ou bien elles sont déterminées par le génie particulier des diverses épidémies, auquel cas on les retrouve chez beaucoup de malades en même temps et avec le cachet spécial de l'épidémie actuelle.

Ainsi l'exanthème peut, en dehors de la succession normale des faits, au lieu de se montrer d'abord à la figure, apparaître sur le tronc et sur d'autres parties du corps, ou bien il peut être partout incomplètement développé ; au lieu de deux ou trois jours, il peut rester sept à dix jours en floraison, et, dans ce cas, il a une couleur particulièrement foncée et laisse après lui une pigmentation plus forte qu'à l'ordinaire. Il peut, au milieu de la période de floraison, pâlir brusquement et ensuite reparaître au bout de un à deux jours (rougeole secondaire). Il ne faut pas confondre cette réapparition avec une nouvelle attaque de rougeole ; pour admettre cette dernière hypothèse, il faudrait qu'il se fût écoulé plusieurs semaines entre le premier et le second exanthème, et tout au moins que la période de desquamation fût complètement terminée. La brusque disparition de l'éruption est toujours la conséquence d'une complication fébrile, mais elle n'en est pas la cause. Cette complication ne dure-t-elle qu'un court espace de temps? L'éruption peut se reproduire. Si, au contraire, en raison de sa nature, elle dure plus longtemps, comme une pneumonie, alors l'exanthème ne reparaît plus. Or, comme ce sont des complications souvent dangereuses pour la vie, ou même mortelles, qui causent cette brusque disparition de l'exanthème, il est facile de comprendre que l'apparition de ce symptôme est toujours fâcheuse et que l'on doit la considérer comme d'un pronostic mauvais. Seulement il ne faut pas, au point de vue pathologique, confondre la cause avec l'effet. Que pendant la période de desquamation la rougeole puisse se montrer encore une fois, ainsi que l'admettent quelques médecins, cela ne me paraît pas exact, et je crois que, dans ce cas, on a confondu un érythème ou une urticaire avec une seconde attaque de rougeole.

Enfin, dans le cours d'une rougeole, l'exanthème lui-même peut manquer complètement, alors que tous les autres symptômes de la rougeole, la fièvre avec son type normal, le catarrhe des muqueuses et les circonstances bien constatées de l'infection rubéolique, comme le contact avec un frère ou une sœur ayant la rougeole, et enfin l'existence d'une épidémie morbilleuse, permettent réellement d'admettre que l'on a bien sous les yeux un cas de cette affection. On dit, alors, que c'est une rougeole sans rougeole, analogue à ces cas dans lesquels les symptômes fébriles font défaut, rougeole apyrétique.

Il existe également des anomalies sous le rapport du caractère morphologique et de l'intensité de l'éruption. C'est ainsi qu'on distingue la rougeole légère et la rougeole papuleuse, qui rentrent dans le groupe des éruptions normales, puis les rougeoles vésiculeuses ou miliaires (*Frieselmasern*) et les rougeoles confluentes, qui toutes permettent encore un pronostic favorable, et enfin les rougeoles hémorrhagiques. Des pétéchies, c'est-à-dire des taches produites par une exsudation du sang et qui ne disparaissent pas sous la pression du doigt, peuvent se montrer, dans tous les cas où l'exanthème est fortement développé, mêlées aux taches ordinaires de la rougeole. Ces pétéchies sont l'expression d'une exagération des altérations des parois vasculaires qui existent dans toute hyperhémie active, exagération qui fait que ces parois deviennent sur certains points plus perméables ou même se laissent plus facilement déchirer. Toutefois, on ne peut qualifier un exanthème du nom de rougeole hémorrhagique que dans les cas où cette transsudation sanguine domine. Ces pétéchies indiquent toujours un état dangereux, parce que, habituellement, elles sont la manifestation locale d'une disposition générale aux hémorrhagies et qu'elles sont liées à des épistaxis abondantes et difficilement répressibles, — rhinorrhagie, — à des hémorrhagies de l'estomac et de l'intestin, à des crachements hématiques qui indiquent une pneumonie lobulaire ou lobaire, avec altération du sang et les symptômes fébriles correspondants, avec un pouls d'abord plein et fréquent, puis bientôt faible et filiforme, tous états qui ordinairement se terminent par la mort. Ces pétéchies constituent un symptôme fréquent de la rougeole typhoïde ou nerveuse, ou putride, — *Morbillen-typhus*.

Cette anomalie générale des symptômes de la rougeole appartient à la période éruptive de la maladie.

Mais alors même que l'exanthème ne présente pas cet état hémorrhagique, les symptômes fébriles et l'ensemble des phénomènes généraux peuvent, par l'exagération de chacun d'eux, ou bien par le fait de toutes sortes de complications dont nous allons citer quelques-unes, altérer la marche normale de la rougeole et donner à la maladie un caractère typhoïde. La tuméfaction de la rate et des évacuations intestinales abondantes accompagnent, en général, un typhus morbilleux de cette nature.

Comme complication de la rougeole, on voit quelquefois apparaître pendant la période prodromique une épistaxis difficile à arrêter et qui épuise le malade. Dans les cas où l'exanthème a le caractère hémorrhagique, cette épistaxis peut encore persister pendant la période éruptive et déterminer dans la marche de la rougeole un caractère typhoïde avec fièvre intense, sécheresse de la langue et des symptômes de compression cérébrale, ou bien elle peut devenir le point de départ d'une affection scorbutique. A cet ordre de faits se rattachent la stomacace et le noma avec gangrène étendue de la muqueuse buccale et de la face, avec infarctus hémoptoïques des poumons et gangrène pulmonaire.

La laryngite, sous forme de faux croup, appartient à la période prodromique de la rougeole et est caractérisée par une toux rauque, férine, ou spasmodique, parfois avec inspiration convulsive; cet état, qui est simplement l'expression d'un catarrhe violent du larynx, disparaît au moment de l'éruption. La laryngite croupale ou diphthéritique proprement dite, le vrai croup, apparaît pendant la période éruptive de l'exanthème ou pendant la desquamation; elle se manifeste par une nouvelle augmentation de la fièvre, et est caractérisée par les dépôts de fausses membranes caractéristiques et qui s'étendent même sur la muqueuse du pharynx, et par une toux rauque, éteinte. Dans la plupart des cas, le croup amène la mort par suffocation ou par dissolution du sang, ou par des complications pulmonaires (pneumonie ou bronchite croupale), cérébrales, etc.

Après les affections catarrhales et croupales de la trachée et des bronches, la pneumonie est la complication la plus fréquente de la rougeole; pneumonie lobaire, survenant généralement pendant le maximum de l'éruption, ou même déjà au début de celle-ci; pneumonie souvent lobulaire, comme maladie consécutive. Dès que la pneumonie apparaît, l'exanthème se dissipe. Cependant, la plupart des inflammations pulmonaires suivent une marche favorable, sauf celles qui sont le résultat de la propagation du croup.

Les tubercules miliaires, qui se manifestent chez les enfants par les symptômes de l'hydrocéphalie aiguë, apparaissent quelquefois au début de la rougeole, ou même pendant le cours de l'exanthème, et amènent promptement la mort.

Pour ce qui est de la complication de la rougeole avec d'autres maladies de la peau, ces dernières, lorsqu'elles existaient antérieurement à l'exanthème, comme l'eczéma chronique, le psoriasis, se dissipent en partie pendant la rougeole, ou bien elles disparaissent complètement, ou enfin elles se reproduisent pendant la convalescence. En outre on voit quelquefois apparaître une urticaire, un érythème, ou même quelques vésicules.

Comme dans les autres empoisonnements du sang, de même dans la rougeole qui représente une maladie infectieuse, toutes les complications et toutes les suites possibles se rencontrent en nombre pour ainsi dire incalculable. Les maladies qui succèdent le plus souvent à la rougeole sont : l'ozène, le catarrhe chronique du larynx et des poumons, le catarrhe intestinal, des ophthalmies, l'inflammation chronique des ganglions sous-maxillaires, bronchiques et médiastinaux (Widerhofer), inflammation qui peut se terminer par la suppuration ou par une transformation caséeuse, la scrofule, l'anémie, etc., tandis que les affections des reins sont assez rares. Au contraire la coqueluche est extrêmement fréquente.

Les lésions anatomiques de l'exanthème morbilleux sont très simples; d'après l'aspect clinique elles consistent en une injection des vaisseaux les plus fins qui sont disposés autour des orifices des follicules ou des vaisseaux des divers groupes de papilles, avec une transsudation séreuse modérée. Après la mort ces symptômes les plus essentiels de la rougeole ont disparu. Le microscope n'a pas encore montré jusqu'à présent, dans les couches de l'épiderme et dans le tissu des papilles, de lésions permettant de conclure à une prolifération des cellules, ce qui s'explique aussi par le peu d'intensité et de durée des altérations que l'on constate par l'observation clinique. G. Simon prétend avoir observé une forte proéminence de la portion de peau correspondante à une papule rubéolique. Mayr et Hebra expliquent la formation des efflorescences morbilleuses par une inflammation des follicules sébacés. Il me semble que ces éléments éruptifs correspondent généralement aux conduits excréteurs des follicules pileux ou des glandes sébacées, mais sur beaucoup de points aussi ils sont formés par le gonflement des papilles et du réseau muqueux placé au-dessus de ces dernières.

Dans les rougeoles combinées avec des pétéchies ou des vésicules, les lésions anatomiques sont localement celles que présentent les formes de ce genre que l'on observe dans d'autres maladies.

Quant aux altérations du sang et des organes internes que l'on rencontre dans les autopsies à la suite de la rougeole, elles répondent aux complications que dans chaque cas on a observées au lit du malade, complications graves et qui souvent se terminent par la mort.

La cause de la rougeole gît dans le contage particulier à cet exanthème, dans l'occasion que peuvent avoir les personnes d'en être atteintes et dans la disposition qui les rend aptes à le recevoir.

On n'a pas encore réussi jusqu'à présent à démontrer physiquement le contage de la rougeole. Il est admis qu'il doit être de nature organique, peut-être un végétal du genre des champignons microscopiques. Il se régénère et se multiplie dans l'organisme qui en est infecté, lequel devient par là une source d'infection pour d'autres personnes. Les agents du contage rubéolique sont les produits d'excrétion des muqueuses atteintes de catarrhe, la sécrétion du nez, les crachats, les larmes et aussi le sang des morbilleux (Home, Speranza, Katona, etc.). Des inoculations pratiquées dans un but expérimental avec ces différents liquides ont eu pour résultat l'explosion de la maladie après le délai d'incubation normal. Mais l'exhalation des poumons et de la peau pendant la période prodromique et pendant le cours de l'exanthème transporte aussi le contage qui est ainsi répandu dans l'atmosphère sous forme volatile. Il suffit, par conséquent, de séjourner un certain temps dans l'atmosphère d'un malade atteint de rougeole pour absorber la matière d'inoculation.

Les sujets atteints de rougeole peuvent-ils transmettre la maladie pendant la période de desquamation et par les produits de la desquamation? Les avis sont partagés sur cette question.

L'aptitude à prendre la rougeole est à peu de chose près la même pour tout le monde, mais elle manque chez les individus qui ont déjà été atteints de la maladie. Il y a cependant de nombreux exemples de sujets qui ont eu deux et même trois fois la rougeole à des intervalles de plusieurs semaines, de plusieurs mois ou de plusieurs années. Les enfants dans la première année de la vie et les vieillards paraissent moins disposés à la rougeole. Le plus gros contingent est fourni par des enfants de deux à dix ans, de sorte que la rougeole représente une maladie de l'enfance proprement dite.

Les maladies aiguës, fébriles, ne protègent pas contre l'aptitude à prendre le contage. Cependant l'explosion de la rougeole est généralement retardée jusqu'à la cessation de ces maladies. La rougeole est grave et dangereuse chez les femmes enceintes et chez les accouchées. On a publié des cas de rougeole chez des nouveau-nés dont la mère avait été atteinte de l'exanthème vers l'époque de son accouchement.

La contagion se fait par le contact direct avec un individu atteint de rougeole, ou même simplement en respirant ses exhalaisons, quand on séjourne quelque temps dans son voisinage. Combien de temps faut-il pour prendre le contage? Cela doit varier beaucoup suivant la disposition individuelle et suivant l'intensité des agents contagieux, qui varie elle-même dans les diverses épidémies et dans chaque cas particulier. Il est certain qu'il suffit d'approcher un sujet atteint de rougeole pendant un seul instant pour être infecté. Certainement le contage s'attache aux vêtements et aux objets mobiliers, et peut ainsi être transporté au loin par des personnes bien portantes qui le transmettent à d'autres. Cependant sous ce rapport en particulier, de même que sous celui de la durée de son action, le contage de la rougeole paraît être inférieur à celui des autres fièvres éruptives, de sorte que ni les malades dont la rougeole est terminée, ni leurs vêtements, ni les chambres qu'ils ont habitées, ne conservent leur contagiosité au delà du dernier cas qui s'y est produit.

Par la faculté de contagion directe ou indirecte qu'elle possède, la rougeole frappe ordinairement tous les enfants d'une même famille qui n'en ont pas encore été atteints, et partant du lieu de son apparition elle s'étend aussitôt à un grand nombre de personnes qui en avaient été exemptes jusque-là. C'est ainsi que surviennent les épidémies de rougeole. Dans les grandes villes on n'est jamais sans voir quelques cas sporadiques de rougeole, et tous les trois ou quatre ans survient une épidémie assez considérable. Dans des pays qui ont peu de communications avec les autres, en raison de leur situation écartée, où depuis longtemps ou même jamais il n'a régné d'épidémie de rougeole, et où par conséquent un grand nombre de résidents sinon tous n'ont jamais eu cet exanthème, la rougeole, aussitôt qu'elle y a été importée, frappe rapidement la plus grande partie des habitants, vieux et jeunes, et, par suite, l'épidémie arrive à la plus grande extension.

Bien que l'on doive admettre que le contage est le même pour tous les cas et pour toutes les épidémies, certains cas cependant et certaines épidémies se distinguent par la bénignité de leurs symptômes et de leur marche, d'autres au contraire par leur intensité et le danger qu'elles présentent.

On a souvent constaté, comme avant-coureurs des épidémies de rougeole, des affections catarrhales frappant surtout la population infantile, catarrhe des voies aériennes ou des bronches, *influenza*, mais surtout la coqueluche, de même que l'on voit en général ces affections persister encore après l'extinction de l'épidémie.

Le diagnostic de la rougeole est basé sur la combinaison et le mode de développement régulier du catarrhe, de la fièvre et de l'exanthème. Ce dernier a une grande analogie avec l'exanthème prodromique de la variole, dont l'éruption est généralement aussi précédée de catarrhe et de fièvre. Un médecin prudent et expérimenté ne diagnostiquera donc une rougeole qu'au premier jour de l'éruption, alors même que les symptômes du catarrhe et l'occasion bien constatée de la contagion l'autoriseraient à penser à la rougeole. Mieux vaudrait encore attendre jusqu'au second jour de l'éruption. Si c'était une variole, les papules se seraient développées d'une manière plus tranchée, ou même elles se seraient déjà transformées en vésicules, tandis que les efflorescences de la rougeole ne se modifient pas de cette façon. La scarlatine a généralement un aspect tout autre. La miliaire et la roséole papuleuse ont au contraire une grande analogie avec la rougeole. Seulement, dans ces deux maladies, le catarrhe et les symptômes fébriles manquent, ou bien ils sont très modérés; ces derniers, du reste, n'ont pas le type régulier de la fièvre de la rougeole.

Dans ces derniers temps, on a voulu aussi, avec l'énergie que donne le mobile scientifique, établir le diagnostic différentiel entre la rougeole et la rubéole (Rubeolen ou Rötheln). On a personnifié sous ce nom, plus souvent depuis soixante ans environ qu'on ne l'avait fait antérieurement, un exanthème des enfants, aigu, contagieux, apparaissant fréquemment sous forme épidémique, qui a bien, il est vrai, une très grande ressemblance avec la rougeole, mais qui représenterait, cependant, une forme morbide différente de celle-ci et qui proviendrait d'un contage spécial. Pour parler de ce qui est le plus récent, le docteur Buchmüller, de Leoben, a publié en 1877 un rapport sur une épidémie assez considérable de *rubéole*. Or, les symptômes que l'on a cités de ces rubéoles « spécifiques » ne diffèrent en rien de ceux des rougeoles à marche bénigne. De plus la transition de ces formes à la rougeole vraie a été non seulement prouvée par les médecins qui ne croient pas à la spécificité de cette affection (Kassowitz), mais encore admise par ses partisans (Gerhardt). L'apparition accidentelle de la rubéole chez des enfants qui ont eu déjà la rougeole n'a rien de surprenant, puisque la rougeole caractéristique peut frapper deux et même trois fois le même individu. En raison de ces faits et aussi en considération de mes propres observations, je dois avec Hebra et beaucoup d'autres envisager les exanthèmes qualifiés de rubéoles comme étant des cas de rougeole ; quant au diagnostic « rubéole » avec l'idée d'une maladie contagieuse idiopathique, je le regarde comme n'étant pas fondé.

Enfin, suivant les circonstances, la roséole symptomatique que l'on observe dans certaines maladies, comme le typhus, peut être confondue avec la rougeole.

Le pronostic de la rougeole est généralement favorable. Dans les cas normaux et dans les épidémies ordinaires, ainsi que chez les individus sains d'ailleurs, on doit toujours attendre la guérison.

Dans les cas compliqués, le pronostic ne peut devenir grave ou absolument dangereux qu'autant que les accidents que nous avons décrits peuvent, soit par eux-mêmes, soit en raison de l'organisation individuelle du malade, influencer d'une manière défavorable la marche de la rougeole. Relativement aux complications fébriles, je ne puis que donner mon approbation complète aux paroles de Thomas (de Leipzig) : « Les anomalies les plus importantes au point de vue du pronostic sont une fièvre extraordinairement élevée et une crise tardive de la fièvre, un exanthème d'une intensité et d'une couleur excessives, en même temps qu'il est anormal, des affections des muqueuses d'une violence exceptionnelle, enfin les affections des organes ou des maladies générales qui viennent compliquer la rougeole. » Sous ces divers rapports il faut attribuer une grande valeur à l'intensité et à la marche de la fièvre. Or la grande importance des observations exactes faites sur la température du corps dans l'étude de la rougeole, consiste en ce que l'on arrive, à l'aide de cette échelle thermométrique bien mieux que par un autre moyen, et beaucoup plus sûrement que par la simple considération de l'exanthème, à distinguer les cas normaux des cas anomaux, à préciser le moment où apparaissent les anomalies et les complications, enfin à apprécier la gravité de ces dernières.

En outre, le pronostic est encore influencé par les circonstances individuelles et épidémiques. Les enfants dans la première année de leur vie et les vieillards, ainsi que les individus déjà atteints d'autres maladies, sont particulièrement menacés; il en est surtout ainsi pour les femmes enceintes ou récemment accouchées. D'un autre côté, certaines épidémies présentent d'une manière générale plus de complications graves et plus de cas de mort, tandis que dans d'autres, presque toutes les rougeoles suivent une marche normale et typique et, par conséquent, se terminent par la guérison. Aussi trouve-t-on dans les diverses épidémies de rougeole des différences très considérables dans les proportions de la mortalité, depuis à peine 1 p. 100 jusqu'à 15 p. 100 et au delà. Les chiffres les plus effrayants sous ce rapport sont fournis par les épidémies survenues dans une population qui, jusque-là, avait été complètement épargnée par la rougeole, ainsi qu'on l'a vu pour les habitants de certaines îles où la rougeole pénétrait pour la première fois.

La mort, comme terminaison directe de la rougeole, survient rarement pendant la période prodromique; elle arrive plus fréquemment pendant la période éruptive de la maladie, dans ce que l'on appelle le typhus morbilleux, rougeole asthénique. La mort peut, en outre, être déterminée dans toutes les périodes de la rougeole et beaucoup plus tard encore par les complications et les phénomènes consécutifs que nous avons énumérés plus haut.

Le meilleur traitement de la rougeole normale est celui dans lequel on s'abstiendra de toute médication, de toute pratique, qui ne sont ni nécessaires, ni utiles et qui ne font que fatiguer le malade. Ce qui convient le mieux, c'est le calme, une chambre bien aérée, offrant une température constante de 17° à 19° C., et un peu assombrie dans les cas où il y a de la photophobie, un régime proportionné au degré de la fièvre et des sensations subjectives du malade. Contre la température exagérée du corps on peut recourir aux lavages froids, même à des enveloppements humides méthodiques. On n'a nullement à craindre, par l'emploi de ces moyens, une répercussion de la rougeole. Si l'exanthème vient à disparaître brusquement, il faut, comme nous l'avons déjà mentionné, attribuer ce fait au développement d'une complication grave.

On peut, sans inconvénient, laver le malade tous les jours, et changer son linge de corps ; tout cela ne peut que lui être agréable. Contre le prurit, les onctions de graisse simple sont indiquées. Les enfants atteints de rougeole, mais qui n'ont absolument pas de fièvre, peuvent ne pas garder le lit pendant le jour, et prendre une nourriture modérée.

Les maladies qui compliquent la rougeole, ou qui lui sont consécutives, doivent être traitées suivant leur nature et suivant les règles de l'art, sans se préoccuper de l'exanthème cutané.

Quand la desquamation est complètement terminée, par conséquent, une quinzaine de jours après le début de la maladie, les malades peuvent prendre un bain tiède, après lequel on peut leur permettre, sans danger pour eux et pour les autres, de communiquer librement avec le monde.

Pour ce qui est des moyens de prophylaxie contre la rougeole et sa propagation, ils font à peu près défaut. L'inoculation pratiquée avec les produits de sécrétion et le sang des morbilleux ne procure aucun avantage, puisqu'elle détermine non pas une affection locale insignifiante, mais bien la maladie générale. Dans les familles, la plupart des médecins recommandent de ne pas séparer les enfants qui n'ont pas encore eu la rougeole de leurs frères et sœurs qui en sont atteints, et cela, parce qu'il est généralement admis que les premiers seront tôt ou tard pris par la maladie, parce que, en fait, il est rare que l'on puisse réellement les séparer d'une manière complète, et qu'enfin il est plus rare encore que l'on puisse faire cette séparation assez tôt. Or, puisque les malades peuvent infecter les autres personnes dès la période prodromique, par conséquent à une période où il n'y a pas encore d'exanthème et où le diagnostic ne peut pas encore être établi, il est de règle que la maladie se développe également chez les enfants qui avaient été séparés à un moment où, chez leurs frères et sœurs, l'éruption n'était pas encore apparue, mais où les symptômes de catarrhe existaient déjà.

DOUZIEME LEÇON

SCARLATINE

On désigne sous le nom de scarlatine (*scarlatina, Scharlach, febris scarlatinosa, angina maligna, rossalia, scarlet fever*) une maladie aiguë, contagieuse, fébrile, caractérisée par la présence simultanée d'une affection inflammatoire des organes de la déglutition et un exanthème rouge écarlate du tégument externe.

Quoique déjà décrite d'une manière distincte et reconnaissable par Sennert et Döring au commencement du XVIIe siècle, la scarlatine a, cependant, été pour la première fois (1670-1774), de la part de Sydenham, l'objet d'une description qui depuis lors a toujours servi de règle.

Ici nous avons également, comme dans la rougeole, à distinguer des scarlatines à marche normale (typique) et d'autres à marche anormale (atypique), et pour les scarlatines normales nous avons à distinguer avant tout les quatre périodes de l'incubation, des prodromes, de l'éruption et de la desquamation.

La période d'incubation, qui commence au moment de la contagion, dure en moyenne moins longtemps que dans la rougeole, environ huit jours, assez souvent même, ainsi qu'on a pu le constater, elle ne dure pas plus de quatre à cinq jours; exceptionnellement, elle peut se prolonger de trois à cinq semaines, ou, au contraire, elle peut être extrêmement courte, à peine vingt-quatre heures. On ne peut donc déterminer le début de cette période qu'en précisant la circonstance où les individus ont pu recevoir la contagion d'un scarlatineux. En effet, les inoculations expérimentales du contage de la scarlatine ont été, il est vrai, pratiquées un certain nombre de fois, — nombre assez limité en raison de la gravité éventuelle des maladies qui pouvaient en résulter, — mais les unes n'ont produit aucun résultat et les autres, lorsqu'elles ont provoqué la scarlatine, ont donné des périodes d'incubation de durée très différente.

Pendant la période d'incubation il n'y a en général aucune espèce de trouble de la santé ; parfois seulement on observe, deux ou trois jours avant le début des prodromes, un léger mouvement de fièvre, un peu de tristesse, de langueur, de pesanteur de tête.

La période prodromique se manifeste par l'apparition subite d'une fièvre violente. La température atteint 40° C. et davantage, le pouls arrive à cent quarante et même cent soixante pulsations à la minute. En même temps apparaît de l'angine, une rougeur et un gonflement des amygdales et du voile du palais, s'accompagnant sur ces organes de la production de points rouge foncé, fortement marqués, et se prolongeant ordinairement avec moins d'intensité sur la muqueuse du pharynx, la voûte palatine, et plus rarement aussi sur les narines, le larynx, la trachée et la conjonctive. La langue est couverte d'un enduit épais. Subjectivement, la déglutition pénible, l'abattement, les symptômes qui accompagnent la fièvre, comme la soif, le malaise et les maux de tête, n'existent encore qu'à un degré modéré. Ou bien les symptômes concomitants sont déjà très intenses. Il n'est pas rare d'observer des vomissements, de l'assoupissement, des syncopes, des convulsions (chez les enfants), de violentes douleurs de tête et du délire, accidents qui, bien qu'importants en eux-mêmes comme symptômes d'un état sérieux de maladie des centres nerveux, n'ont, cependant, encore rien de décisif par rapport à la marche ultérieure de la scarlatine.

Cette période dure de douze à vingt-quatre heures, ou bien elle se prolonge deux ou trois jours, et elle ne se distingue de la période d'éruption que par la sortie de l'exanthème, car les phénomènes fébriles et les symptômes concomitants persistent avec la même intensité, ou même ils s'exagèrent encore s'il est possible.

L'éruption scarlatineuse se montre d'abord sur le cou et la région des clavicules, sous forme de petits points très rapprochés les uns des autres, gros comme une pointe d'aiguille, d'un rouge pâle ou prononcé, qui, vus de loin, se fondent en une rougeur diffuse et uniforme. Bien qu'à ce moment la coloration de l'exanthème ne soit pas d'un rouge écarlate, mais d'un rouge plus vif, cependant, en présence de cette fine ponctuation et en raison de ce qu'elle est limitée au bord de la mâchoire, on peut, sinon diagnostiquer qu'il s'agit là d'un exanthème scarlatineux, du moins considérer le fait comme vraisemblable. Le visage, rougi par la fièvre et quelque peu turgescent, est cependant toujours épargné par l'éruption elle-même. Ce n'est qu'exceptionnellement aussi que l'on voit survenir des taches sur le front et les tempes, tandis que le pourtour de la bouche reste toujours pâle (Thomas).

Au contraire, dans la période d'éruption l'exanthème s'étend rapidement sur le dos et la poitrine, ainsi que sur les membres supérieurs et inférieurs; la face dorsale des mains et des pieds présente surtout un développement marqué de petits points fins avec une teinte écarlate prononcée. Sur les membres, l'exanthème n'est généralement pas continu, et sur les différents points où il se montre, il est sous forme de taches qui atteignent parfois la grosseur d'une lentille. Il disparaît sous la pression du doigt et la peau paraît alors quelque peu œdémateuse. Au deuxième jour, l'exanthème a atteint son maximum comme intensité et comme extension. Il se maintient ainsi de un à trois jours, quelquefois aussi de cinq à sept jours, pendant lesquels l'intensité de la coloration change souvent, c'est-à-dire que particulièrement elle augmente et diminue avec les exacerbations et les rémissions de la fièvre.

Pendant cette période, la fièvre et les phénomènes généraux continuent. Quelquefois, les symptômes de l'angine sont modérés, il y a une rougeur diffuse, un œdème léger du voile du palais et de la luette ; mais, dans certains cas, l'inflammation des amygdales chez les enfants est pénible, ou même tout à fait grave et menaçante. La muqueuse buccale présente une rougeur diffuse, la langue, débarrassée de l'enduit grisâtre qui la recouvre, a une couleur foncée de chair et une surface villeuse (langue féline); les ganglions cervicaux sont souvent le siège d'un gonflement manifeste. La peau est sèche, chaude, brûlante, la diurèse est peu abondante, souvent on trouve d'une façon évidente dans l'urine de l'albumine et des cellules d'épithélium provenant des reins (Eisenschitz.)

L'exanthème se maintient à son summum pendant un à trois jours, après lesquels il commence à disparaître à partir de la face postérieure du cou ; en même temps, la température s'abaisse et les autres symptômes fébriles ou phénomènes concomitants diminuent eux-mêmes. Seule l'angine persiste habituellement avec la même intensité, si même elle n'augmente pas.

Dans le délai de quatre à huit jours, l'éruption a disparu, laissant après elle une pigmentation d'un jaune brun ; la peau a sa température normale, elle transpire comme avant, l'angine et la série des symptômes concomitants entrent en voie de rétrocession; l'agitation et l'insomnie disparaissent; l'appétit revient.

A partir de ce moment, la période de desquamation se manifeste, au milieu des progrès de la convalescence générale, par une chute de l'épiderme proportionnée à l'exanthème. Cette chute épidermique se fait en lamelles plus ou moins grandes (*desquamatio membranacea*), particulièrement sur les doigts, parfois sous forme de doigts de gants (*desquamatio siliquosa*), avec lesquelles parfois les ongles eux-mêmes tombent en totalité; dans les endroits où la transpiration est assez abondante, la desquamation a lieu seulement en pellicules (*desquamatio furfuracea*). Dans l'espace de quinze jours environ, la desquamation est terminée et l'épiderme s'est partout régénéré d'une manière uniforme. Dans certains cas, les cheveux tombent ou bien ils perdent leur pigment (Beigel).

La durée totale de la maladie, depuis la période des prodromes jusqu'à la terminaison de la desquamation, varie entre deux, trois et cinq semaines.

Les symptômes de la scarlatine, tels que nous venons de les décrire, sont les plus ordinaires dans les épidémies bénignes, ou dans les cas sporadiques, chez des individus jouissant, d'ailleurs, d'une bonne santé.

La scarlatine ne suit pas toujours ce type, qui déjà par lui-même présente bien des variations ; loin de là, beaucoup plus souvent encore que les autres exanthèmes aigus, elle offre des anomalies très considérables qui déterminent, sous certains rapports ou même d'une manière absolue, des différences très grandes dans l'ensemble des symptômes et dans la marche de la maladie.

L'incubation peut être extraordinairement courte, de quatre à cinq jours, plus rarement elle a une durée irrégulièrement longue de plusieurs semaines ; ce dernier cas s'observe surtout chez des enfants rachitiques ou d'une santé antérieurement affaiblie. La période d'incubation manque quelquefois totalement, ou ne se traduit par aucun symptôme fébrile. Il est vrai que, même dans ces cas, il est rare qu'il n'y ait pas d'angine, et, cependant, on peut ne pas s'apercevoir de l'existence de l'angine, la fièvre faisant défaut. La période d'éruption semble alors survenir brusquement, sans prodromes. L'exanthème peut faire son apparition d'une manière irrégulière, d'abord sur le tronc, sur les articulations et sur les parties du corps qui sont tenues chaudement, ou qui sont comprimées ou irritées ; ou bien il est clairsemé, dans certaines observations on l'a vu occuper seulement une moitié du corps, ou bien il est progressif et lent, retardé dans sa marche, ou enfin il peut se montrer brusquement sur la totalité du corps. Sur les membres frappés de paralysie, la scarlatine fait habituellement défaut, ou bien, au contraire, elle s'y développe plus fortement et persiste plus longtemps.

Dans certains cas, l'éruption dure à peine quelques heures, de sorte que souvent elle passe complètement inaperçue et que le caractère vrai de la maladie n'est révélé que par l'amygdalite et les circonstances faisant supposer la contagion, et quelquefois par les suites ultérieures de la scarlatine (desquamation, hydropisie). C'est à ces cas que se rattache la scarlatine sans exanthème, dans laquelle l'éruption et la desquamation manquent complètement, mais dans laquelle on observe l'angine et tous les autres symptômes qui correspondent à la scarlatine, ainsi que toutes les conséquences possibles, même mortelles de cette maladie.

La période d'éruption peut être, au contraire, extraordinairement longue et durer une ou deux semaines. Dans ces cas, on voit habituellement l'exanthème disparaître, se reproduire plusieurs fois, et présenter une coloration plus foncée qu'à l'ordinaire, en même temps qu'il se forme des taches qui ne disparaissent pas sous la pression du doigt (matière colorante du sang), ou même des taches pétéchiales. On a parlé aussi de récidives de l'exanthème après la desquamation complètement ou presque entièrement terminée. Mais il me semble que, dans ces cas, il s'agit d'un érythème et non d'un véritable exanthème scarlatineux.

La desquamation peut également être retardée d'une façon extraordinaire, elle peut traîner en longueur ou être extrêmement intense, c'est-à-dire se produire sous forme de lambeaux étendus ou épais.

Les anomalies que peut présenter la scarlatine relativement aux caractères morphologiques de l'exanthème que nous avons cité comme normal, c'est-à-dire qui apparaît sous forme de points, de taches uniformes et lisses (*scarlatina lævis*), sont : la scarlatina lævigata, dans laquelle les taches sont plus saillantes et brillantes; la scarlatine papuleuse et scarlatine miliaire, avec production distincte de papules et de vésicules sur la peau, qui présente une rougeur diffuse; la scarlatine marbrée, dans laquelle on trouve des taches assez grandes, partant de divers points rouges isolés et se détachant nettement par leur coloration plus foncée de la surface de l'exanthème qui est d'une couleur plus pâle; enfin la scarlatine hémorrhagique ou septique, dans laquelle des extravasions de sang, d'abord en forme de points, mais qui plus tard arrivent à la grandeur d'une pièce de cinq francs en argent, ou de la paume de la main et au delà, se produisent au milieu des régions de la peau envahies par une rougeur écarlate; chez les enfants, on les trouve le plus souvent sur le tronc; chez les adultes, sur le cou et sur les articulations. Ces extravasations sanguines sont généralement associées à des symptômes scorbutiques de la muqueuse buccale. — C'est une forme maligne.

Quant à l'existence simultanée de la scarlatine avec d'autres exanthèmes aigus, rougeole et variole, sur laquelle on a tant écrit dans ces dernières années, les médecins d'enfants en particulier, il n'est pas douteux que les contages propres à chaque exanthème peuvent être absorbés simultanément et développer leur action spécifique. Mais celle-ci se manifeste de telle façon que l'un de ces exanthèmes n'apparaît sur la peau que quand l'autre est déjà en voie de décroissance. C'est ainsi que l'on peut, dans le déclin de la scarlatine, voir apparaître la rougeole ou la variole et *vice versa*. Mais des cas dans lesquels l'un des exanthèmes, la scarlatine, par exemple, aurait été interrompue par une éruption de rougeole et se serait reproduite à nouveau après la disparition de celle-ci, de tels cas, dis-je, seraient peut-être susceptibles d'une autre interprétation.

Un érythème, une urticaire, des bulles ou des pustules isolées, enfin des pétéchies peuvent accidentellement se présenter avec la scarlatine, mais ces phénomènes n'ont pas d'autre signification que celle de l'exagération locale de la réplétion des vaisseaux, de l'exsudation et de la perméabilité des parois vasculaires.

Les exanthèmes chroniques, la gale, l'eczéma, le psoriasis rétrocèdent pendant la période éruptive de la scarlatine et reprennent une nouvelle activité avec les progrès de la convalescence.

La série des autres anomalies que peut présenter la scarlatine est tout aussi nombreuse que celle de chacun des symptômes locaux et généraux qui se rencontrent dans la marche normale de la maladie. Il n'en est guère un seul qui ne soit capable, en prenant un développement exagéré, de dominer complètement la symptomatologie de l'affection dans son ensemble, et, par conséquent de modifier essentiellement la physionomie de la scarlatine et de déterminer la marche et l'issue de la maladie. Des symptômes anormaux de ce genre représentent alors de véritables complications, en ce qu'ils sortent tout à fait du cadre de la scarlatine ordinaire, ou bien ils constituent réellement des affections consécutives à l'exanthème, puisqu'ils persistent encore après l'évolution complète du cycle ordinaire, ou même qu'ils apparaissent seulement à ce moment.

Le phénomène le plus fréquent peut-être est une exagération anormale de l'angine scarlatineuse, — *angina scarlatinosa maligna*. On voit quelquefois, dès la période prodromique et au commencement de l'éruption, survenir une inflammation parenchymateuse des amygdales, de la muqueuse du palais et du pharynx, ainsi que du tissu cellulaire sous-muqueux. Cet état s'accompagne d'une très grande difficulté de la déglutition, la bouche reste ouverte et laisse constamment couler de la salive en abondance; il y a fièvre violente, bouffissure de la face, agitation, délire. Les amygdales énormément tuméfiées se touchent l'une l'autre et peuvent amener la suffocation; la formation d'abcès sur un ou plusieurs points de leur surface est une terminaison relativement favorable. La suppuration du tissu cellulaire sous-muqueux est bien plus dangereuse; les abcès rétro-pharyngiens surtout déterminent la mort, soit directement ou indirectement par des fusées purulentes, soit comme conséquence ultérieure. La terminaison fatale est rapide aussi quand le processus inflammatoire qui a envahi les amygdales et la muqueuse du palais aboutit à une gangrène. Celle-ci se traduit par l'odeur gangréneuse bien connue de l'haleine; elle s'étend très rapidement des amygdales au voile du palais et à la muqueuse de la bouche, de la gorge et du nez; elle amène du coma, des convulsions, un écoulement sanieux par le nez et par la bouche, le pouls s'affaiblit et devient tellement fréquent qu'on ne peut plus le compter; enfin, la mort arrive. L'exanthème persiste pendant la durée de la fièvre intense qui accompagne la gangrène, et ne se dissipe qu'au moment où le pouls s'affaiblit.

Dans d'autres cas, c'est la diphthérie pharyngée — *angina*

diphtheritica, — qui fait la gravité de l'angine. Les dépôts fibrineux, d'un jaune sale, peuvent s'étendre sur la muqueuse de la gorge et à travers l'orifice postérieur des fosses nasales, jusque sur la membrane de Schneider. Cependant, l'exsudat pseudomembraneux arrive souvent à se détacher et la complication disparaît. Le danger est beaucoup plus grand quand la diphthérie s'étend du côté du larynx, — *laryngitis crouposa* — car elle menace alors gravement la vie par suffocation, par la pneumonie à laquelle elle donne souvent naissance, par la gangrène ou par décomposition du sang, ou même après la guérison du croup, par une paralysie consécutive qui envahit subitement les nerfs et les vaisseaux.

A toutes ces affections se joint régulièrement un gonflement ou une inflammation assez intense des glandes sous-maxillaires et salivaires; parfois, cette inflammation augmente, au point d'envahir même le tissu cellulaire qui environne ces glandes. On trouve alors dans la région de la joue, de la mâchoire et du cou, une tumeur dure qui presse contre le larynx et qui rend impossible l'ouverture de la mâchoire. Ces tumeurs arrivent régulièrement à former des abcès qui s'ouvrent sur plusieurs points; elles laissent après elles divers phénomènes locaux et généraux, enfin elles peuvent guérir; ou bien elles deviennent le siège d'une gangrène à marche rapidement envahissante qui aboutit à la mort par l'épuisement, par l'intensité de la fièvre, ou par l'ulcération des gros vaisseaux du cou et par une hémorrhagie mortelle; ou bien enfin il reste là une tumeur indolente qui persiste encore pendant des mois entiers et suit, néanmoins, une marche favorable.

Des affections du tube digestif, se manifestant dans les cas bénins par une diarrhée modérée, peuvent, en s'exagérant au point de devenir de l'entérite croupale, revêtir un caractère des plus graves, et peuvent encore, pendant la période d'éruption, déterminer, avec des évacuations muco-sanguines abondantes et du météorisme, un abaissement rapide des forces, une diminution de la température et enfin la mort.

L'otite catarrhale et suppurée de l'oreille moyenne, la perforation de la membrane du tympan et l'ankylose consécutive des osselets de l'ouïe, l'inflammation et la carie de l'apophyse mastoïde avec complication de phlébite et de méningite, à marche lente ou arrivant rapidement à une issue funeste, viennent assez souvent compliquer la scarlatine dès ses premières périodes, ou bien elles se développent à la suite de l'exanthème.

D'une manière générale, toute angine scarlatineuse parenchymateuse, gangréneuse ou diphthéritique est la source possible de toutes les complications connues jusqu'ici, et de toute une série d'autres accidents que nous avons encore à énumérer, à savoir des hémorrhagies, des embolies, de la pyémie et des inflammations métastatiques dans tous les tissus et tous les organes.

Sans qu'il se soit encore manifesté d'une manière spéciale par aucune affection localisée dont nous n'exceptons pas même l'angine et l'exanthème, ou bien en présence d'un exanthème qui se présente d'emblée sous forme hémorrhagique, l'empoisonnement du sang, produit par le contage de la scarlatine, peut troubler profondément les fonctions de la vie, puisqu'il détermine aussitôt une décomposition générale du sang. Celle-ci se traduit par un ensemble de symptômes que l'on désigne sous le nom de typhus scarlatineux, scarlatine typhoïde, septique, hémorrhagique.

Ce typhus scarlatineux, sous le rapport de l'intensité de ses symptômes, est divisé en deux degrés (Mayr, Hebra).

Dans le premier degré, en même temps que l'explosion de la fièvre, surviennent une grande faiblesse musculaire et de la céphalalgie. Dans la période d'éruption, les symptômes de la compression du cerveau s'accentuent : vomissements fréquents, délire, assoupissement, coma, convulsions, dilatation des pupilles. Aussitôt arrive le râle des bronches et de la trachée ; la langue est sèche et rouge, le ventre météorisé, la rate modérément gonflée, l'urine rare. Le pouls, très fréquent, devient de plus en plus faible, la température s'abaisse et le sujet meurt après avoir été malade de douze heures à cinq jours.

Quand les accidents suivent une marche aussi rapide, l'exanthème ne paraît pas du tout, si ce n'est d'une manière irrégulière, ou bien il se montre tout à coup avec une très grande intensité, en grandes taches qui deviennent immédiatement livides (ou hémorrhagiques).

Dans le deuxième degré du typhus scarlatineux, les symptômes de compression cérébrale (d'après Löschner) sont plus modérés et la marche de la maladie, dans son ensemble, est plus lente, de sorte que l'exanthème lui-même se développe régulièrement, souvent, il est vrai, mélangé de pétéchies et de vésicules miliaires. Ce n'est que plus tard que les symptômes de la maladie s'aggravent. A ces symptômes viennent se joindre de l'albuminurie, du météorisme et de la diarrhée, puis du coma, le pouls s'affaiblit, la température s'abaisse et la mort survient.

Les principales lésions que les autopsies révèlent dans ces cas, sont : des granulations grises sur les méninges, que l'on observe plus souvent après les cas à marche lente, une hyperhémie du cerveau, des poumons et de l'intestin, un gonflement des plaques de Peyer, des glandes agminées de l'intestin et des ganglions mésentériques ; enfin des épanchements de sérosité dans la cavité des membranes séreuses.

Les affections des reins forment certainement la complication la plus fréquente de la scarlatine, puisque, dans la plupart des cas, alors même qu'ils suivent une marche régulière, on trouve dans l'urine, dès les premières périodes, un peu d'albumine et de l'épithélium des reins ayant même déjà subi la transformation graisseuse (Eisenschitz, Steiner, etc.). Cependant c'est dans le cours de la desquamation et plus tard encore, que l'on trouve surtout la néphrite catarrhale et parenchymateuse, qui représente ainsi une maladie consécutive de la scarlatine. Par le fait de la gravité inhérente à cette affection, une scarlatine qui avait jusque-là suivi une marche des plus favorables, peut encore se terminer, plus tard, d'une manière fatale.

Parmi les complications plus rares, nous pouvons citer la pneumonie, desquamative et croupale, cette dernière particulièrement produite par la propagation du croup laryngé, l'inflammation des membranes séreuses et synoviales, pleurésie, péricardite, péritonite, affections des articulations. On observe parfois une fonte de la cornée, à la suite de la scarlatine septique et de la gangrène. Des accidents de moindre importance sont les hémorrhagies nasales (assez rares d'ailleurs), les aphtes de la bouche, la suppuration de quelques glandes sous-maxillaires et cervicales, dans le cas où ils représentent une complication isolée de la scarlatine normale.

On doit considérer comme maladies consécutives de la scarlatine les diverses affections qui ont bien, il est vrai, débuté, pendant que la scarlatine existait, mais qui survivent encore à la période de desquamation comme maladies indépendantes, ou dont le développement ne s'est fait qu'après la terminaison de cette période, mais est le résultat des troubles de l'organisme particuliers à la scarlatine.

A la première catégorie nous rattacherons l'ozène persistant, qui peut être à l'état de simple catarrhe nasal chronique, ou sous forme d'inflammation plus intense laquelle peut entraîner des ulcérations, un écoulement purulent, la carie et la nécrose des cornets et de la cloison osseuse du nez, de l'érysipèle et même la gangrène ; l'otite avec toutes les suites possibles, comme la destruction d'organes importants, dureté de l'ouïe et même surdité persistantes, voire même une carie qui peut se terminer par la mort ; l'hypertrophie des amygdales, le catarrhe chronique de l'intestin et les troubles de la nutrition qui en sont la conséquence; des affections métastatiques des articulations et des membranes séreuses; l'inflammation et la suppuration des ganglions dits lymphatiques, de la peau et du tissu cellulaire souscutané dans les régions les plus variées du corps. La parotide et les glandes sous-maxillaires en particulier présentent un gonflement indolent et forment des tumeurs qui persistent pendant des mois et même un ou deux ans; il en est de même des parotides, de la tuméfaction indolente et de l'infiltration du tissu conjonctif périglandulaire dans le pli maxillaire, qui persistent souvent après la scarlatine. Toutes ces affections peuvent amener le développement d'un trouble chronique de la nutrition, comme la scrofulose, ou même d'un état pathologique aigu qui se termine par la mort.

Mais la plus fréquente et aussi la plus redoutable des maladies consécutives de la scarlatine, c'est l'affection des reins qui, dans des cas rares, peut, soit dès les premières périodes de l'exanthème, soit plus tard, déterminer une mort subite avec les symptômes de l'urémie, sous forme de maladie de Bright aiguë. L'affection scarlatineuse des reins peut encore amener, plus tard et dans son développement progressif, une anasarque qui se montre tantôt alternativement sur différentes parties du corps, tantôt plus spécialement limitée aux extrémités inférieures, ou bien une ascite. La plupart des cas dans lesquels l'hydropisie survient tardivement guérissent; d'autres se compliquent de maladies qui aggravent la situation ou qui peuvent même se terminer fatalement comme par l'hydrocéphale aiguë, l'hydrothorax, l'hydropisie du péricarde et l'œdème de la glotte.

Pour me conformer au plan de nos conférences, je me suis borné à faire ressortir seulement les principales circonstances des complications et des états consécutifs de la scarlatine. Mais les faits que je vous ai exposés suffiront pour que vous soyez bien convaincus du caractère indéfinissable de la maladie scarlatineuse et en même temps de sa gravité.

Par conséquent, le pronostic de cette affection ne peut jamais être établi autrement que d'une manière dubitative. Je ne connais pas de maladie plus insidieuse que la scarlatine; on ne peut jamais être en sûreté vis-à-vis d'elle, car, à tout moment et dans chaque cas, on peut être surpris par les accidents les plus dangereux. Le cas qui se présentait le plus souvent de la façon la plus normale, et dont la marche ne montrait que des symptômes modérés et typiques, peut se terminer brusquement par la mort par le fait de l'urémie, d'une « paralysie cérébrale » ou de l'une des complications que nous avons énumérées; ou bien après avoir suivi heureusement son évolution complète, il peut encore traîner en longueur par le fait de maladies consécutives ou de métastases, ou bien il peut s'aggraver tardivement ou même se terminer par la mort. Dans toutes les circonstances, donc, le médecin doit être très réservé en présence de la scarlatine, il devra attacher une certaine importance même à la plus légère complication, et il ne déclarera pas le malade guéri et hors de tout danger avant que tous les symptômes, même ceux qui persistent encore après la desquamation, aient complètement disparu, que l'urine soit entièrement exempte d'albumine et que les fonctions de l'organisme soient redevenues normales sous tous les rapports.

Il faut tenir un compte tout particulier de la marche de la fièvre et de l'exanthème. Une fièvre trop élevée est toujours un signe sérieux, qui devient encore plus grave quand cette fièvre se complique de symptômes notables d'irritation et de dépression du cerveau. Un exanthème qui se développe d'une manière bien nette et en temps opportun, avec une fièvre modérée et une angine catarrhale moyenne, constitue un excellent ensemble de symptômes. L'angine parenchymateuse, l'inflammation du tissu cellulaire de la muqueuse de la gorge et du cou sont très dangereuses ; la diphthérie, le croup, la gangrène sont des complications presque toujours mortelles. La disparition brusque de l'exanthème indique le développement d'une maladie grave des organes internes, poumons ou cerveau ; l'éruption tardive de la scarlatine avec persistance d'une fièvre intense et concomitance de symptômes cérébraux est un mauvais signe. La scarlatine marbrée (*variegata*) est souvent suivie d'une bronchite opiniâtre et de pneumonie. La scarlatine miliaire, caractérisée par l'apparition de vésicules sur l'exanthème déjà existant, indique un empoisonnement pyémique du sang. Des pétéchies isolées, des epistaxis, alors que les autres symptômes sont modérés, sont sans gravité; au contraire, en présence d'une fièvre intense, de délire, d'assoupissement et de gangrène, ces pétéchies et ces épistaxis indiquent une dissolution générale du sang.

Il faut, dès le début de la scarlatine, apporter une grande attention à la marche de la diurèse, et contrôler, par une épreuve journalière, la quantité d'albumine qui existe dans l'urine. L'albuminurie n'est pas elle-même un symptôme dangereux; elle ne manque presque jamais. Mais la présence de l'albumine doit toujours faire penser aux dangers de l'urémie et aux terminaisons possibles de cette affection, ou tout au moins à l'hydropisie consécutive et au retard que la convalescence peut en éprouver. Cette complication, ainsi que toutes les autres d'ailleurs, doit être appréciée suivant son importance pathologique et suivant les conséquences qu'elle peut entraîner, et le médecin se guidera d'après cela pour établir le pronostic. Il en est de même pour les symptômes consécutifs et les maladies qui succèdent à la scarlatine.

Du reste, le caractère général de l'épidémie et du génie épidémique entre aussi en ligne de compte pour le pronostic. D'après le dire des médecins d'enfants les plus expérimentés, il n'y a pas d'épidémie de scarlatine qui soit bénigne. Cependant, certaines épidémies se signalent par le nombre et la gravité spéciales des complications et des affections consécutives. Vers la fin de l'épidémie, les scarlatines sont en général moins graves. Quand le croup, la fièvre typhoïde, la dyssenterie, le choléra règnent dans un pays, les cas, même sporadiques, de scarlatine sont plus à redouter.

Enfin les conditions individuelles de l'âge, de la constitution générale, et des complications accidentelles, doivent être prises en considération relativement au pronostic, indépendamment, bien entendu, des circonstances résultant de la scarlatine elle-même. Les individus jeunes sont généralement plus en danger que les sujets plus âgés, bien que ces derniers puissent être tout aussi rapidement enlevés. Les personnes mal nourries, mal soignées habituellement, qui sont fréquemment atteintes d'angine, les enfants qui ont les amygdales hypertrophiées, les accouchées, les varioleux, les sujets atteints de fièvre typhoïde ou les convalescents sont gravement en danger quand ils prennent la scarlatine. Je termine ces indications en insistant sur ce fait que le médecin ne doit pas sans doute alarmer l'entourage des malades dans tous les cas de scarlatine, mais il ne doit pas non plus promettre une guérison certaine avant que les derniers symptômes des complications et des maladies consécutives aient complètement disparu.

En ce qui regarde l'exanthème, nous n'avons rien à dire des lésions anatomiques, que l'on ne puisse conjecturer déjà de l'aspect clinique qu'il présente : dans les formes normales, c'est de l'hyperhémie avec une exsudation modérée ; quand il y a des papules et des vésicules, l'exsudation correspondante est plus forte, et il y a prolifération de cellules à l'intérieur des papilles et du réseau muqueux ; enfin, dans les cas où il existe des pétéchies, on trouve de petits épanchements de sang à l'état libre dans les papilles et le derme. Sur le cadavre l'hyperhémie a disparu. Les lésions anatomo-pathologiques, que l'on rencontre en outre dans la peau et dans d'autres tissus ou organes, correspondent aux différentes affections qui sont survenues pendant le cours de la scarlatine ; nous les avons déjà signalées en partie dans l'exposé que nous avons fait de ces complications.

L'étiologie de la scarlatine ne nous est guère plus connue que celle des autres exanthèmes aigus. Il n'est pas douteux que la cause de la maladie réside dans un contage spécifique. Comme dans tous les pays et pour la plupart des cas de scarlatine il est démontré qu'il y a eu une occasion d'infection par un autre scarlatineux, cela prouve bien que jamais cette maladie ne survient autrement que par contagion. Il doit en être de même aussi pour les cas sporadiques dans lesquels on ne peut pas faire la preuve directe de la source d'infection.

Quelques expérimentateurs ont réussi à transmettre la scarlatine à des individus bien portants en leur inoculant du sang, des pellicules ou des produits de sécrétion de sujets scarlatineux, mais ces inoculations ont souvent déterminé des maladies générales tellement graves, que l'on a dû renoncer à ces expériences. D'autres, au contraire, n'ont obtenu aucun résultat. Seul, Miquel prétend avoir observé une inflammation purement locale et une protection contre une infection ultérieure. Dans le sang de lapins chez lesquels une injection de sang provenant de sujets atteints de scarlatine avait rapidement amené la mort, on a trouvé (Coze et Feltz, etc...) une grande quantité de bactéries. On est en droit de se demander si ces bactéries ont quelque chose de commun avec le contagium de la scarlatine.

Le contage scarlatineux est volatil et remplit l'atmosphère de respiration des malades atteints de scarlatine. Il est également contenu dans le sang de ces malades ainsi que dans les produits de desquamation et d'excrétion ; il s'attache même aux objets et aux meubles qui peuvent le transporter à de grandes distances. L'infection peut se produire en respirant l'air imprégné du contage scarlatineux, ou par le contact direct des malades et de leurs sécrétions, ou enfin par le contact avec les personnes ou avec des objets sur lesquels le contage a pu s'attacher. On a fait les récits les plus étranges, mais qui ont été souvent vérifiés, sur la longue durée de la transmissibilité du contage scarlatineux, sur la résistance qu'il oppose au temps et aux changements de lieu, au grand froid et à la grande chaleur, ainsi qu'aux variations atmosphériques. Ainsi la maladie peut être transportée à de grandes distances par des personnes en bonne santé, ou par des individus qui ont eu la scarlatine, ou par des objets provenant de leur entourage, par des vêtements ou même par des lettres ; ou bien on voit la scarlatine apparaître chez des personnes qui viennent habiter une chambre qui a été quittée depuis des mois par un scarlatineux et que l'on a depuis lors nettoyée à fond.

L'agent contagieux semble ne pas être exhalé par le malade pendant la période des prodromes, mais bien pendant celle de l'éruption. Aussi des enfants, que l'on a éloignés de leur frère ou sœur malade dès le début de la maladie, sont-ils le plus souvent épargnés. Par contre, la faculté d'infection des scarlatineux dure plus longtemps que celle des sujets atteints de rougeole, ainsi que certains faits permettent de le supposer; elle persiste encore quelque temps après la fin de la desquamation, alors qu'il subsiste quelque état pathologique consécutif à la scarlatine, par exemple l'hydropisie.

Généralement la disposition à recevoir le contage scarlatineux est moindre que pour la rougeole. C'est en raison de cela que dans une même famille, le plus ordinairement quelques membres seulement prennent la maladie ; il est extrêmement rare que tous les enfants en soient atteints. C'est entre deux et sept ans que la disposition dont nous parlons est la plus forte. Cependant, à l'exception peut-être de la vieillesse, aucun âge n'est à l'abri de la scarlatine. L'enfant, pendant la vie intra-utérine, peut-il prendre cette maladie et l'apporter en venant au monde? C'est là un point qui n'est pas encore résolu.

Une fois guéris, les sujets qui ont eu la scarlatine paraissent être protégés pour toute leur vie contre une nouvelle infection; du moins les cas d'individus ayant eu une seconde fois la scarlatine sont très rares, on les a même révoqués en doute.

C'est sous forme sporadique que la scarlatine est le plus fréquente; dans les grandes villes comme Vienne, il en existe toujours quelques cas. Certains médecins prétendent à ce propos que la diphthérie et la scarlatine alternent l'une avec l'autre. Comme les cas isolés se touchent de plus près dans les grands centres et que les occasions de contagion y sont multipliées, il en résulte que, tous les trois ou quatre ans, il survient dans les grandes villes des épidémies de scarlatine; cependant, elles n'atteignent jamais les énormes proportions que prennent les épidémies de rougeole. Ce qui est propre aux épidémies de scarlatine, c'est qu'elles se développent d'une manière inégale; qu'elles s'éteignent lentement et qu'elles se maintiennent longtemps à leur maximum (Thomas). Elles se distinguent en épidémies bénignes, épidémies caractérisées par des complications et une marche spéciales, et épidémies malignes. Dans les populations éloignées des autres, la maladie est occasionnellement importée par des gens qui en sont atteints ou par des convalescents ou même par des objets imprégnés du contage. La maladie peut y rester à l'état sporadique ou se développer sous forme épidémique.

La proportion de la mortalité varie entre 5, 20 et jusqu'à 25 p. 100 des malades, suivant le caractère bénin ou pernicieux de l'épidémie régnante. Enfin, je vous ferai remarquer encore que, chez certains animaux domestiques, on a observé une maladie qui a quelque analogie avec la scarlatine.

Le diagnostic de la scarlatine typique repose sur des signes certains fournis par l'exanthème caractéristique de la peau : la rougeur ponctuée de celui-ci, sa délimitation autour du visage, l'angine précoce avec rougeur du voile du palais, la fièvre concomitante, et enfin la desquamation consécutive à la disparition de l'éruption. Dans les cas où la maladie se développe d'une façon rudimentaire, ou encore dans ceux qui se terminent fatalement avant la sortie de l'exanthème, diverses circonstances pourront aider à poser le diagnostic, si l'on sait, par exemple, qu'une épidémie de scarlatine règne actuellement, ou bien si l'on peut démontrer une occasion de contagion, mais surtout la constatation de l'albumine dans l'urine. D'autres formes morbides obscures peuvent se reconnaître, abstraction faite de toute constatation de la cause d'infection : la scarlatine sans exanthème, par l'angine spécifique et par le génie épidémique; la scarlatine avec exanthème fugace, par la desquamation caractéristique ou par certaines maladies consécutives, telles que les parotidides, l'hydropisie.

La rougeole se différencie de la scarlatine par la forme de l'exanthème, qui est en taches dans la première, par la présence de cet exanthème sur la face même et par le catarrhe; l'érythème se distingue de la scarlatine par l'absence d'angine et par le peu d'intensité ou l'absence de la fièvre.

Dans l'état puerpéral, on voit quelquefois apparaître une affection qui est en général mortelle et qui est connue sous le nom de scarlatine puerpérale (Helm, 1837), et qu'il ne faut pas confondre avec la scarlatine survenant chez une femme en couches. La scarlatine puerpérale est un érythème plus spécialement localisé au bas-ventre, que l'on rencontre quelquefois aussi sur d'autres parties, parfois même étendu sur le corps entier, caractérisé par une rougeur diffuse, d'un rouge écarlate vif et même foncé, par une chaleur brûlante de la peau, en particulier de la peau du ventre, qui souvent est en même temps couverte de nombreuses vésicules miliaires. Les principaux symptômes sont la sensibilité douloureuse de l'utérus, les lochies peu abondantes et nauséabondes, et un état typhoïde avec fièvre intense et sécheresse de la langue. Cet érythème est l'expression d'un état pyémique résultant d'une phlébite utérine, et se distingue facilement de la scarlatine par les caractères que nous avons énoncés ci-dessus. Comme je l'ai déjà dit, cette scarlatine perpuérale se termine habituellement par la mort. Sur le cadavre, on trouve souvent encore les vésicules existantes ou bien on les reconnaît à une desquamation ponctuée.

De tout temps les efforts des médecins ont tendu à rendre le traitement de la scarlatine le plus efficace possible, ce qui s'explique par la gravité que présente cette maladie. Malheureusement, nous ne possédons pas encore aujourd'hui de moyens capables de paralyser l'action du contage qui émane du corps des scarlatineux, non plus que de celui qui a déjà pénétré dans l'organisme. Les médecins qui admettent comme un fait déjà démontré que le contage de la scarlatine est constitué par des champignons microscopiques, comme le contage de toutes les maladies infectieuses, peuvent toujours croire qu'ils réussiront à le neutraliser à l'intérieur de l'organisme par l'administration interne de salicylate ou de borate de soude, d'acide phénique, d'eau chlorurée, etc. En fait, jusqu'à présent, ni par l'emploi de ces moyens, ni par celui des acides minéraux auxquels on avait recours jadis, on n'a réussi dans aucun cas à empêcher l'éruption de la scarlatine quand le contage de cet exanthème a été absorbé.

La première indication du traitement consiste donc dans la prophylaxie subjective et objective. Par prophylaxie subjective, j'entends la protection de l'individu non encore infecté, que l'on obtient en isolant celui-ci en temps opportun et d'une manière complète de la source de la maladie. Le but de la prophylaxie objective est de rendre le foyer infectieux aussi peu nuisible que possible, en isolant ce foyer et en désinfectant les chambres et les meubles qui ont été en contact avec les malades.

Dans l'état actuel de la science, le seul traitement à opposer à la maladie même est le traitement des symptômes. Sous ce rapport, le médecin aura assez d'occasions d'intervenir d'une façon rationnelle et utile. Mais dans les cas à marche normale, il faut s'en tenir à la méthode purement expectante. On tiendra le malade au lit, légèrement couvert, dans une chambre à laquelle on donnera souvent de l'air et dont la température sera maintenue entre 17° et 19° C.; on lui fera souvent prendre des boissons tièdes, du bouillon léger, du lait, des fruits cuits; dans les cas d'angine douloureuse mais bénigne, on lui donnera de petits morceaux de glace ou, pour lui être plus agréable, des cuillerées de glace sucrée, un gargarisme pour déterger la gorge. On entretiendra la propreté du corps par des lavages et l'on changera souvent le linge et les draps; cela ne peut qu'être utile aux malades.

On ne permettra au malade de quitter le lit que quand le pouls sera redevenu normal depuis plusieurs jours, la peau douce et légèrement en transpiration. Quand la desquamation sera finie, on donnera un bain tiède, auquel on reviendra tous les deux ou trois jours. Ce n'est que vers la fin de la quatrième ou cinquième semaine, quand la desquamation sera complètement terminée partout, et quand il n'y aura plus trace d'albumine, que l'on permettra la sortie à l'air libre.

Dans tous les cas où la température fébrile est élevée et dans lesquels on trouve des symptômes cérébraux alarmants, je voudrais recommander le traitement hydrothérapique qui a souvent donné de bons résultats. Suivant le cas particulier, le médecin appréciera s'il doit appliquer ce traitement sous forme de demi-bains fréquents, tièdes ou frais, de lavages ou de linges mouillés. Si je parle ici des frictions méthodiques avec du lard, conseillées par Schneemann, c'est uniquement pour vous dire qu'elles ne servent à rien.

Je ne vous énumérerai pas ici les moyens et les méthodes qui sont indiqués et dont on peut faire usage contre cette multitude de symptômes morbides généraux et locaux qui peuvent compliquer la scarlatine, comme les excitants dans les cas de compression cérébrale, de collapsus; les toniques et les opiacés contre la diarrhée; la quinine, la digitale, contre la fièvre intense et la grande fréquence du pouls; l'ononis (1), l'acétate de potasse dans les cas de dysurie; les divers traitements applicables à la diphthérie, au croup, à la pneumonie, à la gangrène, aux affections des articulations, etc. Bien qu'elles fassent partie de l'ensemble symptomatique de la scarlatine, toutes ces affections doivent être traitées seulement d'après les règles que la pathologie spéciale médicale et chirurgicale vous a déjà fait connaître.

Je voudrais, cependant, appeler votre attention d'une manière spéciale sur un accident que les dermatologistes ont souvent à traiter après la fin de la scarlatine, je veux parler de l'engorgement de la parotide et des ganglions sous-maxillaires, qui persiste pendant des mois, voire même pendant une ou deux années. J'ai vu fréquemment, dans ces cas, les applications d'emplâtre hydrargyrique pur ou mélangé avec l'emplâtre de ciguë à parties égales, donner des résultats remarquables. On pourrait essayer aussi les badigeonnages avec le collodion iodoformé à 1 pour 15.

(1) Ononis, ononis spinosa, ou arrête-bœuf (légumineuse), dont la racine est, dit-on, diurétique. (*N. d. Trad.*)

TREIZIÈME LEÇON

VARIOLE

Historique, Inoculation et vaccination. Varioloïde, varicelle. Variole typique, variole vraie. Variole atypique à marche bénigne.

On donne le nom de variole, *petite vérole, variola, Pocken, small-pox, vajuolo,* à une maladie aiguë contagieuse, caractérisée par une éruption, sur la peau, de papules, de vésicules et de pustules, accompagnée de fièvre, d'un état morbide complexe portant sur l'organisme entier, le tout affectant une marche typique, laquelle est également caractéristique.

Au double point de vue pathologique et épidémiologique, la variole est certainement le plus important des exanthèmes aigus; elle intéresse encore la dermatologie d'une manière toute spéciale, par les altérations profondes et caractéristiques qu'elle détermine dans la peau. L'exanthème forme incontestablement le symptôme le plus saillant de la variole; c'est lui qui fournit les signes décisifs pour le diagnostic et le pronostic. Aussi, partout où il n'existe pas d'hôpitaux spéciaux pour les varioleux, trouve-t-on tout naturel de placer ces malades dans les sections de dermatologie des hôpitaux généraux. C'est ainsi que, jusqu'en 1873, on faisait entrer tous les varioleux du rayon de Vienne dans la section dermatologique de cet hôpital.

L'historique de la variole nous apprend que les médecins et les gens étrangers à la profession, les gouvernements et les personnes qui se préoccupent du bien sanitaire de l'humanité, ont de tout temps reconnu l'extrême gravité de cette maladie et ont cherché à en atténuer les dangereux effets. Certaines questions importantes relatives à la pathologie de la variole, qui attendent encore aujourd'hui une solution, et auxquelles vous ne devez pas rester indifférents, méritent d'être mentionnées au point de vue historique.

Il est très probable (Moore), bien qu'il n'existe pas précisément de documents à ce sujet, que la variole est une maladie qui a existé chez les peuples des temps les plus anciens et que, partie de l'Asie orientale, de la Chine et de l'Hindoustan, elle a pris sa route vers l'Europe en suivant les côtes orientales de la Méditerranée. Grégory croit trouver pour la première fois dans Procope (544 après J.-C.) des renseignements historiques exacts sur des épidémies de variole en Arabie, dans la petite Asie et en Égypte. En tout cas, la maladie a dû se répandre très vite de là sur les autres pays qui bordent la Méditerranée. Car, suivant Hecker, déjà en 581 après J.-C., Grégoire de Tours a décrit une maladie épidémique qui s'était étendue à tout le sud de l'Europe, et que l'on doit considérer comme étant la variole. On trouve des indications plus nettes encore, au sujet de cette maladie, dans Razès (900 après J.-C.), qui fait en même temps connaître les idées du médecin égyptien Ahron, du VIe siècle après J.-C. Décrite par les Arabes, d'une manière qui ne laisse aucun doute, la maladie paraît, à en juger du moins par quelques manuscrits conservés au British Museum de Londres, avoir été connue déjà avant l'an 900 après J.-C. sous le nom de variole (diminutif de *varus*, bouton, ou dérivé de αἴολος, varus), bien que l'on attribue communément à Constantin l'Africain (1087) la paternité de cette appellation. Le nom allemand « Pocke » signifie « poche ».

Pendant les croisades, les fréquentes communications des peuples entre eux ont beaucoup contribué à la propagation de la maladie, ainsi qu'à l'idée généralement répandue de sa grande contagiosité et de sa gravité. La syphilis avec ses éruptions de pustules particulières, que l'on nommait aussi vérole (Blatterkrankheit), apparut vers la fin du XVe siècle sous forme épidémique ; on lui donna le nom de « grande vérole » pour la distinguer de la variole proprement dite « petite vérole », « *small pox* ». Avec les Européens qui émigrèrent dès la fin du XVe siècle dans les pays d'outremer nouvellement découverts, la variole fit son apparition meurtrière dans ces contrées où elle était grandement redoutée, et où on lui donnait le nom de « mort noire ». C'est par millions que se comptent les victimes qui succombèrent pendant différentes épidémies de l'un et de l'autre côté de l'Océan. On construisit de nombreuses maisons pour y loger et isoler les individus atteints par l'épidémie, et la peur que l'on avait de prendre d'eux la contagion si souvent mortelle donna naissance aux prescriptions les plus étranges, on pourrait même dire inhumaines dans le sens des temps modernes, comme par exemple la condamnation de toute maison recélant un varioleux, par un écriteau appendu à la porte.

Comme tous les progrès en fait de service sanitaire, ceux que l'on mit en œuvre contre les épidémies de variole prirent naissance, d'une manière d'abord empirique, puis raisonnée, dans la connaissance scientifique plus exacte de la maladie, et dans l'examen plus attentif de la pathologie de la variole.

C'est encore Sydenham qui, dans les dix dernières années du XVIIe siècle, publia des travaux très estimés sur la pathologie de la variole, tandis que, au commencement et dans le cours du XVIIIe siècle, Boerhave, Van Swieten, Cotugno, de Haën, Hoffmann, Sauvages, etc., jetèrent une certaine lumière sur les phénomènes cliniques de la maladie.

Ce fut d'abord un fait important constaté par tous les observateurs de la variole, à savoir que certaines épidémies étaient constituées principalement par des cas légers, à marche bénigne, à altérations cutanées légères et se terminant par la guérison, tandis que d'autres épidémies fournissaient surtout des cas graves, amenant une destruction profonde de la peau ainsi que d'organes importants, et enfin se terminant par la mort. Déjà Sydenham avait qualifié les cas de l'épidémie de 1667-1672 de varioles régulières et ceux de l'épidémie de 1674-1675, de varioles anomales. Comme on apprit en même temps qu'une personne qui avait été une fois atteinte par la variole était à l'abri d'une nouvelle infection, on eut alors la pensée d'exposer directement à la contagion les personnes qui, jusque-là, avaient échappé à la variole, au moment où les formes légères de la maladie dominaient. On pouvait compter ainsi qu'on les verrait contracter une variole relativement très bénigne, et qu'on les mettrait ainsi à l'abri du danger très probable qu'elles courraient si elles venaient à la prendre dans le cours d'une épidémie maligne. C'est ainsi que naquit l'usage de l'inoculation au moyen de la variole humaine, la variolation ou inoculation.

Les premiers débuts de cette pratique sont, il est vrai, inconnus. D'après Eimer, elle devait exister déjà au XIe siècle, en Orient, et certainement c'est de là qu'elle a dû se propager. C'est un fait historique que la femme de l'ambassadeur anglais à Constantinople, Lady Montague, inocula son fils dans cette même ville, en 1717, et sa fille en Angleterre, en 1721, avec du pus variolique. Aussitôt, les familles princières donnant l'exemple, la méthode de l'inoculation variolique pénétra dans les différents pays du continent.

Voici les effets que produisait l'inoculation : il survenait d'abord, vers le troisième ou le quatrième jour, sur les points d'application et, quelques jours plus tard, autour de ces mêmes points, des papules qui se développaient ultérieurement en vésicules et en pustules; puis, vers le dixième ou onzième jour, apparaissait au milieu de symptômes fébriles, une éruption générale de variole qui suivait d'ordinaire une marche bénigne. Bien que les personnes ainsi inoculées fussent elles-mêmes généralement protégées contre une nouvelle atteinte de variole, l'inoculation ne put, cependant, pas se maintenir longtemps. Il est évident, en effet, que les sujets inoculés eux-mêmes concouraient à la propagation du contage varioleux et au développement d'épidémies de variole tout autant que ceux qui prenaient accidentellement la maladie. C'est précisément pour cela que déjà, vers la fin du siècle dernier, dans divers pays, et plus tard à peu près partout, les inoculations de variole humaine furent interdites par les autorités avec la plus grande sévérité.

On pouvait, du reste, abandonner l'inoculation avec d'autant moins de regrets que, sur ces entrefaites, en 1798, Jenner, à Londres, fit connaître l'inoculation au moyen du cow-pox, la vaccination. Celle-ci ne produisait localement, sur le sujet inoculé, qu'un petit nombre de pustules et ne provoquait aucune maladie générale; elle ne déterminait pas non plus la contagion à distance sur d'autres personnes, et, cependant, elle protégeait les sujets inoculés contre la variole si redoutée. Ces brillants effets assurèrent à la vaccination, pour l'avenir, les sympathies bien méritées de toutes les personnes intelligentes, ainsi que des médecins et des gens du monde qui n'ont pas d'opinions préconçues. Elle est aujourd'hui universellement appréciée dans toutes les classes des États civilisés, elle étend ses bienfaits sur le globe entier, malgré l'opposition et les soupçons que des voix plus ou moins autorisées ont de temps à autre soulevés contre elle.

Je n'entrerai pas ici dans d'autres détails au sujet de l'inoculation par le cow-pox, parce que je m'étendrai longuement sur ce sujet, dans le chapitre de la prophylaxie de la variole. Je ne m'en suis occupé ici que dans l'intérêt de l'exposé historique de la variole et parce que la vaccination a exercé, par elle-même et par ses résultats, une certaine influence sur la pathologie de la variole.

Un grand nombre d'adhérents de Jenner, sinon Jenner lui-même, nourrissaient et propageaient que, par l'inoculation bien exécutée, les individus perdaient absolument l'aptitude à prendre la variole. Or on vit bientôt que certains sujets qui avaient été cependant vaccinés d'une façon régulière furent atteints, après un nombre variable d'années, de la variole, mais toutefois à un degré assez léger. Alors, pour sauver la théorie, on essaya de différentes manières de faire considérer ces affections comme autre chose que la variole, sous les noms de varioloïde, ou de varicelle. Peu à peu on arriva aussi à reconnaître que les sujets vaccinés eux-mêmes pouvaient prendre la petite vérole. Puis, comme la plupart de ces cas étaient bénins, et différaient d'une manière favorable, sous certains rapports, de la variole vraie, — *variola vera,* — que l'on observait chez les sujets non vaccinés, on les considéra comme des petites véroles modifiées par la vaccination, comme des varioles mitigées, *variola modificata.* Mais ce qui existe en réalité, c'est que toutes ces formes, sous le rapport de la genèse et de la pathologie, représentent une seule et même maladie; que les sujets vaccinés, eux-mêmes, peuvent, beaucoup plus rarement il est vrai que les non vaccinés, prendre la variole vraie; qu'une varioloïde ou une varicelle légère d'un individu vacciné peut donner naissance à une variole grave chez un sujet vacciné ou non, et qu'enfin aussi des individus non vaccinés peuvent présenter des formes de la maladie aussi légères que celles que l'on rencontre ordinairement chez les sujets vaccinés quand ils prennent la variole.

Au sujet de la varioloïde, tout le monde est d'accord. On donne ce nom à une variole assez bénigne, sans rechercher si elle se présente chez un individu vacciné ou non.

Mais, pour la varicelle, les avis des médecins sont encore actuellement partagés. Déjà, avant l'introduction de l'inoculation, elle était connue de Haën sous les noms de varicelle, variolæ spuriæ, Wasserpocken, chicken pox, etc., et, depuis le siècle dernier, on avait bien souvent (Heberdeen, Thomson, Diemerbröck, Heim, Willan, Hesse, etc.) discuté sa nature en la présentant tantôt comme une maladie identique à la variole (Thomson), tantôt comme une forme de variole modifiée par la vaccination, tantôt, enfin, comme une affection complètement différente de la variole. Il est tout à fait impossible de s'appuyer sur la littérature ancienne pour porter un jugement, tant sont contradictoires les données qu'elle contient. Eisenschitz, qui, récemment, a mis tous ces documents en parallèle de la manière la plus consciencieuse, est, cependant, arrivé à des conclusions auxquelles quelques auteurs (Kassowitz) ni moi ne pouvons adhérer. Avec Hesse, Trousseau, Vetter, et beaucoup de médecins d'enfants, Thomas, Steiner, Lothar Meyer, Gerhardt, Monti, Fleischmann, Henoch, etc., depuis 1860 particulièrement, soutiennent avec insistance l'avis que la varicelle représente une maladie des enfants, et des enfants seulement, complètement différente de la variole. Aux motifs allégués par ces auteurs pour créer une varicelle spécifique ou « vraie », Hebra, Kassowitz, d'autres encore, et moi, nous avons opposé des motifs réels, des faits qui me paraissent assez importants pour que l'on puisse nier l'existence d'une varicelle différente de la variole. Ce n'est pas ici le lieu de vous faire un exposé spécial de ces motifs ; il me suffira de vous dire que, comme Hebra, je ne connais qu'une variole, la variole provenant d'un seul contage, mais qui tantôt se présente avec un ensemble de symptômes plus ou moins graves, entraînant même quelquefois la mort, et, tantôt, a l'aspect d'une maladie légère. Hebra considère comme une chose pratique d'établir, suivant le degré de la maladie, trois formes de la variole : variole vraie, varioloïde et varicelle, mais en maintenant toujours leur identité et en insistant sur ce fait qu'une certaine forme peut, chez un autre individu, donner naissance à l'une des autres formes.

C'est donc dans un but uniquement pratique, c'est afin que l'on puisse bien s'entendre sur le degré d'intensité du cas en présence duquel on se trouve, qu'Hebra a tracé la division de ces trois formes de variole. Il donne le nom de varicelle à la plus légère, à celle qui accomplit sa marche en quinze jours ou même dans un temps plus court ; de varioloïde à celle qui se termine en trois ou quatre semaines, et de variole vraie à celle qui dure plus de quatre semaines. Quant à moi, cette division ou une division analogue me paraît fort utile, tant qu'un certain nombre de médecins considéreront les cas dans lesquels les vésicules prédominent, comme une varicelle *sui generis;* par ce moyen on n'oubliera pas qu'avec beaucoup d'autres médecins, nous regardons toujours ces formes comme identiques à la variole et lui appartenant.

Nous arrivons maintenant à la symptomatologie de la variole.

Si vous étudiez à fond un grand nombre d'ouvrages très méritoires traitant de la variole, il vous sera très difficile d'en tirer un tableau représentant une entité morbide, et de concilier entre elles les anomalies souvent considérables que présente la symptomatologie. Ce que vous ne pourrez pas faire là, il ne faut pas le reprocher aux auteurs, mais uniquement à la maladie elle-même. Pour moi qui, comme Assistant de cette Clinique, me suis trouvé à même d'observer dans le cours de six années consécutives quatre mille varioleux et dans la suite un autre millier de ces malades, je comprends parfaitement que de telles différences se produisent dans les opinions émises sur la variole. Mais ceux qui ont vu trop peu de varioleux ne peuvent pas le comprendre au même degré. Non seulement chaque épidémie présente la plus grande diversité de cas, mais encore chaque symptôme en particulier revêt un aspect tout spécial dans telle ou telle épidémie, de telle ou telle année, de tel ou tel pays. Le médecin qui n'a qu'un champ d'observation limité est donc facilement exposé à envisager comme caractéristique une chose qui n'est qu'accidentelle, et, d'une manière générale, à ne pas interpréter exactement les faits isolés, absolument comme celui qui n'a l'occasion d'étudier la variole que dans une épidémie unique.

Je vous adresse tout de suite ces observations, afin de vous faire bien comprendre que toute description de la variole, basée sur des formes isolées et rangées dans une classification rigoureuse, ne laisse pas que de paraître quelque peu schématique. Dans la nature, ces limites si nettes et si tranchées n'existent pas. Il y a de nombreux degrés de transition entre les formes les plus légères, les moins dangereuses, et les plus intenses et les plus graves.

Quand on compte par milliers les cas que l'on a observés, et que l'on pèse les symptômes en se basant sur une moyenne aussi imposante, on peut toujours diviser les varioles en deux groupes, les varioles typiques, normales, varioles régulières, et les varioles atypiques, varioles anormales; en outre, dans ces deux groupes, il y a des formes légères, non dangereuses; d'autres qui sont graves; d'autres enfin mortelles.

La variole à marche normale est caractérisée par la même succession de périodes qui existent dans tous les exanthèmes aigus, c'est-à-dire par les symptômes qui correspondent à chacune de ces périodes et avant tout par le développement typique de l'efflorescence variolique.

Or, c'est ce qui frappe tout d'abord dans la plupart des cas de ce que l'on appelle la variole vraie, qui représente le type de la maladie.

VARIOLE VRAIE.

La période d'incubation, comptée depuis le jour de l'infection accidentelle, dure ordinairement quinze jours, quelquefois un peu plus longtemps, jusqu'à trois semaines; plus souvent elle est un peu plus courte, de dix à douze jours, et, pendant ce temps, l'individu jouit encore d'une santé complète. Vers la fin de cette période, certains individus éprouvent du malaise, de la courbature, ils ont moins d'appétit et leur sommeil est agité.

Le stade des prodromes commence brusquement par un frisson qui, généralement, apparaît dans la soirée. La fièvre qui lui succède se distingue ordinairement par l'élévation de la température (40° à 41° c.) et les phénomènes qui l'accompagnent, vomissements, maux de tête, grande agitation, délire, convulsions (chez les enfants) et violentes douleurs de reins. Ces dernières sont ordinairement si vives, que les malades s'en plaignent tout de suite, souvent même sans qu'on les questionne sur ce point, croyant avoir une blessure ou inflammation de la région correspondante. Ce symptôme, bien qu'il ne soit pas précisément pathognomonique de l'approche de la variole, mérite, cependant, une très grande considération. Le second et le troisième jour la fièvre persiste à peu près au même degré, avec des alternatives de chaleur et d'horripilations, ou bien elle augmente encore un peu, ainsi que les symptômes qui l'accompagnent, notamment les maux de reins.

Souvent la muqueuse du palais et du pharynx présente déjà une rougeur diffuse ou tachetée, les amygdales sont gonflées, ce dont les malades s'aperçoivent par la difficulté qu'ils éprouvent dans la déglutition. Le troisième jour on voit, dans les endroits mêmes où il se produira plus tard des efflorescences, parsemées sur la muqueuse de la cavité buccale, des papules déjà rouges et soulevées.

Également au deuxième et troisième jour, il se montre sur la peau chez quelques malades, non chez tous, un exanthème qui est connu sous le nom de roséole variolique, érythème varioleux ou exanthème prodromique de la variole. Mentionné souvent, et différemment interprété, par divers auteurs, cet exanthème a été, pour la première fois, décrit d'une façon exacte par Hebra, qui a démontré qu'il faisait partie des prodromes de la variole. Je l'ai observé moi-même à tous les âges et dans toutes les formes. Dans certaines épidémies, il s'est montré avec une fréquence toute spéciale et sous des aspects variés. C'est dans ces conditions qu'il a été décrit d'une façon très approfondie par Th. Simon, Knecht et Lothar Meyer, spécialement d'après l'épidémie de variole qui sévit à Hambourg il y a quelques années.

Cet exanthème apparaît sous forme de points, de taches ou de traînées d'un rouge vif allant jusqu'au rouge foncé, de forme irrégulière, quelquefois nettement limités, plats ou parfois légèrement saillants, qui pâlissent sous la pression du doigt et qui s'accompagnent rarement d'une faible sensation de brûlure ou de démangeaison. Il occupe principalement le pli de l'aine et la partie avoisinante de la face interne de la cuisse (le triangle fémoral, Simon), la région pubienne et hypogastrique, le côté de l'extension des articulations du genou et du coude ainsi que des phalanges, le dos du pied (le long du grand extenseur des orteils, Simon), les plis de l'aisselle et la région de la clavicule, les parties latérales de la région lombaire; mais il peut également se montrer sur un point quelconque du tronc et des extrémités.

Dans la région de l'aine, dans la région pubienne et dans le creux de l'aisselle, on voit souvent, au milieu des taches érythémateuses, apparaître d'autres taches pointillées ou atteignant parfois le volume d'une lentille, d'un rouge foncé, qui ne disparaissent pas sous la pression du doigt, — hémorrhagies, pétéchies, — et qui, dans le cours des jours suivants, présentent les changements de couleur que l'on connaît, en passant par une pigmentation verte, jaune et brune.

Sur certains points l'érythème est erratique; sur d'autres, il est permanent; il s'étend même et persiste en une seule grande plaque, pâlissant peu à peu et se terminant sans desquamation, jusqu'aux premiers jours de l'éruption, rarement plus tard. On voit aussi d'ordinaire apparaître sur l'exanthème des vésicules ou des plaques ortiées (*Quaddeln*).

On trouve l'érythème varioleux plus souvent chez des individus jeunes ou dans la force de l'âge, plus fréquemment chez les femmes que chez les hommes; chez les premières particulièrement, il est mélangé de pétéchies, en même temps que les règles sont ordinairement avancées et rendues plus abondantes par le fait de la maladie.

L'intensité des symptômes fébriles que nous avons décrits ci-dessus, non plus que le caractère et l'étendue de l'exanthème prodromique n'indiquent rien quant à l'intensité de la variole future. Il est très vrai que les parties qui ont été le siège de l'érythème, en particulier le triangle fémoral, échappent habituellement à l'éruption variolique, ou ne présentent que de rares pustules. Mais cela n'empêche que la maladie peut être, d'ailleurs, très dangereuse. Une rougeur très foncée de la totalité de la peau du ventre, surtout quand elle persiste avec la même intensité jusque pendant la période d'éruption et qu'elle s'accompagne de taches hémorrhagiques qui se renouvellent, est, comme Hebra l'a déjà fait remarquer, un symptôme funeste. En dehors de ce cas, je crois, d'après ma propre expérience, que l'on peut toujours considérer l'érythème varioleux comme un signe qui permet d'espérer que la variole ne sera pas grave.

La période des prodromes dure en moyenne trois jours, rarement quatre, après lesquels commence la période d'éruption.

Période d'éruption. — L'éruption est constituée par des papules coniques, dures (*Stippchen*), d'un rouge vif, du volume d'une tête d'épingle ou plus grosses, qui sortent en donnant au malade une sensation de piqûre, de pression et de douleur. Elles se montrent d'abord et en assez grand nombre sur la figure et le cuir chevelu, plus tard et en moins grande quantité, sur le tronc et sur les membres, à la paume des mains et à la plante des pieds. Sur le tronc, on voit quelques-unes de ces papules entourées d'une aréole d'un rose rouge, de la grandeur de l'ongle, — halo hyperhémique. Ces éléments éruptifs se forment principalement autour des orifices folliculaires. Dans les cas où il existe encore un exanthème prodromique, on comprend que l'affection ressemble alors à s'y méprendre à la rougeole papuleuse. Aussi à cette époque de la maladie, et dans les circonstances que nous venons de dire, le diagnostic est-il à peine possible.

Généralement avec l'éruption papuleuse, les symptômes fébriles tombent subitement. Mais ils se maintiennent encore à un degré assez élevé quand, en même temps, les efflorescences varioliques se sont développées en quantité considérable sur la muqueuse du pharynx et du larynx, ou bien quand les éléments éruptifs sont situés profondément, qu'ils sont nombreux et serrés les uns contre les autres (c'est l'avant-coureur d'une variole confluente).

Dans les varioles normales, l'éruption des petites papules (*Stippchen*) est également décisive relativement à l'intensité générale de la maladie. Si, dans l'espace de quatre ou cinq jours, il ne sort qu'un petit nombre de papules et que, en même temps, la fièvre tombe presque entièrement, la maladie pourra avoir suivi sa marche complète et être terminée vers le douzième ou le quinzième jour, — varicelle. Les papules sortent-elles en quantité plus considérable, mais disséminées partout et sur le tronc en particulier, laissant entre elles de grandes portions de peau exemptes d'éruption? L'exanthème sera complètement fini dans le cours de la troisième semaine — varioloïde.

Dans les cas de variole vraie typique, pendant le premier et le second jour de la période d'éruption, les papules se multiplient, laissant entre elles des portions de peau de plus en plus étroites exemptes d'éruption. Pendant ce temps, les papules qui sont apparues les premières, celles de la figure, par conséquent, ont grossi et, par le fait de l'accumulation dans leur intérieur d'un contenu clair, séreux, sont devenues des vésicules transparentes. Beaucoup de ces vésicules présentent à leur centre une dépression superficielle — ombilic.

Avec l'apparition de ces premières vésicules commence la période d'éruption, qui arrive environ au sixième jour de la maladie. A cette époque, la fièvre est très modérée, le pouls est à 96 ou 100; c'est alors que la plupart des papules se transforment en vésicules. Quelques petites papules du début subissent également dans chaque cas la même transformation.

A partir du huitième ou neuvième jour, le liquide contenu dans les vésicules se trouble, en commençant par les plus anciennes, c'est-à-dire celles de la figure, et vers le onzième ou douzième jour, qui est le point culminant de la maladie, commence sur toutes les parties du corps la période de suppuration. Le contenu des vésicules est devenu purulent; les vésicules se sont transformées en pustules. Elles se remplissent davantage, elles grossissent jusqu'à atteindre le volume d'un pois; la dépression centrale, — ombiliquée, — disparaît, les pustules sont pleines, tendues; leur base paraît bordée de rouge, souvent elle est entourée d'une aréole inflammatoire assez étendue.

Au moment où la suppuration commence, la fièvre augmente de nouveau, — fièvre de suppuration; — en même temps aussi s'accroît toute la série des accidents subjectifs qui, à cette époque de la maladie, sont le résultat des lésions survenues sur la muqueuse de la bouche et du pharynx, de la quantité des foyers purulents dont la peau est le siège, et enfin des symptômes inflammatoires qui les accompagnent: sensation de douleur et de tension dans la peau, déglutition difficile et douloureuse, soif, insomnie, lourdeur de tête, etc... Il n'est pas rare de voir à cette période de la variole, sous l'influence du délire de la fièvre, quelques malades chercher à se suicider ou à se jeter par la fenêtre: aussi faut-il les surveiller constamment.

Le visage d'un malade uniformément et abondamment couvert de variole est bouffi, gonflé, les paupières sont œdématiées et fermées, le nez, les lèvres sont épaissis, la lèvre inférieure est entraînée par le poids des pustules, la bouche ouverte laisse couler la salive, les narines sont bouchées par des pustules et par des croûtes, les oreilles sont épaisses, tuméfiées; dans ces conditions, la figure est méconnaissable, même pour les personnes qui connaissent le mieux le malade et, en général, paraît considérablement vieillie. Les bras et les mains sont grossis, ils pendent inertes; ils sont devenus trop lourds, les doigts sont demi-fléchis. Dans la paume des mains et sous la plante des pieds, où les pustules varioliques, par suite de l'épaisseur de l'épiderme, ne sont pas saillantes, mais paraissent comprimées et aplaties, de même que sur la peau de la tête, la sensation de douleur et de tension est des plus pénibles.

En général, les efflorescences de la variole sont réparties d'une manière uniforme sur la peau; il y en a habituellement très peu sur le bas-ventre. En certains endroits, elles sont serrées les unes contre les autres, en groupes (variole en corymbe), et, au contraire, elles manquent le plus souvent non seulement dans les endroits de la peau qui ont été envahis par l'érythème, comme la région du triangle fémoral, mais encore sur certains points qui, d'après le tableau de la distribution des nerfs cutanés tracé par Voigt, représentent des zones intermédiaires, comme aux fesses par exemple. Sur le tronc, aux épaules, ainsi qu'Hebra l'a déjà signalé, les pustules sont disposées en rangées parallèles qui correspondent, d'un côté, à la direction des sillons de Langer, et, d'un autre côté au trajet des nerfs.

Des portions de peau qui, avant l'éruption, ont été irritées, par des sinapismes par exemple, ou qui ont été soumises à des pressions prolongées, comme par des bandages herniaires ou par des bretelles, sont, en général, couvertes pendant la variole de pustules extraordinairement rapprochées les unes des autres, et cette prédominance locale tient évidemment à ce que les vaisseaux sanguins de ces régions sont plus disposés à l'hyperhémie et à la stase du sang.

La variole se montre également sur la muqueuse des cavités qui viennent s'aboucher à l'extérieur ; leur développement précède notablement celui des pustules de la peau. Déjà, vers la fin de la période prodromique, on voit souvent sur le voile du palais et sur le palais même, sur la langue, sur la muqueuse des joues et des lèvres, et sur le pharynx, de petites papules rouges (*Stippchen*) qui se couvrent très promptement d'une couche grisâtre. Cette couche, c'est-à-dire l'enduit épithélial de ces efflorescences, ramollie par la chaleur et la salive, tombe au bout de quelques jours, et l'on voit alors, au milieu de l'efflorescence, une petite dépression avec un fond rougeâtre, qui est constituée par la muqueuse mise à nu ou recouverte d'une couche très mince d'épithélium et colorée en rouge. Du douzième au quinzième jour, et seulement plus tard dans les cas graves, le restant de l'enduit grisâtre est également tombé, et chaque point où il existait un élément éruptif est recouvert d'un épithélium de nouvelle formation, de façon qu'il n'en reste plus trace. La quantité des efflorescences qui se produisent sur les muqueuses est en proportion de celle qu'on voit sur la peau : c'est pourquoi l'on voit fréquemment, dans les cas intenses, la face dorsale de la langue en être absolument criblée, avec déglutition douloureuse, salivation abondante et sécheresse de la gorge. Dans les cas graves, on trouve également beaucoup de pustules sur l'épiglotte, sur la face interne du larynx, et même (dans les autopsies) sur la muqueuse de la trachée et des bronches. Dans les cas graves, la présence des pustules dans ces organes détermine l'aphonie, l'œdème de la glotte, la gangrène, l'inflammation des cartilages du larynx. Chez les enfants et chez les nourrissons, la variole de la bouche est sérieuse par l'obstacle qu'elle apporte à la nutrition. A cette exception près, ainsi que nous l'avons dit déjà, les pustules de la bouche suivent une marche très rapide et ne donnent pas lieu à des complications locales sérieuses.

Dans l'œsophage, on trouve souvent des pustules de variole en grande quantité.

Sur la muqueuse de la vulve et du vagin, ainsi que dans la portion inférieure du rectum, les pustules sont rares et ne surviennent que tardivement.

Dans les cas de variole vraie, le conduit auditif externe est couvert d'efflorescences jusque dans la région osseuse. La partie la plus profonde, comme le tympan, en est toujours exempte. Pendant ce temps, à peine remarque-t-on un peu d'obtusion de l'ouïe.

Quant aux tissus extérieurs de l'œil, on rencontre des pustules non seulement sur la peau des paupières, mais encore sur le bord libre qui répond aux glandes de Meibomius. Rarement on en voit sur la muqueuse des paupières, et là, comme sur la muqueuse buccale, elles tombent rapidement en macération. Sur la conjonctive oculaire il ne survient pas de pustules, tout au plus voit-on parfois apparaître tout près de la cornée une petite pustule qui s'ouvre promptement, surtout chez les enfants qui souffraient déjà antérieurement de conjonctivite pustuleuse (*herpes corneæ*, Stellwag). Quant aux affections graves des yeux que l'on peut rencontrer dans la variole, elles appartiennent aux complications et aux maladies consécutives de cette éruption, dont nous aurons à parler plus tard.

La période de dessication commence, dans les cas d'intensité modérée, vers le treizième jour, et, dans les cas plus sérieux, un ou deux jours plus tard; dans les premiers, elle se fait assez lentement, en huit à dix jours; dans les derniers, elle est plus lente encore, elle dure de dix à quinze jours. Le début de cette période est marqué par la disparition de la fièvre de suppuration. Le pouls, qui précédemment était à 112 ou 120, tombe, dans l'espace de un à deux jours, à 96 et même 80, et, plus tard encore, il est au-dessous de la normale. Sur la figure, les pustules varioliques s'ouvrent çà et là et se couvrent de croûtes jaunes. Les autres, distendues par un contenu purulent, s'aplatissent d'abord à leur sommet (ombiliquation secondaire) et forment ensuite des croûtes brunes qui sont le produit de la dessication de leur enveloppe et du pus qu'elles contenaient. En même temps la peau se détuméfie, la figure reprend ses contours normaux. Pendant les jours suivants, la dessication des pustules marche rapidement. A partir du seizième jour, il en tombe déjà un grand nombre, qui laissent après elles une légère dépression, plate, blanche, luisante. C'est à la paume des mains et à la plante des pieds que les croûtes persistent le plus longtemps; elles forment des corps lenticulaires, d'une couleur brun foncé, enchâssés dans l'épiderme, résultant de la dessication des pustules varioliques, et qui séjournent là pendant trois à quatre semaines. A part cette exception, la chute des croûtes est complètement terminée dans le cours de la quatrième semaine ; le malade, qui était amaigri au début de la période de dessication, et qui, se nourrissant maintenant, augmente constamment en embonpoint et en poids, est bientôt rétabli.

Les traces de la variole, qui sont tantôt des taches blanches, brillantes (cicatricielles), tantôt des taches brunes ou violacées légèrement déprimées, aplaties, restent, dans tous les cas, reconnaissables pendant un grand nombre de mois. Les premières persistent toute la vie, les dernières disparaissent après plusieurs mois.

Tel est le type de la variole ; mais, dans la pratique, la maladie peut présenter les différences les plus variées sous tous les rapports. Chacun est libre de présenter ces différences comme autant d'anomalies ou de variétés de la variole, ou comme autant de varioles irrégulières. Il n'y a pas d'épidémie, pour ainsi dire, dans laquelle on n'observe pas, en général, toutes les formes possibles, et fort heureusement, il faut le dire, les plus nombreuses sont celles qui diffèrent dans un sens favorable du type que nous avons décrit.

C'est aussi pourquoi, parmi les symptômes qui s'éloignent de ce type, je veux tout d'abord vous signaler ceux qui, au point de vue clinique, sont favorables.

La période prodromique peut ne présenter aucune espèce de symptômes; les efflorescences varioliques apparaissent chez le malade et celui-ci se souvient à peine d'avoir été un peu mal à son aise. Quelques-uns viennent demander une consultation à la Clinique, se plaignant qu'ils souffrent d'une acné, et c'est là seulement qu'ils apprennent qu'ils ont la petite vérole. Dans ces cas, les efflorescences ne sont jamais nombreuses; il y en a pourtant dans lesquels la figure est en grande partie couverte, où, plus tard aussi, la fièvre de suppuration se développe avec encore assez d'intensité et où même il peut survenir des phénomènes consécutifs très désagréables.

Dans d'autres cas, les symptômes prodromiques sont extraordinairement intenses, l'exanthème prodromique très accusé; le quatrième jour, la fièvre tombe et... il sort dix à vingt petites papules qui se développent rapidement et forment des vésicules ou des phlycténules de la grosseur d'un haricot quelquefois, dont la plus grande partie se dessèchent rapidement, tandis qu'un petit nombre seulement d'entre elles se transforment en pustules et se dessèchent du dixième au douzième jour, sans fièvre de suppuration et sans procurer de malaise à l'individu qui en est atteint. Cette petite éruption représente toute la variole, variole apyrétique, varicelle; cette forme s'observe principalement chez les enfants et les sujets vaccinés de l'âge adulte et de l'âge mûr. Certainement aussi, on lui applique souvent le diagnostic de pemphigus aigu.

Ou bien les prodromes sont comme toujours ceux de la période d'éruption typique; il y a de très nombreuses petites papules qui toutes se développent en vésicules ombiliquées ou non. Au neuvième ou dixième jour, arrive une fièvre suppurative modérée, puis, tout à coup et simultanément, toutes les petites pustules se dessèchent et la chute des croûtes est complètement terminée le quatorzième ou le quinzième jour. Évidemment, cela ne peut avoir lieu que dans les cas où la variole est superficielle et légère.

QUATORZIÈME LEÇON

VARIOLE (*suite*).

Anomalies graves : variole hémorrhagique, variole confluente. Complications et conséquences de la variole. Anatomie pathologique.

Les anomalies de la variole dans le sens défavorable sont incomparablement plus variées.

Avant tout, nous nous occuperons de la variole hémorrhagique, qui devient souvent fatale dès la période prodromique et au début de l'éruption.

La variole hémorrhagique, à laquelle le peuple donne le nom de variole noire, est aussi mal réputée auprès des médecins qu'auprès des gens du monde.

Quand, dans le cours de la petite vérole il survient des hémorrhagies, on n'est pas pour cela toujours admis à prononcer le nom de variole hémorrhagique, ou, ce qui dans le langage ordinaire est synonyme, tenu de s'attendre à une issue fatale de la maladie.

Mais précisément il n'est pas possible de tracer une limite bien nette entre les formes auxquelles on doit, à proprement parler, donner le nom de variole hémorrhagique et qui, par conséquent, doivent se terminer fatalement, et celles dans lesquelles les hémorrhagies représentent simplement un symptôme accessoire. Il y a, en effet, des formes intermédiaires entre les varioles hémorrhagiques à marche absolument fatale et les hémorrhagies, si je puis le dire, insignifiantes, qui peuvent survenir dans le cours de la variole.

L'importance des hémorrhagies que l'on rencontre dans la variole diffère suivant la période de l'exanthème à laquelle elles apparaissent et aussi suivant la région qu'elles affectent.

Ce qui est, dans tous les cas, le plus important, c'est le nombre des foyers hémorrhagiques; puis, la manière dont surviennent les hémorrhagies, brusquement, en plusieurs poussées successives. Plus les hémorrhagies sont nombreuses, plus elles se renouvellent d'une façon continue, plus aussi le cas prend le cachet de la malignité, c'est-à-dire d'une variole vraiment hémorrhagique. Quelle que soit la perte de sang qu'elles représentent, ces hémorrhagies ne doivent en aucune façon être considérées en elles-mêmes comme la cause prochaine de la marche fatale de la maladie, et, par conséquent, comme le symptôme capital de la variole hémorrhagique. Il est prouvé que, au contraire, dans les cas véritablement malins, elles ne représentent qu'un des symptômes de la maladie destructive qui envahit l'organisme tout entier.

Si l'on envisage la variole hémorrhagique dans ce sens, on peut, ainsi que je l'ai déjà démontré en 1872, en tracer tout d'abord deux principaux types.

Première forme de la variole hémorrhagique: Purpura variolique.

Pendant deux à trois jours le malade éprouve un abattement général, de la céphalalgie, de l'inappétence et des maux de reins. Le quatrième jour survient une fièvre intense, avec de l'agitation et apparition d'un exanthème.

Celui-ci consiste en une rougeur pourpre foncé qui se montre sur presque tout le corps, à la face, au cou, au tronc, au ventre, et sur les membres, à peu près uniformément répandue partout, et disparaissant sous la pression du doigt. Là où elle existe, la peau est brûlante, sèche, turgescente; on pourrait croire que l'on a sous les yeux un cas de rougeole intense.

Dès ce moment le ton uniforme de pourpre foncé qui ressemble un peu à une teinture répandue (diffusée) dans la peau, et aussi l'extension de cette rougeur sur le visage en même temps que sur le corps, vous empêcheront de commettre cette erreur, que les autres symptômes concomitants rendront plus impossible encore. La chaleur de la fièvre et la fréquence du pouls sont considérables, la cornée est brillante, la pupille contractée. Le malade, agité, se tourne et se retourne dans son lit, et les douleurs de reins se sont développées à un tel degré qu'elles le font gémir. Très généralement il se plaint avant tout et uniquement de ce symptôme. Toutes les tentatives que l'on peut faire pour soulager ces douleurs sont vaines. Certains malades accusent également des douleurs au creux de l'estomac et une dyspnée dont on ne peut trouver la cause objective.

Dès cette époque, par conséquent, au premier jour de l'éruption, le sensorium est quelque peu altéré. Le malade répond promptement, il est vrai, aux questions qu'on lui adresse ; mais il ignore, du reste, tout ce qui se passe autour de lui. Il est comme perdu en lui-même et dans ses violentes douleurs.

Dans cette forme, les hémorrhagies apparaissent de très bonne heure. Les premières se montrent dans la conjonctive, sous forme d'une ecchymose triangulaire qui occupe l'angle interne ou externe de l'œil. Puis, c'est sur la peau, principalement sur le tronc, sur le bas-ventre ; là elles affectent la forme de taches d'une couleur bleu noir, de la largeur d'une tête d'épingle à celle d'une lentille, ne disparaissant pas sous la pression du doigt, siégeant sur le fond rouge pourpre dont nous avons parlé. La surface de la peau qui les recouvre est lisse et souple. Ces taches apparaissent d'abord isolées, semées çà et là sans disposition déterminée, en premier lieu sur le tronc, mais aussi sur la figure, sur les membres. Ces différentes taches hémorrhagiques s'étendent très rapidement, dans l'espace de quelques heures, du centre à la périphérie. Elles s'étalent, pour ainsi dire, comme une goutte de graisse sur du papier à filtrer. Une tache hémorrhagique, de la grandeur d'une lentille, peut, en quelques heures, avoir atteint les dimensions de la paume de la main. C'est par ce fait, ainsi que par le rapprochement de plusieurs taches voisines les unes des autres, que se forment chez ces malades de grandes taches, très étendues, d'une teinte bleu noir, comparables aux taches cadavériques. Le nombre des nouvelles hémorrhagies augmente aussi très rapidement. Sur toute la surface de la peau, il se forme de petites hémorrhagies qui s'étendent rapidement du centre à la périphérie.

Dans l'espace d'un petit nombre d'heures, les autres tissus sont aussi le siège de semblables épanchements de sang. La conjonctive du globe oculaire, déjà ecchymosée dans les angles, s'infiltre presque en totalité et forme une sorte de bourrelet saillant autour de la cornée fortement brillante. L'épithélium de la muqueuse des lèvres et de la langue se sèche en une croûte d'un rouge brun sale, qui gêne considérablement les mouvements de ces organes. Il en résulte des déchirures avec des hémorrhagies à l'extérieur et des suffusions sanguines au-dessous de ces déchirures, et des hémorrhagies en forme de taches dans la muqueuse même. La bouche répand une odeur fétide. La muqueuse du palais et du pharynx est rouge brun, sèche, ramollie, la voix est aphone, la respiration est rude, rauque. Le malade tousse de temps en temps et expectore des crachats mêlés de filets de sang rouge clair ou de caillots noirs.

Quelquefois, il se fait des évacuations intestinales sanguinolentes, et chez les femmes des hémorrhagies utérines.

Le plus souvent, l'urine est retenue dans la vessie qui est distendue et remonte jusqu'au-dessus de la symphyse; si on lui donne issue par la sonde, elle coule sanguinolente.

L'intelligence, chez certains malades, reste nette presque jusqu'à la fin de la vie; chez la plupart d'entre eux, cependant, elle est troublée dès l'explosion de l'affection; dès ce moment, ils restent indifférents à tout ce qui les entoure, puis, à mesure que la maladie progresse, l'intelligence disparaît complètement. Au milieu de tous ces symptômes, la respiration s'affaiblit et devient irrégulière, le pouls devient petit, filiforme, et finalement la mort arrive en même temps qu'un peu d'écume sanglante se montre à la bouche du malade.

Cette maladie, qui, dans son ensemble, présente des symptômes si nombreux, accomplit son évolution totale dans un espace de vingt-quatre à trente-six heures. Du moment où le purpura variolique a fait sa première apparition, sous forme de rougeur diffuse, le diagnostic de cette forme de la variole hémorrhagique est déjà possible et, en même temps, on peut pronostiquer sa marche rapide et absolument fatale. D'heure en heure, les hémorrhagies et les troubles intellectuels font des progrès. Il est tout à fait impossible de rattacher les symptômes à telles ou telles circonstances. A tout moment, la scène change et toujours dans un sens mauvais, à tel point que la variole hémorrhagique amène la mort aussi rapidement que ne le fait peut-être aucune autre maladie générale. Dans des cas peu fréquents, la marche de la variole hémorrhagique se prolonge au delà de deux jours, de façon que la mort ne survient que plus tard, mais cela ne va pas plus loin que le troisième jour à compter de l'éruption de l'exanthème.

A l'autopsie, on trouve des hémorrhagies plus ou moins étendues à peu près dans tous les tissus et dans tous les organes internes : dans les membranes séreuses, les muscles, le périoste, dans les organes parenchymateux, le foie, les reins, parfois aussi dans les méninges, dans les enveloppes des nerfs, etc. Le sang qui se trouve dans le cœur, dans les veines et dans les parenchymes est rouge noir, fluide, ressemblant à du jus de pruneaux.

Si l'on considère attentivement l'ensemble de symptômes que nous venons de décrire, on comprend facilement que de temps à autre on peut avoir des doutes et se demander si l'affection appartient réellement à la variole et si l'on est bien autorisé à l'envisager comme un cas de variole hémorrhagique. On ne trouve pas sur la peau le moindre indice d'une efflorescence variolique, ou même il n'y a qu'une simple ébauche d'éruption, quelques petites papules.

A cette objection, on peut répondre qu'il n'est pas rare du tout de constater la relation étiologique qui existe entre la variole hémorrhagique et les formes ordinaires de la variole. Une personne qui a soigné un malade atteint d'une variole ordinaire ou d'une variole modifiée, est prise, après l'intervalle de temps correspondant, de la variole hémorrhagique. Un troisième individu, qui s'était trouvé en contact avec cette dernière personne, prend une variole ordinaire. En outre, il n'est pas rare d'observer des cas dans lesquels, même au point de vue clinique, l'identité de cette forme de maladie avec la variole se manifeste. Dans les varioles hémorrhagiques, qui se prolongent jusqu'au troisième jour, on voit quelquefois, sur différentes parties de la peau, principalement aux membres inférieurs, survenir de petites éruptions, affaissées, aplaties, souvent même accompagnées ou non d'hémorrhagies, dans lesquelles on peut facilement reconnaître des efflorescences varioliques.

Dans le cours, d'ordinaire extrêmement rapide, du purpura variolique, on ne constate, il est vrai, aucun indice d'efflorescences varioliques réelles. Il est cependant permis, d'après ce qui se passe dans les cas où la maladie a une durée un peu plus longue, de supposer que l'arrivée rapide de la mort rend impossible le développement de toute efflorescence. On a donc là, dans le vrai sens où le disaient les anciens, une « variole sans variole ».

Ce qui vient encore à l'appui de l'identité en question, c'est ce fait que le purpura variolique est plus fréquent pendant les grandes épidémies de variole.

D'une manière générale, le purpura variolique s'observe rarement. Souvent il se passe des années sans que l'on voie un cas de cette funeste maladie; et même des épidémies assez importantes ne présentent pas toujours des cas de ce genre. De 1866 à 1871, l'épidémie de variole n'a jamais à proprement parler disparu à Vienne. Parmi les quatre mille quatre-vingt-huit cas de variole qui, pendant ce temps, ont été traités dans la Section des varioleux de l'Hôpital Général, je n'ai vu qu'une seule fois cette forme dans son développement vrai. Dans le même espace de temps, il s'en est présenté deux cas dans ma pratique privée, tandis que, en 1874, sur deux cent neuf varioleux de la Clinique, j'ai vu dix cas de variole hémorrhagique. La même observation a été également faite dans d'autres pays (à Hambourg, Dr Knecht).

En dehors de la cause qui réside dans la malignité de certaines épidémies, nous n'en pouvons trouver aucune, en particulier, pour l'apparition sporadique du purpura variolique.

La vaccination semble ne protéger nullement contre cette forme de la variole. Bien que rare d'une manière absolue, le purpura variolique se rencontre si souvent chez des sujets vaccinés ou revaccinés et chez des personnes qui ont eu déjà la variole, que ce fait est précisément surprenant. Nous ne trouvons également aucun éclaircissement dans d'autres conditions que pourraient présenter les individus. Ce ne sont pas habituellement, en effet, des sujets âgés, décrépits, cachectiques, pauvres, mal nourris, ou appartenant aux classes inférieures de la société, qui succombent à la maladie; ce sont, au contraire, le plus souvent, des personnes à la fleur de l'âge, entre vingt et trente ans, et vivant dans les meilleures conditions, qui en sont les victimes.

Nous nous trouvons ici, comme lorsque nous essayons d'expliquer la marche maligne d'autres maladies zymotiques, du typhus exanthématique, par exemple, en présence d'un problème que nous dissimulons tout au plus en admettant une disposition individuelle spéciale, mais que nous sommes incapables de résoudre.

Deuxième forme de la variole hémorrhagique. — Les symptômes prodromiques ressemblent à ceux de la première forme et à ceux de toute variole grave imminente. Au quatrième jour de la maladie, les symptômes deviennent inquiétants. Un exanthème prodromique existe ou bien il manque. Les douleurs des reins sont très violentes. Le malade est très agité, il a la peau brûlante, sèche, le pouls très fréquent; dans le cours de cette même journée ou de la suivante, il se plaint de violentes douleurs dans les membres inférieurs. Au toucher, la peau de ces derniers, parfois aussi celle du bas-ventre jusqu'à la région ombilicale et celle de l'avant-bras, paraît gonflée et, en même temps, dure comme du bois; c'est à peine si on peut la déprimer, elle est très douloureuse à la pression et donne au doigt promené sur elle la sensation de petites inégalités boutonneuses.

En pratiquant la palpation avec soin et en l'examinant à un éclairage favorable, on arrive bientôt à se convaincre que le gonflement et la dureté de la peau sont produits par de petites papules dures, arrondies, légèrement acuminées vers leur sommet, situées profondément dans le chorion, et qui, existant en très grand nombre et fortement serrées les unes contre les autres, sont uniformément répandues dans toutes les couches de la peau. Au premier ou au second jour de l'éruption, on voit apparaître des taches d'abord ponctuées, correspondant aux cônes des petites papules dont nous avons déjà parlé, profondément situées, que l'on aperçoit à travers l'épiderme, présentant une couleur bleu noir, — ce sont des hémorrhagies. D'heure en heure, leur nombre augmente, en même temps que chacune d'elles s'élargit en s'étendant du centre à la périphérie, de sorte qu'elles finissent par former de grandes taches hémorrhagiques confluentes. Cependant, elles restent pour la plupart isolées et sont limitées aux nombreuses saillies formées par les papules. Dans certains endroits la peau se nécrose sur une étendue plus ou moins considérable, soit d'emblée, soit à la suite des suffusions hémorrhagiques qui se sont produites au-dessous d'elle, et forme sur ces points une matière desséchée, d'un mauvais aspect, d'une couleur vert noirâtre.

Dans ces cas, la peau du tronc et de la face peut présenter différents aspects ; tantôt on voit des efflorescences modérément nombreuses qui suivent un développement normal ou qui sont d'emblée des pustules hémorrhagiques; d'autres fois, sans qu'il existe de ces pustules, ou bien à côté d'elles, on voit survenir sur un fond érythémateux des taches hémorrhagiques qui s'étalent rapidement, d'une façon excentrique, comme dans la forme que nous avons décrite en premier lieu.

Pendant ce temps, les symptômes fébriles ont encore augmenté d'intensité ; le pouls est très fréquent, la langue est sèche, fendillée. L'intelligence se trouble, le délire et l'agitation font place à un état comateux qui persiste jusqu'à la mort du malade. Il me semble bien que c'est cette forme de variole que Curschmann a voulu désigner sous le nom de variole hémorrhagique pustuleuse.

Cette forme de variole, bien qu'elle ne soit pas tout à fait aussi rapide que la première, accomplit, cependant, son évolution ordinairement dans un espace de deux à trois jours ; mais elle peut aussi parfois se prolonger jusqu'à quatre jours. Dans ce dernier cas, on voit toujours apparaître à la face et sur le tronc les productions manifestes d'efflorescences que nous avons signalées plus haut. Il s'élève même au-dessus des parties des membres inférieurs qui sont le siège d'une infiltration ligneuse, quelques efflorescences plates, en général hémorrhagiques. Mais cette forme aboutit toujours, dans le délai que nous avons dit, à la mort.

Parmi les symptômes, celui qui est particulièrement frappant, c'est la grande quantité d'éléments éruptifs accumulés sur une certaine partie de la peau, des membres inférieurs et du bas-ventre ; ce sont ces efflorescences qui déjà, lorsqu'elles sont à l'état de papules (*Stippchen*), situées profondément dans les tissus et serrées les unes contre les autres, produisent cette infiltration dure et douloureuse de la peau que nous avons décrite. Les hémorrhagies qui surviennent ici localement semblent, dans ces circonstances, apparaître plutôt comme le résultat du trouble local qui se produit dans la circulation par suite de l'infiltration dure des tissus déterminée par l'inflammation, que comme l'expression d'une décomposition générale du sang.

De même que cette variété se rapproche des formes typiques de la variole par la production de ces ébauches d'éruption variolique, de même elle se rattache aussi dans un autre sens au purpura variolique dans les cas où il se produit, sur la peau du tronc exempte d'efflorescences, les hémorrhagies diffuses que nous avons signalées plus haut.

D'après ma propre expérience, cette forme de la variole hémorrhagique est encore plus rare que le purpura variolique.

Par contre, les circonstances étiologiques qui lui donnent naissance paraissent dans un certain sens être mieux appréciables que celles du purpura variolique. On la trouve toujours chez des sujets non vaccinés ou chez des personnes qui sont loin de leur première vaccination, c'est-à-dire qui sont déjà dans un âge assez avancé.

En dehors de ces deux formes de la variole que nous avons décrites jusqu'ici, formes auxquelles, en raison de leur apparition passagère ainsi que de l'intensité des hémorrhagies qu'elles présentent et de leur marche absolument fatale κατ' ἐξοχήχν, je propose de donner le nom de variole hémorrhagique, on observe encore dans le cours de cet exanthème des hémorrhagies qui se montrent dans des circonstances très variées.

Dans les cas que nous avons à décrire maintenant, ce ne sont plus des hémorrhagies générales que l'on observe, mais bien des hémorrhagies le plus souvent limitées aux efflorescences varioliques isolées et aux parties qui les avoisinent le plus immédiatement.

Elles apparaissent en moyenne entre le cinquième et le onzième jour de la maladie, sous forme d'hémorrhagies siégeant à l'intérieur des éléments éruptifs déjà développés ou qui commencent à se produire, et sous forme d'épanchement hémorrhagique dans la couche papillaire et dans le chorion de la base et du tissu qui environne chacun de ces éléments. Ces efflorescences hémorrhagiques sont, dans leur totalité ou seulement à leur pourtour et dans leur voisinage le plus immédiat, d'un rouge foncé allant même jusqu'au noir ; en même temps elles sont en général affaissées, plates, ne sont jamais complètement remplies, et elles arrivent à dessication beaucoup plus vite que les efflorescences qui parviennent à une suppuration régulière.

Beaucoup de ces hémorrhagies se montrent déjà dans les éléments éruptifs qui constituent le début de l'affection, et comme ces derniers correspondent très souvent aux follicules, on a, dans certains points, quelque chose qui ressemble beaucoup à l'acné des cachectiques. Ces papules ne continuent pas à se développer de manière à former des efflorescences varioliques, mais elles se dessèchent, à ce degré, en une matière noire qui tombe à la suite de l'exfoliation de l'épiderme qui les recouvre. Les taches hémorrhagiques sont donc disséminées et, dans les différents cas, elles varient uniquement sous le rapport du nombre et non sous celui de leur intensité et de leur extension.

Des hémorrhagies de ce genre se rencontrent presque régulièrement dans toute variole générale confluente, et presque exclusivement sur le visage, sur le dos et sur les jambes.

Mais leurs causes sont très variables. Comme la variole confluente se trouve principalement chez les individus non vaccinés, c'est chez ces mêmes individus que s'observent surtout les éruptions hémorrhagiques. Certaines épidémies malignes se signalent par l'apparition particulièrement fréquente non seulement des deux formes typiques, que nous venons de décrire, de la variole hémorrhagique, mais encore tout spécialement par la fréquence des cas de variole confluente avec ou sans hémorrhagies, chez des sujets non vaccinés. De plus, elles se montrent presque régulièrement chez des alcooliques, et aussi chez des personnes âgées ou atteintes d'une cachexie quelconque. Enfin on trouve encore ces hémorrhagies sur les jambes des personnes qui ont des veines variqueuses ou qui, par profession, restent longtemps debout, et chez lesquelles tous les phénomènes inflammatoires et les exanthèmes s'associent à des dépôts de pigment et à des hémorrhagies. Dans tous ces cas, il ne peut être question de variole hémorrhagique, ce sont plutôt à proprement parler des éruptions hémorrhagiques survenant dans le cours de la variole.

De même la marche de la maladie dans ces cas ne dépend nullement de ces hémorrhagies, mais bien des diverses circonstances que nous avons énumérées et qui donnent naissance à ces hémorrhagies. Les malades sont en danger, non pas parce qu'ils présentent des hémorrhagies dans la forme que nous avons signalée, mais parce que la variole confluente est par elle-même une maladie dangereuse, et parce que, chez les alcooliques, une maladie fébrile quelconque, une pneumonie, par exemple, court plus de risques, toutes choses égales d'ailleurs, de se terminer par la mort.

En fait, plus la circonstance générale à laquelle l'hémorrhagie se rattache est légère, moins le danger est grand, d'une manière générale, qu'il y ait ou non des hémorrhagies. Un buveur qui n'a pas d'hémorrhagies est toujours plus en danger quand il est atteint de variole que ne l'est un boulanger qui ne boit pas, mais qui présente des hémorrhagies sur les membres inférieurs à cause de ses varices; enfin une variole confluente, alors même qu'elle n'est pas hémorrhagique, est toujours plus grave qu'une variole modifiée, d'intensité moyenne, observée, par exemple, chez un tuberculeux, alors même que l'éruption de cette dernière serait parsemée de quelques éléments dépourvus de consistance, et hémorrhagiques.

En général, on admet, cependant, que plus les hémorrhagies sont nombreuses et intenses, plus elles représentent un symptôme sérieux, qu'elles soient, d'ailleurs, l'expression de la malignité de l'agent contagieux, ou bien le résultat d'une disposition individuelle. Mais ces dernières formes de variole que nous venons de décrire présentant de nombreux foyers hémorrhagiques ne sont pas absolument mortelles; le danger réside dans le concours, dans la simultanéité de plusieurs des circonstances que nous avons énumérées, et il est d'autant plus grand que ces mêmes circonstances sont plus nombreuses et plus graves.

Les hémorrhagies les moins importantes de toutes sont celles qui surviennent comme conséquence de l'exagération locale de l'hyperhémie dans l'érythème prodromique de la variole, érythème variolique, ainsi que je l'ai déjà démontré.

Sur les régions qui ont été occupées par les hémorrhagies de ce genre, il ne se développe généralement aucune éruption variolique ou il n'en apparaît que très peu.

L'observation des faits prouve, en outre, que dans toutes les circonstances, alors même qu'il survient des foyers hémorrhagiques, la maladie porte l'empreinte clinique de la variole que l'on ne saurait méconnaître, et que, même dans le purpura variolique, dans lequel il ne se manifeste aucune efflorescence, l'identité de la maladie avec la variole au point de vue clinique est incontestable.

Je reviens ici encore une fois sur ce fait, parce que l'on a tenté un jour de donner à la variole hémorrhagique une place spéciale dans la nosologie en se basant sur le point de vue histologique (Erisman). Si l'on examine des portions de peau provenant de varioles hémorrhagiques, de différentes formes et à des périodes diverses de développement, on peut, ainsi que le montrent les recherches de E. Wagner, de O. Wyss et de Zuelzer, se convaincre que le mode et la manière dont se forment les efflorescences sont absolument les mêmes que dans la variole ordinaire. L'extravasation des globules rouges et du sérum du sang n'est pas bornée au siège même des efflorescences, elle continue superficiellement dans les papilles et plus profondément dans le chorion, le long des vaisseaux, et elle ne trouble la production des efflorescences qu'autant qu'elle apparaît dans leur domaine, soit en même temps qu'elles commencent à se former, soit avant leur développement.

Tandis que, en raison du développement nul ou incomplet des pustules, et par ce fait que le processus morbide est interrompu par la mort qui survient de bonne heure, les formes de la variole hémorrhagique que nous avons décrites représentent, pour ainsi dire, en même temps des formes abortives de la maladie, il y a, au contraire, une production excessive d'efflorescences dans la forme que l'on désigne sous le nom de variole confluente.

VARIOLE CONFLUENTE

Elle est habituellement précédée d'une période prodromique tumultueuse, tandis que dans les cas où les symptômes de cette période sont insignifiants, la variole confluente n'est pas à redouter. La fièvre diminue à peine pendant l'éruption des papules initiales ; elle se maintient à un degré considérable pendant le stade éruptif, et elle augmente souvent jusqu'à un état typhoïde (variole typhoïde) avec délire ou stupeur et coma pendant la suppuration.

Les papules varioliques primitives (*Stippchen*) sont plus dures que celles des autres formes, parce que leur base inflammatoire est située très profondément dans le corps papillaire et dans le chorion, et elles surviennent en si grande quantité que, pendant qu'elles se développent en vésicules, elles se trouvent déjà serrées les unes contre les autres par le fait de leur accroissement en largeur. Plus tard, quand les pustules sont arrivées à leur développement complet, elles sont encore plus étroitement pressées les unes contre les autres. En certains points, notamment à la face et aux mains, elles forment une saillie dure, confluente, présentant une surface rugueuse due aux sommets des pustules qui s'élèvent au-dessus de la peau, qui, en outre, est considérablement tuméfiée dans sa totalité, par suite de l'inflammation de ses couches profondes et par l'œdème. Le gonflement et la tension du visage, des paupières, du cuir chevelu et des mains sont énormes. Dans toutes ces régions, de même que sur le tronc, les enveloppes des pustules peuvent être tellement rapprochées les unes des autres, qu'elles se fondent en une enveloppe unique, continue, qui est soulevée sur de grandes surfaces par la masse du pus. Là, le chorion est mis à nu et se couvre promptement d'un dépôt pseudo-membraneux jaunâtre. Ou bien la peau, frappée de gangrène, se transforme par places en une pulpe d'un mauvais aspect, par suite de l'infiltration inflammatoire intense des couches qui forment la base des pustules. Nous avons déjà dit que, dans ces conditions, on trouve un grand nombre de pustules hémorrhagiques.

La quantité des pustules sur la muqueuse de la bouche, du pharynx et du larynx est toujours aussi très considérable, dans les cas de variole confluente. La langue, quelquefois énormément tuméfiée (glossite variolique), presse contre les dents et présente sur les points meurtris par la pression un enduit pseudo-membraneux. La voix est aphone, la respiration et la déglutition s'accomplissent d'une façon douloureuse. Curschmann a observé des vomissements, que l'on avait de la peine à arrêter. La muqueuse du pharynx, de l'épiglotte et du larynx paraît sèche, d'une couleur rouge brun, comme vernie. Ou bien il se forme des ulcérations diphthéritiques. La périchondrite laryngée ne se montre généralement que pendant la période de la chute des croûtes. Le catarrhe bronchique est grave.

Les symptômes fébriles et les phénomènes généraux présentent une intensité extrême, proportionnée à l'état inflammatoire extraordinairement intense et étendu de la peau, laquelle, ainsi que nous l'avons décrit, couverte de plusieurs centaines de pustules profondes, et, par conséquent, d'autant de foyers purulents, peut encore, sur certains points, être frappée de gangrène ou d'inflammation pseudo-membraneuse. A l'époque de la suppuration, vers le douzième ou quinzième jour, la fièvre est continue, les malades ont le délire, ou bien ils sont plongés dans un état d'assoupissement d'où ils ne sortent qu'au moment où commence la dessication générale. Mais souvent les malades succombent beaucoup plus tôt, à l'œdème pulmonaire, à la pleuropneumonie, à une paralysie nerveuse, ou à la suffocation produite par les lésions du larynx ou de la trachée. Quand ils arrivent à la période de desquamation, ils peuvent encore perdre la vie par le fait d'inflammations métastatiques de la peau, et d'autres organes que j'indiquerai plus loin, ainsi que par suite d'épuisement, ou bien ils ont eu à subir les fâcheuses conséquences qui succèdent d'une manière définitive à ces diverses affections, comme des rétrécissements du larynx, des lésions plus ou moins graves des yeux, la cécité, des ankyloses, etc., etc.

En outre, la variole vraie et confluente présente des complications très nombreuses et très variées.

Parmi ces complications, je citerai tout d'abord, comme des

accidents assez rares dans cette forme, l'aphasie, la paralysie de certains groupes musculaires, la paraplégie, affections que j'ai observées, ainsi que Westphal et plusieurs autres auteurs. Dans les cas où la variole a guéri, ces diverses affections disparurent elles-mêmes, soit avec la cessation des symptômes fébriles et des accidents méningés, soit pendant la convalescence; dans certains cas au contraire, elles ont persisté encore après la terminaison complète de la variole.

L'albuminurie et la diarrhée sont plus rares et ont une importance moindre.

Au contraire, les métastases dont nous avons déjà dit quelques mots, et qui surviennent à l'apogée de la période de suppuration, aussi bien qu'à la chute des croûtes, constituent une complication extrêmement grave.

Les métastases les plus fréquentes sont celles qui intéressent la peau et le tissu cellulaire sous-cutané. Il se forme successivement, et chaque fois avec un nouveau mouvement de fièvre, cinquante, cent abcès plus ou moins volumineux, ou même davantage, des furoncles, des inflammations circonscrites, sur lesquelles surviennent des phlyctènes hémorrhagiques. Ou bien il se produit, autour de certaines croûtes de variole, un cercle inflammatoire sur lequel l'épiderme est soulevé sous forme d'une phlyctène purulente, qui entoure d'une sorte de bourrelet la croûte centrale, — pemphigus variolique, rupia variolique. Dans d'autres cas, il se forme entre les pustules, en voie de dessiccation, sur la peau atteinte d'inflammation érysipélateuse ou circonscrite, des pustules simples et des furoncles, — impétigo variolique. A peine le malade est-il débarrassé de quelques-uns de ces furoncles, ou de ces foyers purulents, par une opération suivie de guérison, un frisson annonce une nouvelle métastase se produisant sur un autre point. Malgré l'examen le plus attentif, on ne peut encore rien découvrir. Cependant, au bout de douze à vingt-quatre heures, on voit apparaître sur un point du corps une rougeur modérée de la peau, au-dessous de laquelle il y a déjà de la fluctuation. L'incision donne lieu à l'écoulement d'une quantité énorme de liquide ichoreux mélangé de lambeaux de tissus nécrosés. Rarement les os sont atteints, ou nécrosés.

Généralement, tous ces abcès et phlegmons guérissent très promptement. De temps à autre, ils s'accompagnent de lymphangite et d'érysipèle, ainsi que d'adénite avec ou sans suppuration. Les déperditions qu'entraînent ces divers accidents, la fièvre, les douleurs, le défaut de sommeil et l'inappétence qui les accompagnent, ont pour conséquence un état d'épuisement, qui peut se terminer par la mort, ou qui peut retarder la convalescence de six à huit semaines. Ou bien la mort peut être amenée directement par métastase sur l'un des organes internes (pleurésie, péricardite).

Les affections des yeux auxquelles la variole peut donner naissance sont, parmi tous ces évènements consécutifs funestes, ceux qui impressionnent le plus péniblement le médecin. J'ai déjà parlé du catarrhe de la conjonctive, qui est généralement sans gravité, ainsi que de la production de pustules sur le limbe de la cornée. Mais de tout temps on a redouté la variole, tout spécialement à cause de ses fâcheuses conséquences pour les yeux, qui sont, en effet, dans la variole vraie et confluente, souvent menacés et même détruits. Ainsi, j'ai souvent observé dans le cours de la variole les affections suivantes : le xérosis de la cornée, la kératomalacie, des abcès de la cornée et la kératite purulente diffuse, l'ulcération produite par les pustules, l'hypopyon, l'iridocyclite, la perforation de la cornée avec procidence consécutive de l'iris, et enfin la panophthalmie. Elles surviennent comme accidents métastatiques pendant la période de suppuration ou plus tard, et ne représentent, par conséquent, pas plus que les abcès et les phlegmons de la peau que nous avons déjà signalés, des symptômes particuliers à la variole, mais bien des complications et des accidents consécutifs de cet exanthème. Hans Adler a publié sur ce sujet important un excellent travail dans lequel il énumère les nombreux travaux qui, dans ces dernières années, ont enrichi l'histoire des affections des yeux consécutives à la variole.

Dans les cas où elle vient compliquer d'autres maladies de la peau, aiguës ou chroniques, qui existaient déjà antérieurement, la variole amène ordinairement une disparition partielle de ces maladies, et cela de différentes manières. Ainsi les acares de la gale meurent ordinairement, de même que les symptômes de l'eczéma disparaissent. Mais, pendant la convalescence, les œufs d'acares qui ont survécu se développent de nouveau, et les éruptions de la gale se reproduisent. Les affections cutanées qui s'accompagnent d'un épaisissement de l'épiderme et d'un état de congestion chronique du chorion, comme l'eczéma, le psoriasis et même le lupus, favorisent le développement prédominant des efflorescences varioliques sur les points de la peau envahis par ces affections. Après la chute des croûtes de variole, la maladie de peau a elle-même disparu ou du moins elle s'est atténuée; mais, le plus souvent, elle se reproduit plus tard. De même, dans le cours de la variole, les symptômes du prurigo, de l'ichthyose et des premières éruptions de la syphilis secondaire s'atténuent ou disparaissent, mais temporairement et sans jamais s'éteindre d'une manière définitive.

J'ai souvent observé la complication de la variole avec la fièvre typhoïde, mais seulement en ce sens que la variole apparaissait pendant la convalescence de cette dernière.

Pour ce qui est de la coïncidence de la variole avec la scarlatine et la rougeole, je me suis déjà expliqué à cet égard. Dans la plupart des cas où l'on n'a pas confondu l'exanthème nouvellement apparu avec l'érythème variolique ou avec un érythème simple, avec une urticaire ou un érysipèle, on voit, quand on examine exactement les faits, qu'il s'agit là d'une simple succession des accidents, c'est-à-dire que la scarlatine ou la rougeole n'ont fait leur apparition que quand l'exanthème variolique avait déjà atteint ou même dépassé le maximum de son développement. Ces cas, il est vrai, impliquent encore la présence simultanée des deux contages dans l'organisme, si l'on considère la durée de l'incubation dont on doit tenir compte pour l'exanthème qui se manifeste en second lieu.

On peut considérer comme affections consécutives et comme suites de la variole toutes les maladies avec leurs conséquences ultérieures que j'ai décrites ou que j'ai sommairement indiquées précédemment comme complications et accidents métastatiques de la variole. Ce qui prouve la justesse de cet aperçu, c'est qu'elles survivent un certain temps à la variole même, comme certaines affections des yeux et des articulations, ainsi que la tuberculose chez des individus qui y étaient déjà disposés antérieurement.

Nous devons signaler, comme conséquences ordinaires de la variole, la séborrhée, des taches pigmentaires et des cicatrices.

La séborrhée occupe principalement le visage et en particulier le nez et le cuir chevelu. Les symptômes de cette affection, ainsi que la forme spéciale qu'elle revêt (séborrhée congestive, Hebra), avec sa transformation possible en lupus érythémateux), ont été déjà décrits par moi dans le chapitre relatif à la séborrhée (page 214). La séborrhée du cuir chevelu s'accompagne aussi d'une chute rapide des cheveux, *effluvium capillorum,* qui pourtant, dans la plupart des cas, sont remplacés par une pousse nouvelle. Il n'y a de perte définitive des cheveux que sur les points où les follicules ont été détruits par le fait d'une suppuration profonde des pustules varioliques.

Chez les malades qui ont eu une variole vraie et confluente de la face, le nez est souvent sillonné de cavités plus ou moins profondes, au-dessus desquelles on voit des sortes de saillies verruqueuses, qui sont des vestiges de la peau. Il y a encore d'autres saillies verruqueuses sur le nez; elles sont produites par une accumulation de matière sébacée dans les glandes qui sécrètent cette substance et dans les acini de ces glandes qui sont oblitérés par des cicatrices; d'autres encore sont formées par des papules varioliques étroitement serrées les unes contre les autres, qui ne sont pas arrivées à suppuration, mais qui persistent encore un certain temps sous forme d'hyperplasies papillaires et épithélioïdales. Tout cela figure sous le nom de variole verruqueuse, *warty pocks.*

Les traces régulières de la variole restent sous forme de taches pigmentaires et de cicatrices. Les premières sont larges comme une lentille, d'un jaune brun, présentant dès le début une tache blanche à leur centre, où elles sont en même temps un peu déprimées, et ne pâlissent que fort peu sous la pression du doigt. On les trouve dans tous les points qui ont été occupés par des éléments éruptifs superficiels, c'est-à-dire qui ont suivi toute leur évolution dans les limites de l'épiderme, soit que ces éléments revêtent la forme de vésicules comme dans la varicelle, soit qu'ils arrivent par suite de leur développement régulier à la suppuration, comme dans la varioloïde et la variole. Ces taches doivent leur coloration à une accumulation plus ou moins considérable de pigment dans le réseau muqueux de la peau et à une hyperhémie qui persiste plus longtemps encore dans les vaisseaux papillaires. C'est pour ce dernier motif que ces taches prennent sous l'impression du froid une coloration violacée plus prononcée. Il faut plusieurs mois pour que la couleur de la peau redevienne normale.

Les cicatrices ont la même forme et les mêmes dimensions que les taches pigmentaires; elles sont d'abord violettes, mais plus tard elles deviennent d'un blanc brillant et présentent une dépression un peu aplatie. Elles n'apparaissent que sur les points où les pustules ont pénétré jusque dans le corps papillaire, qui a été lui-même partiellement détruit par la suppuration. Là où ces pustules étaient fortement serrées les unes contre les autres, les portions intermédiaires de la peau qui ont été épargnées par la maladie, et qui sont demeurées intactes, forment des îlots et des ponts qui donnent à la partie où elles se trouvent un aspect réticulé. Mais il n'existe pas, en réalité, de cicatrices caractéristiques de la variole; elles ont le même aspect que toutes les cicatrices, qui succèdent à des efflorescences analogues, comme celles de la syphilis, de l'acné, etc... Leur origine ne se reconnaît absolument qu'à leur disposition régulière, et à leur mode de distribution.

Toutes ces conséquences locales de la variole que nous venons d'énumérer en dernier lieu, les taches, les cicatrices et les verrues, ont donc pour base la lésion anatomique à laquelle chaque pustule a donné naissance. Nous allons maintenant étudier en détail les pustules de la variole.

L'anatomie des efflorescences varioliques présente certaines particularités par lesquelles elles se distinguent, d'une façon tout à fait essentielle, des formes analogues de l'inflammation non variolique, par exemple des papules, des vésicules et des pustules de l'eczéma. Suivant mon avis cependant, cette particularité ne doit peut-être pas être attribuée à des processus de nutrition, qui seraient étrangers aux autres formes de l'inflammation, mais elle est simplement la conséquence et l'expression du processus typique local, qui atteint son développement et arrive à son terme dans un délai déterminé. Le type lui-même est, il est vrai, un problème pour nous, ainsi que sa cause, la maladie variolique. Quant aux auteurs qui ont cru trouver dans le contenu des pustules, et aussi dans le chorion situé au-dessous d'elles, les bactéries, les micrococcus et les microsphères de la variole, ils sont également tout disposés (Weigert) à expliquer les détails des phénomènes anatomiques, directement par la présence de ces corpuscules de contagium. En dehors de ce fait que cette relation n'est pas du tout évidente aux yeux d'autres observateurs, il règne encore, au sujet des autres faits anatomiques réels, ainsi que de leur interprétation, de grandes divergences dans les opinions des auteurs.

Les faits se présentent de la façon la plus simple dans l'efflorescence variolique typique, qui a son siège dans l'épaisseur de l'épiderme et qui, dans son complet développement, n'atteint pas au delà de l'épiderme.

La formation des efflorescences commence par un gonflement hyperhémique des papilles, du point limité sur lequel apparaît aussitôt la papule, gonflement qui est dû à une congestion plus intense des vaisseaux (rougeur), à une imbibition séreuse, et une infiltration cellulaire légère. Cet état appartenant à la période initiale, que Auspitz et Basch ont indiqué pour la première fois dans leur travail sur ce sujet, travail qui contient, en outre, d'autres faits dont tout le monde reconnaît aujourd'hui l'exactitude, cet état, dis-je, je l'ai observé moi-même sur des préparations de purpura variolique. Cependant, la majeure partie de la papule, qui s'élève au-dessus du niveau de la peau, est fournie par une hypertrophie des cellules de Malpighi. Celle-ci commence par un «gonflement trouble» des cellules du réseau. Rindfleisch donne une excellente description de cette métamorphose des cellules épithéliales; d'après lui, elles sont simplement finement granulées et troubles, ou bien elles présenteraient des granulations masquant complètement le noyau, et leur faisant perdre leur transparence, elles seraient augmentées de volume et transformées en masses informes. Les cellules épithéliales sont sujettes à cette même transformation dans d'autres affections. L'opinion émise par Weigert, que cette transformation d'une partie des cellules du réseau muqueux en masses informes « sans noyaux » serait le résultat direct du contact avec le contage variolique (les soi-disant bactéries ou microsphères) qui a

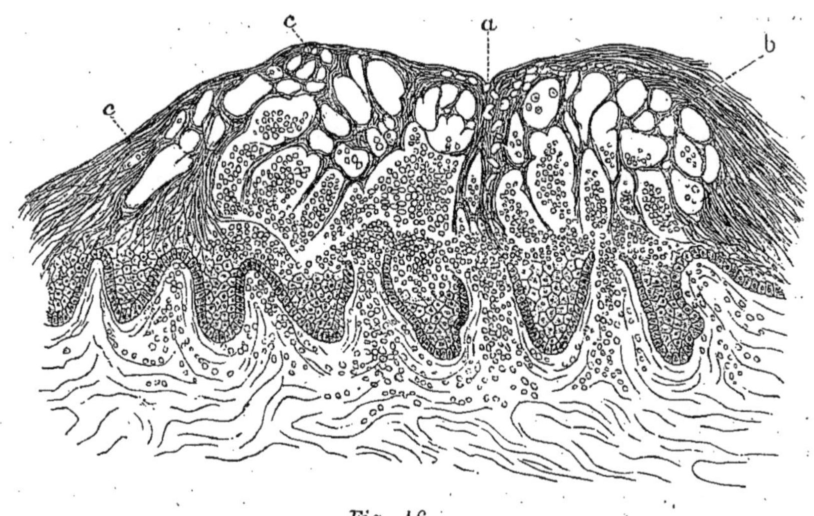

Fig. 16.

Coupe verticale d'une pustule au début de la période de pustulation (d'après Rindfleisch).

a. Ombilic au niveau de l'émergence d'un canal excréteur.
b. Reticulum intra-épidermique.
c. Reticulum à mailles plus petites, dans lesquelles se trouvent des cellules lymphoïdes et des cellules de pus.

pénétré du chorion dans l'épiderme, et représenterait une destruction « diphthéroïde », cette opinion, dis-je, n'a, par conséquent, qu'une importance purement subjective.

Suivant Rindfleisch, c'est la couche moyenne du réseau de Malpighi qui est le point de départ de la prolifération dont nous venons de parler. D'après Unna, au contraire, c'est le stratum lucidum, par conséquent, la couche la plus inférieure des cellules cornées, qui produit, par la prolifération et les transformations ultérieures de ses cellules, les pustules (corps varioliques) proprement dites qui se développeront plus tard. Il me paraît hors de doute que les couches supérieures du réseau muqueux participent, avec ou sans le stratum lucidum, aux phénomènes qui se passent dans toutes les pustules qui suivent un développement typique.

Tandis que les cellules en question se préparent à une désagrégation par l'altération de leur transparence, il commence aussi à se produire une prolifération des cellules qui les environnent, et dont les masses considérablement accrues forment une sorte de coque ou d'enveloppe pour les cellules moyennes. Seulement au centre, là où se trouvent le foyer diphthéroïde de Weigert et son ombilic inférieur, les cellules du réseau muqueux sont détachées de leurs adhérences par l'exsudat séreux qui monte des papilles, lequel pénétrant les couches épidermiques repousse devant lui, comme un couvercle, les couches les plus supérieures des cellules cornées. On a alors sous les yeux une vésicule avec un contenu transparent.

Le liquide exsudatif écarte les unes des autres les rangées les plus supérieures des cellules de la couche muqueuse, mais surtout d'abord les couches inférieures des cellules cornées. Celles-ci forment de cette façon les parois et les voûtes d'un réseau de mailles et d'alvéoles, à l'intérieur de la vésicule variolique (fig. 16). Dans ce réseau alvéolaire, Ebstein distingue un réseau superficiel formé de cellules cornées, et un réseau plus profond qui appartient aux cellules du corps muqueux. En tout cas ce réseau alvéolaire pénètre dans les cellules de la couche muqueuse seulement à mesure que la pustule variolique continuant son évolution se développe plus profondément dans la peau.

Les alvéoles en question sont remplis d'un liquide transparent, qui contient une certaine quantité de cellules exsudatives, des débris épidermiques, des masses amorphes et de petites granulations brillantes, qui sont vraisemblablement d'une espèce spécifique et auxquelles on a donné la dénomination de schyzomycètes (micrococcus, Hallier, Klebs, Ferd. Cohn et autres).

Auspitz et Basch ont expliqué la formation de l'ombilic dans la première période vésiculeuse de certaines pustules de variole (car toutes n'ont pas d'ombilic), en disant que la distension de la partie moyenne de la pustule par l'exsudat ne marche pas du même pas que l'augmentation de volume des papilles dans leur partie périphérique, augmentation de volume qui est déterminée par l'hypertrophie de l'épithélium. Weigert pense que le réseau de cellules épithéliales diphthéroïdes qui occupent le centre de la pustule résiste plus longtemps à la distension causée par l'exsudat que les cellules de la périphérie, et qu'elles maintiennent solidement le faîte de la pustule, de façon que celle-ci ne peut s'arrondir extérieurement que plus tard, quand le réseau se rompt. Pour moi, je me range à l'opinion d'Hebra et de Rindfleisch, qui attribuent la formation de l'ombilic à la couche cornée du canal excréteur d'un follicule, ou d'une glande sudoripare qui traverse la pustule (fig. 16 *a*), laquelle couche cornée joue le rôle d'un frein et s'oppose là au soulèvement qui se produit dans son entourage. De plus l'ombilic n'est même pas particulier aux pustules de variole; il s'en produit un avec les mêmes conditions anatomiques dans des efflorescences simplement inflammatoires; il disparaît toujours au commencement de la suppuration.

La transformation de la vésicule variolique en pustule se fait par l'accumulation de cellules purulentes à l'intérieur de l'efflorescence dont le contenu devient en même temps trouble. Les cellules de pus proviennent, suivant l'idée qui a cours actuellement, en partie des vaisseaux des papilles (cellules de migration), en partie de la prolifération des cellules du réseau muqueux. Les trabécules des espaces alvéolaires s'en vont en débris, en partie par le fait de la destruction suppurative proprement dite, fonte purulente, en partie par la pression qu'exerce la quantité du liquide qui va s'augmentant. La partie moyenne et inférieure de la pustule variolique est devenue une cavité purulente irrégulière, dans laquelle pendent des lambeaux épidermiques des parois alvéolaires superficielles, et des cellules du réseau muqueux, qui sont disposées sur les parties latérales et inférieure. La pustule est alors arrivée à son maximum de développement.

Dans la période suivante, période de dessiccation, l'hyperhémie inflammatoire des papilles diminue ainsi que l'exsudation qui en résultait. Des cellules du réseau muqueux, qui entourent le foyer purulent sur les côtés et à sa face inférieure, partent maintenant des cellules de formation récente qui, dans leur processus physiologique de métamorphose en cellules cornées, ne sont troublées par la production d'aucun exsudat. C'est ainsi qu'il se forme sur les parties latérales et inférieure de la pustule, une couche de cellules cornées assez épaisse qui, rejoignant la même couche de revêtement supérieur de la pustule à laquelle elle se réunit, forme une capsule complète autour du foyer purulent (fig. 17, *e*),

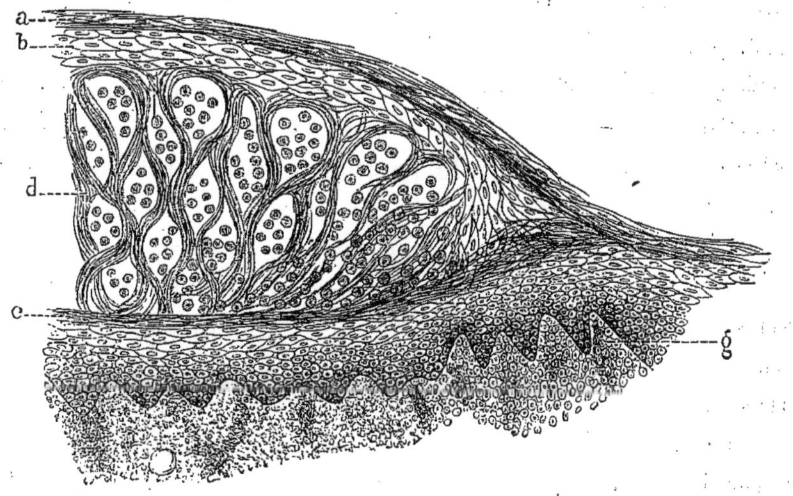

Fig. 17.

Coupe verticale d'une pustule non encore développée (la moitié seule est représentée). D'après Auspitz et Basch.

a. épiderme ancien; *b*, cellules du réseau muqueux au-dessus du réseau des alvéoles; *d*, réseau alvéolaire avec les cellules de pus qui y sont contenues; *e*, cellules épidermiques de nouvelle formation; *g*, papilles sous-pustulaires, aplaties et infiltrées de cellules.

qui se trouve ainsi entièrement isolé des couches nutritives de la peau.

Par la dessiccation (évaporation ou résorption) de ses éléments liquides, le contenu de la pustule avec son enveloppe forme une croûte qui se détache mécaniquement en se morcelant, après un certain nombre de jours ou de semaines, et d'autant plus tardivement que la couche cornée qui la recouvre est plus épaisse, comme à la paume de la main et à la plante du pied.

Les papilles qui correspondent au fond de l'efflorescence sont généralement gonflées et saillantes, au début; mais dans la marche ultérieure de l'affection, elles sont comprimées, aplaties par les cellules proliférantes de la base de la vésicule ou, suivant Unna, du stratum lucidum, qui exercent une pression dans le sens de la profondeur. C'est ainsi que vous les voyez déprimées dans la figure 17, en comparaison des papilles périphériques normales en *g*. Mais en tout cas, dans ces formes typiques, après la chute des croûtes de la variole, il reste seulement une tache déprimée et colorée en brun par une pigmentation plus forte du réseau muqueux (*e*, fig. 17), mais il n'y a pas de cicatrice, parce que les papilles sont conservées.

Ainsi se développent anatomiquement toutes les pustules ou la majeure partie d'entre elles dans la varicelle et la varioloïde, ainsi que beaucoup de pustules même dans la variole vraie.

Mais il y a d'autres cas où l'infiltration inflammatoire des papilles, qui précède toujours la formation des pustules, atteint un degré tel qu'une partie des papilles ou encore une partie avoisinante du chorion est frappée de désorganisation, soit par suppuration, soit par nécrose. Ainsi que l'a déjà fait remarquer Bärensprung, sur la coupe d'une partie ainsi atteinte, celle-ci paraît avoir perdu sa couleur normale, elle est d'un blanc uniforme (disque diphthéritique), parce que, comme le montrent les préparations (injections) de Rindfleisch, les petits vaisseaux afférents eux-mêmes sont comprimés par l'exsudat et par l'infiltration cellulaire. Cette partie des papilles et du chorion est détruite de cette façon, et les produits de cette destruction et les cellules purulentes (car dans ces cas, on le comprend, il y a toujours suppuration) viennent augmenter, en se joignant aux cellules purulentes qui proviennent du réseau muqueux placé au-dessus de lui, le contenu de la pustule variolique. La cavité purulente s'étend, par conséquent, dans ces cas, jusque dans les papilles et au delà. Et l'on comprend bien que, dans ces endroits, il doit aussi toujours rester une cicatrice de variole, parce qu'une partie de tissu cellulaire de la peau a été en même temps détruite par la suppuration. D'après cela, on peut juger combien il est illogique de croire qu'en appliquant des pommades, des emplâtres, etc., au moment du début de la suppuration, on pourra empêcher la production de cicatrices, puisque les conditions qui déterminent la formation de ces cicatrices existent déjà par le fait du siège profond de ces pustules et de l'intensité des premiers phénomènes de l'inflammation.

Les efflorescences dans la variole hémorrhagique, quand elles arrivent à se former, ne se produisent pas autrement que dans la variole pustuleuse ; la seule différence est que, dans la forme hémorrhagique, en outre des corpuscules blancs du sang et de l'exsudat séreux, il se trouve aussi des globules rouges mélangés au contenu des cavités des pustules, et aussi des foyers hémorrhagiques dans les papilles et le chorion. Erismann a essayé, comme nous l'avons dit plus haut, d'établir une différence bien tranchée entre la variole hémorrhagique et la variole ordinaire au point de vue anatomique ; mais Wyss, E. Wagner, Zuelzer, etc., ont démontré que cette tentative était mal fondée.

Dans le purpura variolique, à côté de l'infiltration cellulaire des papilles, on trouve sur beaucoup de points, sur lesquels évidemment se produiront les efflorescences, de petits épanchements de sang disséminés dans le chorion et le tissu cellulaire sous-cutané.

Pour ce qui est des lésions de détail des pustules de variole situées sur la muqueuse de la cavité buccale, du pharynx, du larynx, des bronches et de l'œsophage, nous manquons encore d'observations bien exactes.

Quant aux lésions anatomo-pathologiques que l'on a trouvées jusqu'ici, en dehors des altérations relatives aux pustules, dans les cas de variole qui se sont terminés par la mort, ces lésions correspondent, en général, aux complications que l'on a pu constater au lit des malades, par exemple à la pneumonie, à l'œdème des poumons. Dans beaucoup de cas, la raison anatomique de la cause immédiate de la mort reste complètement inexplicable. Je crois pouvoir dire que, bien que nous possédions de très nombreux documents sur les lésions anatomiques des organes internes révélées par les autopsies, dans des cas de variole, nous ne pouvons, cependant, en tirer des conclusions admissibles d'une manière générale, tant les faits que contiennent ces relations sont contradictoires. Quand, par exemple, Hebra a vu que dans le purpura variolique les organes parenchymateux, le foie, le cœur, les poumons, la rate sont toujours le siège d'hémorrhagies, et que souvent la rate, en particulier, paraît transformée en une masse de sang fibrineuse, Curschmann et Ponfick, au contraire, prétendent trouver un signe différentiel entre la variole pustuleuse et le purpura variolique dans ce fait que, dans cette dernière forme, la rate est constamment petite et dure; ils soutiennent que l'état des organes du bas-ventre, dans cette même forme de variole, présente précisément une différence frappante. De pareilles divergences dans les opinions ne peuvent être aplanies que par le temps et par de nouvelles observations.

Relativement à la variole hémorrhagique en particulier, dans laquelle nous avons encore à faire ressortir les extravasations sanguines, que l'on a quelquefois trouvées dans les gaines nerveuses et dans les méninges (Neumann, Zuelzer et moi), les bâtonnets de bactéries et les amas de micrococcus, sur lesquels on est encore bien loin de s'entendre, jouent un grand rôle aux yeux des nouveaux expérimentateurs. Un auteur prétend même que ces microphytes pénètrent de l'extérieur à travers la surface de l'épiderme et donnent ainsi naissance aux efflorescences de la variole, en quoi il oublie que la fièvre qui précède leur développement n'aurait plus aucun motif d'existence. La foi aveugle en la médecine conduit à de telles insanités. Zuelzer insiste, de plus, sur la rigidité des parois vasculaires et sur leur friabilité par suite de la désagrégation granuleuse des éléments, surtout des éléments musculaires.

On a également trouvé des papules et des collections purulentes dans les poumons, sous la plèvre, dans le foie, soit chez des individus qui avaient succombé à la variole, soit chez des animaux à qui l'on avait injecté du sang de sujets morts de la variole hémorrhagique. Or ce sont simplement des foyers d'inflammation métastatique (Weigert les appelle des colonies de bactéries), mais ce ne sont pas de véritables pustules varioliques. Celles-ci ne pénètrent pas dans l'intérieur du corps au delà des régions muqueuses que nous avons indiquées.

QUINZIÈME LEÇON

VARIOLE (*fin*).

Diagnostic. Pronostic. Influence de l'inoculation sur la gravité de la maladie. Étiologie. Traitement. Prophylaxie. Vaccination, vaccine originaire et humanisée. Variole vaccinale. Marche normale et anormale.

Le diagnostic de la variole entièrement développée ne présente certainement aucune difficulté; les symptômes que nous avons décrits offrent pour cela des garanties suffisantes. Dans certaines circonstances, cependant, le diagnostic comporte des difficultés considérables et l'on commet aussi de temps en temps des erreurs réellement fâcheuses. Certes un médecin n'est pas à blâmer si, à la vue de l'exanthème prodromique ou même au premier jour de l'éruption, alors qu'apparaissent les premières petites papules (*Stippchen*), il hésite pour le diagnostic entre un érythème papuleux et la variole, ou si, même en raison des symptômes de fièvre et de catarrhe, il balance entre une rougeole papuleuse et la variole. Dans ces cas, je conseille généralement de laisser le diagnostic en suspens. Le jour suivant, les symptômes deviennent plus clairs, puisque dans le cas de variole les petites papules de la veille sont devenues considérablement plus grosses et que, à la figure particulièrement, elles sont déjà en voie de transformation vésiculeuse. Cette circonstance, que les papules se développent tout d'abord et principalement sur la face, est aussi un signe particulier de variole. Dans la forme vésiculeuse de la variole, la varicelle, on aura, suivant les circonstances, à établir le diagnostic différentiel entre cette affection et un impetigo de la face ou un pemphigus (aigu) commençant. Lorsque la variole se présente à l'état pustuleux, il est très rare qu'on la méconnaisse. Le contraire arrive plus souvent, à savoir que l'on diagnostique une variole dans un cas de syphilide pustuleuse ou dans le cas très rare de pustules de la morve. La dénomination de « grande vérole » que l'on a donnée à la syphilis, par opposition à la variole que l'on appelle « petite vérole », *small pox,* indique bien déjà la ressemblance qui existe entre ces deux affections. Mais dans la varicelle syphilitique (*syphilis pustulans varioloïdes,* etc., des auteurs) vous trouvez toujours simultanément des efflorescences à divers degrés de développement, de grosses nodosités du volume d'une lentille à celui d'un pois, des efflorescences en plein développement et d'autres en voie de dessiccation et présentant des croûtes au centre, et, à la périphérie de ces dernières, un bourrelet manifeste de petites papules indurées. Mais une erreur de ce genre ne peut durer au delà de quelques jours, puisque même le médecin le moins expérimenté, sera frappé de la persistance uniforme de l'éruption syphilitique, contrairement au processus (d'évolution et d'involution) toujours rapide de la variole. Dans la morve, à côté des pustules superficielles, il se trouve toujours aussi des nodosités plus grosses, ressemblant à des furoncles, et des abcès. Dans ces deux affections, il peut y avoir de la fièvre à un degré appréciable, tandis que dans la varioloïde modérée ou dans la varicelle, la fièvre est habituellement très faible.

De plus, l'examen de la muqueuse de la bouche et du pharynx dans la variole fournira presque toujours des signes différentiels.

Des cas de variole peu intense, dans lesquels il est survenu dans un court espace de temps et principalement à la face, surtout sur le front, des pustules acuminées qui généralement correspondent d'une manière évidente aux follicules, tandis que sur le tronc il se forme tardivement des efflorescences isolées et suivant une marche abortive, ces cas, dis-je, peuvent être facilement pris pour de l'acné pustuleuse. Dans ces cas, l'apparition brusque et simultanée des pustules doit faire pencher le diagnostic du côté de la variole, tandis que les symptômes du développement non simultané des pustules et de leur marche chronique, ainsi que la présence de comédons, de tubercules inflammatoires et de petits abcès, sont plutôt les signes caractéristiques de l'acné. L'acné médicamenteuse, comme celle qui est produite par l'usage interne de l'iode et du brome, est, il est vrai, plus difficile à distinguer au début, parce qu'elle se développe toujours d'une façon aiguë.

Dans la description que je vous ai exposée précédemment, des symptômes et de la marche de la variole, je vous ai déjà fait connaître les circonstances qui méritent toute votre attention sous le rapport du pronostic de cette maladie. Je vous ai dit que, si intenses que fussent les symptômes prodromiques, tant qu'ils se maintiennent dans les limites du cadre typique, ils ne permettent pas, en général, de conclure quoi que ce soit sur la gravité et la marche de la variole future ; mais que, dans le purpura variolique, on peut déjà, dès les premiers symptômes, pronostiquer la terminaison fatale.

En dehors de cela, les circonstances les plus importantes au point de vue du pronostic sont toujours, d'une part, le nombre des pustules, qu'il s'agisse d'une variole vraie ou confluente, d'une varioloïde ou d'une varicelle ; et, d'autre part, les conditions spéciales à l'individu, telles que l'âge, chez les femmes, la grossesse ou l'état puerpéral ; l'état de vaccine ou de variole antérieure, et enfin le caractère de l'épidémie actuellement régnante.

La marche de la varicelle est toujours favorable, celle de la varioloïde est plus probablement favorable chez les sujets vaccinés que chez ceux qui ne le sont pas ; quant à la variole confluente, elle est très dangereuse, même chez les individus qui ont été vaccinés, et, outre cela, les conditions personnelles du malade ont sur la terminaison de cette forme une influence plus grande que dans les formes modérées de la variole. Enfin, la variole hémorrhagique, sous les deux formes que nous avons décrites, est toujours mortelle.

Sous le rapport de l'âge, les enfants à la mamelle atteints de variole sont presque irrémissiblement perdus, à cause des obstacles que la maladie apporte à l'allaitement ; les enfants plus âgés et forts d'ailleurs résistent souvent même à la variole grave. Les vieillards ont plutôt des varioles indolentes (atoniques) et hémorrhagiques qui ne permettent qu'un pronostic douteux, comme les alcooliques, qui succombent généralement par le fait de l'intensité de la variole, ou qui meurent par œdème des poumons au milieu du délire alcoolique.

Les femmes enceintes et les accouchées sont plus menacées que les autres femmes, dans le cas de variole grave. Parmi les 700 femmes atteintes de variole qui ont été traitées en 1866 et 1867, dans la division des varioleux de cet hôpital où j'étais médecin-assistant, j'ai observé seulement 120 femmes enceintes et accouchées, et j'ai démontré avec statistique à l'appui, la gravité toute spéciale de ces cas. Ainsi, — même en tenant compte des conditions de vaccination, — de ces femmes enceintes ou accouchées, il est mort 1 sur 3, et des autres femmes il est mort 1 sur 22. La plus grande mortalité est le résultat de la complication de l'état puerpéral succédant à l'avortement et à l'accouchement prématuré, survenus, pour la plupart, du septième au neuvième mois de la grossesse.

Une circonstance extrêmement importante au point de vue du pronostic, c'est de savoir si l'individu a été antérieurement vacciné avec succès, ou s'il n'a pas été vacciné. En premier lieu, les sujets vaccinés sont, en moyenne, plutôt atteints par les formes plus légères de la variole, tandis que ceux qui n'ont pas été vaccinés prennent plutôt la variole grave. Mais, de plus, la variole vraie elle-même permet d'espérer chez les sujets vaccinés une terminaison meilleure. Toutefois, on ne peut pas nier que, dans les mêmes circonstances extérieures, un sujet vacciné peut être atteint de variole grave et un sujet non vacciné de variole légère, et que, par conséquent aussi, le danger peut être partagé dans la même proportion. Mais, en général, les choses se passent indubitablement ainsi que je l'ai dit. Je ne peux pas ici entrer dans le détail des très nombreuses observations faites à Vienne et ailleurs sur des milliers et des milliers de varioleux, non plus que des rapports statistiques dressés soit par des médecins en leur propre nom, soit par des commissions; mais tous ces travaux prouvent de la façon la plus incontestable que la vaccination affaiblit d'une manière évidente la variole et procure une protection relativement grande contre la maladie, c'est-à-dire que les sujets vaccinés jouissent d'une immunité relative. Au congrès international des médecins à Vienne, en

1873, sur sept cents médecins qui représentaient presque tous les pays civilisés, tous, sauf trois, ont reconnu la grande utilité de la vaccination. Entrez dans un hôpital de varioleux, avec un peu d'expérience vous reconnaîtrez immédiatement, à de rares erreurs près, les sujets non vaccinés, — ils ont toujours les formes graves de la maladie, les varioles généralisées et à grosses pustules. Dans les pays où la vaccination n'est pas généralement pratiquée, les épidémies font autant de ravages aujourd'hui qu'elles en faisaient dans les siècles passés. Chez nous, il meurt en moyenne, parmi les non vaccinés, 18, 20 et jusqu'à 45 p. 100, et parmi les vaccinés, 2, 5 et jusqu'à 15 p. 100, suivant la malignité de l'épidémie et suivant aussi l'importance du chiffre des malades que nous enregistrons.

Veuillez vous bien pénétrer de l'exactitude de ces faits et ne pas vous laisser entraîner par des affirmations contraires, de quelque côté qu'elles viennent ; elles ont certainement une source intéressée ou inexacte. Songez que par la vaccination les cas de maladie diminuent comme nombre et comme gravité, et qu'ainsi le danger est moindre pour le malade et qu'il y a également moins d'occasions, et pour la contagion des autres individus, et pour le développement des épidémies. Voyez, au contraire, le préjudice grave qui peut résulter pour la population si l'on néglige la vaccination, le danger qui, à chaque introduction de la variole dans un pays, se manifeste aussitôt d'une manière effrayante ; alors, montrez que vous êtes des hommes pratiques, des médecins qui veulent réellement le bien de leurs concitoyens, en travaillant par le raisonnement, par la parole et par vos actes à propager le plus possible la vaccination dans tous les pays.

Une chose remarquable et sur laquelle Hebra a beaucoup insisté, c'est qu'une variole antérieure est d'un mauvais présage pour le pronostic, parce qu'il a vu nombre de fois des individus qui présentaient des cicatrices d'une variole ancienne mourir à leur deuxième ou troisième atteinte de variole.

Enfin il est manifeste que les différentes complications et les suites de la variole, phlegmons, maladies des articulations, maladies des organes internes, du cœur, des poumons, etc., doivent entrer en ligne de compte pour déterminer le pronostic.

L'étiologie de la variole n'est guère plus avancée que celle des autres maladies infectieuses. Ce que nous savons de positif se borne à ceci, que la variole est produite par un contage spécifique qui émane des varioleux, qui, par conséquent, peut aussi être porté au loin à travers l'atmosphère : donc il est « volatil » ; que ce contage est aussi renfermé spécialement dans le contenu des efflorescences varioliques, et que, avec ce contenu, soit liquide, soit desséché en croûtes, il peut être transporté sur d'autres individus par inoculation sous-épidermique ; qu'il a besoin d'une période d'incubation de douze à quinze jours pour déterminer dans l'organisme un état de maladie générale, et que là il se reproduit et se multiplie. Ce contage est-il aussi contenu dans le sang des varioleux? Cela paraît probable (Zuelzer), mais n'est pas prouvé ; au contraire, il semble peu vraisemblable qu'il existe dans d'autres produits de sécrétion des varioleux. Transporté au moyen des véhicules que nous avons dits sur des animaux (mouton, cheval, âne, chèvre, vache), ce contage détermine chez eux, le plus souvent, une maladie analogue sinon identique à la variole, maladie qui est tantôt simplement locale, tantôt générale. Il est certain que celle-ci, inoculée de nouveau chez l'homme, se reproduit non pas à l'état d'affection générale proprement dite, mais plutôt comme maladie locale (vaccine).

L'idée, qui a été émise ces dernières années et qui va toujours progressant, que les contages en général sont des éléments de nature organique, a même pris une forme concrète relativement au contage de la variole (et de la vaccine). Depuis la démonstration de Keber, beaucoup d'auteurs voient dans de petites granulations qui se trouvent dans la lymphe des pustules de variole sinon le contage lui-même, du moins ses éléments de transport (transmission) les plus essentiels. Ferd. Cohn a fortifié cette idée par la publication récente de travaux très exacts dans lesquels il déclare que ces corpuscules sont susceptibles de végétation, et il les considère comme une espèce de bactéries-sphères spécifiques de la variole. Malgré la grande autorité de F. Cohn sur le sujet en question, et bien que Luginbühl, Klebs, Weigert, Zuelzer, etc aient fait des observations analogues, malgré les tentatives expérimentales de toute sorte (essais de filtration de Chauveau), malgré les soi-disant cultures de bactéries, les injections chez les animaux, etc., je ne puis, à propos de ces faits, que me tenir sur la plus grande réserve.

En m'appuyant sur des motifs sérieux que j'ai déjà exposés ailleurs en détail, mais qu'il me paraît inutile de reproduire ici, je dois reconnaître que l'on n'a pas encore prouvé que tous ces éléments soient réellement de nature végétale comme on l'a avancé, et moins encore que ce soient eux qui sont le contage même ou les agents de transmission de ce contage; j'ajouterai même que, dans le sens strictement scientifique, aucun fait ne donne à ces assertions même l'apparence de la réalité.

La voie par laquelle la matière infectieuse est ordinairement absorbée est celle des organes respiratoires. L'inoculation de la variole que l'on pratiquait jadis a montré que la transmission peut se faire également à travers les plaies qui existent sur la peau. A cette occasion, je vous ferai remarquer que l'application des produits de la variole sur de petites plaies peut déterminer une lymphangite violente, de l'érysipèle, des phlegmons avec frissons, pyémie, ictère, et même la mort. J'ai moi-même été atteint de cette façon d'une légère indisposition, mais un de mes collègues a contracté dans les mêmes conditions une maladie très grave.

Il paraît incontestable que le contage peut être transporté par des personnes intermédiaires, par des vêtements, par des ustensiles de ménage. De très hautes températures diminuent son action beaucoup plus que ne le fait un froid intense.

C'est par les malades, plus rarement par des personnes intermédiaires, que la variole se propage. Pour des populations isolées, comme Johanny Rendu l'a très éloquemment démontré pour la ville de Lyon, on peut très souvent suivre de cas en cas le chemin que parcourt la maladie une fois qu'elle y est importée. Les cas isolés donnent bientôt naissance à des endémies d'abord limitées à un cercle assez étroit, et finalement à des épidémies qui envahissent des pays entiers et même des continents. Chez nous, à

Vienne, comme dans les grandes villes en général, on n'est jamais sans voir quelques cas sporadiques de variole. De 1866 à 1876 a régné, presque sans interruption, une épidémie qui a pris un tel développement de 1870 à 1872, que cette période constitue réellement l'épidémie la plus importante de tout ce siècle sous le rapport de son extension géographique, de sa gravité et aussi de la mortalité. Ainsi, à Vienne, sur les vingt-cinq mille décès pour l'année 1872, trois mille trois cents étaient dus à la variole, proportion dont vous apprécierez l'énormité quand vous saurez qu'en 1865, sur vingt et un mille décès on en compte seulement cent trente-sept produits par la variole. C'est à l'apogée des épidémies que l'on observe le plus de cas graves et mortels; de plus, les épidémies diffèrent encore entre elles sous beaucoup de rapports. Dans l'épidémie de 1870, par exemple, la fréquence de la variole hémorrhagique a été tout à fait inouïe.

Relativement aux saisons, c'est régulièrement pendant les mois d'hiver, de décembre à la fin de février, que l'on observe le plus grand nombre de cas de variole.

Dans une même épidémie, la variole ne fait jamais autant de ravages dans une population généralement vaccinée que dans une population non vaccinée; c'est un fait que l'on peut toujours constater. Je vous en ai déjà parlé, ainsi que de la protection relative que la vaccination donne aux individus, en ce sens que la susceptibilité des sujets à recevoir le contage variolique et à en ressentir l'influence est suspendue ou pour toujours ou pour un temps plus ou moins long, ou est tout au moins considérablement affaiblie. Il en est de même pour les personnes qui ont déjà été atteintes de la variole. Cependant, on a vu assez fréquemment des sujets prendre la variole une deuxième et même une troisième fois, et, dans ces nouvelles atteintes de la maladie, être plus gravement menacés que d'autres; il est évident qu'il existe, en pareil cas, une disposition spéciale à la variole. J'ai publié l'observation d'un cas dans lequel, quinze jours après la fin d'une varioloïde, il en est survenu une seconde qui a suivi une marche parfaitement régulière; Kramer a rapporté un fait semblable.

En dehors de ces conditions, la disposition individuelle est très variable; c'est chez les enfants, pendant les premiers mois de la vie, et chez les personnes d'un âge avancé qu'elle paraît exister *au minimum*. Cependant, le fœtus peut être atteint de variole pendant la vie intra-utérine, et alors il meurt avant l'accouchement, ou il naît très affaibli. La mère a-t-elle toujours eu antérieurement la variole? Cela est très discutable. Je ne saurais trop dire si les femmes enceintes ou accouchées sont réellement plus disposées que d'autres à prendre la variole; ce que je sais seulement, c'est que chez elles la variole est plus grave. Chez les nègres, la variole est presque toujours très grave, uniquement, sans doute, parce que, généralement, ils n'ont pas été vaccinés. Un fait intéressant, c'est que dans une période de trente années pendant lesquelles Hebra a dirigé la division des varioleux, jamais aucun des médecins et des infirmiers qui étaient occupés d'une façon continue dans ce service n'a été atteint de variole, et que malheureusement, au contraire, la maladie frappait chaque année plusieurs médecins et étudiants qui n'y venaient que d'une façon tout à fait passagère pour assister aux conférences. On peut jouir d'une immunité temporaire contre la variole, on peut être épargné dans une certaine occasion, et être infecté dans une autre en apparence moins dangereuse.

Nous avons déjà dit que d'autres maladies de la peau et des organes internes, antérieurement existantes, et même l'état puerpéral, n'empêchent pas l'infection variolique; il en est de même des maladies fébriles aiguës, comme la fièvre typhoïde, la pneumonie et les autres exanthèmes aigus, avec cette différence toutefois que dans les cas de rougeole et de scarlatine l'apparition de la variole est retardée jusqu'à la période de décroissance des autres exanthèmes.

Une maladie qui présente, comme la variole, un si grand nombre de symptômes, offre un vaste champ à la thérapeutique, et, cependant, les résultats qu'elle fournit ne sont pas à beaucoup près aussi satisfaisants qu'on pourrait le désirer. Si quelques médecins croient qu'il faut reconnaître dans les granulations très fines que l'on trouve dans le contenu des pustules de variole et dans le sang des cadavres de varioleux, des bactéries et des micrococcus qui constituent le virus variolique, si, par suite, ils croient pouvoir opérer chez les varioleux la destruction de ces schyzomycètes infectieux par l'administration du salicylate de soude ou du xylol (Burkart, Zuelzer) et diminuer ainsi l'intensité de la maladie, je n'ai rien à opposer à cette déduction, parce que le principe qui la dicte est juste et exact. Je doute seulement de l'importance des résultats qu'ils se proposent d'atteindre. Il y a également peu à espérer des doses élevées de quinine, d'émétique, ainsi que de la vaccination ou des injections sous-cutanées de vaccin pratiquées au début de la variole. En effet, lorsque le vaccin prend, l'éruption vaccinale suit sa marche régulière parallèlement à la variole. Dans ma conviction intime, nous ne possédons aucun moyen qui soit capable d'arrêter l'infection une fois qu'elle est accomplie, ou de modifier son action sur l'organisme, pas plus que nous ne sommes à même d'empêcher le développement de la syphilis constitutionnelle une fois que le virus a été inoculé localement, bien que nous ayons devant nous plusieurs semaines pour agir avant que la syphilis constitutionnelle n'apparaisse, et que nous puissions même encore atteindre le virus dans son siège primitif. De même pour la variole, il ne nous reste à faire qu'un traitement purement symptomatique.

Mais, comme dans les varioles d'un degré moyen, les symptômes ne sont pas inquiétants, et que la maladie suit sa marche typique jusqu'à la fin, il en résulte que, dans ces cas aussi, il n'y a réellement rien d'essentiel à faire comme thérapeutique. Tenir le malade à une température modérée, dans une pièce dont on devra renouveler l'air, même pendant les froids rigoureux de l'hiver, sans qu'il y ait danger de « faire rentrer » la variole, mais bien dans l'intérêt du malade et des personnes qui l'entourent, lui faire prendre des boissons tièdes et mieux encore de l'eau fraîche qu'il acceptera avec le plus grand plaisir, lorsqu'il existe des pustules dans la cavité buccale, enfin lui donner une alimentation proportionnée à l'état de la fièvre, voilà tout ce qui constitue le programme thérapeutique de la variole légère.

Quand les pustules situées sur la muqueuse buccale rendent la déglutition douloureuse et déterminent de la stomatite; on peut administrer des gargarismes (chlorate de potasse ou alun 5 pour 300 d'eau de fontaine ou d'infusion de tilleul, additionné, si l'on veut, de laudanum de Sydenham 2gr 50, et miel rosat 10). Mais dans les cas de variole buccale intense, les malades ne peuvent guère se gargariser, et il est préférable de leur donner de l'eau fraîche et de petits morceaux de glace.

Aussitôt que les croûtes commencent à tomber, on fait prendre au malade un bain tiède tous les jours ou tous les deux jours, et on le fait laver chaque fois avec du savon. Il n'y a aucune raison de croire que, après ce traitement et quand toutes les croûtes sont tombées, un malade puisse encore infecter d'autres personnes.

La variole vraie et confluente réclame de la part du médecin une intervention plus active; mais nous ne pouvons satisfaire qu'à une partie des indications qu'elle présente. Ainsi l'on peut déjà prévoir d'après les symptômes que nous avons décrits de la variole hémorrhagique que tous les médicaments restent sans résultat (xylol, perchlorure de fer, ergotine à l'intérieur ou en injections sous-cutanées). Ces symptômes apparaissent et se déroulent dans la période prodromique et dans la première période d'éruption de la maladie. Nous ne pouvons même pas agir activement contre les symptômes souvent désordonnés de cette période : fièvre, agitation, vomissements, maux de reins, cardialgie, oppression. J'évite, notamment, de prescrire l'hydrate de chloral, le bromure de potassium, les opiacés et les injections sous-cutanées de morphine, afin de ne pas trop déprimer par avance l'activité nerveuse. C'est seulement dans les cas où, comme dans le purpura variolique, il n'y a dès le début d'autre issue possible que la mort, ou bien quand le malade, sous l'influence du délire de la fièvre, fait des tentatives de suicide ou devient dangereux pour son entourage, ou quand il est atteint du délire alcoolique, ou enfin quand d'une manière générale il n'y a pas d'autre traitement à faire, c'est seulement dans ces cas, dis-je, que je prescris les opiacés. Curschmann recommande d'administrer l'hydrate de chloral en lavement (hydrate de chloral 6 à 8 grammes, eau distillée et mucilage de gomme arabique àà 25 grammes).

Quant aux médications qui s'adressent aux symptômes accessoires, comme l'eau de laurier-cerise contre les nausées, les compresses froides pour diminuer la chaleur de la tête, le cognac contre les symptômes de faiblesse, le camphre, etc..., on peut les administrer librement.

A une période ultérieure de la variole, c'est la grande quantité de pustules serrées les unes contre les autres et la dermatite qui en résulte, qui prennent le premier rang parmi les symptômes. La fièvre, l'insomnie, le délire, le coma ou la mort subite par paralysie du cœur et des poumons, tous ces phénomènes sont intimement liés à l'intensité de l'éruption. C'est précisément pour cela qu'il ne faut rien faire qui puisse influencer directement ces divers symptômes.

D'autre part, la douleur, le malaise, étant d'autant plus intenses, et les métastases de la période de dessiccation d'autant plus à redouter que les pustules ont été plus nombreuses, plus confluentes, et plus profondément situées, on s'est toujours efforcé de combattre aussi activement que possible leur production, et d'activer leur résolution ou leur dessiccation par coagulation du liquide qu'elles renferment; on a agi de la même façon dans l'espoir de s'opposer à la formation des cicatrices.

Tout le monde connaît la méthode usitée depuis longtemps déjà, qui consiste à ouvrir les pustules les unes après les autres ou à les cautériser avec la pierre infernale (traitement ectrotique); cette pratique, qui est superflue quand il y a peu de pustules, est inexécutable et sans utilité quand il y en a un très grand nombre, ou enfin elle peut dans ce dernier cas être réellement nuisible.

Pour diminuer la tension douloureuse de la peau de la face, des mains et des pieds, on y appliquera des pommades simples étalées sur de la toile, on fera des onctions d'huile ou de saindoux; ou, ce qui est encore préférable, on aura soin de les couvrir et de les envelopper avec des compresses trempées dans de l'eau tiède ou dans un mélange d'eau et de glycérine, ou enfin avec de la toile de caoutchouc.

Les méthodes à l'aide desquelles on se propose de déterminer la dessiccation des vésicules (avant la suppuration) et des pustules afin de les faire avorter, ont une importance plus grande. Mais on n'oubliera pas que les pustules situées profondément doivent par ce fait même entraîner la suppuration du corps papillaire et, par conséquent, toujours laisser après elles des cicatrices, tandis que celles qui accomplissent leur évolution dans le réseau muqueux, — pustules superficielles, — guérissent toujours sans laisser de cicatrices. Vous savez par là dans quelle mesure vous pouvez espérer d'empêcher, à l'aide des moyens que nous avons rappelés, la formation des cicatrices, et vous pouvez juger la valeur des procédés recommandés contre la formation des cicatrices par l'application ou par des frictions de telles ou telles pommades ou teintures, ou en interceptant la lumière ou par une foule d'autres pratiques plus ou moins étranges. Le siège anatomique plus ou moins favorable qu'occupent les pustules est, dès le début, le signe décisif sous ce rapport. Indépendamment des applications d'eau froide et des pommades simples que nous avons citées plus haut, on vante encore l'onguent gris, l'emplâtre mercuriel, les badigeonnages de teinture d'iode, les attouchements légers avec une solution de sublimé (sublimé 0,20 pour eau distillée 100), ou les bains de sublimé (5 gr. pour 300 d'eau, que l'on verse dans le bain); mais en prescrivant les préparations mercurielles, on n'oubliera pas qu'il y a toujours danger de produire la salivation. Tout récemment on a recommandé (Schwimmer) le liniment de Lister (acide phénique 1, huile d'olives 8, craie blanche pulvérisée 2) déjà employé par nous en 1860 dans la division des varioleux; nous n'avons rien de bien remarquable à dire de l'action de ce remède. Je veux, cependant, pour des applications limitées à la face, aux mains et aux pieds, vous recommander de faire usage de ces divers remèdes et d'autres analogues que nous avons presque tous essayés; ils ont pour effet de diminuer la tension de la peau, d'empêcher la rétention du pus et par là de diminuer le danger relatif à l'érysipèle et aux métastases.

Ce que je puis le mieux et le plus chaudement recommander dans le même but pour les cas graves de variole vraie et confluente, ce sont les bains continus tels qu'Hebra les a proposés. A partir du neuvième jour, c'est-à-dire dès le début de la suppuration, on peut chaque jour placer les malades dans un bain d'eau tiède et les y laisser pendant deux ou trois heures, en ayant soin de renouveler constamment l'eau du bain pendant tout ce temps, de façon qu'elle soit toujours à une température agréable au malade. Au sortir du bain, le patient est poudré avec soin sur tout le corps. Tous ces moyens procurent au malade un grand bien-être sans donner beaucoup de peine aux gens de service, parce que les sujets atteints même de variole grave peuvent ordinairement entrer dans l'eau et en sortir seuls; si cela est nécessaire, on se sert de sangles pour les déposer dans la baignoire et les en retirer.

Ces bains prolongés donnent des résultats tout à fait remarquables : les pustules s'affaissent promptement, la tension de la peau disparaît, enfin la dessiccation et la chute des croûtes sont accélérées de telle façon que des cas, dans lesquels on ne pourrait sans cela atteindre la terminaison de la desquamation que vers la fin de la quatrième semaine, sont déjà terminés sous ce rapport au quinzième ou au seizième jour. Cette méthode ne présente aucun danger. Hebra, en effet, a maintenu nuit et jour dans le bain continu des malades atteints de variole très grave avec complication de pleuro-pneumonie. J'ai traité moi-même de cette manière de très nombreux varioleux à la Clinique comme assistant, et un certain nombre dans ma clientèle privée. L'avantage le plus grand et le plus immédiat de cette méthode, c'est qu'elle prévient ou qu'elle limite les inflammations de la peau et les abcès métastatiques ainsi que la gangrène, que l'on observe si souvent dans les varioles confluentes graves, où ils menacent sérieusement la vie. D'après notre propre expérience, ces accidents métastatiques eux-mêmes suivent, sous l'influence de ces bains continus, une marche généralement favorable; on devra, d'ailleurs, les traiter d'après les règles chirurgicales habituelles; les abcès, particulièrement, devront être ouverts aussitôt qu'ils se manifestent par la rougeur de la peau, ou même seulement par de la douleur et une légère fluctuation.

Parmi les affections métastatiques des yeux, la kératite, l'iritis, l'hypopyon réclament une prompte intervention; dans ces cas on aura recours à la ponction de la cornée, aux instillations d'atropine, au bandage compressif, aux onctions sur la région des sourcils avec une pommade belladonée (extrait de belladone 0,35, onguent mercuriel 10,00), etc.

J'ai vu la trachéotomie ne donner aucun résultat dans des cas de variole grave avec laryngite pustuleuse et aphonie.

La séborrhée, qui persiste après la fin de la variole, doit être traitée d'après les indications que j'ai exposées dans le chapitre relatif à cette maladie. On excisera avec des ciseaux les cicatrices verruqueuses, les îlots de peau et les ponts qui se forment dans la région du nez et du front.

Je termine ici les indications que j'avais à vous donner relativement à la thérapeutique de la variole, en vous rappelant la nécessité pour le médecin de se guider, pour chaque cas, sur les symptômes si variables de cette maladie et sur l'importance qu'ils présentent.

Aux règles du traitement s'ajoutent celles de la prophylaxie. Elles sont absolument d'ordre semblable et elles reposent sur le même principe théorique que pour les autres maladies contagieuses : isoler le plus strictement possible les malades, aussi bien dans la clientèle particulière que dans les établissements publics, et désinfecter les locaux qu'ils ont habités, ainsi que les vêtements et les objets qui ont servi à leur usage, etc. Il ne suffit pas de bien aérer la chambre du malade, mais on y mettra aussi du chlorure de chaux, ou bien on fera des pulvérisations d'acide phénique, de triméthylate d'ammoniaque, dont on peut aussi lotionner deux ou trois fois par jour tout le corps des varioleux. On désinfectera également les lieux d'aisances, etc.

Le moyen le plus puissant de prophylaxie contre la variole, tant pour les individus en particulier, que contre les épidémies, c'est la vaccination.

VACCINE. — VACCINATION

Dans la partie historique de ce chapitre, j'ai déjà raconté comment on en est venu à l'idée de protéger les individus, au moyen de l'inoculation de la variole, contre le danger d'une atteinte ultérieure de cette affection; je vous ai dit encore que cette pratique a été abandonnée et même interdite par les autorités, parce que les sujets qui devenaient malades à la suite de l'inoculation contribuaient *ipso facto* à la propagation du contage volatil et au développement de nouvelles épidémies varioliques, et que, enfin, par la vaccination, dont la découverte est due à Jenner, non seulement on obtenait la protection désirée, mais encore on évitait le danger de propagation.

Chez beaucoup d'animaux domestiques, la vache, le porc, le cheval (grappes, au niveau de l'articulation du pied), la chèvre, le chien (et le singe), on a observé accidentellement l'éruption de pustules de variole. Chez la vache, on les trouve sur les pis et sur les tétines. Elles représentent là une maladie simplement locale et l'on a des motifs de croire qu'elles ne surviennent jamais autrement que par transmission directe, et que jamais elles n'apparaissent spontanément. Mais leur contage n'est pas volatil et ne se transporte sur d'autres animaux, comme sur l'homme, que par le contact direct avec une plaie de la peau.

Cette transmission se montre accidentellement chez l'homme. J'ai vu deux fois chez des vachers une éruption de variole vaccine. Elle se présentait sous forme de vésicules disséminées sur les mains et sur les bras, disposées sur certains points en groupes serrés, de la grandeur d'un centime, remplies de lymphe claire et en partie ombiliquées, plates, entourées d'une aréole rouge, qui guérissaient dans un délai de quinze jours environ, après avoir perdu leur transparence et s'être recouvertes de croûtes.

Chez les moutons, la variole (ovine) se montre également comme un mal local, mais parfois aussi sous forme de maladie générale habituellement contagieuse par l'air et donnant ainsi naissance à des épizooties dévastatrices auxquelles succombent d'énormes troupeaux de moutons. C'est pourquoi l'on a, à diverses reprises, émis l'idée d'inoculer les moutons avec la variole humaine ou animale, afin de les protéger contre ces épizooties, et il paraît que si cette inoculation n'est plus pratiquée, cela tient, d'une part seulement, à la difficulté matérielle de son exécution, et, d'autre part surtout, à ce que, après ces inoculations, au lieu d'une variole locale, il survenait une variole générale qui, à son tour, donnait naissance à une nouvelle épidémie ovine.

Il n'y a rien à craindre de semblable, relativement à l'inoculation de la vaccine dans l'espèce humaine. Elle ne donne jamais naissance qu'à une éruption locale dont la lymphe ne se transmet de l'individu vacciné soit par l'homme, soit par la vache ou d'autres animaux, que par contact direct.

Immédiatement après la publication de Jenner (1798), on vaccinait directement avec le cow-pox sur l'homme, ce que l'on nomma plus tard : vaccination avec la lymphe originaire, et l'on ne procédait pas autrement. Mais peu à peu on abandonna cette méthode, parce qu'il était difficile et très coûteux de se procurer des vaches ayant du cow-pox, parce que l'inoculation de la lymphe échouait trop souvent, et aussi parce que, quand elle prenait, il survenait quelquefois des accidents inflammatoires violents. Aussi, en vint-on bientôt, au lieu d'inoculer le cow-pox originaire, à se servir de la vaccine humaine engendrée par le cow-pox, dont la lymphe, désignée sous le nom de vaccine humanisée, est jusqu'à présent généralement employée pour pratiquer l'inoculation.

Le pouvoir protecteur de cette lymphe a été bien des fois prouvé directement, par exemple en inoculant sans résultat des enfants vaccinés ou des individus atteints de variole, ainsi que l'ont démontré d'une façon très évidente les rapports de Peter Frank (1801), publiés par Auspitz. Les résultats extraordinaires que l'on attendait des premières années de la vaccine ne se réalisèrent pas complètement, il est vrai. Vous savez, en effet, que les sujets vaccinés ne sont pas absolument indemnes. Mais la variole elle-même ne protège pas d'une façon absolue contre une deuxième et même une troisième atteinte. Et, cependant, il existe une quantité vraiment écrasante de faits qui plaident en faveur de la protection relative sans doute, mais toujours considérable, que donne la vaccination, et devant la démonstration de ces faits tous les arguments contraires restent sans valeur.

On est arrivé graduellement à cette conviction que la puissance de protection de la vaccine persiste bien chez beaucoup d'individus pendant toute leur vie, mais que, en général, elle s'affaiblit avec le temps et que, chez beaucoup de personnes, elle ne se fait pas sentir au delà de dix à douze ans. Aussi a-t-on raison d'engager chacun à se soumettre à une nouvelle inoculation (revaccination). Cette mesure a donné dans l'armée prussienne des résultats tout à fait remarquables.

On a également voulu trouver la cause de l'infection variolique chez des sujets vaccinés, dans cette circonstance que la lymphe humanisée a nécessairement dû perdre de sa force de protection parce que, depuis qu'elle a été empruntée au cow-pox originaire, elle a passé par un nombre considérable de générations humaines : d'où l'on en est venu à conseiller de la rafraîchir en la transportant de nouveau sur la vache. Mais à Vienne, dans notre principal Institut de vaccination, il y a des salles où la lymphe envoyée par Jenner lui-même est constamment transmise depuis 1802, époque où elle fut introduite par de Carro, sans qu'elle ait sensiblement perdu de son activité et de sa puissance protectrice. Il en est de même en Angleterre. Bien que la régénération du cow-pox par la rétrovaccination sur la vache ne paraisse pas nécessaire, cependant on l'a souvent conseillée et elle a été fréquemment aussi exécutée avec succès (Pissin).

Enfin on a adressé à la vaccination pratiquée au moyen de la lymphe humanisée le reproche et l'accusation de transporter d'un enfant sur d'autres individus toutes sortes de maladies constitutionnelles, scrofule, rachitisme, tuberculose, syphilis surtout, et de détériorer systématiquement de cette façon la santé physique de l'espèce humaine.

De toutes ces accusations, celle qui est relative à la syphilis est seule valable. Il y a eu réellement des cas dans lesquels cette maladie a été transmise par la vaccination. Mais le nombre de ces accidents malheureux est tout à fait minime en comparaison des millions de vaccinations pratiquées sans le moindre inconvénient, et si l'on examine attentivement les faits, on voit que, d'une part, il y a eu un certain nombre d'erreurs, que, d'autre part, les enfants en question étaient déjà entachés de syphilis avant leur vaccination, enfin qu'avec un peu plus de soins de la part du médecin vaccinateur on aurait pu éviter ce malheur. Un certain nombre de cas, il est vrai, sont encore inexpliqués, ainsi que la manière dont l'infection a pu survenir. Dans aucun cas l'opinion émise par Viennois n'est exacte, à savoir que la seule cause matérielle de la transmission accidentelle de la syphilis consiste dans le mélange du sang avec la lymphe, car la lymphe la plus pure contient toujours quelques globules sanguins. Köbner, Auspitz, Rinecker, Bäumler, ont traité ce sujet d'une manière très instructive.

Cependant ces accusations manifestées contre la lymphe humanisée, ont eu assez d'influence pour détourner de ce mode de vaccination un certain nombre de ses partisans; aussi en est-on venu à formuler le désir, que la vaccine originaire soit seule employée pour les inoculations. Alors qu'à Naples il existait déjà depuis plus de cinquante ans un Institut pour la vaccination avec le cow-pox, il s'est créé successivement depuis 1864, soit aux frais de l'État, soit à l'aide de ressources privées, des établissements du même genre en France, en Belgique, en Allemagne (rapport de Pissin et de Röll), et tout récemment deux établissements à Vienne même. On y vaccine de jeunes génisses, et la lymphe que l'on tire des vésicules, soit en les piquant, soit en comprimant fortement leur base, est employée pour les vaccinations directement, ou bien conservée à l'état sec ou à l'état liquide. Bien que les chefs de ces Instituts déclarent que les résultats de cette pratique sont très favorables, d'autres personnes cependant prétendent que cette lymphe animalisée prend difficilement et que de plus elle expose à des complications d'inflammation, d'érysipèle et de gangrène. J'ai vu moi-même un enfant succomber de cette façon. Quoi qu'il en soit, en principe, on ne peut que recommander les vaccinations avec la lymphe originaire, parce que certainement elle ne donnera que très rarement, entre les mains d'un praticien expérimenté, les fâcheux résultats dont nous avons parlé, et qu'elle procurera une bonne protection contre la variole à cette partie de la population que la lymphe humanisée effraie pour un motif quelconque. Mais pour la prophylaxie de la population au moyen de la vaccination, il importe de la faire aussi générale que possible, parce que tout individu non vacciné est lui-même plus apte à prendre la variole, en même temps qu'il devient une source de contagion pour les autres.

Chez nous on vaccine, en général, avec du vaccin humain.

On vaccine soit de bras à bras, soit avec du vaccin conservé dans des tubes capillaires de verre ou bien desséché sur de petites lamelles d'os. Le vaccin liquide peut être étendu, si cela est nécessaire, d'après le procédé de Müller, de glycérine et d'eau (2 parties); avant de se servir du vaccin desséché, on le dissout dans une gouttelette d'eau ou on le mélange avec le sérum qui s'écoule par la piqûre. Dans la vaccination directe on prend le vaccin qui sort par la piqûre superficielle des pustules d'inoculation ayant sept à huit jours de date. On l'introduit sous l'épiderme au moyen de la lancette à vaccination ou en l'étendant sur la peau scarifiée superficiellement, de préférence sur le côté d'extension du bras ; chez les filles, assez haut pour que les cicatrices ne soient pas trop visibles plus tard lorsqu'elles seront décolletées. Deux piqûres à chaque bras sont suffisantes. On ne vaccine jamais trop tôt les enfants bien portants, pour les mettre à l'abri de la petite vérole, surtout en temps d'épidémie, ou si les enfants se trouvent dans le voisinage immédiat des varioleux, les enfants des médecins par exemple. J'ai vacciné mes enfants dans la première semaine de leur existence ; ils ont traversé le processus vaccinal sans fièvre. Il n'y a ni saison, ni température qui puissent être un obstacle à la vaccination.

Dans une vaccine normale, il se produit sur les points vaccinés, du troisième au quatrième jour, de petites papules rouges qui se transforment en vésicules du cinquième au septième jour et acquièrent ensuite, du septième au huitième, la dimension d'un centime; elles sont très tendues, souvent ombiliquées, transparentes. Elles sont entourées d'une aréole rouge, de moyenne dimension. A partir du neuvième jour, le liquide devient trouble et se dessèche sous forme d'une croûte qui tombe ensuite au bout de dix à quinze jours en laissant après elle une cicatrice.

On considère, en général, une « belle » cicatrice comme le critérium d'une vaccination bien réussie, sans que cela soit absolument vrai. Il est bon de ne pas baigner les enfants pendant ce laps de temps, pour ne pas troubler le développement des pustules par la macération ou les déchirer mécaniquement. Une fièvre modérée accompagne le plus souvent les pustules vaccinales à leur plus haute période de développement.

Les efflorescences vaccinales restent parfois d'une manière anormale à l'état de papules sans se transformer en vésicules, — *variola vaccina atrophica, Steinpocken*. Ou bien il se développe sur le point vacciné et dans son voisinage de petites papules et des vésicules prurigineuses que l'enfant déchire par le grattage, — *variole eczémateuse, — V. vaccina herpetica;* ou encore de grosses bulles qui se dessèchent sans laisser de cicatrices, — *variole bulleuse, V. vaccina pemphigoïdes;* ou enfin on voit survenir une éruption furonculeuse. Quelquefois il reste après la chute de la croûte variolique une plaie qui sécrète du sérum et du pus pendant des semaines et des mois, cette plaie s'étend par la périphérie, sa base est le siège d'une infiltration dure, avec des granulations proliférantes, et si on ne la traite pas, elle se recouvre de croûtes épaisses, s'accompagne de l'engorgement des ganglions axillaires et prend l'aspect d'un ulcère syphilitique. Elle guérit par des cautérisations avec la pierre infernale ou des pansements légèrement astringents (potasse caustique 0,1 décigr., eau pure 25 gram.; ou nitrate d'argent 0,04 centigr., ong. simple 25).

Quelquefois il survient des éruptions vaccinales accessoires, *vaccinolæ;* ce sont des efflorescences semblables aux pustules de vaccination, nées en même temps qu'elles ou un peu plus tard, sur des points non vaccinés, le plus souvent au bras, aux épaules, au thorax, sous forme de pustules isolées au nombre de vingt à trente, discrètes ou réunies en groupes. Elles occasionnent toujours une dermite plus grave et de la fièvre et peuvent même mettre la vie en danger.

La complication la plus fréquente des pustules préservatrices est la roséole vaccinale qui est caractérisée par des taches rouges, isolées, survenant pendant le cours de l'existence des pustules, et qui s'étendent alors sur une grande partie du tégument; cette éruption s'accompagne d'une température plus élevée et d'une fièvre modérée, mais elles ne présentent aucune gravité.

L'érysipèle qui suit la vaccination (*variola vaccina erysipelatosa*) est dangereux ; il peut, partant des points vaccinés, s'étendre sur de grandes surfaces, aboutir à un phlegmon et même amener la gangrène. Il survient aussi chez les adultes (notamment dans la revaccination) et peut être suivi de mort ; il se produit plus souvent chez les enfants, et là encore plus fréquemment après le vaccin originaire. Il n'est pas nécessaire d'ajouter que l'on observe habituellement chez les enfants une terminaison funeste. Aux époques où l'érysipèle sévit dans les salles de chirurgie, on voit également survenir en plus grand nombre des érysipèles à la suite de la vaccination. On a constaté que la cause peut se trouver quelquefois dans du vaccin altéré, mais elle provient bien plus souvent d'autres circonstances, auxquelles on peut attribuer, en général, l'érysipèle. Car il existe des cas dans lesquels il n'y a qu'un seul malade parmi plusieurs enfants inoculés avec le même vaccin. Vaccine et variole, bien que, expérimentalement, leur identité soit à peu près démontrée, peuvent, cependant, exister l'une à côté de l'autre sans être modifiées. C'est ainsi qu'un enfant ayant des pustules vaccinales en activité peut être atteint de variole dont il avait subi l'infection avant la vaccination, et on peut obtenir une belle vaccine chez un individu couvert de pustules varioliques. Les deux processus ne s'excluent qu'après le décours complet qui semble indiquer que l'infection de l'organisme est terminée.

Si la vaccination a échoué, il faut de nouveau vacciner l'enfant au bout de deux à trois mois. Quelques personnes paraissent réfractaires pendant un certain temps et à certain vaccin, mais peu d'individus le sont d'une manière absolue ; il est bien difficile de savoir s'ils le sont aussi pour la variole.

SEIZIÈME LEÇON

b. DERMATOSES EXSUDATIVES, AIGUES, NON CONTAGIEUSES

1. — Formes érythémateuses

Les altérations anatomiques sont identiques dans les érythèmes; elles diffèrent seulement par leur degré. — Érythème multiforme; herpès iris et circiné. — Érythème noueux. Purpura rhumatismal.

Occupons-nous maintenant d'une série de formes morbides qui sont également caractérisées par une marche aiguë, toujours du même type, et par de l'exsudation, mais qui, contrairement à celles dont il vient d'être question, ne sont pas contagieuses. Ce sont des formes cliniques très intéressantes et qui, par leurs rapports connus ou supposés avec les nerfs vaso-moteurs, rapports plus particulièrement étudiés dans ces dernières années, ont une importance considérable non seulement au point de vue spécial de la dermatologie, mais encore au point de vue de la pathologie générale. La nature anatomique des processus dont il va être parlé se traduit par ce fait qu'il survient tout d'abord une tache rouge hyperhémique indiquant une inflammation commençante; cette tache s'accompagne d'une imbibition séreuse modérée (exsudation) des couches les plus superficielles de la peau. Ce groupe comprend les érythèmes multiformes. Une faible augmentation de l'hyperhémie et un peu de tuméfaction séreuse suffisent pour produire en même temps des papules, des nodosités, des plaques d'urticaire. L'épiderme peut encore, dans les mêmes circonstances, être soulevé sous forme de vésicules et de bulles suivant la quantité de sérum exsudé, de telle sorte que cliniquement, des taches rouges, des papules, des nodosités, des plaques d'urticaire, des vésicules et des bulles peuvent apparaître en même temps sur différents points du même foyer morbide, et dans le cours du même processus, sans que l'on soit autorisé à considérer les diverses formes comme une maladie différente; car ce qui, dans ces formes combinées, constitue le type du processus, c'est toujours l'affection érythémateuse.

Un deuxième groupe est caractérisé par la présence de vésicules, de phlyctènes, qui résultent de l'abondance de l'exsudation à l'intérieur de la couche papillaire et du réseau muqueux.

Dans un troisième et dernier groupe, se rangent les symptômes de l'inflammation tels que je les ai décrits (pages 247 et suiv.), avec leurs caractères tranchés, inflammation propre de la peau, dermatite.

ÉRYTHÈME EXSUDATIF MULTIFORME

Comme l'indique le nom que lui a donné Hebra (1), ce processus est remarquable par la multiplicité de ses formes, et par l'exsudation qui constitue sa base il se distingue de l'érythème congestif résultant d'une simple hyperhémie (voy. pages 157 et suiv.).

Sur le type presque invariable de l'érythème multiforme, il survient (symétriquement) à la face dorsale des mains et des pieds, ainsi qu'aux parties voisines de l'avant-bras et des jambes, des taches disséminées, nettement délimitées, de l'étendue d'une tête d'épingle, atteignant bientôt après celle d'une lentille, d'une coloration rouge cinabre, pâlissant sous la pression du doigt, plates ou légèrement saillantes au-dessus du niveau de la peau, et qui au toucher donnent une sensation normale, ou légèrement dure, œdémateuse (*érythème lisse*).

(1) Étant admis ce principe (et nous l'admettons sans réserve) que la classification anatomique est la moins imparfaite de toutes les systématisations dermatologiques, il n'y a aucune objection à faire à la division qui est ici proposée. En ce qui concerne l'érythème exsudatif multiforme, il faut reconnaître qu'il représente une des plus heureuses créations nosographiques du professeur Hebra; assurément on n'ignorait pas avant lui l'identité de plusieurs variétés d'érythème apparaissant en même temps chez le même sujet, ou sur des individus différents, avec des caractères morphologiques variés; mais, en fait, une véritable confusion régnait jusqu'alors sur ce point, et c'est le chef illustre de l'école de Vienne qui en a marqué le terme; peu importe si quelques traits du tableau qu'il a tracé doivent être, ou non, modifiés, l'honneur de l'innovation lui revient tout entier. (*Not. des Trad.*)

En quelques heures, ces taches, se développant par leur périphérie, acquièrent de plus grandes dimensions, dans les espaces qui les séparent, et plus haut, vers l'avant-bras, on voit apparaître de nouvelles efflorescences. A ce moment les points d'éruption les plus anciens, formant le centre des plus grandes taches, paraissent déprimés et cyanosés, tandis que leur périphérie, d'invasion plus récente, est entourée d'un liséré rouge cinabre.

Par suite de la rapidité de leur évolution, ces taches atteignent bientôt l'étendue d'une pièce de 50 centimes ou de 5 francs en argent. Elles se développent toutes d'après le même type; aussi la partie centrale paraît-elle rouge bleu et la partie périphérique rouge cinabre, et enfin les plus grandes taches se réunissent de manière que dès le deuxième ou le troisième jour, la face dorsale de la main paraisse d'un rouge bleu diffus, cyanosée en même temps que froide au toucher (1). A la pression, la teinte rouge bleu disparaît et est remplacée par une pigmentation brun jaune. A l'avant-bras, au bras et à la face il survient des taches rouge cinabre ayant à peine, au début, les dimensions d'une lentille ou celles d'une pièce de 50 centimes, disséminées, rouge bleu au centre, rouge cinabre à la périphérie; au tronc, les plus récentes ont l'étendue d'une tête d'épingle ou même celle d'une lentille et une coloration rouge cinabre.

Puisque l'injection cyanosée qui suit promptement l'hyperhémie rouge vif dénote une stagnation dans les capillaires veineux, il est facile de comprendre que, outre l'œdème accidentel des couches profondes de la peau et du tissu cellulaire sous-cutané, par exemple à la paupière, il s'écoule aussi un peu de matière colorante du sang, qu'il y ait même une véritable hémorrhagie, et par conséquent, que, les jours suivants, les taches passent par les différentes nuances du bleu au jaune, vert, jaune et brun, en allant du centre à la périphérie, suivant l'ancienneté de l'invasion dans chaque point.

(1) L'algidité ne saurait être considérée comme un caractère typique propre à l'érythème multiforme; elle peut exister dans d'autres espèces, manquer dans celle-là, ou y faire place à une hyperthermie incontestable. (*Note des Traducteurs.*)

Si les taches pâlissent rapidement au centre, tandis que le bord rouge s'étend par la périphérie, il en résulte un *érythème annulaire;* si plusieurs cercles se rencontrent et s'effacent à leur point de contact, il se produira des lignes serpentines et les dessins les plus variés, — *érythème figuré* (*Er. gyratum*).

Si, au centre des taches en voie de développement, il survient une nouvelle tache rouge, on a l'*érythème iris*.

Quand la tache primitive se transforme en une plaque un peu plus élevée, plus dure, par suite de l'augmentation du processus exsudatif, on la désigne sous le nom d'*érythème papuleux,* et si, par son étendue, elle correspond à une plaque d'urticaire, ce sera l'*érythème ortié* (*Erythema urticatum*, *Lichen urticatus*).

Dans ce dernier cas, les papules étant habituellement le siège de vives démangeaisons, elles sont, aussitôt après leur apparition, détruites par le grattage, et, par conséquent, on les trouve recouvertes d'une croûtelle sanguine noire. D'autre part, le même développement ayant aussi lieu successivement dans les papules et dans les simples taches, on aperçoit des dessins variés et caractéristiques formés par des taches de la dimension d'une lentille et même d'une pièce d'un centime, dont le centre présente une croûtelle sanguine, à laquelle succède une surface rouge bleu, déprimée et entourée d'un bord rouge, élevé.

Enfin, par suite d'une exsudation ultérieure dans les papules, il se produit quelquefois aussi des vésicules, sous forme d'efflorescences en général très dures, transparentes comme de l'eau, remplies d'une plus ou moins grande quantité de liquide aqueux, lesquelles progressent de nouveau, comme il est facile de le comprendre d'après le type que j'ai décrit. Le centre de la papule se déprime au bout de quelques heures, se colorant en rouge bleu, tandis que le liquide qu'elle contient est résorbé, et que la cyanose de la base devient visible ; il se forme un bord dur, rouge, élevé, bien tranché, qui progresse du côté de la périphérie sur lequel existe une couronne de ces vésicules. On a ainsi l'*érythème vésiculeux* et, dans le dernier cas, un *herpès circiné* (1).

(1) On ne doit pas ici prendre le mot *herpès* au sens de la lettre ; l'auteur

Quelquefois on trouve au centre une vésicule ancienne ou de date récente, à la périphérie une couronne de vésicules, parfois même une troisième couronne centrale qui entoure la précédente, — *herpès iris*.

Enfin, sur une partie quelconque ou sur plusieurs parties, au centre ou à la périphérie des efflorescences, l'épiderme peut être soulevé sous forme d'une grosse bulle, — *érythème bulleux.*

J'ai compris, dans cette description, tous les types possibles de développement de l'érythème, depuis l'érythème simple jusqu'à l'érythème papuleux et l'herpès iris et circiné. Vous pouvez en conclure que toutes ces variétés procèdent d'une forme fondamentale, et offrent par conséquent un seul et même processus.

La multiplicité de leurs formes justifie leur nom générique d'érythème polymorphe, et les différentes dénominations qui précèdent s'appliquent de la manière la mieux appropriée au type prédominant dans chaque cas spécial. Toutes les efflorescences se terminent en laissant après elles une pigmentation brune, sans desquamation; c'est seulement dans les points où une exsudation plus forte a eu lieu, c'est-à-dire dans les formes vésiculeuses et bulleuses, que par la dessiccation il se produit des croûtes et des squames.

En dehors de ces phénomènes objectifs, je n'ai pas à signaler de symptômes subjectifs dignes d'attention; quelquefois une légère sensation de cuisson dans la forme papuleuse, dans le lichen ortié un prurit plus intense, parfois des douleurs réelles dans les articulations des doigts, du poignet, aux malléoles.

La marche de l'érythème multiforme est, comme je l'ai dit, typique. Dans l'intervalle de deux à quatre semaines, à la rigueur de six semaines, le processus est, en général, complètement

veut désigner les choses par les noms qui leur ont été appliqués, mais n'entend pas assimiler les *érythèmes* vésiculeux, circiné ou iris, à l'*herpès* vrai, pas plus qu'il ne voudrait assimiler l'érythème bulleux au pemphigus, ou l'érythème phlycténoïde à l'érysipèle. Nous aurons occasion de revenir sur tous ces points sous le rapport nosologique ou nosographique. (*Note des Traducteurs.*)

terminé. Il dure plus longtemps si les éruptions (chose très rare), s'étendent peu à peu à tout le tronc, et s'il survient de nouvelles poussées dans les points déjà malades, puisque chaque nouvelle tache exige pour sa complète disparition de huit à dix jours.

De même, un érythème compliqué d'exsudation séreuse plus intense, — un érythème ortié, herpétiforme, — durera par conséquent plus longtemps qu'un érythème simple.

Exceptionnellement, l'érythème peut aussi persister plusieurs mois et plus d'une année, mais il s'agit dès lors d'une série d'éruptions successives, chaque éruption conservant toujours une marche aiguë.

J'ai présenté, dans le semestre d'hiver 1877-1878, un infirmier dont l'érythème, iris et circiné, a toujours donné lieu à de nouvelles poussées depuis mai 1877.

Dans ces circonstances, la pigmentation, au centre de certaines taches, est tellement intense, et la circonférence de ces taches est, dans la plupart, tellement dure, qu'on pourrait croire par erreur avoir affaire à des papules syphilitiques dont le centre est en voie de guérison.

Il existe des anomalies très remarquables du type que je viens de décrire quant à la localisation, l'intensité des phénomènes locaux ou concomitants et des complications. C'est ainsi que, quant à la localisation, la face dorsale des mains et des pieds peut n'être nullement atteinte ou ne l'être que plus tard, et l'éruption gagner principalement la face et le tronc, se limiter à une petite étendue de la peau, ou bien se généraliser. Relativement à l'intensité des symptômes, il peut se produire localement une hémorrhagie abondante, accompagnée d'une infiltration dure, lesquelles s'étendent jusque dans le tissu souscutané. Il peut aussi se manifester des phénomènes gastriques violents, des frissons, une fièvre intense, une vive inflammation de la muqueuse du pharynx, des symptômes de dépression morale (Lewin) et des lésions articulaires graves. Dans un cas que j'ai eu l'occasion d'observer, des hémorrhagies rénales revenant périodiquement (tous les quinze jours) pendant plusieurs mois, précédèrent l'apparition de l'érythème.

Parmi les complications (1) et les suites de l'érythème multiforme, principalement de l'érythème noueux, on cite encore l'endocardite et la péricardite, la méningite, la tuberculose, l'insuffisance valvulaire, la pleurésie, la pneumonie; la mort est même survenue par suite de ces complications dans un nombre considérable de cas (10 sur 70 que Lewin a recueillis dans les auteurs). Il est évident que, dans ces cas, l'érythème ne représente pas le processus essentiel, mais simplement un phénomème symptomatique, ainsi qu'il en est de beaucoup de roséoles. Aussi serait-il logiquement inadmissible de rapporter à l'érythème la terminaison fatale. Je crois aussi pour ce motif ne pas devoir admettre la distinction d'une marche bénigne et maligne dans l'érythème multiforme, admise par Lewin, ni une forme « à pronostic fâcheux » (Uffelmann) (2).

(1) *Complication* veut dire *concours* de choses de *nature différente;* par conséquent nous ne saurions voir dans des localisations pouvant être de même nature que l'affection principale des complications, au sens rigoureux du mot; les affections que l'on dénomme, à titre brut, endocardite, péricardite, méningite, pleurésie, pneumonie, présentent de très nombreuses variétés que les caractères objectifs ne permettent pas de discerner en clinique, et qui ne peuvent être interprétées, la vie durant, que par l'analyse. A la manière des exanthèmes vrais, les pseudo-exanthèmes (l'érythème exsudatif multiforme en constitue un type achevé) ont des LOCALISATIONS extra-cutanées, au nombre desquelles les déterminations sur les séreuses viscérales et articulaires sont des moins rares et des plus remarquables; elles participent, les unes et les autres, du caractère éphémère, superficiel et résolutif des manifestations cutanées, ce qui est une preuve de plus de leur identité de nature. (*Note des Traducteurs.*)

(2) Nous prenons acte des réserves du professeur Kaposi à l'égard des opinions de Lewin considérées dans leur ensemble, mais nous ne mettons pas avec lui en doute la réalité des cas graves d'érythème multiforme; nous en avons observé plusieurs exemples dans lesquels l'intensité des phénomènes fébriles, le degré des *localisations* (nous ne disons pas des *complications*) cardiaque, articulaire, etc., constituaient une affection d'un pronostic extrêmement ambigu.

Nous ne pouvons admettre non plus que, dans les cas dont il s'agit, l'érythème ne représente qu'un « phénomène symptomatique »; assurément ce n'est pas l'érythème cutané qui fait péricliter le patient, pas plus que ne le fait, en soi, la lésion cutanée de la scarlatine par exemple; dans l'un et dans l'autre cas, les divers phénomènes morbides dont la réunion constitue l'état pathologique n'ont pas à être subordonnés les uns aux autres; ils sont les uns et les autres le résultat de la même cause générale et supérieure. (*Note des Traducteurs.*)

Abstraction faite de ces exceptions, le processus permet, en général, un pronostic favorable, puisqu'il se termine spontanément dans toutes les circonstances.

Avec un peu d'attention, le diagnostic de l'érythème multiforme est assez facile. L'apparition, telle que je l'ai décrite, de taches disséminées, dont les plus grandes présentent dans toutes les circonstances une dépression centrale rouge bleu, est un fait si tranché, qu'il est impossible de confondre cette éruption avec une autre forme morbide quelconque. Les variétés compliquées de papules et de vésicules ne sont pas moins caractéristiques.

Si, d'ailleurs, on peut reconnaître par la nature de chaque tache que la lésion initiale a commencé par un centre isolé; si, en même temps, on constate que le processus a débuté symétriquement à la surface dorsale des mains et des pieds, puisque ces régions offrent des indices de l'ancienneté de la tache (coloration confluente rouge bleu), tandis que sur le tronc on trouve des taches en voie de développement; si enfin on prend en considération leur rapide modification en quelques heures, il est tout à fait impossible de se méprendre sur le caractère de la maladie.

Outre ses attributs positifs déjà spécifiés, on peut facilement distinguer, à l'absence de desquamation, l'érythème de l'herpès tonsurant (1) et du psoriasis (qui apparaissent également sous une forme circinée), de la syphilis annulaire, à l'absence de cette infiltration spéciale qui ne cède pas sous la pression du doigt.

Nous ne connaissons point la cause de ce processus si remarquable. Il est hors de doute qu'il s'agit d'une hyperhémie capillaire et d'une parésie consécutive des capillaires les plus ténus, les phénomènes cliniques le démontrent d'une manière évidente.

D'après cela, si quelques auteurs, comme Landois, ou récemment Lewin, présentent ce processus comme une angio-névrose,

(1) Il faut entendre, ici et dans beaucoup d'autres points du texte courant, par le terme d'*herpès tonsurant*, non pas *l'affection du cuir chevelu* à laquelle Cazenave a imposé la dénomination d'herpès tonsurant, mais bien l'érythème excentrique vésiculeux, épidermophytique et tricophytique, lequel n'est pas plus un herpès que le *porrigo scutulata*, et n'est pas tonsurant. (*Note des Traducteurs.*)

ils n'expliquent ainsi rien de plus que ce que l'on sait déjà; car l'on ignore toujours si ce sont les nerfs vaso-moteurs périphériques ou leurs centres qui sont affectés et à quelle cause il faudrait l'attribuer. Nous savons seulement que dans certaines saisons on en observe régulièrement un grand nombre, spécialement en mars, avril, octobre, novembre, en même temps que des cas de zoster, bien qu'on le rencontre aussi, mais isolément, dans d'autres mois (1); que certaines personnes sont quelquefois atteintes d'érythème pendant deux à trois ans, à peu près dans la même saison (type annuel), et qu'enfin les jeunes gens des deux sexes fournissent en général un contingent plus considérable à cette maladie que les adultes et des personnes plus âgées. Le genre de vie et d'existence, l'action de causes extérieures, la constitution générale, certains aliments déterminés, telle ou telle boisson spéciale, ne paraissent avoir aucune espèce d'influence sur le développement de la maladie (2).

Hebra déclare expressément que les causes locales sont étrangères à la production de l'érythème multiforme, sans, cependant, être à même d'en indiquer d'autres positives.

Or, en présence d'un processus dont l'étiologie est encore complètement inexpliquée, il importe de citer tous les faits. J'ai vu une fois un érythème iris consécutif à une friction avec l'onguent napolitain, et dans un cas très net d'érythème iris et papuleux, qui présentait des formes à changements rapides et dans lequel il n'y avait ni squames ni vésicules, et que par conséquent il était impossible de confondre avec un herpès tonsurant, comme Pick l'a fait, — je possède le dessin dans ma collection, — j'ai mis hors de doute la présence d'un champignon parasite. De ces deux observations, il ressortirait au moins que cet érythème peut quelquefois être produit par une irritation locale.

(1) Les infractions à la loi saisonnière nous semblent plus nombreuses dans notre climat parisien. (*Note des Traducteurs.*)

(2) Nous ne considérons pas ces propositions comme tout à fait exactes : les variations de la température, l'état rhumatismal des sujets atteints, la préexistence de la grippe, etc., pour ne parler que des choses aisées à constater, sont des conditions que chacun pourra retrouver par une enquête suffisamment précise. (*Note des Traducteurs.*)

Lewin croit que, dans certains cas, il faut rapporter l'angio-névrose de l'érythème à une action réflexe provoquée par une irritation du canal de l'urèthre due à des érosions (pouvant même être produite expérimentalement). Il s'agit sans doute, dans ces cas, d'une altération de l'innervation des vaisseaux, qui pourrait effectivement provenir de la périphérie, c'est-à-dire directement des capillaires périphériques et, d'autres fois, des centres névro-vasculaires. Mais quelles sont les influences nocives qui les occasionnent? Pour le moment, on n'en sait encore rien.

Les observations isolées connues jusqu'ici ne sont nullement suffisantes pour établir une étiologie, et notamment pour expliquer la localisation typique de l'éruption sur la face dorsale des mains et des pieds. Cette dernière condition, pour certains cas du moins, pourrait plutôt se rattacher à une autre circonstance, dans laquelle il se produit de préférence sur les parties du corps les plus périphériques, — aux mains et aux pieds, — des stases capillaires; et alors, comme c'est le cas aussi pour l'érythème, les mains et les pieds sont, en général, froids au toucher.

J'ajouterai immédiatement que, chez quelques personnes du sexe féminin qui, à la suite du développement de l'utérus pendant le jeune âge, sont atteintes d'aménorrhée, de dysménorrhée, de chlorose, de stérilité (1), on voit survenir de temps en temps, pendant plusieurs années, de l'érythème des mains et notamment du front sous forme d'érythème ortié et iris. Dans ces cas, j'ai vu quelquefois les taches du front disparaître très lentement, avec un cercle très prononcé brun foncé, avec centre déprimé, de telle façon que des personnes peu exercées ont alors porté sans hésiter le diagnostic de *corona veneris*.

Je voudrais aussi rattacher à cette étiologie les bruits de

(1) La relation à établir entre ces altérations utérines banales et l'érythème multiforme est au moins contestable ; celles-là et celui-ci peuvent survenir sous l'action commune d'une même condition pathogénique, et il n'y a aucune raison de les hiérarchiser. On pourrait, à la rigueur, trouver dans des *lésions* utérines l'agent provocateur de la détermination cutanée, par le mécanisme des actes réflexes, mais non la condition pathogénique proprement dite des érythèmes multiformes, qui supposent chez le sujet atteint l'existence d'une disposition individuelle spéciale et préexistante, affirmée par la fréquence des récidives. (*Note des Traducteurs.*)

souffle cardiaque qui simulent les insuffisances valvulaires dont Lewin fait mention dans quelques cas d'érythème; c'est là un symptôme de la chlorose et non de l'érythème (1).

Nous verrons que l'urticaire et la roséole se manifestent également en cercles et en spires et peuvent alors ressembler aux formes analogues de l'érythème multiforme. Puisque ces processus sont occasionnés incontestablement par des ingesta, certains aliments et médicaments, ou par des influences nocives locales, telles que la chenille processionnaire, il est facile de comprendre que quelques-unes de ces causes puissent être également invoquées pour expliquer l'érythème, du moins s'il s'agit d'un cas de cette espèce. A cet ordre appartiennent des cas comme celui de Mader, dans lequel des éruptions semblables survinrent à plusieurs reprises avec des coliques intenses, ou celui cité par Arnold Pick, d'une idiote chez laquelle les éruptions coïncidèrent plusieurs fois avec les règles. Hebra a montré le rapport de toute une série de formes pathologiques analogues avec des troubles fonctionnels de l'utérus.

Effectivement, tous ces processus, l'érythème, la roséole, l'herpès et l'urticaire offrent entre eux tant d'analogies et se présentent d'ailleurs sous des formes transitoires tellement variées, que, cliniquement, il est quelquefois difficile de ne pas les confondre les uns avec les autres (2).

Nous le verrons immédiatement dans le processus suivant.

(1) Cette question est à revoir avec des faits nouveaux, et à l'aide des procédés actuels d'exploration physique précise et d'analyse clinique. D'après notre observation personnelle, les bruits de souffle cardiaque observés dans l'érythème exsudatif multiforme, alors qu'ils *évoluent* pendant l'observation même, ont une base matérielle aussi positive que l'efflorescence cutanée; ils demeurent assimilables aux bruits anormaux, *cardiaques* ou *circumcardiaques*, des périodes aiguës du rhumatisme articulaire, et l'hypoglobulie n'est pas plus la *cause* de ceux-là que de ceux-ci. (*Note des Traducteurs.*)

(2) Que ce soit la chenille processionnaire, une affection intestinale, les troubles de la menstruation, etc., s'il s'agit véritablement d'un érythème multiforme, il n'y a eu là qu'une condition coïncidente, ou tout au plus excitante; et, en aucune manière, une véritable condition pathogénique. Quant aux analogies cliniques qui peuvent être relevées entre l'érythème multiforme et diverses autres dermopathies érythémateuses, elles ont plus d'apparence que de réalité; une analyse clinique attentive et complète, c'est-à-

ÉRYTHÈME NOUEUX

Cet érythème, appelé aussi dermatite contusiforme, ou urticaire tubéreuse, se rattache directement, sous le rapport pathologique, à l'érythème multiforme (1); il se manifeste sous l'aspect d'intumescences de la grosseur d'une noisette et même d'une noix, et de nodosités proéminentes, dures, situées le plus souvent aux deux jambes et à la face dorsale des pieds, plus rarement aux avant-bras, aux cuisses, aux fesses, et ne s'étendant que par exception simultanément à d'autres parties.

Les nodosités de l'érythème noueux dépassent un peu le niveau de la peau, ou sont à ce niveau, et ne se distinguent que par leur coloration, qui est d'un rouge rose à la périphérie et d'un rouge bleu au centre; mais, soit spontanément, soit surtout à la pression, elles sont excessivement douloureuses. On les observe isolées, mais quelquefois disséminées en plus grand nombre, souvent de quinze à vingt sur chaque membre.

Leur développement a lieu d'une manière très aiguë, pendant la nuit, parfois avec des phénomènes fébriles concomitants, un état général de malaise, des symptômes gastriques, état douloureux des articulations, siégeant surtout au niveau du membre atteint. Les nodosités isolées persistent même plusieurs jours, de huit à quinze. La nodosité récente conserve pendant deux à trois jours sa même physionomie; alors le rouge vif de la peau qui la recouvre se transforme, d'abord au centre, puis en progressant vers la périphérie, en rouge bleu, jaune, vert, tandis que la masse de l'infiltrat diminue, jusqu'à ce qu'enfin, après

dire basée sur l'ensemble des phénomènes propres au cas particulier, et non pas seulement sur ses caractères objectifs, permet le plus ordinairement de ne pas faire la confusion. (*Note des Traducteurs.*)

(1) Malgré l'opinion contraire émise par quelques auteurs, l'érythème noueux ne constitue qu'une variété de l'érythème multiforme; la nodosité elle-même dépend souvent, d'une manière exclusive, du siège de l'érythème aux membres inférieurs, et particulièrement aux jambes, où la faculté d'œdématie est portée à un haut degré. Il n'est rien d'aussi ordinaire que de voir l'érythème assez plat aux membres supérieurs ou autour du genou devenir tout à fait noueux dans les régions tibiales. (*Note des Traducteurs.*)

douze à quinze jours, toute trace de rougeur a disparu en laissant une pigmentation légèrement brune de la peau atteinte. Quelquefois il s'opère dans les parties infiltrées du tégument un épanchement hémorrhagique réel, où les phénomènes de résolution et de modification de coloration liés à toute hémorrhagie exigent un temps un peu plus prolongé. Certaines nodosités donnent au toucher une sensation plus marquée de rénitence, de telle sorte qu'on pourrait croire à un abcès inflammatoire. Mais elles ne renferment jamais de cavité, ne se ramollissent pas et ne suppurent jamais.

En ce qui concerne le cours entier de l'affection, on voit, en général, survenir dans l'intervalle de la première à la deuxième semaine, de nouvelles nodosités qui passent par les modifications que je viens de décrire, de sorte que la maladie comprend en tout une période de trois à six semaines, et, par exception, de plusieurs mois. Les phénomènes fébriles qui, dans les cas graves et chez des personnes impressionnables, manquent rarement, suivent la même marche que l'éruption et cessent à partir du commencement de la résolution générale. Il faut encore, outre les affections articulaires, mentionner, comme symptômes concomitants, la dyspepsie, plus rarement des coliques et de la diarrhée, et, suivant quelques auteurs aussi, des nodosités douloureuses de la langue et de la muqueuse bucco-pharyngienne.

L'érythème noueux est aussi pénible par l'intensité de l'affection locale que par les phénomènes subjectifs concomitants : fièvre, douleur dans les nodosités, les os longs et les articulations, tous symptômes portés à un degré beaucoup plus élevé que dans les érythèmes précédemment décrits (1). Cependant, cet érythème n'offre dans son essence qu'un processus analogue, puisqu'on voit survenir aussi, confondues avec les plaques de l'é-

(1) Cette remarque est essentielle à retenir en pratique. Les variétés *noueuses* de l'érythème multiforme sont des plus remarquables par l'intensité de l'affection, sa durée, la répétition des actes éruptifs, non moins que par la multiplicité des *manifestations* diverses (appelées improprement *complications*) du processus érythémateux sur divers organes ou tissus. (*Note des Traducteurs.*)

rythème multiforme, des nodosités correspondantes à l'érythème noueux, et que les deux processus présentent la même localisation au point de vue de l'éruption, surviennent dans les mêmes saisons et dans les mêmes circonstances, et suivent une marche aiguë et typique. Car, notons-le, les nodosités de l'érythème noueux se terminent toujours par une résolution complète.

Au point de vue anatomique, ces nodosités consistent essentiellement en une infiltration séreuse de toutes les couches de tissus, y compris le tissu conjonctif sous-cutané, avec stase capillaire simultanée, au début artérielle, plus tard veineuse, et, sous le rapport de la spontanéité de leur apparition et de leur complète résorption, elles ne constituent qu'une plaque d'urticaire développée à un plus haut degré d'intensité.

En ce qui concerne leur étiologie, la maladie est aussi obscure que celle des autres érythèmes. Cette affection s'observe surtout chez des individus délicats et jeunes du sexe féminin (nourrissons et enfants) ; elle revient souvent aussi sous le type annuel qui s'observe pour l'érythème et l'apparition fréquente aux mois de printemps et d'automne (1).

D'après ce qui a été dit, le pronostic ne peut pas être considéré comme défavorable, bien que, dans certains cas, le malade soit obligé de rester au lit, même pendant plusieurs semaines : ce qui pour des écoliers, des domestiques et des ouvriers, constitue toujours dans la pratique une condition très importante à prendre en considération.

Chez les petits enfants, la maladie est déjà plus sérieuse, quoique, en général, elle se termine aussi favorablement. Mais il peut toutefois, à la suite d'un affaiblissement notable de la nutrition, pendant une inappétence prolongée, survenir des fièvres fréquentes et des complications accidentelles, comme l'hé-

(1) Les conditions étiologiques, en laissant bien entendu de côté la recherche de l'absolu, ne nous semblent pas aussi obscures : les conditions excitantes sont souvent faciles à trouver dans le développement du *molimen* de formation dentaire, d'accroissement osseux, d'évolution menstruelle, etc.; dans l'excitation du système nerveux central par le surmenage, ou dans l'impression directe par le froid ; quant aux conditions prédisposantes, elles résident essentiellement dans le lymphatisme ou dans l'arthritisme. (*Note des Traducteurs.*)

morrhagie rénale, qui peuvent amener une terminaison fatale : c'est pour cela que l'on doit toujours, en pareil cas, n'émettre le pronostic qu'avec réserve. En général, il ne faut pas oublier dans tous ces processus qu'ils sont d'autant plus graves pour un organisme délicat, qu'ils prédisposent aux hémorrhagies; il faut donc les considérer, si je puis ainsi dire, moins comme érythème, que comme érythème noueux et surtout comme purpura.

En voyant apparaître ces nodosités isolées aux jambes ou même sur une autre partie du corps, par exemple au bras, à une paupière (qui se tuméfie énormément et paraît alors brillante avec les teintes bien connues des suites d'une hémorrhagie), on pourrait facilement commettre l'erreur de diagnostic de les attribuer à un traumatisme, à un coup, à un choc, etc. Si, cependant, on a affaire à un cas de localisation typique aux jambes et qu'il s'agisse de nodosités de date différente, mais surtout récentes, nodosités qui étant rouge rose à la surface, ne peuvent jamais être prises pour l'effet d'un traumatisme, l'erreur de diagnostic est, on le comprend, facile à éviter.

Des gommes non ulcérées des jambes peuvent être confondues avec l'érythème noueux, si, comme je l'ai vu récemment chez une jeune fille, elles se trouvent sur les deux jambes. Les nodosités syphilitiques sont toujours nettement délimitées et aisées à saisir entre les doigts. Les nodosités érythémateuses, au contraire, n'ont pas de contours arrêtés. Les cas, rapportés par les auteurs, de nodosités érythémateuses ulcérées, ont rapport à des erreurs de ce genre (1).

Il faut encore ajouter ici un troisième processus :

(1) Malgré l'invraisemblance apparente de cette confusion, rien n'est plus positif que la possibilité de la faire, non pas, bien entendu, dans un examen approfondi, mais dans les opérations rapides d'un diagnostic objectif extemporané, fait sans avoir suivi l'*évolution* des tumeurs. Dans ces dernières circonstances, et surtout dans certains cas d'érythème chronique des membres inférieurs, tels qu'on l'observe par exemple chez les femmes strumeuses mal réglées, et travaillant debout, il faut quelquefois un examen attentif et une observation de quelques jours pour éloigner toute possibilité d'erreur. Sans parler de l'ambiguïté pouvant résulter de la coexistence des deux altérations, dont l'un de nous a montré cette année même un exemple à sa cli-

PURPURA RHUMATISMAL OU PÉLIOSE RHUMATISMALE.

Dans ce processus, il se produit des taches qui ne disparaissent pas à la pression, primitivement rouge bleu et plus tard brunes (hémorrhagies), qui d'ordinaire surviennent et évoluent dans un laps de temps typique de trois à six semaines.

Ce processus n'appartient pas à cette classe dans son acception strictement systématique, mais bien à celle des hémorrhagies ; toutefois, vous pourrez aisément reconnaître encore le caractère propre des processus exsudatifs déjà décrits, quand vous saurez que les hémorrhagies surviennent également ici d'une manière typique, d'abord aux jambes et aux avant-bras, et que, d'ordinaire, elles sont accompagnées de douleurs articulaires et d'exsudations autour des articulations et à leur intérieur, et qu'enfin elles se distinguent par la régularité d'un retour annuel.

En fait, on a affaire à une classe de maladies qui passent par

nique, il existe, en outre, dans quelques cas de rhumatisme avec érythème papuleux, des nodosités rhumatismales hypodermiques ou épipériostiques qui peuvent rendre le jugement fort difficile.

De plus, il n'est pas très rare de rencontrer, non exclusivement, mais surtout chez des jeunes sujets, chez des jeunes filles prédisposées par un état particulier des membres inférieurs, ou placées dans des conditions d'existence particulière, blanchisseuses, domestiques et autres, des manifestations syphilitiques précoces du derme et de l'hypoderme, qui simulent l'érythème noueux, mais se terminent toujours par ulcération étendue à la totalité ou à une partie des nodosités. L'un de nous a montré à sa clinique du 9 juin de cette année un très remarquable exemple de cette forme de dermo-hypodermite gommeuse des membres inférieurs simulant l'érythème noueux ou papuleux, contemporaine des accidents secondaires de la syphilis (condylomes plats de la vulve et de l'anus, etc.), et qui ne pourrait être nettement diagnostiqué que par un médecin spécialement expérimenté, ou par un observateur particulièrement prévenu et attentif. Nous insérons, en ce moment même, dans le numéro de juillet des *Annales de dermatologie*, un mémoire étendu sur ce sujet, dans lequel Charles Mauriac, à qui la syphiligraphie est redevable de tant d'observations importantes et vraiment médicales, décrit d'après quatre cas détaillés « l'érythème noueux syphilitique », et lui assigne une place dans les « affections syphilitiques précoces du tissu cellulaire sous-cutané », c'est-à-dire dans ce que nous appelons l'hypoderme, ou étage inférieur de la peau. (*Note des Traducteurs.*)

des formes transitoires continuelles, allant graduellement de l'érythème lisse exsudatif, par l'érythème ortié, à l'herpès iris et circiné, ou de l'érythème ortié, par l'intermédiaire de l'érythème noueux, au purpura rhumatismal, qui présentent le type général déjà décrit, à savoir : la localisation particulière, la marche typique aiguë, le caractère en général bénin, l'apparition principale dans des saisons déterminées.

Tandis que, d'une manière générale, les sous-espèces particulières de cette classe de maladies s'observent habituellement séparées, on rencontre cependant souvent toutes ces formes coexistant sur un individu, par exemple l'érythème annulaire, lisse, diffus, iris, aux membres supérieurs, l'herpès iris et circiné sur la face dorsale des mains et au visage, l'urticaire papuleuse et l'érythème noueux aux membres inférieurs; et entre les nodosités de ce dernier érythème, on trouve disséminées des taches hémorrhagiques de la dimension d'une lentille et même plus grandes, en même temps que de la tuméfaction des articulations et du purpura rhumatismal.

Je vous donne ici la figure (fig. 18) de la coupe d'une papule d'érythème sur le point de se transformer en vésicule, vue à un fort grossissement. On voit, à la base de deux papilles, des corpuscules sanguins rouges extravasés (hémorrhagie); sur la papille centrale, le réseau de Malpgihi en partie gonflé et ramolli, en partie séparé dans ses couches supérieures sous forme d'un réseau trabéculaire et cloisonné. Le même réseau, rempli de sérum et de quelques corpuscules d'exsudat, présente aussi une vésicule avec une enveloppe épidermique épaisse.

Sous le rapport du traitement, nous ne sommes pas à même de neutraliser l'influence nerveuse qui altère dans leurs fonctions les vaisseaux capillaires d'un point de la peau, et cela d'une manière si remarquable, que ces affections, qui sont caractérisées, au début, par des hyperhémies artérielles, plus tard par des hyperhémies plutôt veineuses, ensuite par des exsudations séreuses et des hémorrhagies, présentent successivement les phénomènes propres des taches, des nodosités, des plaques d'urticaire, des vésicules, des bulles, des hémorrhagies, avec une tendance typique à s'étendre de plus en plus vers la périphérie.

Il ne nous est donc possible ni d'arrêter les premières éruptions, ni de prévenir les récidives, ni même de hâter la rétro-

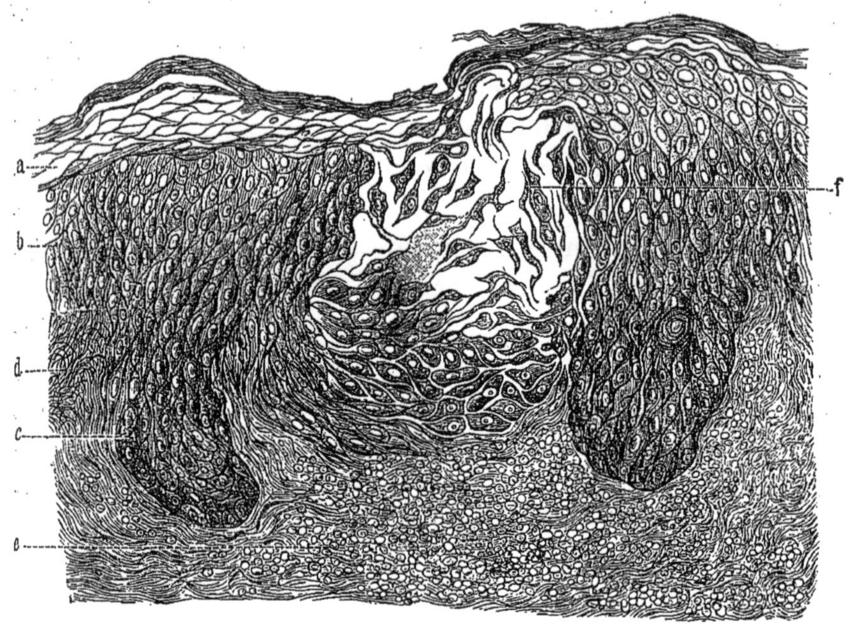

Fig. 18.

Coupe d'une vésicule d'érythème papulo-vésiculeux.

a couche cornée. — *b* réseau muqueux. — *c* cônes du réseau muqueux. — *d* papilles dont les espaces de tissu conjonctif sont élargis par une exsudation séreuse. — *e* (hémorrhagie) corpuscules rouges du sang dans le tissu conjonctif papillaire et sous-papillaire, réseau fasciculé de la vésicule dans la couche muqueuse, avec sérum et cellules exsudatives dans son intérieur.

cession des lésions qui existent ou d'abréger *in toto* le cours de la maladie. Il en résulte qu'il n'est pas nécessaire de prescrire un traitement spécial pour tous les états morbides que je viens de passer en revue.

Les cas d'érythème polymorphe ordinaire doivent être complètement abandonnés à eux-mêmes, puisqu'on peut promettre au malade d'une manière certaine une terminaison favorable spontanée, et que, bien rarement, une durée exceptionnellement longue du processus morbide viendra vous donner un démenti. Vous atténuerez le prurit incommode qui accompagne parfois l'érythème ortié et papuleux, en touchant de temps à autre les parties malades avec de l'alcool du commerce, de l'esprit-de-vin rectifié avec ou sans addition de 1 gramme d'acide phénique ou d'acide salicylique sur 200 grammes de liquide, et en les saupoudrant ensuite d'amidon, ou bien en les enveloppant avec des linges imbibés d'eau froide (1). En présence de douleurs articulaires ou du gonflement considérable des jointures, ainsi que de phénomènes fébriles d'une certaine durée, il est préférable de faire garder le lit au malade, puisque la marche augmente l'œdème et les douleurs, et que de nouvelles hémorrhagies seraient à craindre. Des vessies remplies de glace, de l'eau froide ou une solution d'acétate de plomb basique, vous donneront également de bons résultats. On comprend facilement que, contre quelques symptômes généraux, un mouvement fébrile, des troubles gastriques, etc., il soit encore nécessaire de recourir à une médication interne appropriée : acide phosphorique, élixir acide de Haller, et la diète.

Je dois encore mentionner ici, sous forme d'appendice, la roséole dont il a déjà été question (page 154). Les taches peuvent se transformer en nodosités par l'augmentation de l'hyperhémie et de l'exsudation qui en forment la base, et on pourrait ensuite les classer parmi les érythèmes exsudatifs dont j'ai parlé, puisqu'elles correspondent au type que j'ai décrit ici, comme la roséole automnale, printanière (Willan), ou la roséole cholérique ou variolique. Dans ces dernières, ainsi que dans la roséole typhique, c'est probablement la cause spécifique de l'affection, ou peut-être seulement la fièvre, qui agit sur les nerfs vasculaires de manière à provoquer l'apparition de ces exanthèmes sur la surface du tégument.

L'exanthème prodromique de la variole a déjà été décrit (page 310), ainsi que la roséole cholérique (page 160). L'exanthème typhique survient soit sous forme de taches, soit sous

(1) Bien entendu sous la réserve des contre-indications provenant de la saison, de l'idiosyncrasie, de l'état général, de la notion des autres localisations, etc. (*Note des Traducteurs.*)

l'aspect de papules dans l'iléo-typhus et dans le typhus exanthématique. Dans certaines épidémies on constate une forme particulière de cet exanthème. On le trouve plus souvent sur le tronc, l'abdomen, et à la face interne des membres, soit au début soit durant le cours de la maladie. Il est plus stationnaire que l'érythème exsudatif multiforme typique. L'exanthème typhique de Dietel survient sur la poitrine et l'abdomen, sous forme de papules allongées, brillantes, semblables à des grains de blé.

La roséole syphilitique se présente également sous la forme de taches dont l'aspect ne subit aucun changement, mais qui persistent avec les dimensions et les caractères sous lesquels elles ont débuté, et disparaissent sans desquamation (1).

Aux érythèmes que je viens de décrire s'ajoute naturellement un groupe de maladies dans lesquelles la rougeur de la peau ne représente, il est vrai, qu'un symptôme partiel d'une affection générale, mais qui cependant a son importance comme caractère de début et signe objectif de cet état constitutionnel ; ce sont la pellagre et l'acrodynie.

PELLAGRE (2)

La pellagre, risipola lombarda, mal rosso, mal del sole, éruption de la Lombardie, est considérée comme une maladie endémique qui atteint principalement la population pauvre des plaines

(1) La roséole syphilitique présente plusieurs variétés dans lesquelles elle n'est pas simplement érythémateuse, mais bien érythémato-papuleuse ; tantôt les macules érythémateuses sont pointillées de papilles pilaires très accentuées : nous la désignons alors sous le nom de *roséole granuleuse* ou *roséole ansérine* ; tantôt les macules sont élevées au-dessus du niveau de la peau à la manière des taches saillantes de la rougeole boutonneuse : c'est la roséole ortiée de Fournier, que nous préférons appeler, en termes plus précis, *roséole boutonneuse* ou *roséole papuleuse*. (*Note des Traducteurs.*)

(2) Les questions relatives à l'étude de la pellagre sont trop nombreuses et trop complexes pour être traitées dans un chapitre de pathologie cutanée. Le seul point qui nous touche directement a trait à la lésion cutanée de la pellagre, à l'érythème simple, desquamatif, fissuré ou pigmenté, selon les sujets, les localités, et qui appartient à cette affection. C'est en somme un érythème solaire (rayons chimiques, Charcot, Bouchard, Perroud), apparaissant au printemps sur toutes les parties découvertes, desquamant à l'au-

de la Lombardie, du Piémont, de la Vénétie et de la France méridionale. Dans ces dernières années, on a signalé la présence de cette affection à un degré notable d'intensité et de diffusion en Roumanie (Scheiber), en Espagne et dans les régions méridionales de la France. Je ferai immédiatement remarquer ici que, depuis le milieu du siècle précédent, on a publié de très nombreux mémoires sur la pellagre, mais, bien qu'on se soit presque exclusivement occupé de sa présence dans les plaines de l'Italie supérieure, on n'est cependant pas arrivé à une description identique et généralement satisfaisante des symptômes, de la cause et de la nature de la maladie. En conséquence, il s'est produit de temps à autre des doutes sur la réalité d'une forme morbide méritant le nom de pellagre, et Winternitz, d'après ses propres observations faites sur des individus prétendus pellagreux et d'après des recherches bibliographiques, a cru pouvoir, en 1876, poser cette conclusion, qu'il n'existe aucune affection spéciale méritant cette appellation, et que les médecins qui l'ont admise réunissaient sans motif, sous le nom de pellagre, toute espèce de maladies, qui mieux diagnostiquées trouvaient leur place dans les cadres pathologiques connus.

Mais à l'encontre de l'opinion de Winternitz, il y a des observateurs extrêmement nombreux et compétents, connaissant la maladie d'après leur observation personnelle, qui la considèrent comme un processus spécial. Hebra lui-même affirme avoir observé des pellagreux en grand nombre, et déclare que cette affection a incontestablement la plus grande ressemblance avec d'autres intoxications occasionnées par des végétaux altérés. J'ai vu, moi aussi, des cas isolés qu'il m'est impossible de ranger ailleurs que dans le groupe très caractérisé des affections pellagreuses.

tomne, et laissant pendant l'hiver, et jusqu'à l'exacerbation printanière prochaine, un érythème lisse.

Quand la maladie dure depuis longtemps, les poussées multipliées d'érythème, jointes à l'état cachectique du sujet, donnent lieu à une lésion permanente, variant d'aspect selon diverses conditions propres ou extrinsèques, mais ayant toujours pour siège particulier les parties exposées : dos des mains, col, première pièce du sternum, etc. (*Note des Traducteurs.*)

Les symptômes de la pellagre sont décrits d'une manière très différente. Je crois que cela tient à ce que la maladie se manifeste avec des formes diverses et une marche variable ayant une évolution ou aiguë ou excessivement lente, avec des phénomènes en petit nombre ou multiples, tranchés ou seulement rudimentaires.

En général, les auteurs reconnaissent à cette affection de nombreuses périodes. La première est caractérisée par de l'érythème. Sur la face dorsale des mains, la face, le cou et la poitrine, en général sur toutes les régions nues et exposées aux rayons du soleil (chez les ouvriers), la peau paraît d'un rouge brun foncé. Le mal survient au printemps et durant l'été, disparaît avec une desquamation légère en automne et pendant l'hiver, et revient plusieurs années de suite avec le retour des chaleurs solaires. Par l'effet des récidives fréquentes, l'épiderme se colore en brun olive foncé sur les parties érythémateuses et s'exfolie en lamelles très épaisses. Il s'y joint de la faiblesse musculaire et un malaise général. A partir de ce moment le mal peut disparaître complètement. Ou bien il entre dans la seconde période, qui est caractérisée par une plus grande faiblesse musculaire, des convulsions, une sensation continuelle de froid et d'autres modalités tégumentaires. La peau paraît alors en général, surtout à la face, aux mains et aux pieds, d'un rouge bleu, ou brun bronze brillant, avec épiderme aminci, semblable à du satin, elle est excessivement sensible. Les malades éprouvent des fourmillements ou des engourdissements dans les doigts. Ils ont constamment des frissons. Les doigts restent fléchis; le contact du sol est douloureux pour la peau de la plante des pieds. En même temps il se produit des troubles dans les organes des sens, des crampes, de la diarrhée, du délire, de l'assoupissement, de la mélancolie (folie religieuse) et de l'idiotisme. Les malades meurent dans le marasme, avec une diarrhée colliquative ou des lésions aiguës ou chroniques des poumons, des reins, du cœur.

Outre les altérations anatomo-pathologiques correspondant à ces complications, on a vu à l'autopsie (Labus, Scheiber, etc.) de la pachyméningite, de l'induration du cerveau et de la moelle épinière, et souvent un état anémique ou atrophique des organes internes, comme après l'inanition chronique.

Au nombre des diverses causes qui ont été signalées pour la pellagre (comme la misère, en général, certaines conditions telluriques et climatériques, l'action du soleil, — érythème solaire, — l'hérédité, car le mal a été constaté même chez des nourrissons), on a insisté spécialement sur l'alimentation exclusive par le maïs (Kukurutz, zea mais, polenta des Italiens), et on a fait observer à ce propos que la pellagre ne frappe que la population pauvre de certaines régions se nourrissant exclusivement de ce végétal. Depuis le règne de la théorie des champignons dans l'étiologie des maladies, on considère le champignon du maïs (sporisorium maidis) comme la cause de la pellagre, notamment si l'on ne peut accuser que la nourriture avec la farine de maïs gâté et moisi.

Lombroso a provoqué expérimentalement les symptômes de la pellagre en administrant de la teinture de maïs gâté (1868). Il a prouvé ainsi positivement, d'abord l'existence de la maladie; puis, que le maïs en était la cause; mais, en même temps, il s'est vu conduit, par la marche de ses expériences, à reconnaître que la pellagre n'était occasionnée ni par le champignon du maïs, ni par le champignon ordinaire de la moisissure, mais par une substance spéciale qui se développerait dans la farine de maïs gâté.

Cette dernière opinion n'est certainement pas exacte d'une manière générale, puisque Scheiber, d'autres auteurs et moi-même, avons vu la pellagre chez des personnes qui n'avaient jamais fait usage de farine de maïs, mais qui avaient usé de la même nourriture que les habitants des villes. Car parmi ces personnes, on en comptait aussi qui n'avaient jamais travaillé au soleil; — un des cas que j'ai observés venait de la Bohême, où la pellagre ne règne pas d'une manière endémique; — il est évident qu'il reste encore bien des points obscurs dans la pathogénie de cette affection.

Dans les premières périodes de la maladie, ce n'est que par un séjour dans des conditions hygiéniques convenables, une bonne nourriture et un régime réconfortant, l'hydrothérapie, les préparations ferrugineuses, etc., que l'on peut espérer obtenir un résultat favorable. Certains cas guérissent aussi spontanément. Les formes plus avancées, notamment quand elles sont accompagnées de troubles intellectuels, entraînent constamment la mort.

ACRODYNIE

L'acrodynie, ou érythème endémique, a beaucoup d'analogie avec la pellagre. Elle a régné épidémiquement à Paris, d'après l'affirmation d'Alibert, en 1828, et, d'après Hirsch, en 1829 et 1830 (1). Les mains et les pieds des personnes atteintes étaient

(1) C'est bien en 1828 que l'acrodynie a débuté à Paris, dans l'Infirmerie Marie-Thérèse (asile de vieillards); l'épidémie subit dès l'hiver un premier affaissement, mais elle se releva au printemps; elle fut considérée comme éteinte par l'hiver rigoureux de 1829-1830; cependant, on en reconnut encore quelques cas pendant les années 1830 et 1831; puis, il n'en fut plus question à Paris.

Les *altérations cutanées* de la maladie consistaient en manifestations *érythémateuses* et en *colorations brunes* (pigmentaires?).

L'*érythème*, que l'on pouvait voir se développer sur tous les points du tégument, affectait surtout les extrémités, les jambes, et, plus particulièrement, les mains et les pieds dans leurs faces palmaires et plantaires; tantôt il était simple, tantôt polymorphe, sudoral, desquamatif par exfoliation simple furfuracée, ou lamelleuse, ou après production de suffusions sanguines, de vésicules, de bulles ou de phlyctènes.

ALIBERT (*Monographie des dermatoses*, 2e édit. Paris, 1835, p. 12) a donné, des lésions cutanées de l'acrodynie, un tableau surchargé de couleur à sa manière habituelle; sa description, la seule qui émane d'un dermatologiste, n'en est pas moins la plus utile à être connue à notre point de vue spécial, aussi la mettons-nous sous les yeux du lecteur. « Plusieurs de ces malades, dit Alibert en parlant des acrodyniques, s'offrirent à nous, ayant aux extrémités des ampoules ou cloches remplies d'une sérosité limpide ou roussâtre; cet écoulement une fois terminé, la cuticule s'exfoliait et tombait en lamines plus ou moins considérables; celle des mains se résolvait en écailles sèches et furfuracées, tandis qu'on voyait se séparer des pieds des plaques d'une épaisseur extrême. Nous reçûmes, entre autres, un colporteur dont les talons étaient cornés et durs comme le marbre; il avait les parties inférieures des deux jambes comme enchâssées dans une demi-botte. Ces malades présentaient d'ailleurs tous les phénomènes de l'érythème; on apercevait, çà et là, sur plusieurs points de la surface cutanée, particulièrement aux cuisses, aux jambes, aux pieds, aux bras, aux avant-bras, aux mains, des zones enflammées, d'un rouge pourpre ou violet. Mais ce qui attira particulièrement

le siège d'un érythème avec desquamation consécutive, ou même avec formation de vésicules et de bulles, exfoliation de l'épiderme épaissi sous forme de lambeaux, comme dans la pellagre, tandis que la peau de la poitrine et de l'abdomen était le siège d'une pigmentation presque noire.

Des convulsions, une sensibilité des doigts et des orteils, des douleurs vives dans les mêmes parties, avec vomissements, diarrhée, ischurie, se joignaient aux symptômes précédents et traînaient souvent la mort. On attribua, en général (Chomel, Récamier, etc.), l'origine de cette maladie à des céréales altérées qui avaient été livrées à la consommation, et on trouva une analogie entre cette affection et la pellagre.

notre attention, chez la plupart des personnes frappées de l'érythème épidémique, c'est la couleur noire et fuligineuse qui affectait la surface des téguments ; cette couleur se prononçait surtout au ventre, à la poitrine, sous les aisselles, aux seins .... Presque tous les individus qui venaient réclamer nos soins avaient un teint de ramoneur ; certains d'entre eux avaient le corps tellement couleur de suie, que l'illusion était complète.... Quand on grattait ces plaques, qui étaient comme terreuses, la cuticule se réduisait en une matière farineuse. »

On a, depuis, signalé un assez grand nombre d'épidémies dénommées acrodyniques; telle, par exemple, *l'épidémie du camp de Satory* en 1874. (Bodros, *Recueil des Mém. de méd., chir. et pharm. milit.*, t. XXXI, 3e série, 1875, p. 428) ; mais en général sans raison démonstrative (voy. A. Laveran, *Contribution à l'étude de l'acrodynie*, *ibidem*, t. XXXII, 3e série, 1876, p. 113). Toutefois ce travail est suivi de la relation d'une épidémie d'acrodynie qui paraît bien mériter cette dénomination. C'est le résumé d'un Mémoire inédit, envoyé en 1868 au Conseil de santé des armées par M. le Dr Bresson, sur une épidémie d'acrodynie, observée à Zitocuaro (Mexique), du 21 mars au 23 avril 1866. (*Note des Traducteurs.*)

DIX-SEPTIÈME LEÇON

URTICAIRE

[Formes et signification de l'urticaire, urticaire idiopathique et symptomatique, aiguë et chronique.

La maladie appelée urticaire (*Cnidosis*, *Nesselsucht*, *Porcellanfriesel*) consiste, comme son nom l'indique, dans la production d'efflorescences de la dimension de l'ongle, et même plus grandes, survenant subitement, d'un rouge rose ou blanc brillant et entourées d'une aréole rouge, formant des élevures aplaties, arrondies ou irrégulières, et un peu dures au toucher. Ces plaques donnent lieu à un prurit intense et à une vive sensation de cuisson ; elles ont une durée extrêmement éphémère, car elles disparaissent complètement en quelques minutes ou en très peu de temps, sans laisser après elles ni desquamation, ni une trace quelconque (1).

Chaque plaque d'urticaire s'étend rapidement en surface, et, par la progression de son bord périphérique rouge, elle atteint la dimension d'une pièce de 50 centimes, de 5 francs en argent, et même plus. La surface centrale reste d'un blanc brillant, *urticaire porcelaine*, unie ou bien avec une légère dépres-

(1) La papule d'urticaire est constituée par un œdème aigu localisé de la peau. Cet œdème se distingue de l'œdème congestif en ce qu'il est assez intense pour que le liquide exsudé agisse sur les vaisseaux du point envahi, de façon à en restreindre le calibre par contre-pression. L'œdème de l'urticaire est donc un œdème aigu anémique, et c'est pour cela que le centre de la papule ortiée est blanc, tandis que la périphérie, du moins pendant la période de développement de la lésion, présente les caractères de l'œdème congestif. Sur les coupes de papules ortiées excisées sur le vivant, on trouve les lésions caractéristiques de l'œdème intense, c'est-à-dire l'infiltration globulaire et la dilatation des capillaires lymphatiques par des caillots de lymphe (Poncet, de Cluny). Quand l'œdème est très intense et s'opère brusquement, les couches cornées peuvent être soulevées en phlyctènes, d'où l'apparence pemphigoïde de l'urticaire (J. Renaut, *in* Thèse de Nodet). (*Note des Traducteurs.*)

sion centrale. Plus tard, la plaque s'affaisse et disparaît sans laisser de trace, ou seulement une faible pigmentation brune. D'autres fois, elle s'efface au centre, tandis qu'elle progresse à la périphérie. Il peut se produire alors des formes en anneaux, *urticaire annulaire;* la réunion de plusieurs de ces anneaux donne lieu à l'*urticaire linéaire, figurée,* ou bien forme des cercles concentriques et excentriques qui, par suite de la marche rapide de l'éruption, changent très promptement d'aspect. Comme nous le verrons, la peau des malades atteints d'urticaire est extrêmement sensible, même dans les parties indemnes de plaques ortiées; il est facile de provoquer, par le simple contact avec le doigt ou avec l'ongle, des stries, des raies, voire même toute sorte de dessins, etc., *urticaire provoquée.* Le contact des ongles produit une raie blanche qui prend immédiatement une teinte rouge et ensuite blanc brillant, s'élève en plaque et persiste un temps plus ou moins long, pouvant aussi dépasser les limites de la lésion traumatique.

On voit parfois survenir sur une ou plusieurs plaques d'urticaire, des vésicules et des bulles, par suite de l'accumulation dans l'épiderme d'une grande quantité de sérum, *urticaire vésiculeuse et bulleuse,* qui par leur rupture forment des croûtes; d'autres fois, ce sont seulement des papules infiltrées de sérosité, *urticaire papuleuse.*

La maladie constituée par les plaques dont je viens de vous parler est l'urticaire. Née sous l'influence de causes multiples que je vous indiquerai bientôt, elle se manifeste parfois simultanément sur différentes régions du corps; dans d'autres circonstances, les plaques ortiées surviennent d'une manière successive, de quinze à vingt, et même en plus grand nombre, sur tout le corps, sans sièges spéciaux d'élection, de telle sorte qu'on peut voir en même temps tous les degrés possibles de développement et de régression. Aux paupières, au prépuce, les plaques occasionnent un œdème considérable, au point de faire paraître l'œil complètement fermé; toutefois cet état persiste peu de temps.

Sur la muqueuse de la bouche, du pharynx et de l'épiglotte, il survient parfois en même temps des rougeurs passagères et de l'œdème correspondant aux plaques, lesquelles peuvent augmenter considérablement le volume de la luette et de l'épiglotte, au point de faire craindre l'asphyxie (1). Cependant, ces accidents sont très rares ; ils appartiennent particulièrement à l'*urticaire géante, Riesenurticaria* (Milton). Dans cette variété, les plaques cutanées sont extrêmement volumineuses, semblables à des furoncles ; leur véritable nature se reconnaît à leur apparition brusque, à l'absence de douleur et à leur durée éphémère.

Quel que soit le nombre des plaques, leur durée est toujours très courte. Le processus est essentiellement aigu, on ne peut l'observer que pendant un ou plusieurs jours, *urticaire aiguë* (*evanida*). Cependant il y a des cas dans lesquels l'éruption peut durer plusieurs semaines, des mois et des années, sous forme de poussées irrégulières ou composées d'exacerbations et de rémissions, *urticaire récidivante*, *chronique* (*urticatio*, *Nesselsucht*). Il en résulte que l'urticaire, qui paraît être une affection si exempte de dangers, présente une plus grande importance suivant la nature des symptômes concomitants et des complications, tels que : des excoriations, de la pigmentation, des papules et des pustules comme celles que l'on trouve dans l'eczéma ; en outre, de la dyspepsie, des nausées, des vomissements, de la diarrhée, de la fièvre rémittente et intermittente, et bon nombre d'autres symptômes dont je vous parlerai à propos des différentes variétés d'urticaire.

L'importance de cette affection ne peut s'expliquer que quand on connaît les différentes causes qui peuvent occasionner l'urticaire. Tantôt elle constitue un malaise passager tout à fait insignifiant, tantôt une maladie réellement grave.

(1) L'urticaire *interne* est-elle bornée là ? ne peut-elle pas se produire, par mode réflexe, à la surface interne de la trachée et des bronches, à titre primaire et isolé, donnant alors lieu à des phénomènes d'une gravité apparente, qui cèdent avec rapidité sans laisser de traces ? Telle est au moins l'opinion de quelques médecins, formulée surtout par Noel Gueneau de Mussy, dans ses *Observations sur les endermoses*. Si cela n'est pas démontré, cela est au moins vraisemblable ; il y a lieu de s'en souvenir dans la *pratique* médicale. Le peu que l'on sait suffit pour ouvrir le chapitre de l'*urticaire interne* ou *urticaire des muqueuses*. Voilà tout tracé, pour un jeune érudit, un sujet intéressant de dissertation inaugurale. (*Note des Traducteurs*.)

Pratiquement, il est convenable de diviser l'urticaire, d'après ses causes, en idiopathique et symptomatique.

L'urticaire idiopathique est provoquée par des causes externes qui agissent en irritant directement la peau ; on en a un exemple vulgaire dans l'éruption qui survient à la suite de la piqûre d'ortie. Sous le rapport pratique, il y a lieu d'abord de faire remarquer que les épizoaires qui sont très nombreux chez nous, les puces, les cousins, les punaises, les punaises de lit, les poux, les poux du pubis et d'autres inscctes, les chenilles processionnaires, etc., les mouches, sont les causes les plus fréquentes de l'urticaire.

Il se produit d'abord autour de la piqûre de la punaise, par exemple, des élevures en forme de plaques qui amènent dans une certaine étendue une infiltration séreuse et de la tuméfaction dans le réseau de Malpighi, donnant lieu à des démangeaisons; le malade se gratte et détruit avec ses ongles le stratum épidermique ramolli. Il se fait ainsi des excoriations, parallèles qui se réunissent ordinairement pour former une croûte sanguine arrondie au point même de la piqûre de la punaise; mais il survient des plaques non seulement sur les points irrités directement par la succion des puces et des punaises, mais encore sur beaucoup d'autres régions du corps, sur lesquelles le passage des insectes a suffi pour amener de l'irritation, et enfin sur des parties de la peau qui n'ont pas même été touchées. Nous devons noter, en effet, cette particularité, que la démangeaison existant sur un point de la peau occasionne une irritation qui, par l'intermédiaire des nerfs sensitifs, par action réflexe, détermine des plaques sur d'autres régions du corps. Et cette irritation est de telle nature, que la peau déjà atteinte d'urticaire manifeste sous ce rapport la plus grande irritabilité, au point que le contact du doigt, mais surtout le grattage, le frottement du linge empesé, la pression des jarretières, etc., provoquent de nouvelles plaques. Aussi rencontre-t-on l'urticaire dans toutes les maladies où, en général, il existe de la démangeaison. Les premières plaques amèneront de nouvelles éruptions pendant plusieurs jours encore par irritation réflexe, alors que la cause première a déjà disparu.

Par exemple, chez un enfant très proprement tenu et dont la peau est irritable, on peut, par l'examen le plus soigneux, ne trouver qu'une seule puce, une unique piqûre sur tout le corps, et ensuite de nombreuses plaques d'urticaire disséminées sur le tégument, lesquelles se reproduisent pendant plusieurs jours et en décroissant graduellement. Mais, comme dans certaines habitations il existe une grande quantité de punaises, ces insectes occasionneront une urticaire essentiellement chronique. On trouve alors dans ces cas de nombreuses excoriations disséminées, les unes récentes, les autres simplement caractérisées par des stries brunes, en forme de lignes doubles ou triples et s'entre-croisant comme les dessins qui se trouvent sur certaines pièces de monnaie. Aussi cet état permet-il de porter le diagnostic d'urticaire chronique, probablement déterminée par des punaises, alors même que, au moment de l'examen, il n'existe pas une seule plaque d'urticaire. Le diagnostic est presque toujours juste, si la démangeaison ne se produit que pendant la nuit (1).

On a plus rarement l'occasion de voir l'urticaire isolée ou endémique pendant l'été, à la suite de la piqûre des cousins, du lepte automnal ou des chenilles processionnaires; dans ces cas l'urticaire se présente habituellement sous la forme papuleuse.

L'urticaire symptomatique survient comme effet réflexe de l'irritation nerveuse d'un autre organe ou système comme la peau; elle peut être simplement réflexe ou accompagner d'autres dermatoses et, dans ces cas encore, elle est aiguë ou chronique.

Le plus souvent l'urticaire est occasionnée par l'irritation des nerfs du goût et des voies digestives; dans ces cas elle est sous l'influence d'un catarrhe de l'estomac et de l'intestin *ab ingestis*, accompagné de nausées, de vomissements, de diarrhée, de symptômes cholériformes, de langue saburrale, de fièvre, etc.,

(1) L'auteur ayant eu soin de préciser que l'étiologie parasitaire faisait *quelquefois* défaut, nous n'avons aucune objection à présenter; nous insistons au contraire sur la nécessité de faire toujours, en semblable occurrence, les recherches les plus sévères, quel que soit le sujet observé, et quelque parfaites que puissent être, en apparence, ses conditions d'habitation. (*Note des Traducteurs.*)

ou même sans aucun de ces symptômes. Dans tous ces cas il faut admettre, au moins pour beaucoup de personnes, une idiosyncrasie tout à fait spéciale pour certains aliments ou certaines boissons. On ne peut pas nier que, en général ou du moins dans quelques cas, l'urticaire ne soit provoquée par une substance absorbée par les voies digestives et qui est introduite dans le sang, laquelle exercerait une influence chimique sur les centres nerveux correspondants. Tout le monde sait que très souvent l'urticaire apparaît presque immédiatement après que la substance en question ou le médicament se sont trouvés en contact avec la muqueuse buccale, fait qu'on ne peut expliquer que par une action réflexe des nerfs du goût (1).

Les aliments et les substances qui occasionnent d'une manière accidentelle ou régulière chez un grand nombre d'individus ou chez quelques-uns seulement une éruption d'urticaire sont : les fraises, les framboises, les groseilles, les poissons de toute espèce, particulièrement les poissons de mer, le homard, les huîtres, les écrevisses, les escargots, les diverses espèces de charcuterie, le jambon, le champagne, la sauce mayonnaise, la viande de porc fumée, rôtie ou bouillie, certains fromages, la glace (glace aux fruits). Comme médicaments : le baume de copahu, la térébenthine, différentes eaux minérales, la quinine dans des cas rares (Köbner), même la seule inhalation de baumes,

(1) Le *mode réflexe* est en effet le plus vraisemblable, ordinairement, et il faut ici ajouter le phénomène (si remarquable à tous égards et si important au point de vue pratique) de la production instantanée de l'urticaire par l'irritation des séreuses pleurale ou péritonéale, et particulièrement par l'irritation du péritoine dans les cas où *le liquide hydatique* s'épanche, même en quantité très minime, dans sa cavité. L'*urticaire hydatique* est donc une variété de plus, à ne pas oublier le cas échéant ; c'est en tenant compte de son existence que notre savant collègue et ami Féréol a pu récemment affirmer la nature hydatique d'un épanchement péritonéal qu'il lui a été donné ensuite de démontrer par la ponction et par l'évacuation des hydatides (*Académie de médecine,* année 1880).

Le mode étiologique est-il toujours le même ? Certainement non. L'urticaire peut être produite par irritation directe sans intervention des centres, d'une part, action du froid, des irritants locaux, etc. ; et, de l'autre, l'élimination par le tégument de substances ingérées, ou l'altération, par diverses causes, de sécrétions cutanées normales. (*Note des Traducteurs.*)

de térébenthines et d'une foule d'autres matières qui produisent l'urticaire dans certaines circonstances chez quelques individus (1).

Quelques personnes croient que la cause, dans ces cas-là, consiste en grande partie dans une espèce de répugnance ou dans l'imagination, puisqu'un individu, qui a éprouvé une ou plusieurs fois cet état désagréable après l'ingestion d'un aliment déterminé, ne se décide, le cas échéant, qu'avec une certaine appréhension à en faire usage de nouveau. C'est là une erreur, ainsi que j'ai été à même de le constater bien des fois : des individus prédisposés, auxquels on avait fait prendre sans qu'ils s'en doutassent les mets dont je viens de parler, éprouvèrent de nouveau de la diarrhée, des vomissements et de l'urticaire.

Des états gastriques disposent, en général, d'une manière remarquable à l'urticaire, et comme ce gastricisme peut persister pendant des mois, l'urticaire qui en est la conséquence revient fréquemment aussi et prend un caractère chronique.

Non seulement un individu dans ces conditions est très tourmenté et incommodé par un prurit continuel, qui ne lui permet pas de se mêler à la société et le met dans l'impossibilité de prendre part à aucun repas, mais il finit par maigrir, son som-

(1) L'action des substances ingérées dans l'estomac, non seulement sur la production *immédiate* de l'urticaire dans toutes ses formes, depuis la *congestion scarlatiniforme* du tégument entier et des muqueuses accessibles, depuis l'œdématie aiguë localisée aux régions à hypoderme lâche, ou généralisée, jusqu'à quelques petites papules presque inappréciables, mais encore sur le développement et la marche d'une série entière de dermopathies aiguës ou chroniques : érythèmes divers, acné, eczéma, psoriasis, etc., est un des faits pratiques les plus importants de la dermatologie. C'est en vain que l'on voudrait borner la relation de cause à effet aux cas d'éruptions ortiées alimentaires ou médicamenteuses, cette relation existe, à des degrés divers, dans l'échelle presque tout entière des affections cutanées.

Dans un grand nombre de cas, il est aisé de constater que la disposition particulière, propre à certains sujets, à avoir de l'urticaire sous l'influence de diverses substances ingérées, fait partie intégrante d'une imperfection organique constitutionnelle qui se rencontre dans l'arthritisme plus souvent que dans aucune autre, et que ces mêmes sujets sont également prédisposés à diverses autres manifestations cutanées, ou encore que l'influence du régime est chez eux particulièrement prononcée dans le cours des dermopathies dont ils peuvent être affectés. (*Note des Traducteurs.*)

meil est troublé ainsi que sa nutrition. Il peut arriver que ce malade, pendant plusieurs jours, quelquefois même pendant plusieurs semaines, en soit réduit, sauf de rares intervalles, à ne prendre que des liquides tout à fait indifférents, thé ou eau, à peine un peu de soupe, ou seulement des aliments chauds ou des aliments froids, puisque dès qu'il prend autre chose il survient de l'urticaire sur tout le corps.

Chez les petits enfants, il faut surtout tenir compte de ces circonstances, car souvent l'urticaire qui se prolonge pendant des semaines ou des mois n'est autre chose que le résultat d'un catarrhe chronique de l'estomac provoqué par un mode défectueux d'alimentation, mauvais lait, aliments gras non encore tolérés par l'esomac.

Je me suis arrêté assez longtemps à cette étiologie de l'urticaire, parce que cette étude a une grande importance pour le traitement.

L'urticaire peut encore survenir à la suite d'émotions morales subites, la honte, la crainte, la colère.

Dans les variétés d'urticaire occasionnées par l'introduction dans le sang de substances irritantes, il faut noter celle qui accompagne la scarlatine et la rougeole et celle qui survient dans la période prodromique de la variole, en même temps que l'érythème variolique; dans ces cas, on peut considérer le contage morbide spécifique comme la cause irritante.

On a observé à plusieurs reprises l'urticaire avec intermittence ou avec la fièvre intermittente, — *febris urticata intermittens* ou *intermittens sub forma urticariæ larvata* (Scorczewski, Zeissl, Neumann).

Un fait encore très important, c'est la présence de l'urticaire précédant et accompagnant l'éruption bulleuse constituant le pemphigus (1).

(1) L'*urticaire*, que nous nommons *prémonitoire* ou *prodromique*, appartient à un grand nombre de déterminations cutanées aiguës ou chroniques qu'elle précède régulièrement ou accidentellement; on la retrouve comme phénomène concomitant ou accessoire dans toute une série d'affections diverses, constituant de la sorte un phénomène de quelque banalité. (*Note des Traducteurs.*)

Dans ces cas on voit survenir, disséminées sur tout le corps, de nombreuses formes d'érythème combinées avec l'urticaire, et des bulles de pemphigus se développer sur quelques plaques, tandis que la plus grande partie de l'érythème disparaît. Ou bien il n'arrive consécutivement que quelques plaques d'urticaire et sur ces points seulement des bulles. Ce phénomène se produit spécialement dans le pemphigus prurigineux.

Le prurigo commence aussi, en général, par de l'urticaire, de telle façon que des plaques d'urticaire apparaissent pendant plusieurs mois chez un enfant, et ce n'est que dans le cours de la deuxième année que l'on voit survenir les papules caractéristiques du prurigo (1).

Il existe en outre des urticaires chroniques et symptomatiques, comme expression soit de maladies d'un organe interne, soit d'états généraux de nature physique ou morale qu'on ne saurait définir d'une façon précise. Ainsi on a observé l'urticaire à la suite de certains troubles des fonctions des organes sexuels de la femme, dysménorrhée, aménorrhée, infarctus chronique, stérilité, albuminurie chronique (on a trouvé aussi de l'albumine dans l'urticaire aiguë, Leube), gastricisme chronique, inflammation des voies digestives occasionnée par des vers intestinaux, catarrhe intestinal, obstruction du foie, diabète. L'urticaire s'est encore montrée comme l'expression d'un marasme général, notamment du marasme sénile, ou bien avec le prurit sénile, les affections morales déprimantes de longue durée, chagrins de famille, revers de fortune, etc., et comme les causes que j'ai citées en dernier lieu sont, en général, d'une nature persistante, l'urticaire, qu'elles occasionnent est habituellement chronique.

Vous voyez, Messieurs, quelles conséquences fâcheuses cette affection, en apparence si bénigne, peut provoquer dans certaines

(1) Nous appelons toute l'attention du lecteur sur cette importante remarque du professeur Kaposi; depuis que nous avons appris à connaître le prurigo de Hebra, nous avons eu maintes fois occasion de reconnaître la vérité de cette proposition, et de pouvoir annoncer des altérations cutanées plus profondes dont le cours des années ne nous a que trop souvent donné l'occasion de faire la preuve. Ces faits ne sont pas suffisamment connus dans notre pays, et nous aurons occasion de les rappeler en exprimant le résultat de nos propres observations sur le prurigo de Hebra. (*Note des Traducteurs.*)

circonstances, et vous vous rendrez ainsi compte de la place que j'ai donnée à cette maladie comme état morbide de l'organisme, bien que la modification locale de la peau dans l'urticaire soit toujours très insignifiante et passagère. Car vous voyez à quel point il est difficile de savoir si, d'une manière générale, l'urticaire entraîne un pronostic favorable ou défavorable.

Une urticaire provoquée par des punaises ou pour avoir mangé une seule fois d'une saucisse de charcuterie est une affection dont il n'y a pas lieu de s'occuper, car elle disparaît d'elle-même au bout de peu de jours. Tout au contraire l'urticaire qui coexiste avec de l'aménorrhée ou avec une autre cause peu appréciable, ou qui récidive après chaque aliment ou boisson, est une affection très sérieuse, incommodant le malade et son entourage, troublant sa vie, l'affectant physiquement et moralement et pouvant même le pousser au suicide.

Le pronostic dépend donc essentiellement de la cause de l'urticaire ou, ce qui est la même chose, du diagnostic de chaque cas (1). Le diagnostic de l'urticaire en tant qu'urticaire ne présente en effet aucune difficulté, car il est impossible de confondre une plaque d'urticaire avec aucune autre lésion. Le diagnostic spécial doit tendre à découvrir la cause de l'affection, à rechercher si elle a été produite par un agent extérieur, et par lequel, par une cause interne passagère ou durable, et si cette dernière est ou non susceptible de guérison.

Pour être à même de se diriger dans cette voie, il faut avant tout se rendre compte si on a affaire à une urticaire aiguë ou chronique. On en est à peu près réduit pour cela aux dires des malades. Cependant dans l'urticaire chronique on trouve, outre des excoriations récentes, de nombreuses stries pigmentaires, chez les individus atteints de poux des vêtements, et ces stries sont localisées spécialement à la nuque, aux épaules et au sa-

(1) C'est précisément dans tous ces cas où la nature de la constitution du sujet doit être recherchée avec grand soin ; c'est dans ces cas où la doctrine des maladies constitutionnelles acquiert un haut intérêt pratique ; c'est dans ces cas également que les indications thérapeutiques les plus précises peuvent en être déduites pour l'hygiène de l'ortié, et pour le traitement pharmaceutique ou hydrominéral de l'affection. (*Note des Traducteurs.*)

crum ; quand elles tiennent à d'autres causes, elles sont régulièrement disséminées sur le corps.

L'urticaire consécutive aux épizoaires, aux piqûres d'insectes, est, en général, aiguë et passagère. Ce n'est que s'il s'agit de punaises de lit que l'affection peut devenir chronique par la persistance de la cause. Ici il faut en effet se rappeler qu'elle ne s'exerce ordinairement sur la peau que pendant la nuit. Les enfants se réveillent habituellement avec de l'urticaire, mais elle cesse pendant le jour et reparaît la nuit suivante et le matin.

En faisant une seule fois usage des aliments que j'ai cités, il peut survenir une urticaire passagère ; s'il existe en même temps des phénomènes gastriques, on peut venir en aide à la mémoire des malades en leur citant les diverses espèces de boissons et d'aliments que j'aie énumérés, et acquérir ainsi la certitude qu'ils ont mangé, un ou deux jours auparavant, des fraises, de la glace, du homard, etc., ce qui permet de poser le diagnostic d'urticaire *ab ingestis* et de porter un pronostic favorable (1).

Il est plus difficile de se guider dès qu'il est bien démontré que l'on est en présence d'une urticaire chronique (*Nesselschut*). Il faut procéder par voie d'énumération et d'exclusion, en ce qui concerne les causes précédemment décrites, qui ont pu occasionner l'urticaire chronique, et spécifier d'après cela le cas morbide actuel, par exemple urticaire chronique par maladie de Bright ou par hystérie.

D'après les circonstances que j'ai énumérées, on devra instituer aussi le mode de traitement. Une urticaire aiguë, passagère, n'exige aucune médication, bien qu'il soit désirable d'agir au moins contre le prurit momentané.

(1) Ce pronostic doit être réservé s'il s'agit de sujets notoirement arthritiques, obèses, emphysémateux, myodiniques, hyperuriques, etc. L'un de nous a montré, cette année, dans ses cliniques, un gardien de la paix (sergent de ville) obèse, atteint depuis plusieurs mois d'une urticaire d'une ténacité et d'une intensité extrêmes, ayant débuté l'été précédent, à la suite de l'abus des fraises, à ce moment d'une abondance et d'un bon marché exceptionnels. Pour nous, l'intensité même d'une urticaire survenant à la suite d'une ingestion d'aliments que d'autres personnes ont pris sans inconvénient, est un indice de grande probabilité en faveur de l'existence, chez le sujet, d'un état d'arthritisme manifeste ou latent. (*Note des Traducteurs.*)

En général, on cherchera tout d'abord à découvrir la cause de l'urticaire et, si c'est possible, à la faire disparaître. Cela est vrai surtout pour l'urticaire produite par des punaises de lit, cas dans lequel on doit se donner la peine de trouver la cause de l'urticaire des enfants, dans les coins de l'appartement, les cadres de tableaux, le dessous des parquets, etc., refuges habituels de ces insectes. Dans l'urticaire *ab ingestis*, un purgatif peut quelquefois favoriser l'élimination de la substance nuisible qui l'a occasionnée et abréger la durée de l'affection.

Dans l'urticaire qui est sous la dépendance d'un catarrhe chronique de l'estomac, on pourra écarter la cause de l'éruption en prescrivant une diététique appropriée, soude, magnésie, rhubarbe, amers, parfois des eaux minérales comme Marienbad, Carlsbad, Franzensbad; chez les enfants, en leur faisant donner un lait de bonne qualité, d'une digestion facile, et en supprimant les aliments gras.

Il faut également traiter d'une manière appropriée les états anormaux qui peuvent exister du côté du système génital chez les femmes, si on veut obtenir la guérison de l'urticaire qui est sous leur dépendance.

Relativement à l'urticaire due à des affections morales, l'expérience apprend qu'elle survient d'une manière subite après les *coups du sort;* et après une durée plus ou moins longue, souvent plusieurs années, elle perd de son intensité et finit par disparaître, soit que l'état moral ou les conditions extérieures de l'individu s'améliorent. On peut donc utiliser ces circonstances pour le traitement, et chercher à provoquer chez les malades une action morale favorable par de la distraction et par des prescriptions diététiques générales appropriées à chaque cas particulier.

Quelquefois l'urticaire cesse subitement si le malade change de résidence, s'il voyage. Dès qu'il a quitté le lieu primitif de ses souffrances, il peut manger et boire de tout, entrer dans des appartements chauffés, marcher, ne se refuser à aucune émotion, sans voir reparaître l'urticaire, et revenir chez lui au bout de trois ou quatre mois, guéri de sa maladie.

D'autres fois l'urticaire reparaît au bout de quelques semaines.

Vous voyez combien est précaire notre thérapeutique étiologique contre l'urticaire, puisque ce n'est que dans un très petit nombre de cas, que nous pouvons écarter la cause de la maladie (1). Nous sommes encore plus mal partagés pour combattre l'éruption ortiée elle-même à l'aide d'un traitement symptomatique.

Votre devoir dans ce cas est d'atténuer autant que possible le prurit occasionné par les plaques ortiées, et de faire disparaître les causes qui peuvent augmenter ou renouveler l'éruption, — et le prurit est bien une cause de cette nature.

En général, ce sont les moyens qui enlèvent de la chaleur à la peau qui procurent aux malades quelque soulagement, par exemple des lotions avec de l'eau froide additionnée de substances aromatiques volatiles, vinaigre de vin, vinaigre aromatique, esprit-de-vin, esprit de mindérerus, éther sulfurique, des frictions avec des tranches de citron, etc..., des enveloppements avec des compresses imbibées d'eau froide, des douches (les bains tièdes sont moins efficaces), des bains de rivière, de mer (2).

Une recommandation plus essentielle encore, c'est de tenir le plus possible le malade dans un appartement frais, de le faire coucher dans une chambre fraîche et de lui conseiller de se couvrir légèrement. Il faut éviter les lits chauds, le séjour dans des endroits fréquentés, très chauffés, les théâtres, etc. Non seulement la chaleur et la lumière du gaz produisent l'urticaire chez

(1) Nous pensons que la doctrine des maladies constitutionnelles apportera toujours ici un secours considérable au praticien ; dans les cas même où l'*agent provocateur* de l'urticaire serait manifeste, une lésion utérine par exemple ou hépatique, et pourrait être combattu directement, le médecin trouvera toujours dans l'étude de la maladie constitutionnelle, recherchée soit chez le sujet, soit dans sa consanguinité, un appoint considérable aux indications thérapeutiques utiles ; il y trouvera, surtout chez les enfants et chez les jeunes sujets, une base rationnelle de traitement prophylactique. C'est sur cette étude bien entendue, et non sur l'empirisme seul, que repose la connaissance approfondie de l'application judicieuse des médications hydrominérales. (*Note des Traducteurs.*)

(2) Sous toutes les réserves d'un diagnostic précis et d'une connaissance exacte de la situation du malade ; beaucoup ne supportent pas les applications froides, et pour plusieurs un bain de mer ou de rivière serait l'occasion d'une recrudescence violente ; au contraire, les bains de vapeur, et la sudation par la pilocarpine trouveront dans ces cas une indication précise. (*Note des Traducteurs.*)

les personnes prédisposées, mais la peur de cette éruption agit comme cause irritante morale, quand les sujets dont il s'agit se trouvent au milieu d'une réunion, par exemple à une place au théâtre où il leur est impossible de se livrer au grattage et d'où ils ne peuvent pas s'éloigner sans éveiller l'attention.

Puisque les éruptions d'urticaire ne surviennent que deux à trois fois dans la journée, habituellement quelques heures après le repas, au moment de se mettre au lit ou en se déshabillant, ou bien encore après les premières heures de sommeil, on peut chaque fois, au début de l'éruption, faire une lotion avec un des liquides suivants, par exemple :

Esprit-de-vin	200 grammes.
Éther pétroléique	5 —
Glycérine	2 —

ou bien avec :

Alcool de lavande	100 grammes.
Esprit-de-vin	150 —
Éther sulfurique.	2gr 5
Aconitine	1 gramme.

Après chaque lotion, saupoudrer avec la poudre d'amidon.

Si l'on parvient à faire disparaître rapidement les premières plaques d'urticaire, on empêche le grattage et, par suite, une éruption générale plus intense (1).

(1) L'*atropine*, recommandée par le professeur Schwimmer après Fräntzel, peut rendre de très grands secours, et nous l'avons mise en usage dans plusieurs cas avec un succès évident; toutefois, il n'échappera pas que ce ne peut être une panacée : l'atropine est un médicament très inégalement toléré par les divers sujets; ses inconvénients, chez plusieurs (sécheresse de la gorge, accélération du pouls, dilatation pupillaire), se produisent avec intensité, alors que les phénomènes d'urtication persistent. L'application externe de compresses imbibées d'une solution de sulfate d'atropine à 0gr,10 pour 100 grammes d'eau distillée, nous a paru être excellente contre le prurit ortié, ainsi que contre plusieurs autres, mais c'est là un moyen qui ne peut être employé que localement, sur de petites surfaces, et qui, en tous les cas, réclame les précautions et la surveillance dont on ne doit jamais se départir en présence de ce médicament, l'un des plus précieux, mais aussi l'un des plus féconds en dangers pour le malade, et en désagréments pour le méde-

Contre les plaques d'urticaire produites par des piqûres d'insectes, piqûres de mouches, d'abeilles, on obtiendra un résultat favorable en les touchant avec de l'ammoniaque pure liquide.

Dans les cas rebelles, on peut avoir recours aux bains médicamenteux, soit avec addition de soude (500 gr. à 1 kilogr. bien dissous et versés dans le bain), soit d'alun (500 gr.) ou de sublimé (5 à 10 gr.) pour un bain.

Au reste, dans une affection qui a des causes si diverses, il faut laisser au savoir et à l'expérience de chaque médecin le soin de trouver les remèdes appropriés à chaque cas, aussi bien en ce qui concerne le traitement diététique général que la médication morale et locale.

Quant au traitement de l'urticaire coexistant avec les autres maladies de la peau que j'ai citées, comme le pemphigus, le prurigo, la gale, etc., il en sera question à propos de ces diverses affections.

DIX-HUITIÈME LEÇON

2. PHLYCTÉNOSES

Éruptions vésiculeuses. (Bläschenausschläge.)

HERPÈS

On ne saurait trouver, je pense, d'expression dermatologique qui ait eu d'aussi nombreuses applications que le mot *herpès*.

Étymologiquement, ce terme indique une affection à marche rampante : aussi les anciens auteurs ont-ils désigné sous la dé-

cin. D'une manière générale, on peut dire que l'atropine convient surtout aux urticaires chroniques symptomatiques.

Le *salicylate de soude*, recommandé par Pietrzycki, a réussi dans des cas d'urticaire de nature arthritique; cela est à noter, et produit un bon argument de plus à ajouter à tout ce que nous avons dit de la nécessité de baser son traitement sur une connaissance approfondie de la *nature* de l'urticaire. (*Note des Traducteurs.*)

nomination d'*herpetes* les éruptions de la peau à marche lente ou insidieuse, et ils ont eu principalement en vue des affections chroniques de la peau, soit des processus superficiels, soit pénétrant dans la profondeur des tissus en les détruisant. Et malheureusement la première acception existe encore aujourd'hui dans l'esprit de beaucoup de médecins, qui, dans toute dermatose chronique en général « sèche », parlent sans faire aucune distinction, comme les gens du monde, d'une dartre, d'un herpès, d'une éruption herpétique. Quant à la deuxième acception, nous avons encore dans l'herpès esthiomène, exedens, rodens, devastans, ferus, des auteurs, la preuve que, pour Alibert et quelques chirurgiens des quarante dernières années, ces expressions servaient à désigner un ulcère rongeant, rampant, par conséquent ce qui, en l'état présent de la science, correspond à un cancer serpigineux ou au lupus.

D'après nos idées actuelles aussi solidement établies que possible, il n'est pas permis de dire une « éruption herpétique », comme se plaisent à le faire certains médecins incapables de juger une affection cutanée, et qui croient sincèrement avoir dit quelque chose quand ils ont employé une semblable expression (1) ! Depuis Willan, nous entendons par herpès une érup-

(1) Laissant de côté la question de l'herpétisme proprement dit, c'est-à-dire d'une maladie constitutionnelle spéciale ayant sous sa dépendance propre une série d'affections cutanées, nous nous associons au professeur Kaposi pour protester contre l'abus qui persiste, de ce chef, dans le langage et dans les idées d'un trop grand nombre de médecins. Pour beaucoup, *tout* ce qui se manifeste à la peau sous forme chronique est « herpétique », et si quelque sujet a eu, ou a, une manifestation cutanée en même temps que quelque lésion viscérale, ou quelque affection des muqueuses, le malade et le médecin seront, à l'unisson, satisfaits en disant : « Il y a là quelque chose d'*herpétique*. » Ce qui est plus grave, c'est que la conclusion invariable, uniforme, absolue, inéluctable sera, de la part du médecin, l'emploi de l'arsenic, et si, par impossible, le médecin ne le prescrivait, le malade le réclamera avec énergie, et, en tout cas, ses amis le lui conseilleront avec insistance. Cette aberration médicale et cet abus thérapeutique ont pris des proportions extrêmes, contre lesquelles nous ne saurions trop vivement réagir.

En aucun cas, la qualification d'herpétique ne doit plus être employée par un médecin qu'avec un sens précis ; et dire qu'un malade est herpétique par cela seul qu'il a eu ou a une affection cutanée, est un véritable non-sens. (*Note des Traducteurs.*)

tion de la peau, bénigne, aiguë, à marche typique, caractérisée par des vésicules remplies d'un liquide clair comme de l'eau et disposées en groupe, et occupant certaines régions du corps, soit anatomiquement bien déterminées, soit au moins topographiquement indiquées, éruption qui se déroule dans un cycle déterminé, comprenant un laps de temps relativement court.

Si donc vous voulez vous représenter le type d'un herpès, vous le trouverez exactement dans la description suivante :

Sur une région déterminée de la peau il survient, à l'état aigu, un ou plusieurs groupes de petites élevures épidermiques, de papules, qui se transforment rapidement en vésicules par l'accumulation du sérum; c'est là le point culminant du processus.

Dès lors on peut se figurer, *à priori*, la marche ultérieure d'après les lois de la pathologie générale.

Les vésicules durent de quelques heures à un ou deux jours, et se dessèchent en forme de croûtes par la résorption du sérum. Au-dessous de ces croûtes, l'épiderme se reproduit d'une manière normale, par suite de la disparition de l'inflammation et de la cessation de l'exsudation; les croûtes se détachent, les points sur lesquels existaient les vésicules sont cicatrisés : l'herpès est terminé.

D'après les types particuliers sous lesquels on rencontre habituellement l'herpès, on distingue les quatre variétés suivantes :

1° *Herpès zoster;* 2° *herpès præputial ou progénital;* 3° *herpès labial ou facial;* 4° *herpès iris et circiné.*

Je vais immédiatement vous faire connaître la première forme, l'herpès zoster, incontestablement la plus intéressante sous le rapport clinique et pathologique, laquelle, en outre, donne peut-être la clef des deux espèces suivantes :

HERPÈS ZOSTER, ZOSTER, GÜRTELAUSSCHLAG

Nous désignons sous le nom d'herpès zoster l'affection qui, d'après le type de l'herpès, c'est-à-dire avec des groupes de vésicules survenant d'une manière aiguë, se localise sur une moitié du corps (très rarement sur les deux), le tronc, la tête ou les membres, et dont l'éruption suit le trajet anatomique des nerfs.

En définissant la maladie, j'ai déjà signalé, comme caractère essentiel, une relation exacte du trajet des filets nerveux avec l'éruption cutanée ; il vous paraîtra donc intéressant d'avoir quelques explications sur ces nouveaux rapports.

Déjà, à l'époque où l'on n'était pas encore à même, comme aujourd'hui, d'appliquer le nom d'herpès à l'affection que nous étudions, qu'on appelait *ignis sacer,* en raison de la vive sensation de brûlure qui accompagnait l'éruption, on avait considéré sa localisation sur une moitié du corps comme le symptôme le plus important. Pline dit : *Ignis sacri plura sunt genera, quorum quod medium hominem ambiens zoster appellatur,* et de Haen s'exprime ainsi à ce propos : *Hæc tamen perpetua lex, ut ab anteriore parte nunquam lineam albam, nunquam a posterâ spinam transcenderet.*

Ce phénomène aurait dû depuis longtemps faire naître l'idée que le système cérébro-spinal, ou au moins les nerfs spinaux, sont en rapport intime avec l'affection cutanée. Pourtant c'est seulement en 1818 que Mehlis et plus tard Rayer, Romberg, Hebra, Häusinger, ont fait remarquer cette corrélation. Mais c'est surtout Bärensprung qui l'a le mieux constatée en démontrant, d'abord théoriquement par l'étude de l'évolution de plusieurs cas de zoster, et ensuite directement par des examens nécropsiques, que le zoster correspond toujours au trajet d'un nerf spinal et dérive d'une lésion du ganglion intervertébral, c'est-à-dire de ce ganglion que traverse la racine postérieure sensitive de la moelle et dont elle reçoit quelques filets, avant que, renforcée par ces derniers, elle se réunisse à la racine motrice antérieure pour former le tronc commun d'un nerf spinal. De tous les nerfs cérébraux, c'est seulement dans la sphère du trijumeau que se produit le zoster ; or, ce dernier nerf possédant un ganglion analogue à ceux de la moelle, le ganglion de Gasser, c'est à une lésion de ce ganglion qu'il faut rattacher le zoster de la face. Bärensprung a expliqué ce fait en disant que les filets partant de ce ganglion pour aller dans le tronc du nerf, agissent dans la zone périphérique sur les capillaires les plus ténus de la couche superficielle cutanée et papillaire, et par conséquent peuvent aussi, par suite de leur altération, donner lieu à de l'inflammation et à de l'exsudation ; ce que l'on observe dans l'herpès.

C'est ainsi que Bärensprung a divisé les zosters d'après leur marche, correspondant exactement au trajet des nerfs :

1. Zoster facial (*a*) labial. 2. Zoster occipito-cervical. 3. Zoster cervico-subclaviculaire. 4. Zoster cervico-brachial (*a*) bra-

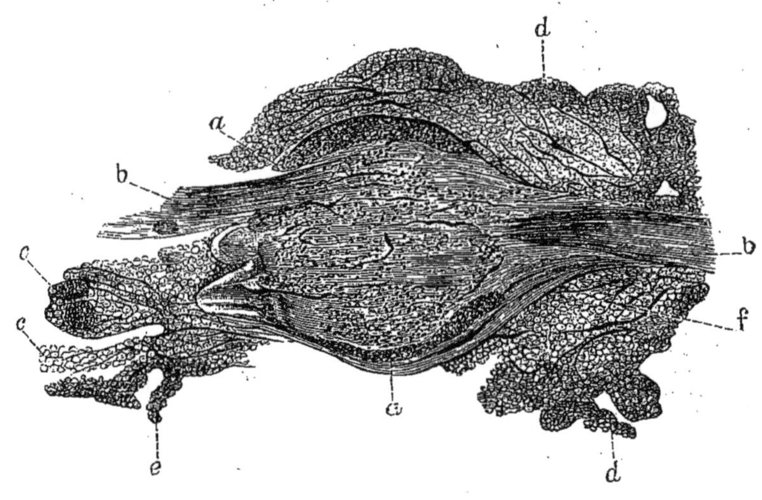

Fig. 19.

Coupe longitudinale du troisième ganglion spinal lombaire du côté droit dans un cas de zoster lombo-inguinal (vu à la loupe).

aa ganglion. Les points noirs qui se trouvent à l'intérieur du ganglion correspondent aux cellules ganglionnaires pigmentées en sombre, les stries foncées correspondent aux vaisseaux gorgés de sang. — *abcde* tissus graisseux entourant le ganglion. — *f* cellules graisseuses en *d* et partout où il y a une teinte foncée. Hémorrhagie et vaisseaux gorgés de sang. — *bb* filet nerveux entrant et sortant en coupe longitudinale, en *cc* en coupe perpendiculaire.

chial. 5. Zoster dorso-pectoral. 6. Zoster dorso-abdominal. 7. Zoster lombo-inguinal. 8. Zoster lombo-fémoral. 9. Zoster sacro-ischiatique (*a*) génital.

Cette intéressante découverte de Bärensprung, qui paraissait expliquer une fois pour toutes la nature du zoster, a été confirmée par des recherches analogues de Rayer, Danielssen, Weidner, Charcot et Cotard, E. Wagner, O. Wyss, Sattler et moi-même.

Sattler et moi, à Vienne, nous avons constaté dans un cas de zoster frontal, des hémorrhagies suivies de destruction dans le ganglion de Gasser, et j'ai en outre trouvé chez un sujet atteint de zoster lombo-inguinal, une altération considérable dans les

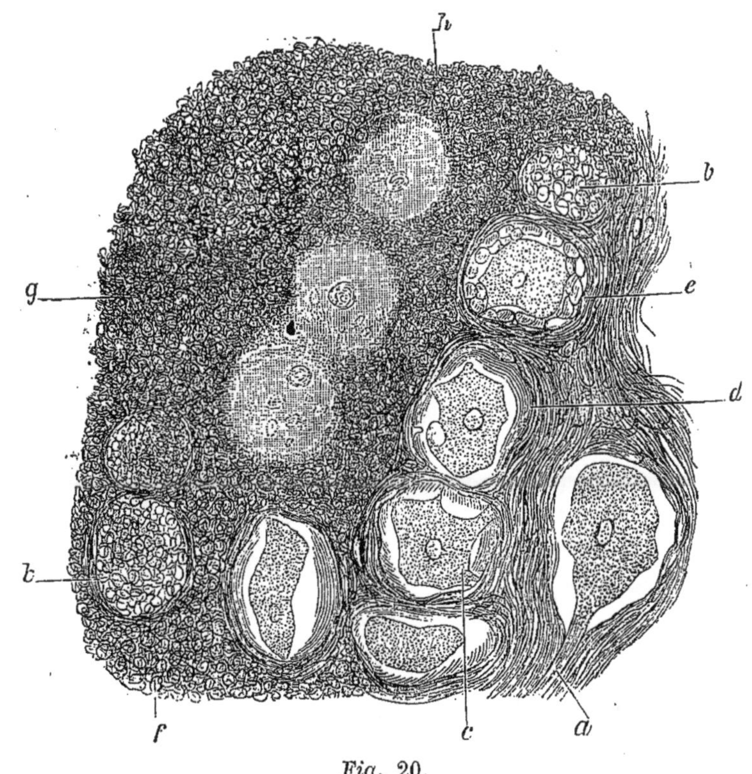

Fig. 20.

Foyer hémorrhagique dans un ganglion (fort grossissement).

g à l'intérieur cellules ganglionnaires pâles dans la ligne *h*. — *bbf* capsules ganglionnaires remplies de corpuscules sanguins, en *e* remplies de ces mêmes corpuscules. — *d* cellules ganglionnaires normales. — *a* d'autres cellules ganglionnaires avec des prolongements nerveux.

ganglions spinaux de la moitié du corps et des nerfs correspondant au zoster.

Vous voyez dans la figure 19 la coupe d'un de ces ganglions intervertébraux. A l'intérieur les vaisseaux sont gorgés de sang. La figure 20 représente un foyer hémorrhagique du ganglion, dans lequel plusieurs cellules ganglionnaires ont été altérées ou détruites par l'épanchement sanguin survenu dans leur capsule. Dans la figure 21 vous apercevez, enclavés à l'intérieur d'une cellule ganglionnaire, dont le protoplasma et le noyau sont encore bien conservés, de petits corpuscules sanguins rouges.

Malgré ces découvertes positives faites par d'autres auteurs et par moi-même, j'ai dit ailleurs, en me basant sur différentes considérations soit cliniques, soit anatomiques et physiologiques, que l'état morbide du ganglion spinal n'est certainement pas dans tous les cas la cause du zoster. Vous devez plutôt admettre qu'un zoster peut aussi survenir à la suite d'une maladie du centre nerveux lui-même, par exemple de la moelle. A l'appui de cette opinion, il y a l'apparition quelquefois double du zoster; ou encore la présence de la maladie en un point quelconque du trajet périphérique du nerf; ce qui le prouve, c'est que très souvent le zoster ne survient pas dans la sphère de tout le trajet nerveux, mais correspond seulement à la portée la plus périphérique d'un tronc nerveux ou seulement d'une de ses branches.

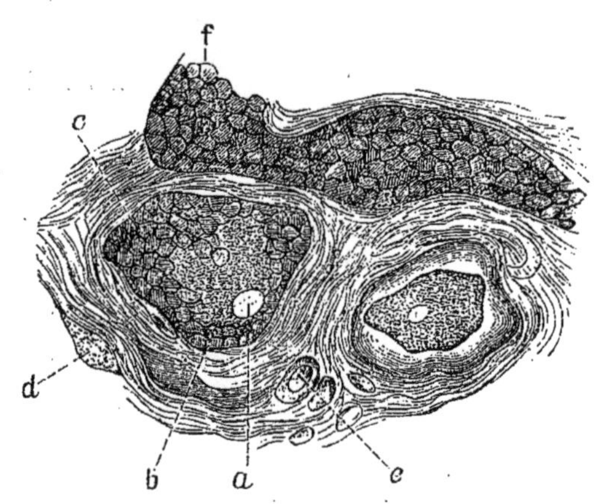

Fig. 21.

f vaisseaux sanguins intragauglionnaires avec stase des corpuscules. — *b* à l'intérieur de la capsule d'une cellule ganglionnaire on voit des corpuscules sanguins rouges, un corps cellulaire et un noyau *a*. — *c* tissu conjonctif. — *e* cellules d'exsudation.

Mais il ressort des documents connus jusqu'à présent, que la cause du zoster tient à un état morbide dans la région du nerf, soit à son origine, soit dans le ganglion spinal ou dans son trajet ultérieur, et que la marche anatomique du zoster suit toujours le trajet anatomique du nerf dans la sphère duquel se trouve la cause de la maladie.

Vous serez donc obligés, chaque fois, de rechercher, en examinant la région occupée par le zoster, quel est le nerf atteint, comme Bärensprung l'a montré dans la division du zoster, que j'ai citée plus haut.

Mais, puisque par des raisons que la pratique vous apprendra plus tard, on ne peut pas toujours découvrir ces rapports anatomiques chez le vivant, il suffira, d'après l'exemple de Hebra, de vous en tenir plutôt aux rapports anatomo-topographiques les plus saillants que le zoster présente ordinairement, et de les adopter ensuite comme des types du zoster.

SYMPTOMATOLOGIE DU ZOSTER

L'apparition du zoster est quelquefois précédée pendant plusieurs jours, ou même durant plusieurs semaines, de douleurs névralgiques qui se manifestent dans toute l'étendue du foyer morbide ultérieur, ou qui sont limitées principalement à des régions bien déterminées, lesquelles correspondent en général aux points de division ou d'émergence des nerfs ou de leurs rameaux.

C'est ainsi que dans le zoster pectoral on trouve un point douloureux au voisinage de la colonne vertébrale, là où sortent les racines postérieures des nerfs spinaux ; un autre point dans la ligne axillaire au niveau de la courbure la plus prononcée des côtes, là où la racine antérieure du nerf spinal se divise en une branche profonde et une branche superficielle, celle-ci arrivant à la peau après avoir traversé la couche musculaire. Plus rarement il y a un troisième point douloureux sur la ligne médiane antérieure, c'est-à-dire à l'extrémité du nerf. Les douleurs sont quelquefois si vives, que, par le fait de leur siège, elles empêchent les mouvements de dilatation du thorax pendant la respiration et peuvent ainsi simuler une pleurésie. Dans beaucoup de cas, ces prodromes névralgiques manquent complètement.

L'éruption du zoster, précédée ou non de ces signes avant-coureurs, survient toujours d'une manière très aiguë. On voit alors en certains points de la peau survenir brusquement, avec une sensation de brûlure, sur une base primitivement rouge, des groupes isolés de papules d'un rouge vif, de la grosseur d'un grain de millet et même plus grosses, qui se transforment dans l'espace de quelques heures, ou de un à deux jours, en vésicules du volume d'une tête d'épingle, d'un grain de plomb ou d'un pois. La sensation de brûlure est assez vive. La durée de l'éruption peut être de quatre à huit jours, tous les groupes vésiculeux n'apparaissant pas en même temps. Mais les efflorescences de chaque groupe sont contemporaines, elles atteignent par conséquent en même temps leur complet développement, et un groupe peut être déjà entièrement développé, tandis qu'un autre ne fait que commencer. Les vésicules de chaque groupe sont tout à fait isolées les unes des autres; cependant, à leur période de plein développement, elles sont plus rapprochées ; elles peuvent même devenir confluentes, au point de ne former sur la peau qu'une seule grosse bulle saillante.

Le contenu des vésicules reste pendant trois à quatre jours assez clair, limpide comme de l'eau; ensuite il se trouble, devient purulent et, en se desséchant, se transforme en croûtes brun jaune recouvertes de l'enveloppe vésiculaire. Il s'écoule pour l'entière évolution de chaque groupe un intervalle de huit à dix jours, et comme il s'opère souvent durant la première semaine des poussées successives, il en résulte que le cours entier de l'éruption peut avoir en moyenne une durée de deux à quatre semaines. Après la chute des croûtes, la peau reste pendant quelque temps légèrement pigmentée en brun.

Le nombre des groupes de vésicules est extrêmement variable. Dans les cas les plus simples, on n'en trouve qu'un seul, soit au point d'émergence, soit à l'extrémité périphérique du nerf malade, soit sur une partie quelconque de son trajet. Dans les cas ordinaires, il y a plusieurs groupes, de six à huit, distribués à peu près uniformément sur le trajet du nerf. Dans les cas les plus accentués, non seulement les vésicules des groupes isolés sont très confluentes, mais encore les groupes eux-mêmes sont tout à fait rapprochés les uns des autres, de manière que tout l'espace paraît recouvert de grosses vésicules, et ce n'est qu'à la saillie et à la coloration du rebord périphérique qu'on reconnaît la disposition de l'éruption en groupes isolés.

Il est facile de comprendre que, dans ce dernier cas, les douleurs sont plus vives, les phénomènes fébriles qui les accompagnent ainsi que la durée totale de la maladie beaucoup plus longs.

Le type de zoster que je viens de décrire ici, type qui comprend, on le voit, des degrés passablement différents, quoique restant toujours normal, présente cependant des variétés plus ou moins marquées dans un sens ou dans l'autre, qui lui donnent alors un caractère anomal.

Quand la névralgie prodromique ne diminue pas en même temps qu'a lieu l'éruption, mais se fait au contraire très vivement sentir, ou, ce qui s'observe aussi, quand la névralgie persiste après la disparition du zoster, l'affection peut être dite alors anomale. Par contre, le zoster peut se terminer d'une manière abortive, en ce sens que tous les groupes ne se composent que de papules, dont aucune ne se transforme en vésicule, mais qui disparaissent rapidement avec desquamation. Dans tout zoster; on trouve presque constamment quelques groupes incomplètement ou tardivement développés.

Une des plus remarquables anomalies de la marche du zoster consiste en hémorrhagies, qui se produisent dans l'intérieur des vésicules et dans la couche papillaire. Dans tout zoster intense, certaines efflorescences, ou toutes les efflorescences de quelques groupes, présentent, au lieu d'un contenu clair comme de l'eau, un liquide rouge bleu, c'est-à-dire hémorrhagique. Mais ces efflorescences peuvent cependant arriver à dessiccation complète avec leur contenu hémorrhagique. Dans le zoster hémorrhagique, la majorité des efflorescences est hémorrhagique. Alors la douleur est extrêmement vive, les efflorescences et les groupes d'efflorescences dont il est question n'arrivent pas à dessiccation, mais chaque enveloppe vésiculaire se rompt, tombe, laissant à sa place une ulcération à base désorganisée par l'hémorrhagie, plus ou moins profonde, correspondant pour la forme aux efflorescences et à leurs groupes, ulcérations qui sont extrêmement douloureuses, et qui doivent passer par un processus de suppuration avant que le tissu désagrégé ne s'élimine pour donner lieu à la cicatrisation. On comprend facilement que ces points ne guérissent qu'avec des cicatrices, puisqu'une partie du corps papillaire conjonctif a été détruite en même temps; un zoster de cette nature peut durer de six semaines à trois mois (1).

Le zoster peut être aussi anormal par ses suites; on voit en effet persister, après certains cas, pendant un temps ou définitivement, des névralgies, des paralysies ou des atrophies musculaires; on peut observer la chute des cheveux ou des dents, ou encore des paralysies dans la région qui avait été atteinte. C'est ainsi que nous avons déjà relevé à diverses reprises des névralgies survivant au zoster facial, dans la région du nerf maxillaire, névralgies qui entraînent un grand affaiblissement des malades, parce que chaque fois qu'ils essayent de mâcher ou de parler, il survient un nouvel accès de tic douloureux, et ils sont ainsi obligés de s'abstenir de toute tentative pour boire et pour manger.

Abstraction faite de ces anomalies, rares en général, mais que l'on a eu cependant assez souvent l'occasion d'observer, on peut considérer le zoster comme une affection bénigne qui guérit habituellement d'une manière complète sans altération persistante de la peau; comme je l'ai déjà dit, c'est seulement le zoster hémorrhagique qui laisse des cicatrices (2).

Un fait digne de remarque, c'est que le zoster ne survient, ordinairement, qu'une seule fois sur le même individu. On ne trouve dans la littérature médicale que deux cas de zona survenus deux fois chez le même sujet, et dans ces deux cas ce n'est pas le même médecin qui les avait observés. J'ai vu (fait uni-

(1) Nous nous attachons à ne pas interrompre la très remarquable description de l'auteur; toutefois, nous ne voudrions pas laisser croire que le zona hémorrhagique seul donne lieu à des cicatrices; le médecin praticien fera prudemment de prévenir toujours le malade de la possibilité, de l'éventualité probable de ces cicatrices après le zona, cicatrices quelquefois superficielles, mais positives cependant et indélébiles le plus souvent. Sans cette précaution, le mode de pansement employé serait inévitablement accusé par le malade d'être la *cause* des cicatrices. (*Note des Traducteurs.*)

(2) L'auteur veut certainement parler, en insistant ainsi, de cicatrices *considérables* ou de lésions *anatomiquement* cicatricielles; mais nous répétons encore que dans tous les cas où il y a eu réellement un zoster trophique, il reste soit de véritables cicatrices, soit des marques, des altérations de couleur, indélébiles, et reconnaissables au bout de très longues années. (*Note des Traducteurs.*)

que) chez une seule malade, jusqu'à neuf récidives de zoster, et j'ai constaté chez cette personne, depuis cette époque, une dixième et même une onzième éruption avortée. Mais, dans ce cas, le zoster constituait aussi, sous tous les autres rapports, une exception si tranchée, que ce seul cas ne saurait modifier en rien la loi sur l'unicité de cette affection (1).

Relativement à l'apparition typique du zoster sur un seul côté, on connaît, depuis les communications de Hebra sur ce sujet, un assez grand nombre d'exceptions. Quelques auteurs, et moi-même, avons vu des cas de zoster facial et cervico-brachial doubles et j'ai eu, il y a un an, l'occasion d'observer le premier cas de zoster double sacro-fémoral et ischiatique.

On trouve aussi bien le zoster chez les adultes que chez les personnes d'un âge mur, même chez les vieillards; d'une manière générale, il est beaucoup plus rare chez les enfants.

Il est curieux que le zoster se montre plus fréquemment dans certaines saisons, habituellement à l'époque où surviennent très souvent aussi des inflammations pulmonaires et certaines variétés d'érythème dont j'ai déjà parlé, tandis que, dans d'autres périodes de l'année, on n'en observe point, ou seulement sous une forme sporadique.

En dehors de ces phénomènes que l'on doit considérer plutôt comme des complications, nous pouvons citer des conditions plus positives sur l'étiologie propre du zoster. Telles sont les hémorrhagies et l'irritation inflammatoire, dont il a déjà été question, en démontrant les lésions des ganglions spinaux et du ganglion de Gasser.

Comme causes occasionnelles, on peut encore indiquer les néoplasmes, le cancer, la tuberculose, les foyers purulents, la périostite, les exsudats inflammatoires et l'inflammation en gé-

(1) Cette unicité du zona est tout à fait inexplicable dans la théorie trophique; elle est cependant absolument exacte; nous n'avons jamais observé de récidive de zona, et le professeur Hardy, dont nous avons interrogé la vaste et longue expérience, en a à peine vu deux ou trois exemples; c'est-à dire que le zona récidive infiniment moins que la variole ou la scarlatine. Voilà assurément qui est de nature à susciter plus d'une réflexion, et qui ne peut être *réellement* COMPRIS, dans l'état actuel de la science. (*Note des Traducteurs.*)

néral, la pleurésie, qui irritent et enflamment les troncs nerveux voisins des foyers morbides. On a aussi vu le zoster après l'empoisonnement par l'oxyde de carbone, et, d'après quelques auteurs, pendant l'usage interne de l'arsenic. Mais, dans la plupart des cas, on ne peut invoquer des causes de cette nature. D'ailleurs, cette étiologie n'est point en harmonie avec l'unicité du zona, puisque des phénomènes analogues à ceux qu'on signale comme causes peuvent évidemment se produire plusieurs fois chez un même sujet.

Enfin on a vu survenir, par le fait d'irritation traumatique des nerfs à la suite de coups de feu, de blessures par instruments tranchants, de contusions, de coups de fouet, par exemple dans la région du nerf frontal, une éruption de zoster dans la sphère du nerf lésé.

Mais je laisse de côté les rougeurs diffuses (*glossy skin*), les inflammations douloureuses, les vésicules et les bulles qui surviennent ordinairement d'une manière chronique dans la région de nerfs blessés, tiraillés par des cicatrices ou des néoplasmes (Mitchell, Morehouse et Keen, Schieferdecker, etc.), et qui sont mentionnées sous le nom de zoster ; il leur manque, en effet, pour mériter ce titre, la marche typique du zoster clinique.

Le zoster offre certaines particularités essentielles, suivant sa localisation spéciale.

LOCALISATION

D'après ce que je viens de dire sur la cause connue du zona, notamment sur son rapport intime avec le trajet du nerf de la région affectée, on devrait supposer que cette affection peut survenir sur une partie quelconque du corps, puisque la peau est partout pourvue de nerfs. Pour déterminer anatomiquement la région du nerf à laquelle le zoster se rattache, il serait donc nécessaire de connaître l'étendue périphérique de chaque nerf spinal et des nerfs de sensibilité du cerveau.

Voigt a, sous ce rapport, rendu un véritable service en étudiant, dans des préparations très soignées, les nerfs cutanés jusque dans leurs terminaisons les plus périphériques, et il a ainsi déterminé les limites de chaque nerf. Mais on a vu que sur la ligne médiane du corps, ainsi que dans d'autres régions, les nerfs de la peau passent dans la partie voisine, et qu'il n'existe par conséquent pas, à proprement parler, de limites précises ou de zones parfaitement neutres. A cela il faut ajouter que, même près de leur sortie de la moelle épinière, les nerfs spinaux sont en connexion, dans leur direction supérieure et inférieure aussi bien à droite qu'à gauche, par des anses anastomatiques, de telle sorte que l'état morbide de l'un peut encore avoir pour conséquence l'irritation et l'inflammation dans le trajet du nerf voisin ou du nerf opposé; abstraction faite de ce que, comme dans le zoster double, l'inflammation peut rayonner des deux côtés partant d'un foyer morbide dont le point de départ est la moelle elle-même.

Par suite des nombreuses anastomoses existant entre les ramifications du trijumeau, du nerf facial et des nerfs supérieurs du cou, le zoster facial est le plus variable de tous quant à la région nerveuse.

C'est ainsi qu'il se manifeste souvent comme zona frontal, correspondant à l'étendue du rameau frontal de la première branche. Il survient alors des groupes de vésicules très confluents, très nettement arrêtés à la ligne médiane, sur une moitié du front correspondant à l'étendue du nerf sus-orbitaire et s'étendant de la paupière supérieure jusqu'au vertex; il en est de même des efflorescences qui gagnent jusqu'à l'angle de l'œil, correspondant au nerf fronto-nasal. Ce zoster est très souvent hémorrhagique. Par suite de la participation du rameau ethmoïdal et du rameau externe du nerf nasal, il existe ordinairement aussi de la tuméfaction de la muqueuse nasale et une éruption sur la moitié correspondante de la face dorsale du nez jusqu'à son extrémité. Lorsque la maladie s'étend, par suite de la participation des nerfs zygomatique et lacrymal, la partie avoisinante des tempes peut devenir le siège d'une éruption, elle constitue alors le zona ophthalmique.

Cette localisation compte au nombre des variétés les plus douloureuses du zoster, et, dans certaines circonstances, elle devient dangereuse et peut même avoir des conséquences funestes. Tout d'abord, par la participation du rameau ciliaire et de la longue racine du ganglion, il peut survenir une injection des vaisseaux ciliaires et même de l'iritis; par suite de l'affection du rameau lacrymal, l'inflammation de la conjonctive, des ulcérations et même du xérosis de la cornée. Les douleurs névralgiques, la photophobie sont extrêmement vives dans ces cas. Enfin il peut, comme dans le cas de Wyss, se produire de la phlébite autour et à l'intérieur du bulbe, de la panophthalmie, de la pyémie et de la méningite par la continuation de la phlébite dans la cavité crânienne, et la mort peut être ainsi la conséquence de ces désordres.

Une deuxième variété de localisation du zoster facial est celle qui a son siège principal sur la joue et correspond aux petites ramifications du rameau maxillaire supérieur par des groupes qui se terminent vers l'aile du nez et à la paupière inférieure, et qui sont sous la dépendance du rameau intra-orbitaire et de la terminaison du nerf du maxillaire supérieur. En même temps, il peut se produire, par la participation des rameaux palatins et pharyngés, des rougeurs diffuses douloureuses, ou des groupes d'efflorescences d'une durée éphémère, dans la région des joues, du palais et de la muqueuse pharyngienne du côté malade. Souvent une déglutition très difficile, de vives douleurs dentaires sont la suite de cette affection; on voit même persister indéfiniment, ou du moins pendant très longtemps, une paralysie partielle du voile du palais. On a enfin observé consécutivement des névralgies dentaires persistantes, la chute des dents et l'atrophie du prolongement alvéolaire, par suite de l'altération du nerf alvéolaire postérieur.

Au niveau de la troisième branche de la cinquième paire du maxillaire inférieur, il se produit un zoster qui correspond principalement à son rameau inférieur chargé surtout de fibres sensitives. C'est ainsi que surviennent des groupes de vésicules sur la partie antérieure de la conque et de la région temporale avoisinante, dans le conduit auditif externe jusqu'au tympan (nerf auriculaire antérieur); puis des éruptions dans la région de l'angle mentonnier correspondant au rameau mentonnier, et de l'irritation, quelquefois des desquamations épithéliales sur la partie de la langue correspondant au nerf lingual.

Mais il peut encore survenir sur la face postérieure de la conque quelques groupes correspondant au nerf auriculaire postérieur du facial, ainsi que dans la région des tempes, du front, des joues, de la mâchoire inférieure et de la région cervicale supérieure et antérieure, par la participation des rameaux temporal, zygomatique, buccal et des rameaux maxillaire et sous-cutané supérieur du cou, qui forment un plexus par leur réunion avec le mentonnier.

L'étendue du zoster de la face peut s'accroître par l'envahissement des régions qui sont sous la dépendance des nerfs cervicaux supérieurs, c'est-à-dire du grand nerf occipital qui se ramifie sur la nuque et sur la face postérieure de la conque, et part du troisième nerf cervical.

Très souvent, il n'apparaît, dans la région déjà décrite de la face, que des groupes tout à fait isolés de vésicules. D'autres fois, la région entière est envahie par l'éruption, soit par des groupes d'efflorescences hémorrhagiques presque confluents, très rapprochés les uns des autres, soit par des vésicules disséminées, développées normalement, parmi lesquelles il y a aussi beaucoup de groupes avec des papules qui se reproduisent sous forme d'une éruption ébauchée. Il est plus rare de voir en même temps une éruption à l'occiput et à la nuque, c'est-à-dire une participation de l'anse verticale des trois premiers nerfs cervicaux (zoster occipito-cervical). Enfin le cas le plus rare, cependant observé à plusieurs reprises, est un zoster facial double, comme Hebra l'a le premier décrit et comme il l'a reproduit dans son atlas.

Dans le zoster occipito-cervical on trouve, en dehors des groupes vésiculeux occupant les régions occipitale supérieure et inférieure qui correspondent au nerf grand auriculaire, d'autres groupes sur la face postérieure de la conque, sur le lobule de l'oreille, et sur la face postérieure du conduit auditif; enfin, à la partie antérieure vers la ligne médiane du cou en passant sous le menton, des groupes correspondant au rameau sous-cutané du cou partant des nerfs cervicaux supérieurs.

Dans le zoster cervico-sub-claviculaire, l'éruption commence à la nuque, à la limite du cuir chevelu, monte sur la région latérale du cou se dirigeant de haut en bas et en dehors vers l'épaule, de là vers la partie antérieure sur la peau comprise entre la clavicule et le mamelon, et sur la région sus-claviculaire. L'étendue correspond à la sphère de distribution du quatrième nerf cervical, des nerfs sous-claviculaires et des nerfs ascendants de la nuque.

Le zoster cervico-brachial a son point de départ dans la région du plexus brachial, qui est formé par la réunion des rameaux antérieurs des quatre nerfs cervicaux inférieurs, et des premier et second nerfs thoraciques.

De ce plexus nerveux partent des rameaux cutanés pour la nuque et l'épaule; du premier et du second nerf intercostal, on voit des rameaux cutanés se diriger vers la partie postérieure et interne du bras, et d'autres vers la partie antérieure du thorax, au niveau des deux premières côtes. Ce zoster descend plus ou moins, aussi bien sur le côté de l'extension que sur celui de la flexion du bras; parfois, il gagne l'avant-bras jusqu'au petit doigt; en même temps il y a des groupes vésiculeux dans la région des deux premières côtes jusqu'au sternum. Mais parfois, par suite de la participation des nerfs cervicaux moyens qui se sont reliés au plexus, il se fait une éruption dans la région de la nuque jusqu'à l'occiput et même dans la région scapulaire; dans ce dernier cas, l'éruption correspond au nerf cutané brachial supérieur.

J'ai vu une fois un zona double occipito-cervico-brachial, dont les vésicules se continuaient jusqu'à l'extrémité des doigts et à la paume de la main.

C'est dans le zoster pectoral que le type nerveux de la maladie est le plus caractérisé.

Tout nerf dorsal se divise, aussitôt après sa sortie, en un rameau antérieur et un rameau postérieur. Le rameau postérieur traverse les couches musculaires dorsales, en partie les stimulant, et envoie des rameaux cutanés dans le voisinage de la ligne médiane. Le rameau antérieur, se dirigeant en avant comme nerf intercostal, se divise en un rameau externe et un rameau interne. Le premier traverse les muscles intercostaux, agit sur la peau de la région dorsale d'un côté, et continue sa marche comme rameau cutané en avant jusqu'à la ligne médiane, dans la région du thorax, formant les nerfs cutanés pectoraux, et au niveau de l'abdomen, les nerfs cutanés abdominaux.

Le zoster pectoral se présente, dans certains cas, comme une série continue de groupes vésiculeux, à partir de l'épine dorsale jusqu'à la ligne médiane antérieure du tronc, lesquels peuvent occuper deux et même trois espaces intercostaux. Ces groupes sont souvent confluents. L'éruption est fréquemment hémorrhagique, soit partiellement, soit en totalité; dans ce dernier cas, le zona est extrêmement douloureux et ne guérit alors, comme il est facile de le comprendre, qu'avec de la suppuration et une cicatrice, demandant souvent trois mois pour se terminer complètement. D'autres fois, on ne trouve qu'un nombre très restreint de groupes vésiculeux; par exemple, un dans le voisinage de la colonne vertébrale, un autre sur le côté correspondant à la sortie du rameau externe, et un à l'extrémité périphérique, sur la ligne médiane antérieure. Ou bien il n'y a qu'un seul groupe. Les groupes terminaux que l'on observe sur la région dorsale, ainsi que sur la ligne médiane antérieure, dépassent, en général, un peu la limite moyenne.

Le zoster pectoral est très souvent précédé d'une névralgie prodromique. On a cité des cas dans lesquels une névralgie intercostale a existé pendant plusieurs années avant l'apparition du zona. Le zoster pectoral est souvent compliqué d'inflammation pleurétique, ou bien occasionné par une pleurésie, ou encore par la carie ou le cancer des vertèbres; pendant sa durée, il y a ordinairement des points de côté, de l'oppression, et enfin il reste souvent à sa suite un état névralgique.

A propos du zona dorso-abdominal ou du zona lombo-inguinal, je n'ai rien de plus à dire que ce que leurs noms indiquent; je ferai seulement remarquer que les rameaux postérieurs des nerfs lombaires se ramifient dans la région fessière et au côté externe de la cuisse jusque vers le trochanter, et qu'il survient également des groupes vésiculeux qui, partant du sacrum, vont au trochanter en passant par-dessus la région fessière, le mont de Vénus, la région inguinale et le scrotum, correspondant à la région iléo-inguinale et scrotale.

Le zoster lombo-fémoral se relie à une affection des deuxième et quatrième nerfs lombaires, et l'éruption paraît sur les points lombaire et sacré de la colonne vertébrale, au-dessus de la région fessière, à la surface antérieure de la cuisse, sur ses faces externe et interne jusqu'au genou et le long du mollet, ainsi qu'au scrotum et à la grande lèvre, correspondant au nerf cutané antérieur externe de la cuisse, au génito-crural, au rameau sensitif du nerf obturateur, et au cutané médian et saphène du crural.

Le zoster sacro-ischiatique et sacro-génital se traduit par des éruptions dans les régions fessières, au sacrum, au périnée, à la face postérieure des bourses, à l'anus, aux grandes lèvres et à l'orifice du vagin. Ces dernières localisations, ainsi que celles de la face dorsale du pénis, correspondent au nerf honteux; celles qui ont leur siège dans la région du trochanter et des tubérosités ischiatiques, au grand nerf cutané postérieur, tandis que l'ischiatique n'envoie pas de rameaux à la cuisse, mais, en fournissant seulement à la jambe par l'intermédiaire du péronier pour la face dorsale du pied et la plante du pied, correspond à un zoster localisé en ce point.

Relativement à l'affection sous la dépendance du nerf honteux, je vous signalerai, à titre de fait intéressant, que j'ai eu l'occasion de voir, à plusieurs reprises, un zoster du pénis et du scrotum exactement limité à la ligne médiane.

Les altérations anatomiques du zona doivent être envisagées dans les nerfs dont il dépend, et d'autre part dans l'éruption vésiculeuse. En ce qui concerne le premier point, j'ai déjà appelé votre attention sur la nature des lésions ganglionnaires (page 410, fig. 19 à 21). Pour les altérations des nerfs eux-mêmes, on ne sait rien de précis (Bärensprung, Weidner, etc.). L'infiltration de cellules inflammatoires, découverte par Haight, autour d'une fibre nerveuse, des couches cutanées profondes, peut se trouver dans toutes les inflammations de la peau, et cette lésion n'est pas plus spéciale au zoster que l'absence de cylindre-axe dans l'une ou dans l'autre des fibres nerveuses.

Quant aux modifications survenues dans la peau, ce sont celles que l'on observe dans la formation des vésicules inflammatoires, comme je l'ai décrit pour l'érythème vésiculeux (fig. 18).

Haight les a étudiées encore plus spécialement. C'est un fait propre à toutes les formes d'herpès, par conséquent au zoster, que les vésicules naissent dans les couches profondes du réseau de Malpighi, de telle sorte que les cellules de ce dernier paraissent séparées les unes des autres comme dans un réseau à mailles; leurs intervalles étant remplis de caillots fibrineux, de sérum et de cellules d'exsudat (cellules migratrices, leucocytes). Le tissu des papilles ainsi que celui du chorion sont également envahis par des cellules d'exsudat et par l'infiltration séreuse, les vaisseaux sont distendus, les mailles du tissu conjonctif beaucoup plus larges. Plus l'inflammation locale est intense, plus marquées aussi sont l'infiltration et l'exsudation des cellules le long des vaisseaux; plus grosses sont les vésicules, et plus développées aussi sont les mailles de leur réseau. Dans les formes hémorrhagiques, l'infiltration du sang dans les papilles et les couches supérieures du chorion détruit mécaniquement une partie du tissu conjonctif, et produit une perte de substance qui ne guérit que par suppuration et avec une cicatrice. Dans les vésicules ordinaires, il n'y a qu'une partie du réseau muqueux qui disparaisse. Sur les papilles intactes, restées pourvues de cellules saines, il se forme un épiderme normal qui remplace la masse vésiculaire desséchée, c'est-à-dire les croûtes, et la guérison se fait sans cicatrice.

Pour le diagnostic, je renvoie à la symptomatologie, dont l'étude permettra de reconnaître facilement un zoster avorté ou à l'état rudimentaire. On trouve également dans cette étude tous les éléments du pronostic, qui est en général favorable.

En ce qui concerne le traitement, nous sommes bien loin de pouvoir exercer une influence modificatrice ou abréviatrice quelconque sur un processus morbide à évolution si typique, aussi l'action du médecin se borne-t-elle à combattre les symptômes pénibles qui peuvent exister.

Le mode de terminaison le plus favorable du zoster et celui qui présente le moins d'inconvénients, est réalisé quand les parois des vésicules sont conservées et que les efflorescences se dessèchent. Par conséquent il faut proscrire les applications chaudes ou froides conseillées habituellement pour combattre la sensation de brûlure, parce qu'elles ont l'inconvénient de macérer la couche épidermique. Les surfaces éruptives privées de leur épiderme sont alors le siège de très vives douleurs, le corps papillaire étant à nu ou recouvert d'une légère couche d'épithélium. Ce qu'il y a de mieux à faire à cette période de sensation douloureuse, c'est de saupoudrer les parties malades avec de la poudre d'amidon mêlée ou non avec un peu de poudre d'opium. Par ce procédé, on hâte la dessication et on empêche que le linge de corps, en frottant sur les vésicules, ne les déchire et n'adhère ensuite aux parties humides. Si cependant, par suite de l'intensité progressive du processus, les vésicules étant trop remplies de sérosité se rompent, et que des parties lésées d'une certaine étendue se trouvent ainsi mises à nu, ou si, comme dans le zoster hémorrhagique, on est en présence de surfaces purulentes étendues, il est essentiel de recouvrir les plaies avec des corps gras ou des pommades. Il importe toutefois de ne pas employer l'onguent diachylon, qui a une action irritante très marquée, mais l'onguent simple, le cérat, ou une pommade composée de cérat jaune et d'huile d'olive, 1 sur 3, à laquelle on ajoute une petite quantité d'extrait de belladone ou d'extrait aqueux d'opium (5 centigr. pour 50 gr. de pommade) (1).

Aux douleurs névralgiques vives, à celles de la période pro-

(1) On ne saurait trop s'associer à la réserve que l'auteur recommande dans le *traitement local* du zona. L'application d'une couche d'ouate largement imprégnée de poudre d'amidon est le mode de pansement le plus simple, et il réussit toujours parfaitement *dans les cas légers* de zona du tronc et des membres. Mais dans les formes moyennes ou intenses, il est impossible de prévenir la rupture d'un plus ou moins grand nombre de vésicules ; et l'adhérence de la ouate aux surfaces éruptives, la dessiccation de la poudre qui s'est mélangée au liquide évacué, produisent une gêne et un malaise qui deviennent extrêmes chez les sujets impressionnables. Il faut alors enlever avec précaution le premier pansement et le remplacer par diverses autres applications appropriées, au nombre desquelles les linges troués, en plusieurs couches, bien imbibés de liniment oléocalcaire légèrement opiacé. Souvent encore il faudra varier les applications selon les cas ou les sujets, et les règles applicables au pansement des plaies en général sont ici de mise.

Nous ne saurions trop mettre en garde ceux qui n'ont pas encore d'expérience suffisante contre les prétendues méthodes abortives, telles que le collodion, le perchlorure de fer, etc. Tout cela réussit à merveille dans les cas légers, qui guérissent bien avec la ouate amidonnée ou avec tout autre pan-

dromique, ainsi qu'à celles qui éclatent au cours de la maladie, de même qu'aux douleurs diffuses autour du foyer morbide, à l'insomnie qui accompagne fréquemment toute la période éruptive, on opposera des injections hypodermiques de morphine, l'administration interne de l'hydrate de chloral, les opiacés, ou l'application locale d'emplâtres calmants, par exemple de l'emplâtre de mélilot ou de ciguë (25 gr.), saupoudré de poudre d'opium (2 gr.).

Malgré ces moyens, il arrive souvent qu'on n'obtient aucun résultat; la cessation des douleurs, le sommeil réparateur ne viennent qu'au début de la période de dessication.

La névralgie qui persiste quelquefois après le zoster présente pour la thérapie un problème difficile à résoudre. Abstraction faite des applications calmantes habituelles sur la peau et des injections hypodermiques contre des affections de ce genre, on peut obtenir, dans la forme typique de la névralgie, un soulagement ou la guérison par la quinine, ou, comme cela m'est une fois arrivé, par l'emploi méthodique de la solution de Fowler.

On commence par six gouttes dans 25 grammes d'eau de fenouil ou d'anis, à prendre en trois fois dans la journée, et on augmente, tous les trois jours, de deux gouttes jusqu'à environ trente à quarante gouttes par jour. S'il se produit une

sement, et n'a aucune valeur spéciale. Chez quelques sujets, l'application du perchlorure de fer est des plus douloureuses, et les résultats d'une application de collodion, pour peu qu'il ne soit pas parfaitement élastique, peuvent être tout à fait regrettables. Ceux qui se trouveront aux prises directement avec un cas de zona intense, ulcéreux, etc., nous sauront gré de les avoir avertis de faire leurs réserves et de prévenir le malade d'éventualités que celui-ci ne manquerait pas d'attribuer au mode de pansement employé, quel qu'il soit. Dans le zona de la face et du cou, dans le zona des membres, les phénomènes immédiats et les accidents éloignés peuvent être *très nombreux* et *très variés* : lésions trophiques, aiguës ou chroniques, ulcérations, atrophies musculaires, parésies, perversions longtemps prolongées des fonctions des membres, etc. Très souvent le sujet atteint de zona, surtout dans l'âge avancé, est un malade dans toute l'acception du mot; le médecin n'aura pas trop de toute sa sagacité et de toute son autorité pour rester maître de la situation.

Inutile d'ajouter que le zona ophthalmique réclame des soins particuliers qui sont directement du ressort de l'ophthalmologie. (*Note des Traducteurs.*)

amélioration marquée, ou s'il survient des crampes d'estomac, de la diarrhée, on diminue graduellement de quinze à douze gouttes (1).

DIX-NEUVIÈME LEÇON

Herpès labial, herpès progénital, Herpès iris et circiné. — Miliaire rouge, blanche et cristalline. — Pemphigus aigu.

Après la description de l'herpès zoster que l'on peut considérer comme servant d'introduction, il m'est permis d'être un peu plus concis relativement aux autres formes d'herpès et de phlycténoses aiguës.

HERPÈS LABIAL

Sous le nom d'herpès labial, ou, ce qui est préférable pour Hebra, d'herpès facial, on désigne une affection de la peau caractérisée par l'éruption aiguë d'un ou plusieurs groupes de vésicules dans la région des lèvres, des ailes du nez et autour de la bouche.

Leur développement et la première période de leur existence s'accompagnent de sensations de cuisson. Les vésicules persistent de un à trois jours, se dessèchent ensuite et les croûtes tombent. Parfois une scène morbide analogue a lieu sur la muqueuse buccale, sur celle du voile du palais, de la voûte palatine et de la langue. L'épithélium prend alors une teinte gris foncé sur des points isolés ou réunis par groupes, puis se détache, aussi les parties malades restent-elles pendant quelques jours rouges et sensibles. En même temps, il y a de la gêne de

(1) Les névralgies, parésies, amyotrophies, et autres troubles trophiques consécutifs au zona, sont avantageusement traités par l'emploi des courants continus faibles et prolongés ; quelques eaux minérales, celles de Néris par exemple, nous ont, en outre, paru d'une réelle utilité. (*Note des Traducteurs.*)

la déglutition, de la parole, et de la mastication. On sait que cet herpès survient habituellement dans le cours d'affections éphémères et, en général, fébriles aiguës, telles que bronchites, pneumonie, typhus ; par conséquent, on l'observe dans des maladies tout à fait insignifiantes et dans des affections graves (*hydroa febrilis*). On ne saurait donc admettre que l'apparition d'un herpès labial ou facial puisse avoir une signification favorable pour le cours du processus qu'il accompagne, puisqu'il peut également survenir dans le cours d'un typhus mortel (1).

Nous ne sommes généralement pas à même de nous prononcer d'une manière quelconque sur la cause de ce remarquable processus. Bärensprung a, il est vrai, émis l'opinion que l'herpès facial représente en quelque sorte un zoster limité aux rameaux nerveux les plus périphériques du trijumeau, dont la cause serait peut-être dans l'irritation d'un ganglion infiltré à sa périphérie, par exemple du ganglion incisif. Mais Bärensprung lui-même ne maintient pas cette opinion pour toutes les éruptions qui se manifestent sous forme d'herpès labial. Ainsi, l'herpès labial se distingue encore du zoster en ce que ses groupes sont le plus souvent situés irrégulièrement des deux côtés de la ligne médiane, ne correspondant pas à un rameau nerveux déterminé, et en ce qu'il peut survenir à plusieurs reprises chez le même individu, toutes les fois qu'une affection fébrile lui donne naissance. Gerhardt pense, au contraire, qu'il est peut-être occasionné par l'irritation des rameaux du trijumeau traversant les canaux osseux, lesquels peuvent être comprimés par les capillaires sanguins qui les accompagnent et qui, dans l'état fébrile, sont gorgés de sang.

(1) Nous ne voulons traiter ici que les questions dermatologiques proprement dites. C'est pourquoi nous n'intervenons pas dans cette discussion, qui est trop importante pour être réduite aux proportions d'une simple annotation. (*Note des Traducteurs.*)

HERPÈS PRÉPUTIAL OU PROGÉNITAL

On désigne sous ce nom une éruption aiguë de groupes de vésicules sur les parties génitales de l'homme ou de la femme. Chez l'homme, on l'observe sur le prépuce, dans le sillon balano-préputial et sur le tégument péri-pénien; chez la femme, sur le prépuce du clitoris, sur les petites lèvres et quelquefois aussi sur les parties contiguës, à la face interne des grandes lèvres (1).

On voit apparaître dans les régions que je viens d'indiquer, et avec une sensation de brûlure et de prurit, un ou plusieurs groupes de vésicules miliaires, de la grosseur d'une tête d'épingle, ou même un peu plus volumineuses, reposant sur une base rouge ou tuméfiée (2). L'œdème, dans cette affection, est assez considérable et s'étend très loin dans le voisinage; ainsi, par exemple, le prépuce forme un bourrelet épais, infiltré de sérosité, et les petites lèvres sont le siège d'une tuméfaction considérable. En même temps, il se produit souvent, après la déchirure de l'épithélium, une sécrétion séro-catarrhale provenant soit de la muqueuse uréthrale, soit du vagin. Un foyer inflammatoire analogue peut aussi se former chez l'homme à

(1) Chez la femme, l'herpès non seulement génital, mais facial, fessier, lombaire, pharyngé, etc., est souvent connexe à la menstruation, et quelquefois absolument périodique. (*Note des Traducteurs.*)

(2) Le prurit qui annonce dans beaucoup de cas une invasion d'herpès a quelque chose de spécial, de *sui generis*. Il précède toujours l'éruption de quelques jours. Pendant ce temps d'incubation, les malades éprouvent une chaleur sourde accompagnée de douleur gravative. Cette sensation, d'abord étendue à tout l'appareil pénien ou vulvaire, se circonscrit ensuite et assez rapidement sur le point cutané qui va être le siège de la poussée vésiculeuse. Ce sentiment d'ardeur est continu, avec des redoublements qui, n'ayant rien de commun avec les élancements instantanés de l'uréthrite aiguë, se prolongent, au contraire, pendant une demi-heure ou une heure. Ces redoublements se déclarent tantôt spontanément, pendant le calme de la nuit, tantôt à l'occasion de la miction ou de l'érection. Le prurit diminue d'intensité à mesure que l'éruption apparaît; il fait alors place à une simple cuisson qui devient plus sensible au moment d'un contact ou par le frottement des vêtements. (*Note des Traducteurs.*)

la partie la plus antérieure de l'urèthre, avec écoulement séro-purulent et sensation de brûlure en urinant (1).

Au bout de deux à trois jours, les vésicules se transforment en croûtes, et, après un même laps de temps, ces croûtes tombent et l'éruption guérit. De même que dans le zoster, on peut, dans l'herpès progénital, voir survenir une hémorrhagie dans quelques vésicules ou dans toutes les vésicules. Une fois ces dernières rompues, il se produira de la suppuration par suite de la désagrégation hémorrhagique des couches papillaires les plus superficielles, suppuration qui dure de dix à quinze jours et se termine par cicatrisation après la chute du tissu désagrégé.

Le diagnostic de cette affection est en général très facile, puisque, même quand les efflorescences isolées forment une plaque de l'étendue d'une pièce de 50 centimes, il est facile de reconnaître à l'aspect polycyclique de leur bord que les groupes vésiculeux sont composés de vésicules isolées et par suite de constater leur caractère d'herpès. Seulement si l'enveloppe des vésicules a été détruite mécaniquement par le grattage, le frottement des vêtements, ou par une quantité considérable d'exsudat et d'hémorrhagie, et s'il ne reste qu'une surface recouverte de matière jaunâtre ou colorée par l'hématine, si même, à la période de dessication, il y a, sous la croûte, une sécrétion légèrement purulente, il ne sera pas toujours facile de distinguer à première vue cette lésion d'un chancre au début ou, en termes plus généraux, d'une affection spécifique primaire.

Si notamment l'on a constaté que le sujet s'est exposé en temps normal, c'est-à-dire, au maximum, une semaine auparavant, à une contagion, il faut réserver son jugement. Car même dans le cas incontestable d'un herpès, il pourrait y avoir eu en même temps une contagion dont l'effet ne se produirait qu'ultérieurement sous forme d'un ulcère chancreux ou d'une indu-

(1) Nous n'avons jamais vu cette sécrétion séreuse et catarrhale provenant soit de la muqueuse uréthrale, soit du vagin. Elle n'existe que dans le cas où la fluxion envahit la surface muqueuse du canal lui-même, cas décrit par M. Diday, qui l'a observé souvent, sous le nom d'*herpétisme uréthral*. (*Note des Traducteurs.*)

ration (1). Abstraction faite de cette possibilité, l'herpès progénital affecte constamment la marche d'une affection aiguë et permet toujours de porter un pronostic favorable.

Le signe caractéristique est la récidive fréquente de l'herpès progénital. Il y a des individus, notamment des hommes, qui, dans la même année, sont atteints plusieurs fois de cette affection. Beaucoup de malades affirment qu'à la suite de chaque coït ils sont sûrs de voir survenir cette éruption. Il est difficile

(1) Les caractères qui nous paraissent décisifs pour reconnaître l'herpès génital sont les suivants : en premier lieu, le prurit dont nous avons déjà parlé et qui ne s'observe pas durant la période prodromique de la chancrelle.

En second lieu, l'herpès se compose toujours de vésicules agglomérées sur un espace très étroit; ces vésicules sont à peine distantes les unes des autres de 2 à 3 millimètres, Dans le cas de chancre simple (chancrelle), il peut aussi exister plusieurs lésions, plusieurs points qui plus tard s'ulcèrent. Mais ces points sont disséminés au hasard sur les parties génitales, sans présenter le mode de groupement que nous venons de signaler. Pour préciser, ils sont, en général, éloignés les uns des autres (sept ou huit au plus sur toute la circonférence de la rainure préputiale); et dès lors qu'ils sont rapprochés, ils le sont moins et à intervalles moins réguliers que les vésicules du groupe d'herpès. Enfin, s'il y a plusieurs chancrelles réunies, il est bien rare qu'il n'en existe pas une ou deux autres dans un lieu écarté de cette agglomération (chancrelle aberrante) ce qui ne s'observe point dans l'herpès, où tout est exclusivement concentré dans un groupe.

D'autre part, l'herpès est entouré d'une aréole inflammatoire. Non seulement le groupe entier, mais chaque vésicule, elle aussi, a autour d'elle un petit cercle érythémateux. Dans la chancrelle, on ne voit rien de semblable. Immédiatement au delà du bord de l'ulcère, le tégument reprend son aspect normal, sans le moindre indice de phlegmasie.

Enfin, le caractère polycyclique de la petite érosion qui succède aux vésicules a une très grande importance au point de vue du diagnostic. Le professeur A. Fournier a beaucoup insisté sur ce tracé circonférentiel de l'herpès. C'est lui qui le premier a bien fait voir que le bord de l'érosion était composé de *petits segments de circonférence* très régulièrement dessinés. Cela tient à ce que la plaie totale de l'herpès résulte de la fusion de plusieurs petites plaies absolument circulaires. Aussi un bord découpé, festonné, *polycyclique*, entouré d'un liséré rouge, peut-il être considéré comme l'un des meilleurs caractères pathognomoniques de l'érosion de l'herpès.

Ajoutons encore que l'herpès, qui donne lieu, il est vrai, souvent à une petite adénopathie douloureuse de voisinage, ne s'accompagne pas de bubon proprement dit, qu'il n'est pas habituellement contagieux, et que l'inoculation faite avec le liquide qu'il sécrète ne donne pas lieu aux lésions caractéristiques du chancre simple. (*Note des Traducteurs.*)

de dire jusqu'à quel point cette assertion est fondée (1). On pourrait alors admettre que l'origine de l'herpès est due à une cause mécanique. D'ailleurs, je ne suis pas en mesure de vous indiquer à quelle cause on doit rattacher cette affection. Bärensprung a considéré cet herpès comme une espèce de zoster génital périphérique.

Il faut remarquer toutefois que, contrairement à ce qui se passe dans le zoster, les groupes de vésicules dans l'herpès progénital ne sont pas limités à une moitié du membre, mais disposés d'une façon tout à fait irrégulière d'autre part, que la récidive fréquente de l'herpès génital, est tout à fait en opposition avec l'unicité typique de l'apparition du zoster.

Relativement au traitement, il est facile de comprendre que, dans la marche typique aiguë, il est inutile d'avoir recours à une médication active. On se borne à saupoudrer les parties malades de poudre d'amidon, et notamment à interposer entre le gland et le prépuce de la charpie ou du coton recouvert d'amidon pour atténuer la sensation de brûlure, prévenir la macération des vésicules et favoriser leur dessiccation. Dans les cas où les parties atteintes d'herpès sont mises à nu et suppurent, on emploiera des moyens de protection anodins destinés à empêcher la production des croûtes, tels que le cérat simple, etc. (2).

(1) Les malades affirmant que, après chaque coït, ils voient survenir cette désagréable petite éruption, se sont présentés à nous en si grand nombre, que nous ne saurions, comme le professeur Kaposi, mettre en doute la réalité du rapport qui s'établit entre les deux faits. (*Note des Traducteurs.*)

(2) Le traitement local de l'herpès n'est pas, en effet, très compliqué et ne comporte pas de médication fort active. Le plus habituellement, l'herpès guérit soit spontanément, soit par la seule application d'une poudre absorbante, par l'interposition entre le gland et le prépuce d'un corps isolant, d'un petit morceau de toile, d'une mince couche de coton, voire même d'une feuille de papier à cigarette.

On pourra aussi avoir recours à une faible solution de nitrate d'argent (de 4 à 5 décigrammes sur 20 grammes d'eau), imbibant de la charpie qu'on laisse à demeure en la renouvelant deux à trois fois par jour.

Mais ce qu'il importe surtout de détruire, c'est la fâcheuse tendance aux récidives que présente l'herpès et qui justifie si bien la dénomination, qui, d'emblée, l'a fait reconnaître à tous les praticiens, d'*herpès récidivant des parties génitales*.

Ici l'hygiène a incontestablement une grande importance; elle contri-

HERPÈS IRIS ET CIRCINÉ

Au nombre des éruptions vésiculeuses aiguës, l'herpès iris et l'herpès circiné sont ordinairement désignés comme une espèce particulière. On comprend sous cette dénomination, une éruption aiguë de vésicules, qui présente la forme bien connue de l'iris ; ce sont des cercles concentriques, ou seulement un seul cercle, c'est-à-dire l'herpès circiné.

La forme iris se produit de la manière suivante : il survient une vésicule et tandis que, au bout de un à trois jours, elle commence à se déprimer, on voit surgir tout autour, sur la rougeur cutanée périphérique, une nouvelle couronne de vésicules et plus tard une deuxième. Si la vésicule centrale a complètement

buera à éloigner, à espacer les récidives, en supprimant l'occasion accidentelle qui préside au développement de chacune d'elles. On évitera bien ainsi les poussées dans une certaine mesure, en soustrayant les parties aux influences excitantes qui les menacent. Nous savons aussi qu'un tégument résistant, une muqueuse tannifiée, pour ne pas dire tannée, opposera plus de résistance à l'action nocive des causes extérieures : à ce point de vue, il est bon de conseiller l'application continuelle, entre les récidives, de charpie imbibée d'une solution astringente.

Enfin, il est également certain que, moins l'état général d'un individu opposera de résistance, plus il sera sujet aux manifestations constitutionnelles; dans le cas donc où ces conditions défavorables existeraient chez un malade sujet aux poussées d'herpès, il y aurait lieu d'intervenir par une médication appropriée. Quant à la cause fondamentale, c'est-à-dire l'état constitutionnel, nous n'avons pas à formuler ici de précepte sur la manière d'instituer son traitement, mais seulement sur l'importance, sur l'indispensable nécessité de ce traitement. Désarmés, dénués comme nous le sommes de tout autre secours contre l'herpès, puisque l'expérience a successivement démontré l'impuissance de tous les remèdes préconisés contre ce tenace petit fléau, il est heureux que la doctrine vienne en aide à l'empirisme.

En fait, l'appropriation remarquable des eaux minérales sulfureuses naturelles au traitement de l'herpès récidivant peut bien se préjuger *a priori* par la nature du mal, telle que nous l'a révélée son étude nosologique ; mais elle se prouve définitivement *a posteriori* par les guérisons constantes, solides, résultant d'une ou plusieurs saisons à l'une de ces eaux minérales. (*Note des Traducteurs.*)

disparu, il ne reste que la couronne extérieure de vésicules, qui circonscrit une zone cutanée rouge ou déjà pigmentée : on a alors un herpès circiné.

Les vésicules de l'herpès iris et circiné varient de la grosseur d'une tête d'épingle à celle d'un pois ; quelquefois, les centrales se réunissent aux périphériques pour former un disque de vésicules confluentes.

Quand on examine un groupe parvenu à son développement complet, c'est seulement son aspect polycyclique qui permet de reconnaître qu'il a été formé de vésicules isolées. Les vésicules sont en général dures au toucher, parce qu'elles sont formées par une exsudation séreuse dans la couche papillaire, et par l'infiltration des couches profondes du réseau muqueux. Aussi se rompent-elles très rarement, et par conséquent n'observe-t-on presque jamais, dans ces cas, du suintement ni des croûtes. Elles se terminent au contraire en général, au bout de huit ou dix jours, par la résorption de leur contenu, et laissent après elles une pigmentation légère, très rarement de la desquamation.

Si j'avais à vous dire quelque chose de précis sur la nature de l'herpès iris et circiné, je me trouverais dans un grand embarras. Vous vous rappelerez que nous en avons déjà parlé à l'occasion de l'érythème iris et circiné.

En effet, nous avons toutes raisons d'identifier ces deux processus (Hebra, Köbner). D'abord l'herpès iris et circiné coexiste comme je l'ai déjà indiqué ci-dessus (page 371) avec l'érythème iris et circiné, on l'observe aussi dans sa forme pure d'herpès, dans sa même localisation typique sur la face dorsale des mains et des pieds, avec sa même marche caractéristique de deux à trois semaines, avec sa forme annulaire, en un mot avec le caractère de l'érythème multiforme.

Il fut un temps où l'on considérait l'herpès circiné comme le résultat d'une maladie parasitaire, de notre herpès tonsurant actuel. C'était l'opinion de Bateman, qui l'a décrit et dessiné sous le nom de porrigo scutulata, et plus tard encore, cette théorie était acceptée en France, surtout par Cazenave. Dans ces derniers temps j'ai vu, chez un apprenti tailleur de seize ans et chez une fille de douze ans, sur la face dorsale de la main gauche, entre le pouce et l'index, ainsi que sur l'avant-bras d'un enfant, un cercle double de la dimension d'une pièce de 5 francs en argent, composé de vésicules très dures, de 2 millimètres de hauteur, se réunissant pour former un anneau à bord polycyclique, tandis qu'on pouvait encore observer, disséminées sur la face dorsale de la main, plusieurs vésicules miliaires isolées. A l'examen microscopique, on trouvait un riche entrelacement de filaments, de champignons dans l'intérieur des cellules du corps muqueux, de sorte que, dans ce cas, il était impossible de révoquer en doute la nature parasitaire de l'affection qui se présentait sous la forme d'un herpès circiné.

Vous voyez donc, Messieurs, combien la solution de cette question est difficile, puisque pour se former une opinion il est nécessaire d'avoir recours à des recherches microscopiques exactes. Je vous conseillerai de procéder toujours de la même manière. Quand, dans l'herpès iris et circiné, on voit se manifester de l'érythème exsudatif type, c'est-à-dire, lorsque la face dorsale des mains et des pieds est le point de départ, ou la première et principale localisation de l'herpès, il faut l'identifier avec l'érythème. Lorsque, au contraire, l'herpès iris et circiné survient sur une partie quelconque du corps, par exemple à la face, aux joues, ou d'une manière asymétrique sur une seule main, on doit plutôt penser qu'on a affaire à un herpès tonsurant, c'est-à-dire à une affection contagieuse et occasionnée par un champignon. Le fait, en ce cas, est d'ailleurs susceptible d'être démontré par l'examen microscopique (1).

(1) Il serait tout à fait digne de l'époque actuelle, qui se glorifie si hautement de précision scientifique, de mettre la nomenclature en harmonie avec ses prétentions; nulle part cette réforme n'est plus urgente qu'en ce qui concerne les mots d'*herpès* et d'*herpétique*. Pusqu'il est bien convenu aujourd'hui que la signification étymologique ερπεῖν, *serpere*, ramper, est abandonnée; que l'adaptation plus récente, qui a fait le mot HERPÈS synonyme de DARTRE, est également mise de côté, il faut, pour satisfaire aux lois les plus élémentaires de la logique, ne donner le nom d'*herpès* qu'aux lésions reconnues universellement pour mériter cette dénomination, et ne se servir du qualificatif *herpétique* que pour qualifier ces mêmes lésions.

En fait, quelles sont aujourd'hui les lésions cutanées ou muqueuses auxquelles appartient la dénomination d'herpès? Ce sont, non pas absolument

A propos du diagnostic différentiel, je dois encore appeler votre attention sur une maladie chronique de la peau, très grave, caractérisée par des bulles, le pemphigus, et en particulier sur la forme la plus dangereuse de cette affection, le pemphigus

selon la lettre de Willan, mais selon son esprit qui prévaut universellement, ces dermatotrophopathies vésiculeuses si remarquables, qui ne sont jamais autre chose que la réflexion sur la peau d'une lésion, d'une affection, d'une maladie préalable : herpès traumatique, herpès par lésion des ganglions, du tronc ou des filets nerveux, herpès systématique ou zoster, herpès des fièvres et herpès fébrile, herpès facial, génital, ou généralisé ; herpès de la menstruation (fessier, inguinal, labial ou pharyngé) ; herpès périodique des arthritiques, etc. En dehors de cela, il peut y avoir quelques dermatoses simulant le processus vésiculeux de l'herpès, mais il n'y en a aucune à laquelle doive être conservée la dénomination d'herpès, pas même celles dont il a été question dans l'article auquel nous annexons cette note, l'herpès iris et l'herpès circiné.

1° *Herpès iris.* — Il n'y a pas d'herpès iris. L'affection que Bateman a décrite sous ce nom est une variété d'érythème multiforme vésiculeux, à éruption concentrique et successive, et à anneaux alternativement vésiculeux et congestifs, ou en cocarde ; c'est la variété la plus élégante et la plus rare de l'érythème multiforme désigné par Bazin sous le nom d'hydroa aigu, affection dont le caractère morphologique essentiel est de débuter par une petite tache érythémato-papuleuse, laquelle devient vésiculeuse, se dessèche rapidement par son centre qui s'affaisse et s'accuse par une croûtelle souvent ponctuée, pendant que la portion périphérique s'affaisse simplement par résorption du liquide, ou reste plus ou moins soulevée et entourée par la peau saine ou légèrement érythémateuse ; c'est là le type simple, l'hydroa aigu vulgaire. Mais autour de ce premier élément, de cette lésion primaire et en quelque sorte typique, on peut voir le cercle périphérique de premier ordre prendre une teinte rouge pourpre plus ou moins marquée, et même s'entourer d'une seconde zone vésiculeuse. Les choses ne vont pas au delà. Tout cela, par les caractères de la lésion, par le siège, la généralisation, etc., est de l'érythème multiforme, et non de l'herpès. La forme en cocarde, à *anneaux bien distincts et à coloration intense,* est au nombre des variétés rares ; c'est la seule qui mérite la qualification d'*iris,* cette dénomination s'appliquant non à la disposition concentrique d'anneaux, mais à la disposition successive des *anneaux* COLORÉS, comme dans l'arc-en-ciel.

2° *Herpès circiné.* — C'est tout à fait abusivement que cette dénomination est donnée aux lésions diverses que détermine le tricophyton à la surface des parties velues ou non du tégument ; ces lésions, très variées selon le siège, le degré, l'état du sujet, etc., n'ont, dans leurs caractères les plus habituels, rien qui les rapproche, même de loin, de l'herpès de Willan. Ce que l'on désigne sous ce nom, ce sont surtout des lésions érythémateuses à évolution excentrique, constituant des anneaux ou des disques, lesquels, dans certains cas ou dans certaines régions (les avant-bras et le dos des mains en

foliacé, qui débute ordinairement par des bulles de forme circinée et iris. Dans ce cas le diagnostic est impossible au premier moment. Ce n'est qu'au bout de six à huit semaines, que le caractère de la maladie se révèle clairement, puisque en général, l'herpès iris et circiné, après une période d'éruption de deux semaines, se termine complètement, en un même laps de temps, et ne persiste que rarement plusieurs semaines, tandis que dans le pemphigus, après plusieurs semaines il survient encore de nouvelles bulles et le processus devient chronique.

Il est facile de comprendre que, pour l'herpès iris et circiné, il faut se borner à une médication expectante, en raison de sa marche aiguë et typique, et ce n'est que lorsqu'il y a des phénomènes intenses et inflammatoires, par suite de bulles plus volumineuses, ou lorsque, comme dans l'érythème, il s'accompagne d'affections articulaires, qu'on aura recours aux applications froides, etc.

MILIAIRE, SUETTE

Au nombre des éruptions vésiculeuses aiguës, il faut encore comprendre la miliaire désignée sous le nom de suette, qui autrefois a joué son rôle en pathologie, puisque à plusieurs reprises, il a même été question d'épidémies de miliaire (ital. *migliaria*).

Les auteurs signalent trois espèces de miliaires : 1° la miliaire rouge ; 2° la miliaire blanche ; 3° la miliaire cristalline.

Sous le nom de miliaire rouge, on désigne une éruption très

particulier), prennent le caractère vésiculeux, et forment alors ce que l'on appelle vulgairement l'herpès circiné. Ce sont des dermites parasitaires circinées à forme vésiculeuse, ce ne sont en aucune façon des herpès.

Cependant l'herpès véritable peut être observé sous la forme circinée ; le zoster n'est autre chose qu'un vaste herpès hémicirciné ou hémiannulaire ; on trouvera encore assez souvent des cercles d'herpès véritable sur les régions sacrée, fessière, ou crurale supérieure, chez les sujets arthritiques atteints d'*herpès névralgique périodique*, ou encore chez les femmes qui ont, à chaque menstruation, de l'herpès inguinal, fessier ou sacré. Dans ces derniers cas, on trouvera toujours un ganglion satellite douloureux qui fait, au contraire, absolument défaut dans les dermites parasitaires herpétiformes, à moins de lymphangite secondaire. (*Note des Traducteurs.*)

confluente de petites vésicules, représentant des efflorescences à base rouge, de la grosseur d'un grain de millet, rouges, contenant à leur sommet un liquide un peu clair, éruption qui survient d'une manière aiguë, et s'accompagne en général de sueurs profuses sur le tronc et les extrémités.

Si leur enveloppe épidermique est macérée, ramollie, contenant un liquide trouble, les vésicules paraissent opalescentes, et on a alors la deuxième variété, la miliaire blanche.

Hebra a fait remarquer que cette espèce de miliaire est analogue à un exanthème sudoral, et que par conséquent elle mérite réellement le nom d'eczéma sudamen ou sudamina (*prickly heat,* des Anglais ; *calori,* des Italiens). Haight a donné le dessin très intéressant de la coupe microscopique d'une vésicule miliaire. On y voit la couche cornée soulevée en forme de vésicule au niveau de l'orifice d'une glande sudoripare. Cette éruption est très fréquente par les chaleurs de l'été, chez les personnes sujettes aux sueurs abondantes. Il est facile de se convaincre qu'il ne s'agit dans ces cas que d'un eczéma sudoral léger, puisque, avec des sueurs persistantes, susceptibles de macérer et d'irriter la peau, ou sous l'influence du grattage, on voit parfois l'éruption se transformer en un eczéma humide. Si, au contraire, les causes d'irritation dont je viens de parler n'ont pas lieu, l'éruption se termine par la chute des enveloppes vésiculaires, c'est-à-dire par une légère desquamation.

Il est facile, d'après cela, de comprendre qu'on observe fréquemment la miliaire rouge et la miliaire blanche dans le cours des affections fébriles. Leur développement est très souvent précédé de picotements dans la peau, semblables à des piqûres d'aiguilles ; après l'apparition de l'éruption, c'est, au contraire, le prurit qui tourmente les malades.

Mais, si l'on étudie ces phénomènes et si l'on tient compte de la description anatomique donnée par Haight, on aura raison de considérer les vésicules, non comme dues à l'influence irritante de la sueur sur la surface cutanée, mais comme l'effet de son accumulation entre les couches épidermiques qui remplissent l'orifice des glandes sudoripares.

Tout au contraire, la miliaire cristalline a incontestablement la signification d'un véritable exanthème cutané ; ceci ressort soit de ses caractères cliniques, soit de son étiologie. Les vésicules de la miliaire cristalline ont, en général, la grosseur de grains de semoule, elles sont claires comme de l'eau, pâles, semblables à des gouttes de rosée ; elles sont souvent plus perceptibles au toucher qu'à la vue, et surviennent en grand nombre sur le tronc, principalement à la poitrine, au bas-ventre, sur les parois latérales du thorax, ainsi sur le côté de l'extension des membres, au cou.

Ces vésicules persistent plusieurs jours, une ou plusieurs semaines, selon les circonstances qui leur ont donné naissance. Leur contenu a une faible réaction alcaline, jamais acide. Elles ont une durée variable, sans que, dans aucun cas, la vésicule isolée prenne un volume plus considérable, — quelquefois il survient, entre elles, des bulles du volume d'une lentille ou d'un haricot, mais ces dernières ont également des parois épidermiques extrêmement minces ; — leur contenu ne se trouble jamais, ne devient jamais purulent, elles restent toujours à l'état d'efflorescences semblables à des gouttes de rosée, c'est aussi le seul exanthème exsudatif qui soit encore reconnaissable sur le cadavre.

Elles disparaissent en général de la manière suivante : les parois des vésicules se détruisent spontanément ou sous l'influence de la sueur, de telle façon qu'il n'y a même pas de desquamation. Une partie de ces vésicules disparaissant de cette manière, en laissant après elles des surfaces saines, et d'autre part, de nouvelles éruptions se reproduisant, le processus tout entier peut durer plusieurs semaines. Ordinairement des frissons précèdent la première éruption, ainsi que les poussées successives qui surviennent isolément. Selon Hebra, on aurait parfaitement raison de considérer la miliaire cristalline comme l'expression d'un processus métastatique, occasionné par certaines affections d'organes internes, qui sont propres à provoquer des métastases sur la peau, tels que l'endométrite, la métrophlébite, l'état puerpéral, l'endocardite, le typhus, le rhumatisme articulaire, les exanthèmes aigus, comme la scarlatine (miliaire exanthématique). En effet la miliaire apparaît fréquemment dans le cours de ces processus, et principalement à leur dernière période: aussi est-il très légitime de reconnaître nosologiquement une miliaire typhique, puerpérale ou utérine, pectorale ou cardiaque.

Le diagnostic de la miliaire cristalline présente peu de difficulté, puisque c'est la seule éruption dans laquelle les efflorescences ressemblent à des gouttes de rosée, et qu'on ne les observe dans aucun autre exanthème. Cette affection ne donnant lieu ni à des démangeaisons pénibles, ni à des altérations importantes dans la peau, il n'y a pas lieu d'insister sur son pronostic non plus que sur sa thérapie ; son existence dépend de la maladie fébrile qui l'a occasionnée, et par conséquent le pronostic repose tout entier sur cette maladie elle-même, et non sur celui de la miliaire (1).

PEMPHIGUS AIGU OU FÉBRILE, FIÈVRE BULLEUSE

Je dois ajouter, aux éruptions bulleuses aiguës, l'affection connue sous la dénomination de pemphigus aigu (2).

(1) Une partie de cette question a déjà été traitée par nous (voir note des pages 190, 191); c'est là, en outre, un de ces sujets sur lesquels nous refusons de nous appesantir, ne voulant pas étendre hors de son cadre normal la dermatologie proprement dite. (*Note des Traducteurs.*)

(2) Le terme de pemphigus a été appliqué à la fois à une maladie bien déterminée, le pemphigus chronique, et à la bulle caractéristique de cette lésion; pour Bazin, le mot pemphigus signifiait bulle, et il admettait un pemphigus symptomatique de la brûlure au second degré. Toutes les confusions qui se sont produites relativement au pemphigus aigu n'ont pas d'autre origine que l'application abusive du nom d'une maladie à une lésion élémentaire de la peau.

Dans une thèse récente faite sous l'inspiration du professeur Renaut, Nodet a cherché à mettre de l'ordre dans la question, et il a formulé le sentiment vrai de la plupart des dermatologistes de ce pays sur ce point d'une manière très heureuse : il distingue d'abord fondamentalement la bulle de l'affection cutanée pemphigus. La bulle à laquelle il conviendrait peut-être de conserver le nom de phlyctène, parce que ce terme est tombé en désuétude dans la terminologie clinique et qu'on peut lui attribuer une valeur anatomo-pathologique pure et simple, est une lésion caractérisée par le clivement de l'épiderme corné au niveau de la ligne granuleuse. Ce clivement s'opère sur un point donné en vertu de l'énorme pression qui se développe

On comprend sous ce nom une affection dans laquelle surviennent des bulles irrégulièrement disséminées sur la face, le

dans la sphère de distribution d'une artériole plus ou moins volumineuse consécutive à l'atonie névro-paralytique de cette dernière.

Nodet, en se fondant à la fois sur l'anatomie pathologique et sur de nombreuses observations cliniques, a fait voir qu'il existe trois sortes d'éruptions bulleuses bien distinctes :

1° Dans un premier cas, après un flux sanguin localisé aboutissant à la formation d'une macule congestive éphémère, une bulle répondant exactement aux limites s'élève sur cette dernière et la recouvre. Ce premier type de phlycténation, réalisé par la brûlure localisée, au second degré, et la vésication cantharidienne, appartient en propre au pemphigus chronique. Lorsqu'il se reproduit dans un exanthème bulleux aigu, Nodet considère l'éruption comme un pemphigus aigu vrai; il en a réuni onze observations dans sa thèse.

2° La bulle, au lieu de naître comme un champignon recouvrant exactement les macules congestives prébullaires, peut se développer sur une plaque d'œdème congestif comme celui de l'érythème papuleux ou anémique, comme celui de l'urticaire (voy. la note de la page 393). Ce type, qui existe dans les bulles secondairement développées sur la peau atteinte de brûlure intense au premier degré, se retrouve dans une série d'exanthèmes caractérisés d'abord par un érythème congestif, sur lequel se montrent ensuite des bulles (érythème polymorphe, fièvre ortiée bulleuse). L'exagération de la lésion vésiculeuse de l'hydroa, ou des affections herpétiformes, donne aussi une apparence de pemphigus à la lésion cutanée. Nodet réunit tous ces cas sous le nom d'éruption pemphigoïde.

3° Enfin, sur les inflammations soit diffuses, soit localisées bien déterminées, comme l'érysipèle, l'eczéma rubrum, l'acné iodique, l'impétigo, l'ecthyma, les bulles peuvent se produire à la façon d'accidents surajoutés. De pareilles éruptions n'ont rien de commun avec le pemphigus (érysipèle bulleux, par exemple).

En dehors des éruptions bulleuses de cause externe que l'on sépare tout naturellement du pemphigus, on devra donc distinguer, avec Renaut et Nodet, trois espèces d'exanthèmes bulleux :

A. Les affections *pemphigineuses*, comprenant le pemphigus chronique des auteurs et le pemphigus aigu, dans lesquels la bulle naît sur une simple macule congestive qu'elle recouvre exactement et qui n'est pas accompagnée au début d'aréole œdémateuse persistante.

B. Les affections *pemphigoïdes*, dans lesquelles la bulle naît sur une plaque d'œdème ou sur une inflammation vésiculeuse dont elle n'est que l'exagération.

C. Les dermatoses déterminées qui deviennent bulleuses par accident et dont le type est l'érysipèle bulleux.

Ce dernier groupe pourrait même au besoin rentrer dans le précédent, si certaines considérations cliniques, telles que la gravité, etc., ne militaient en faveur de la distinction proposée. (*Note des Traducteurs.*)

tronc, les extrémités, à marche aiguë, et qui se termine dans l'espace de quelques semaines avec ou sans phénomènes fébriles. Ces efflorescences varient de la grosseur d'un pois à celle d'un haricot, et même davantage, elles renferment un liquide clair comme de l'eau. Elles se dessèchent au bout de peu d'heures ou de jours, et après la chute des croûtes il reste une tache rouge, plus tard pigmentée.

La maladie a une marche aiguë dans ses premières semaines; il survient des bulles par poussées irrégulières, ensuite les éruptions deviennent plus rares, les anciennes bulles guérissent et le processus s'éteint.

On a aussi observé le pemphigus aigu chez des enfants dans des endémies plus ou moins étendues.

Il est hors de doute que, dans beaucoup de cas, l'objection de Hebra est juste, c'est-à-dire que ces éruptions bulleuses aiguës, comme on les observe dans la variole modifiée et la varicelle bulleuse, dans l'érythème bulleux, l'herpès iris et circiné, même dans l'eczéma, l'urticaire bulleuse, enfin une forme propre d'impétigo de la face, dont je vous parlerai à propos de l'eczéma, que toutes ces éruptions bulleuses, dis-je, ont également une marche aiguë et ont pu être qualifiées de pemphigus aigu par quelques médecins. D'autre part, quelques auteurs ont même fait un pemphigus aigu de chaque période éruptive, à marche aiguë, du pemphigus chronique.

En outre, de nombreux auteurs et surtout des médecins d'enfants, comme Thomas, Moldenhauer, etc., ont signalé chez un grand nombre de jeunes sujets d'une même localité une éruption bulleuse se développant rapidement, ayant une période de prodromes, d'éruption, puis de décroissance, mais qui se terminait toujours favorablement.

Mais ces cas ont été appréciés d'une manière très différente par les auteurs. Les uns ont considéré l'éruption bulleuse dont nous parlons comme une varicelle, ce qui concorde avec l'opinion de ceux qui attribuent ces endémies à un seul contage et regardent la maladie comme un pemphigus contagieux des enfants. D'autres, au contraire, comme Bohn, ont rattaché l'épidémie à l'influence de bains trop chauds administrés par une sage-femme. D'autres auteurs encore, en raison de cette dernière circonstance, ont rapporté le processus à la contagion, parce que les seuls enfants soignés par cette sage-femme étaient devenus malades. En un mot, on a émis les opinions les plus diverses et les plus contradictoires sur cette affection. Toutefois, il m'est impossible de me prononcer sur la nature de cette éruption bulleuse aiguë, survenant le plus souvent chez des enfants, parfois aussi chez des adultes (cas de Köbner), puisque je n'ai jamais eu l'occasion de voir une telle pædophlyctite épidémique ou fièvre pemphigoïde ou bulleuse, épidémique, contagieuse, des enfants, etc. (1).

(1) Le pemphigus aigu des nouveau-nés, épidémique, contagieux, est une réalité surabondamment démontrée ; nous en avons, nous-même, relaté une épidémie très remarquable, observée à la Charité dans le service de Bourdon, par notre cher élève et ami, aujourd'hui notre collègue, Georges Homolle.

« Le pemphigus aigu des nouveau-nés, avons-nous écrit à ce moment, se caractérise, cliniquement, par le développement, avec ou sans fièvre, et peu de jours après la naissance, sur des enfants bien portants et vigoureux aussi bien que sur des petits malades, de bulles qui peuvent être solitaires ou très nombreuses, isolées les unes des autres, précédées, entourées ou s'entourant secondairement de rougeur érythémateuse, pouvant avoir leur siège sur tous les points du tégument cutané, y compris le cuir chevelu, mais ne semblant jamais affecter la paume des mains ni la plante des pieds, non plus que les muqueuses ordinairement. Le volume moyen des bulles est celui d'une moitié de gros pois ou de noisette ; leur contenu est transparent, grisâtre ou citrin plus communément ; elles évoluent par poussées comme le pemphigus vulgaire ou les varicelles à éruptions multiples ; l'évolution, la rupture et la dessiccation des bulles sont tout à fait comparables à celles des varicelles intenses ou du *pemphigus levissimus* ; exceptionnellement, l'éruption est assez considérable en elle-même, pour devenir une cause de mort ; le pronostic général est basé surtout sur l'état de l'enfant, au moment où il est atteint par l'affection. — La durée totale de la maladie peut varier d'un septénaire à trois ou quatre, et peut-être plus. » E. Besnier (*Bullet. et Mém. de la Soc. méd. des hôpitaux. — Rapp. s. les malad. rég. du 3e trimestre de 1874*, 2e série, t. XI, p. 234). On trouvera en outre dans notre travail une étude historique et critique de la question dans son ensemble. — Voy. encore (même recueil), E. Hervieux, *Pemphigus épidémique des nouveau-nés*, 2e série, t. V, 1868 ; puis la très bonne thèse de notre élève affectionné P.-H. Roeser, *Du pemphigus chez les nouveau-nés*. Paris, 1876, n° 319, etc., etc. (*Note des Traducteurs.*)

VINGTIÈME LEÇON

3. DERMITES. INFLAMMATIONS PROPRES DE LA PEAU

Identité de la lésion anatomique. — Différence clinique occasionnée par le degré et par la cause de l'inflammation. — Dermite idiopathique et symptomatique. — Dermite traumatique, determinée par des agents dynamiques. — Dermite toxique. — Formes caloriques : brûlure et congélation.

Les affections rangées dans le groupe des inflammations propres de la peau, — *dermites,* — sont caractérisées, outre leur marche aiguë, par une expression bien nette de tous les phénomènes qui appartiennent à l'inflammation, tels que je les ai décrits d'une manière générale (page 247) : rougeur, tuméfaction, chaleur, infiltration, sensation de douleur, avec les terminaisons de l'inflammation par résolution, suppuration, nécrobiose en masse (gangrène) ou la transformation en dermite chronique. Aux phénomènes cliniques correspondent les altérations histologiques plus intimes dont j'ai déjà parlé en général. Aussi les symptômes locaux, en ce qu'ils ont de plus essentiel, sont-ils les mêmes dans toutes les formes morbides appartenant à ce groupe. Mais il se produit des différences soit sous le rapport des lésions locales, soit en ce qui concerne les symptômes concomitants, suivant le siège, la forme, l'étendue, les caractères morphologique et chimique de l'infiltrat, la terminaison de l'inflammation, et enfin selon sa cause spéciale.

D'après ce qui précède, l'inflammation peut, dans toutes les circonstances, évoluer dans les couches de la peau les plus superficielles, ou les envahir dans toute son épaisseur jusqu'au tissu cellulaire sous-cutané, se manifester principalement par de la rougeur et par une infiltration séreuse susceptible de résolution, — dermite érythémateuse, — ou se terminer par une infiltration plus plastique du parenchyme, qui arrive facilement à suppuration, — dermite phlegmoneuse. Dans d'autres encore elle peut donner lieu à un exsudat fibrineux se coagulant rapidement et occasionnant une désagrégation moléculaire, — dermite diphthéritique ; ou s'accompagner de la mortification plus ou moins grande des tissus, — dermite gangréneuse et escharotique; ou être accompagnée de bulles avec exsudation séreuse dans les couches épidermiques, — dermite bulleuse ; enfin elle peut se manifester sous une forme circonscrite ou diffuse, limitée ou non, apyrétique ou fébrile et compliquée de symptômes généraux.

Sous ses différentes formes, et à ses divers degrés, l'inflammation de la peau peut tantôt avoir des causes directes, tantôt constituer un phénomène faisant partie d'un autre état morbide. A ce point de vue, elle se divise en deux classes : inflammation idiopathique, et inflammation symptomatique.

(*a*) *Inflammation idiopathique de la peau.* — Cette inflammation est occasionnée par toutes les causes nuisibles que j'ai déjà énumérées page 158, lesquelles provoquent seulement de l'érythème, à un degré léger, dès que leur influence est devenue plus forte ou plus persistante, ou si le tégument est plus irritable. D'après le caractère et la nature de chacun de ces agents, nous diviserons les inflammations de la peau de la manière suivante :

Dermite traumatique. — On désigne sous ce nom toutes les inflammations de la peau qui sont occasionnées par des coups, des chocs, la pression d'une chaussure trop étroite, des bretelles servant à porter des fardeaux, des bandages, des outils, des rames, par le grattage avec les ongles (excoriations), en un mot, par un traumatisme quelconque.

Dermite par poisons et par caustiques. — L'inflammation, dans ce cas, est produite par des substances vénéneuses agissant comme agents chimiques ou caustiques, telles que les cantharides (vésicants), mézéreum, rhus toxicodendron, térébenthine, potasse caustique, chaux caustique, pâtes caustiques en général, et les acides minéraux concentrés.

Enfin, la *dermite dynamique et calorique* est due à une action dynamique et à une température exagérée, à l'électricité, à la foudre, à une chaleur élevée et à un froid intense.

Toutes ces variétés de dermite classées suivant leurs causes présentent essentiellement les mêmes phénomènes locaux, comme je l'ai dit au début de cette leçon, et les mêmes points de repère pour le pronostic et la thérapie. Cependant, il y a entre elles certaines différences pratiques très dignes d'être prises en considération, non seulement sous le rapport des conditions générales, telles que l'intensité, l'étendue, l'importance de l'organe atteint et la réaction de l'organisme tout entier, etc..., mais encore, si je puis ainsi le dire, sous le rapport de la qualité. Comme il me semble impossible de poursuivre plus loin dans cette direction l'objet de notre étude, je signalerai plus particulièrement, me référant à la pathologie générale de la dermite et à la chirurgie spéciale, l'inflammation de la peau provoquée par des influences caloriques. Cette préférence est motivée tout à la fois par le caractère éminemment pratique de ce sujet, et par ses symptômes qui présentent, en général, un schème parfait pour l'étude des affections analogues.

On distingue l'inflammation calorique de la peau d'après les deux extrêmes qui la constituent : brûlure et congélation.

Dermite par brûlure, combustion. — On appelle combustion l'inflammation de la peau occasionnée par une température excessivement élevée.

Les symptômes, la marche et la gravité de cette lésion varient suivant le degré de la température qui l'occasionne, la durée de son action, la nature du milieu, puis selon l'étendue de la brûlure et l'idiosyncrasie de l'individu affecté.

Les phénomènes locaux donnent en même temps la mesure des symptômes concomitants et généraux, des suites probables et de l'urgence des mesures à adopter pour le traitement. Nous distinguons, pour l'usage pratique, dans la combustion, trois degrés, qui ne représentent, à vrai dire, que des degrés d'intensité et non point des formes morbides nettement séparées les unes des autres.

Premier degré : *Dermite érythémateuse.* — Elle est caractérisée par une rougeur uniforme diffuse, ne disparaissant pas complètement sous la pression du doigt, et par une tuméfaction légère de la peau sur tous les points qui ont été exposés à une température élevée.

La rougeur, vive au début, bientôt nuancée d'une couleur foncée jusqu'au rouge bleu et brun, le plus souvent nettement limitée, est remplacée, si l'on exerce une pression sur la région, par une teinte jaunâtre. Une sensation de brûlure vive, ainsi qu'un léger mouvement fébrile, s'observent en même temps si la surface atteinte est étendue, et s'il s'agit d'individus jeunes et irritables. On peut voir, par exemple, ces phénomènes se produire après des lotions avec de l'eau à 30 et 45° centigrades, chez des personnes dont la peau avait été exposée pendant plusieurs heures au soleil ardent de juillet, soit pendant la natation ou la navigation, soit pendant une marche, ou bien encore chez des sujets dont le visage avait subi en passant l'action de la flamme ou seulement d'une chaleur rayonnante.

L'effet anatomique de la chaleur agissant ainsi à un degré modéré consiste dans une hyperhémie active persistante des plus petits capillaires de la peau, avec parésie consécutive et congestion sanguine passive. Cet état est très manifeste dans l'érythème solaire, où la rougeur est exactement limitée par une ligne séparant le segment de peau voisin qui était recouvert, par exemple par un vêtement. La tuméfaction que l'on constate alors et la teinte jaunâtre sont l'expression d'une dermite exsudative légère.

Par le fait de la diminution de la tuméfaction, de la chaleur, et de la douleur dans la peau affectée, et par la cessation de la fièvre, la coloration rouge vif passe, dans l'espace de quelques jours, au rouge brun ou au brun; l'épiderme corné se détache sous forme de squames ou de grandes lamelles d'un blanc sale, puis la peau, en huit, quinze, ou vingt jours, revient à son état normal; dans tous les cas, elle garde une pigmentation légère pendant quelque temps.

Le deuxième degré de la brûlure, *dermite bulleuse,* occasionné par de l'eau très chaude (de 50 à 80 degrés) ou le contact passager avec des flammes, des métaux chauds, la chaleur intense du soleil, le contact de la cire à cacheter fondue, etc., ajoute aux symptômes du premier degré l'apparition de vésicules et de bulles (exsudation séreuse plus abondante dans les couches épidermiques). Les bulles s'élèvent immédiatement ou bien quelques heures après l'action de la chaleur sur la peau. Celle-ci est alors le siége d'une rougeur diffuse, ou ne présente aucune modification apparente, mais souvent aussi elle est atteinte assez fortement, pour former des bulles bien tendues, soit isolées, soit en grand nombre et de volume variable. Là où la peau est mince, la coloration est d'un jaune transparent; dans les régions, au contraire, où l'épiderme est épais, comme à la paume des mains, ce sont seulement des soulèvements irréguliers; enfin, sur quelques points, l'épiderme est tout à fait soulevé par l'abondance de l'exsudation, détaché par lambeaux, ou bien enroulé sur une étendue plus ou moins considérable.

Certaines bulles, recouvertes seulement par les couches cellulaires cornées superficielles, laissent écouler tout leur contenu à la plus légère piqûre; d'autres, comprenant toute l'épaisseur du corps muqueux, ne laissent pas évacuer tout leur contenu, alors même que leurs parois ont été excisées; on voit alors le corps muqueux gonflé sous l'aspect d'une pulpe gris jaunâtre.

Sur des coupes histologiques de bulles produites par des brûlures, on trouve les papilles élargies; leur base, ainsi que la couche la plus superficielle du chorion, présente des vaisseaux distendus; les fibres du tissu conjonctif sont tuméfiées, le réseau à mailles est dilaté, on voit quelques cellules d'exsudat dans sa trame et dans la gaîne adventice des vaisseaux; dans la sphère de la bulle elle-même, les cellules du corps muqueux sont troubles, gonflées, avec un commencement de division des noyaux indiquant un processus formatif. Ces cellules sont disposées en fibres et en lamelles, qui sont tendues entre la paroi supérieure de la bulle et les papilles de la base, ou encore sur des cellules muqueuses restées adhérentes.

C'est ainsi que ces papilles forment un réseau dont les mailles contiennent, outre le sérum, des cellules d'exsudat, des débris d'épithélium et des concrétions fibrineuses (V. Biesadecki, Unna, etc.), conditions qui existent dans les bulles en toutes circonstances. Je ferai, en outre, observer que les phénomènes qui se passent à l'intérieur des bulles sont toujours les mêmes, qu'elles soient produites par la cire à cacheter fondue, par le feu ou par une vésication (Unna), ou provoquées par une cause interne, comme dans le zoster.

La marche du processus local a lieu d'une manière typique. La bulle dont l'enveloppe est conservée, se dessèche, aussitôt que l'inflammation et l'exsudation ultérieure s'arrêtent; son contenu forme une croûte, sous laquelle les cellules muqueuses se régénérant, au-dessus des papilles conservées, se reconstituent en épiderme. Dans les cas où l'enveloppe de la bulle est soulevée soit mécaniquement, soit par l'abondance de l'exsudat, une prolifération cellulaire abondante se produit dans le corps muqueux mis à nu, sous forme de suppuration catarrhale (épithéliale). Les papilles en partie détruites par l'hémorrhagie, apparaissent comme de petits points rouges, dans un réseau purulent, gris, dont les mailles sont formées par le stratum interpapillaire de Malpighi.

Peu à peu, sous l'influence de la rétrocession des phénomènes inflammatoires, l'élimination des cellules diminue, elles deviennent plus cohérentes, et elles se condensent dans les couches supérieures de la peau et sur les papilles. Il en résulte que la guérison se fait partout sans cicatrice, et c'est seulement dans les points où l'hémorrhagie a détruit quelques papilles qu'il reste des cicatrices blanchâtres.

A ce degré, même pour un très petit espace de tissu lésé, les premiers moments qui suivent la brûlure sont accompagnés de douleurs vives. Si la lésion occupe une étendue plus considérable, par exemple les mains et les bras, il survient une fièvre intense. Il peut aussi, à la période de la suppuration, se produire, comme complication, de l'inflammation, de la lymphangite, de l'engorgement ganglionnaire. Une période extrêmement douloureuse est celle dans laquelle les papilles sont découvertes sur de grandes surfaces ; avec la formation d'un nouveau revêtement épithélial, et même avant qu'il se soit solidifié, ces douleurs cessent.

Mais si la brûlure au deuxième degré a atteint une portion plus considérable de la peau, les mains et les pieds, les avant-bras et les jambes, la face et une partie du dos; ou si elle survient chez un individu jeune, un enfant, on voit alors apparaître presque fatalement des complications dangereuses.

Le troisième degré de la brûlure *dermite escharotique* est occasionné par l'exposition à une chaleur plus intense, par les flammes, le métal rougi ou en fusion, les explosions de gaz, la vapeur à une forte tension, ou seulement par des liquides en ébullition, ou caustiques, si ces agents sont restés en contact avec la peau pendant un temps suffisant, ou s'ils possèdent une puissance calorique considérable.

Ce qui, dans la brûlure, caractérise ce degré, c'est l'escharification, la mortification immédiate; dans toute l'étendue où elle a subi cette altération, la peau semble carbonisée, noire, brune, d'un mauvais aspect ou desséchée, semblable à du cuir; d'autres fois elle ne paraît nullement altérée, elle est unie, blanche, semblable à l'albâtre, mais elle est toujours raide au toucher, dure ou coriace, insensible. Dans la partie atteinte, toute activité vitale, toute circulation sont arrêtées. D'après la nature chimique de l'effet produit, il s'agit tantôt d'une carbonisation réelle, telle par exemple que l'opère un brasier; dans ce cas, on aperçoit dans l'eschare brunâtre le contenu carbonisé des vaisseaux superficiels, formant des arborescences d'un brun noir. Si on brûle la peau d'un mort, par exemple d'un individu assassiné, cette injection vasculaire n'existe pas, c'est là un caractère décisif en médecine légale (E. Hofmann) (1). Une autre fois, l'influence la plus immédiate est la mortification des tissus par coagulation et décomposition des substances protéiques, ou une transformation comme dans le tannage du cuir, par exemple dans une chute au milieu d'un four à chaux, où la peau est altérée comme dans la brûlure par la vapeur, etc. Au-dessus de quelques surfaces blanches l'épiderme est soulevé sous forme de bulles ou tuméfié en lamelles, et on croirait n'avoir affaire qu'à une brûlure du

(1) Voy. contradictoirement, M. P. Brouardel, *Étude médico-légale sur la combustion du corps humain*, in *Annales d'hygiène publique et de médecine légale*. Paris, 1878. (*Note des Traducteurs.*)

second degré (1). Mais, au bout de deux ou trois jours, on peut reconnaître ce dont il s'agit, puisqu'en ce point la peau prend un mauvais aspect et se ride, et vers les bords se sépare des parties adjacentes.

Entre le troisième et le cinquième jour, il se produit autour de l'eschare, par la réaction inflammatoire des parties environnantes, une zone purulente qui forme un large sillon et se continue dans la base qui est également en suppuration ; l'élimination de l'eschare s'opère dans l'espace de huit à douze jours. La plaie, ainsi mise à découvert, est le plus souvent d'une profondeur inégale, étagée, montrant que la mortification est presque toujours très irrégulière. Les eschares qui sont à la superficie protègent très longtemps les tissus sous-jacents contre l'influence de la température élevée (Hofmann); les incinérations de cadavres ont clairement montré combien la carbonisation s'étend difficilement en profondeur. Je parlerai ailleurs des processus plus intimes dans la guérison des plaies au moyen de la suppuration, je me borne ici à mentionner brièvement les phénomènes anatomiques faciles à reconnaître. Il s'élève, de toute la surface, des granulations luxuriantes, et enfin la cicatrisation s'établit. La couche épidermique nouvelle provient en très grande partie de l'épiderme marginal. Cependant, on voit toujours, au centre du champ de granulations, de nouveaux îlots épidermiques. On a toute raison de croire, d'après les données actuelles des recherches expérimentales et histologiques, que ces îlots ne viennent pas des cellules migratrices et de corpuscules de tissu conjonctif émanés du chorion et de l'épithélium voisin, comme cela a été dit (Biesiadecki, Pagenstecher), mais d'un épithélium préformé, c'est-à-dire des débris des prolongements du réseau muqueux qui ont subsisté dans les points où le travail d'escharification n'a pas pénétré trop profondément; c'est surtout cette dernière condition que j'ai fait ressortir.

Le résultat de la cicatrisation est donc un tissu de néoformation dans lequel manquent des papilles, des poils et des follicules, —

(1) L'exploration de la sensibilité à l'aide d'une aiguille fournit, dans ces cas, les renseignements les plus précis. (*Note des Traducteurs.*)

c'est-à-dire une cicatrice. Au début elle ne correspond déjà plus tout à fait à la forme et à l'étendue de l'eschare, puisque, dès la période de granulation, il se produit une rétraction de la couche sous-cutanée et des parties voisines (Billroth); elle y correspond encore moins plus tard, puisque le tissu cicatriciel jeune se rétracte de plus en plus. C'est ainsi que la cicatrice devient d'autant plus irrégulière, inégale, rayonnée, contractée, tuméfiée, plissée, ou réticulée, que la perte de substance était plus grande et que la guérison a été plus lente.

Mais la carbonisation, l'escharification peuvent atteindre aussi, par places, le derme en entier et tous les tissus sous-jacents, y compris les os. Si cet état se produit sur une très grande étendue, on n'a plus alors affaire réellement à un malade, c'est-à-dire à un être vivant, puisque l'individu a dû perdre la vie longtemps auparavant dans les flammes, soit par asphyxie, soit par commotion.

J'ai jusqu'à présent décrit, pour ainsi dire, les phénomènes anatomiques de la brûlure, ceux qui sont produits directement par l'influence d'une haute température sur la peau, et ceux qui, suivant les lois physiologiques, surviennent localement après les premiers et représentent, dans leur totalité, les processus d'élimination et de régénération. Ils sont, les uns avec les autres, dans un rapport constant. Aussi la distinction de la brûlure d'après des degrés déterminés a-t-elle une base positive, Mais, avec ces symptômes locaux, le tableau morbide exact de la brûlure n'est pas terminé, car il s'y joint, du côté de l'organisme en général, d'autres phénomènes non moins importants dont la mesure est donnée non par le degré de l'altération anatomique, mais bien par l'étendue de la lésion. Ces symptômes manquent complètement dans la brûlure au troisième degré très limitée, par exemple, atteignant la largeur de la main; ils peuvent au contraire survenir avec une brûlure au premier et deuxième degré, mais étendue à une grande partie de la peau.

Admettons un cas moyen, tel qu'il s'offre par exemple, alors qu'une personne a eu ses habits brûlés par des flammes d'alcool, de pétrole, de gaz ou le feu en général, cas dans lequel les flammes se dirigent toujours en haut, de manière que la face et les bras y sont le plus exposés, et, admettons aussi, si vous le voulez, que des témoins de l'accident aient étouffé le feu au bout de peu de minutes. Ordinairement, une ou deux heures après la catastrophe, on observe le tableau suivant :

Les poils de la barbe et les cheveux sont roussis par le feu, les mains et les avant-bras, quelques parties des bras, la face, les régions cervicale et claviculaire, la nuque, la région dorsale supérieure, et quelques points des membres inférieurs présentent des plaies par brûlure. Dans les régions où les vêtements sont appliqués intimement, et comprimaient les tissus, la peau, en cas de brûlure rapide, est moins atteinte que dans d'autres régions ; il en est ainsi sous le corset, à la taille et sous les jarretières.

La plus grande partie de la plaie représente une brûlure au premier et au second degré ; à la face, à la poitrine, le plus souvent aussi au dos on trouve des surfaces limitées présentant seulement une carbonisation brune, ou laissant voir des eschares blanches sous l'épiderme soulevé d'une manière mécanique par l'exsudation ou par les tentatives faites pour éteindre le feu. Il n'y a donc nulle part de brûlure du troisième degré, ou bien il n'en n'existe que dans une petite étendue.

Dès lors l'évolution a lieu dans l'ordre suivant : le malade qui, pendant et immédiatement après la brûlure, était excité au plus haut degré, gesticulait comme un fou et poussait des cris de douleur, se calme aussitôt qu'on a recouvert, selon les règles de l'art, les plaies produites par la brûlure. Il supporte en silence la sensation de brûlure, ou il exprime tout au plus sa douleur par des soupirs et des gémissements ; du reste, il est redevenu tout à fait maître de lui, et il a recouvré toute sa force morale. Aux personnes qui l'interrogent, il raconte les détails de l'événement, et fournit, sur tout, les plus exacts renseignements. Le plus souvent il n'a pas uriné depuis ce moment, et la sonde, introduite dans la vessie, ne ramène, en général, aucun liquide, tout au plus parfois quelques gouttes d'urine albumineuse (Wertheim), ou plus rarement sanguinolente. Au bout de cinq à six heures, il survient de temps à autre des bâillements et de profonds soupirs, les paupières sont tenues fermées. Si on adresse la parole au malade, il ouvre les yeux et donne encore des réponses précises; mais il est impossible de ne pas constater chez lui une certaine apathie. Alors il survient des inspirations profondes, des éructations et des râles. C'est déjà un mauvais signe. Bientôt surviennent des vomissements de restes d'aliments, de liquide bilieux, rarement de sang.

Hebra déclare n'avoir pas obtenu dans ces cas d'écoulement de sang par la piqûre des différentes veines de la peau (saignée). Le contenu des vaisseaux paraissait épaissi. Ensuite, il survient rapidement de l'excitation; les malades s'agitent d'une manière désordonnée, ils ont des contractions cloniques, de l'opistothonos, et perdent entièrement connaissance. Puis un délire bruyant fait place à une somnolence tranquille, ou cette somnolence suit immédiatement la période de dépression. Avec ces phénomènes et une respiration faible, rapide et un pouls fuyant, s'éteignant, la mort arrive dans l'intervalle de dix-huit à vingt-quatre ou quarante-huit heures, au milieu des cris et de l'agitation ou dans la stupeur; quelquefois, elle a été précédée par des hémorrhagies de l'estomac et de la vessie. Je n'ai encore vu guérir aucun des malades chez lesquels on avait constaté de l'ischurie ou chez qui on avait observé des râles et des vomissements. Déjà les soupirs profonds et les éructations fréquentes sont à mes yeux un signe de fâcheux augure. Cependant, il peut encore se produire une résolution de ces premiers symptômes. J'ai observé cette heureuse terminaison chez une femme, à la fin du deuxième jour, et je crus la malade sauvée, parce qu'il était survenu de la diurèse et que les vomissements avaient cessé. Mais, après un bien-être de deux jours, on vit se reproduire, à la fin du quatrième jour, toute la série des symptômes sus-mentionnés, qui se succédèrent rapidement et, en quelques heures, tout fut fini. On a aussi observé, après une semaine, la même série de symptômes.

A l'autopsie, on trouve quelquefois des ulcérations dans le duodénum (ulcères de corrosion, Klebs et Hofmann), des érosions hémorrhagiques sur la muqueuse de l'estomac et de l'intestin, la dégénérescence granuleuse des parois vasculaires, des muscles et des organes parenchymateux, de l'hyperhémie des méninges, de très bonne heure de la néphrite (Wertheim). Habituellement le sang est coagulé, mais, le plus souvent, on ne trouve pas de lésions que l'on puisse considérer comme les causes véritables de la mort.

Tout l'ensemble des symptômes de cette première période qui suit immédiatement la brûlure, la marche prompte et l'issue fatale rapide indiquent une intoxication générale. Il est évident que la lésion de la peau ne détermine pas ces phénomènes à titre d'inflammation, car, pendant ces premières périodes on constate à peine de l'inflammation et de la suppuration. Aussi a-t-on essayé d'expliquer de différentes manières ce résultat immédiat énigmatique de la brûlure : En voyant périr rapidement des animaux enduits de vernis, par suite de la suppression de la perspiration cutanée sur une grande étendue, on en a conclu à tort que les choses se passent de la même manière chez l'homme en cas de brûlure. Mais cela n'est nullement prouvé pour la brûlure du second degré ; et l'on ignore toujours pourquoi les deux tiers non attaqués de la surface cutanée et les reins ne pourraient pas contre-balancer rapidement cet accident, et pourquoi au contraire les fonctions rénales sont ordinairement tout à fait supprimées.

Comme Wertheim l'avait fait le premier, d'autres auteurs ont appelé l'attention sur la présence dans le sang des sujets brûlés de petits corpuscules que l'on devrait considérer comme des dérivés des corpuscules rouges du sang. Si ces corpuscules, ou la mélanine, sont pour quelque chose dans la mort rapide, ceci est un problème à résoudre, ainsi que la question de savoir si la mort est occasionnée par des matières excrémentielles retenues dans le sang (carbonate d'ammoniaque), ou par des matières toxiques qui peuvent être produites par les substances organiques décomposées par la chaleur et introduites dans le sang ?

On a souvent constaté expérimentalement (Falk) l'abaissement rapide de la température du corps après une brûlure étendue, tandis que Sonnenburg croit que la surélévation de la température du sang a pour conséquence directe la paralysie du cœur ; mais dans la mort arrivant lentement, la pression du sang tombe par suite de la paralysie réflexe des vaisseaux.

En somme, je pense, comme l'a dit auparavant Hebra, qu'il

faut surtout prendre en considération le choc nerveux, car j'ai vu la même marche se produire là où il n'était pas question de brûlure par températures élevées, et dans toutes les espèces de mort par brûlure, telle que par eau bouillante et par caustiques, quoique l'effet chimique doive être différent dans chacune de ces circonstances, par exemple pour la brûlure des flammes, de l'eau bouillante et de la chaux.

Si le sujet qui a été brûlé survit à cette première période, les lésions de la peau se placent au premier plan des symptômes, et la marche ultérieure se poursuit de la manière déjà décrite et selon les règles habituelles d'après lesquelles on voit, en général, se succéder l'inflammation, la suppuration, la chute des croûtes, la granulation, enfin la cicatrisation.

Dans le cas où, après la première ou la seconde semaine, cette intoxication complexe ne s'est pas manifestée, une issue fatale ne peut survenir que par le fait des accidents connus dans le domaine de la chirurgie générale, comme dans tous les processus de suppuration, par l'érysipèle, la pyémie, l'épuisement, par la pneumonie, ou par la maladie de Bright.

D'après ce que je viens de dire, le pronostic immédiat dans les brûlures dépend tout d'abord de l'intensité et de l'étendue de la lésion locale; on peut, en principe, le porter favorable dans les brûlures du premier et du second degré, mais il est toujours douteux dans ce dernier cas, lorsque la brûlure est très étendue ou quand elle a frappé un sujet délicat (nourrisson). La brûlure du troisième degré, même lorsqu'elle n'occupe qu'une petite surface, est grave chez les individus jeunes, et se termine presque toujours fatalement; il en est encore ainsi lorsqu'elle coïncide avec des brûlures du deuxième degré, si elle a atteint un tiers de toute la surface cutanée. Si la mort n'est pas survenue immédiatement après l'accident, la marche ultérieure de la brûlure, ainsi que ses suites matérielles (durée de la maladie, lésions organiques et fonctionnelles des extrémités, atrésie de l'ouverture palpébrale, etc.), donnent lieu à des conséquences variables suivant l'épaisseur plus ou moins grande de l'eschare, selon le siège de la plaie, par l'idiosyncrasie individuelle et, — on peut bien aussi le dire, — selon le traitement.

Le traitement des brûlures doit avoir pour but premier le soulagement des douleurs aiguës. Pour le degré érythémateux, on peut se borner à l'emploi de la poudre d'amidon, de compresses imbibées d'eau froide, d'eau blanche; si la brûlure occupe une étendue peu considérable, on badigeonnera avec le collodion ou avec des substances analogues. L'inflammation une fois disparue, la desquamation n'exige aucun autre traitement.

Dans le second degré de la brûlure, il faut d'abord faire cesser la sensation de tension en perforant les bulles à leur partie inférieure, opération qui, aidée d'une douce compression au moyen de tampons de charpie imprégnés de poudre absorbante, permet l'issue du sérum. Il importe, cependant, de conserver la paroi des bulles, parce qu'elle constitue le meilleur moyen de protection pour les papilles dénudées, et que, grâce à elle, l'épidermisation se fait le plus souvent sans suppuration.

Dans une brûlure étendue, quel qu'en soit le degré, notamment s'il existe des bulles et des eschares, le contact de l'air occasionne les plus vives douleurs, surtout là où l'épiderme est enlevé; aussi a-t-on, de tout temps, recommandé de placer autant que possible les parties brûlées à l'abri du contact de l'air, au moyen de pansements souples et bien adaptés. Pour les brûlures limitées, on emploie de la toile ou du coton imbibés d'huile d'olive, de blancs d'œufs, d'huile de lin avec de l'eau de chaux (parties égales). On les laisse appliqués durant les premiers jours pour ne pas arracher en les ôtant l'enveloppe des bulles, et on empêche leur dessiccation par des attouchements fréquents avec ces mêmes liniments. On peut aussi appliquer sur ces appareils des compresses d'eau froide, si la sensation du froid est agréable au malade. Au bout de quelques jours, s'il s'est formé de la suppuration sous le pansement, il est nécessaire de l'enlever et de le changer souvent pour empêcher la décomposition de la sécrétion. Comme on le comprend, ce pansement est accompagné de vives douleurs pour le malade, et, dans le cas de nombreuses brûlures, c'est aussi une grande tâche pour les garde-malades.

Le bain continu conseillé par Hebra présente des avantages

qu'on ne saurait trop apprécier à côté des inconvénients que j'ai énumérés, ainsi que pour le traitement ultérieur. On place dans le cadre d'un lit une grande baignoire garnie d'un cadre de fer, en carré long, tendu transversalement de sangles et suspendu par des chaînes qui courent autour de deux rouleaux placés à la tête et au pied du lit. Le cadre comprend deux parties, l'une pour la tête et l'autre pour le corps. La première peut être élevée à différentes hauteurs au moyen de charnières dentées, et tout l'appareil peut être soulevé et redescendu au moyen de manivelles et de roues dentées. Sur le cadre tendu de sangles, comme nous l'avons dit, on place un matelas ou des couvertures de laine pour recevoir le malade. On remplit la baignoire de la manière ordinaire et on descend le patient dans l'eau avec son lit flottant.

La manivelle sert à soulever le malade quand il a besoin d'uriner ou d'aller à la garde-robe.

Le brûlé trouve immédiatement l'eau trop chaude, c'est pourquoi elle ne doit avoir d'abord que 31° ou 32° centigrades. Aussitôt après il se produit un frisson, et il faut porter rapidement le bain à 40° ou 42° centigrades ; le bien-être se produit et les douleurs ont presque entièrement cessé. Le bain continu ne remédie pas aux premiers symptômes de l'intoxication ni à la marche aiguë fatale. Les malades atteints de brûlures étendues meurent dans le bain aussi bien que hors du bain, mais ils ont, du moins, été immédiatement délivrés de leurs douleurs.

Au contraire, le bain continu est un remède réel et un véritable bienfait pour le malade et pour les infirmiers pendant la période de suppuration. En effet, tandis que ces pauvres malades ne peuvent jamais être tenus suffisamment propres dans le lit, vu le temps qu'exige le pansement d'un grand nombre de plaies purulentes étendues, tandis qu'il leur est en même temps très douloureux d'être soulevés et retournés, et que malgré toute précaution, les draps s'attachent, puis s'arrachent ; comme il se produit, par conséquent, ici des hémorrhagies, là des stagnations de pus fétide ; comme il y a fièvre et imminence de septicémie, et qu'une excitation nerveuse accompagne tout pansement, — dans l'eau, au contraire, toute cette peine, toutes ces souffrances, tous ces dangers disparaissent. Le malade se repose et se meut à volonté, dort et mange, s'occupe, s'il n'a pas la fièvre, selon son plaisir et ses goûts, et les plaies sont toujours propres ; elles se recouvrent de belles granulations, souvent trop luxuriantes même, si bien qu'on doit les réprimer suivant les méthodes connues.

Ainsi, le bain continu de Hebra est, du commencement à la fin, le meilleur moyen de protection contre les douleurs et, pendant la période de suppuration, il devient un remède direct et préférable aux autres, puisque dans l'eau la chute des eschares se produit plus rapidement que hors de l'eau, que la stagnation et la décomposition du pus sont à peine possibles, que le danger de septicémie, d'érysipèle est écarté, et que la fièvre cessant immédiatement, le sommeil et l'appétit se maintiennent, et l'organisme est mis à même de suffire à l'abondance de la suppuration. Enfin, par l'éloignement de tous les inconvénients et dangers subjectifs et objectifs, qui l'accompagnent dans d'autres circonstances, la réparation prend une marche extrêmement favorable.

Je ne veux pas exposer ici les données théoriques que l'expérimentation physiologique a indiquées, par rapport à la manière dont se comporte le corps dans le bain. Ce qui est plus important ici, c'est de faire ressortir, en premier lieu, que tous les malades atteints de perte considérable d'épiderme (telles que brûlure, pemphigus foliacé, gangrène ou plaies en suppuration) voient disparaître très rapidement leur fièvre dans le bain continu, qu'ils reprennent l'appétit et le sommeil et qu'ils guérissent le plus rapidement possible. En second lieu, les expériences faites dans notre clinique (expériences soigneusement recueillies par Hans Hebra), ont montré que des malades ont pu séjourner dans l'eau deux cent cinquante jours et autant de nuits, sans qu'il en soit résulté d'autre effet que leur guérison.

Dans la pratique privée, on peut de préférence se servir pour le bain continu d'une longue baignoire placée à une certaine hauteur, dans laquelle on met des couvertures de laine et des matelas en crin. Il faut toujours régler la température de l'eau d'après la sensation du malade, et la renouveler deux ou trois fois par jour, suivant les circonstances.

On peut aussi traiter des brûlures peu étendues au moyen de l'irrigation continue.

Quant au traitement à instituer si l'on n'a pas recours au bain, il faut enlever les eschares à mesure qu'elles se détachent, et traiter les plaies en suppuration suivant des règles chirurgicales spéciales, en les tenant très propres et en les recouvrant avec des liniments, onguent simple, des cérats avec ou sans addition d'oxyde de zinc, de céruse, d'alun, d'huile phéniquée, de pâte phéniquée, d'opiats, etc.

Si les granulations deviennent trop luxuriantes, il faut les réprimer au moyen du crayon de nitrate d'argent, ou par des attouchements journaliers avec une solution de nitrate d'argent (1 sur 1 d'eau distillée), d'applications de charpie imbibée dans cette solution ou dans une solution plus étendue, ou par une pommade caustique (pom. émoll. 50 gr.; nitrate d'argent 0 gr. 15 cent. à 0 gr. 50 cent.). On maintient à niveau les bourgeons charnus à l'aide de ces derniers moyens, ou par des cautérisations énergiques et si c'est nécessaire renouvelées tous les jours ou tous les deux jours. C'est seulement ainsi qu'on obtient des cicatrices unies, souples, peu rétractiles ultérieurement, et qu'on prévient des brides et des rétractions au niveau des articulations, au cou, etc., et d'autres conséquences fâcheuses de même nature. Mais le plus sûr moyen d'empêcher la direction vicieuse des doigts et en général des plis de la peau, c'est la cautérisation répétée chaque jour jusqu'à cicatrisation complète.

Cependant le traitement le plus rationnel ne peut pas empêcher que des brûlures très étendues, comprenant, par exemple, un membre tout entier ou la région dorsale, ne soient pas complètement cicatrisées même au bout de deux à trois ans, que les cicatrices récentes ne se déchirent de nouveau dans un point ou dans un autre, ne se désagrègent, ne soient détruites par des hémorrhagies, ou qu'il se produise ultérieurement des contractures entravant les fonctions.

Ce que j'ai dit relativement aux symptômes, aux suites, au pronostic et au traitement des brûlures proprement dites, s'applique aussi en général aux plaies analogues occasionnées par de véritables caustiques, par exemple par le vitriol, la chaux, etc.

A la suite d'un coup de foudre, on trouve sur la peau des taches rouges irrégulières ou des dessins bruns, et de diverses colorations, ramifiés comme des branches d'arbre, tels que Schefcik les a récemment reproduits, pouvant correspondre à des vaisseaux ou à des nerfs; ou bien il n'existe aucune trace de plaies.

Je serai beaucoup plus bref en ce qui concerne les lésions de la peau occasionnées par des températures exceptionnellement basses, et que l'on désigne sous les noms de congélation, *dermatite de congélation* ou *congélation*.

Sous l'influence longtemps prolongée d'une température absolument basse, et aussi, — mais chez des personnes prédisposées, — d'une température de 4 à 5 degrés au-dessus du point de congélation, les parties de la peau subissent des altérations que, comme celles de la brûlure, l'on peut diviser en trois degrés : dermite par congélation érythémateuse, bulleuse, et escharotique.

La forme erythémateuse constitue ce qu'on appelle les engelures, *perniones*. Leur siége principal est aux mains et aux pieds, plus rarement au nez, aux joues et aux oreilles. Elles ne surviennent que lorsque les parties de la peau atteintes ont été réchauffées après avoir été exposées au froid pendant longtemps, par conséquent le plus souvent dans la soirée et par la chaleur de la chambre; ceux qui en sont atteints sont alors incommodés pendant plusieurs heures par des picotements et par une vive démangeaison. La lésion se présente sous forme de plaques saillantes de la dimension de l'ongle du pouce jusqu'à celle d'une pièce de 5 francs en argent, d'une coloration rouge vif à la périphérie et livide au centre. La douleur, la sensation de chaleur et le prurit augmentent régulièrement le soir, tandis que dans la matinée les engelures sont à peine sensibles à la pression.

Le froid occasionne la contraction des vaisseaux capillaires de régions limitées, dont la peau s'anémie, se refroidit et devient insensible. Mais probablement les capillaires deviennent en même temps parésiques, puisqu'ils se dilatent extraordinairement par la suite, ce qui donne lieu à des phénomènes d'hyperhémie passive, de cyanose, à des symptômes de stase, d'infiltration séreuse et d'inflammation lente. Cette dernière amène aussi l'issue d'un sérum sanguinolent sous l'épiderme et, après, la rupture des bulles, la désagrégation nécrosique des couches les plus superficielles du chorion sous forme d'ulcères torpides à marche très lente, reposant sur une base hémorrhagique, — *pernio ulcerans*. J'ai vu parfois résulter de cet état de la phlébite et de l'adénite avec des symptômes fébriles intenses.

Cette forme constitue en même temps le second degré de la congélation et peut survenir chez tous les individus dont la peau a été exposée pendant longtemps à un froid vif.

Ce sont surtout les sujets anémiques (1) des deux sexes qui sont disposés aux engelures. Chez ces personnes on voit survenir des engelures dès les jours de pluie froide de l'automne et même de l'été, lorsque la température de l'air est tombée à peu près à 4 ou 5 degrés R., tandis que des personnes bien nourries et produisant assez de chaleur peuvent s'exposer même à de grands froids sans contracter d'engelures. C'est pour cela que les premières souffrent régulièrement d'engelures à chaque saison froide pendant plusieurs années, — aussi longtemps que l'anémie persiste, — tandis que des sujets généralement robustes voient une congélation se produire très accidentellement sur une partie limitée de la peau, et alors, le plus souvent, c'est une congélation du deuxième ou du troisième degré.

Dans la congélation au troisième degré, on trouve de grosses bulles remplies d'une sérosité sanguinolente dont la base est constituée par un tissu hémorrhagique, ou bien la peau présente un aspect pâle, marbré de bleu ; en même temps elle est froide, rigide et insensible. Ce n'est qu'au bout de plusieurs jours et

(1) L'engelure dans toutes ses variétés appartient essentiellement (nous ne disons pas exclusivement) aux sujets lymphatiques et aux strumeux. (*Note des Traducteurs.*)

même de plusieurs semaines, que l'on constate à quel point les tissus sont mortifiés. Il se produit, en outre, un effet tout à fait inégal du froid, car la momification arrive en quelques points jusqu'à l'os, et l'os lui-même se nécrose, tandis que, dans d'autres ce ne sont que les couches superficielles de la peau qui subissent la destruction; ou bien encore il se fait, dans des points intermédiaires, une nécrose profonde. A la limite de l'eschare, il s'établit une inflammation exfoliatrice et de la suppuration qui s'accompagnent de fièvre. Les suites de ces congélations sont la perte de quelques phalanges ou du membre entier; souvent aussi, la phlébite, la septicémie et la mort, si de bonne heure on n'a pas amputé la partie mortifiée.

Le pronostic de la congélation au troisième degré est très incertain par les raisons que j'ai indiquées, même lorsqu'elle n'a atteint que quelques orteils ou quelques doigts. Du reste, il faut encore observer qu'on ne peut se faire une juste idée de l'étendue et de la profondeur de la congélation qu'au bout de plusieurs jours, puisque la réaction ne survient que très tard et lentement; et que plus d'une partie paraissant insensible peut revenir à la vie, car, comme Billroth l'a dit avec raison, les vaisseaux sont en bien des points perméables et peuvent être encore traversés par le sang et devenir propres à la nutrition des tissus, tant que ces derniers n'ont pas été décomposés par la congélation directe de leurs éléments aqueux. Mais, avec la perméabilité des vaisseaux, existe aussi un plus grand danger pour la septicémie, puisque le courant sanguin qui les traverse peut entraîner des particules décomposées de tissu.

Dans la thérapeutique de la congélation escharotique, on est, dès le début, d'après les considérations qui précèdent, dans l'impossibilité d'agir d'une façon active; on essaie de ranimer peu à peu les parties congelées en les frottant avec de la neige pour rétablir la circulation. La nécessité de l'ablation chirurgicale partielle ou totale de parties plus ou moins considérables de membres congelés est subordonnée à l'expérience chirurgicale de chacun. Il y a eu récemment une savante discussion à la Société de médecine de Vienne, à l'occasion d'un intéressant discours de Billroth sur la gangrène spontanée. Tandis que Billroth plaidait d'après son expérience, pour pratiquer l'amputation aussitôt que possible, Dumreicher et Dittel insistaient pour qu'on attendît jusqu'à ce que la gangrène se limitât. Dans la congélation des orteils et des doigts, j'ai trouvé qu'il était, pour les malades, préférable d'attendre, puisque les résultats sont en général plus avantageux qu'il n'était permis de l'espérer dès le début. Dans l'escharification arrivée jusqu'à la partie moyenne de la jambe, j'ai vu survenir la mort par septicémie, après une amputation faite tardivement, et je l'ai vue survenir aussi pendant la temporisation.

Si on se trouve en présence de sujets complètement raidis par le froid, il faut avant tout essayer de leur faire reprendre connaissance dans un endroit frais, par des frictions et par les moyens usités en pareil cas, et ce n'est qu'après avoir pourvu à cette indication principale qu'on portera son attention sur les congélations locales.

Contre les engelures érythémateuses, les meilleurs remèdes sont : les badigeonnages avec la teinture d'iode, la glycérine iodée, le collodion, l'acide nitrique étendu, le suc de citron, la gélatine, des pommades avec le sous-acétate de plomb (5 à 10 sur 40), de créosote (0 gr., 5 décigr., sur 20 gr. d'excipient), de camphre (camphre en poudre 1 gr., craie blanche 40 gr., huile de lin 80 gr., baume du Pérou 1 gr., 50), le baume du Pérou, la levûre de bière, des pansements contentifs avec l'emplâtre de litharge brûlée, des frictions avec la neige, des manuluves et des pédiluves chauds, — remèdes soit médicaux, soit populaires, en si grand nombre que déjà par là on peut comprendre leur impuissance. Il faut aussi recouvrir les parties ulcérées avec les pommades ou les emplâtres légèrement caustiques que j'ai cités, ouvrir les bulles et cautériser leur base au moyen de la pierre infernale.

A titre de prophylaxie, il est essentiel pour les personnes disposées à avoir des engelures même sous l'influence d'un abaissement modéré de température, de porter des chaussures et des gants chauds, suffisamment larges et commodes, parce que la congélation se produit d'autant plus facilement que la compression détermine déjà un certain degré d'anémie dans la partie comprimée. Il faut, en outre, combattre la prédisposition aux congélations, par une médication appropriée chez les anémiques et les chlorotiques (1), à l'aide des ferrugineux et d'une meilleure alimentation.

VINGT ET UNIÈME LEÇON

b. INFLAMMATIONS SYMPTOMATIQUES DE LA PEAU (2)

Inflammation érythémateuse diffuse, érysipèle; forme phlegmoneuse, pseudo-érysipèle. — Formes circonscrites : furoncles, anthrax (idiopathique et symptomatique). — Formes endémiques : bouton d'Alep. — Zoonoses : morve, piqûre anatomique, pustule maligne.

Les inflammations symptomatiques de la peau forment, par leurs causes et en raison de leur nature, un contraste frappant avec les inflammations idiopathiques dont j'ai parlé d'abord. Tandis que celles-ci représentent un résultat direct d'influences nocives, et sont entièrement proportionnelles à l'intensité et à l'étendue mécanique, chimique et dynamique de cette cause nuisible, les inflammations symptomatiques de la peau, une fois produites, prennent une forme et suivent une marche qu'il est impossible d'expliquer exactement par l'action de la cause supposée.

En effet, les conditions occasionnelles des inflammations symptomatiques sont, à proprement parler, inconnues; mais on peut, cependant, les apprécier d'après leurs caractères généraux, et les considérer comme représentées par des agents toxiques ou irri-

(1) .... et les scrofuleux. (*Note des Traducteurs.*)

(2) Toutes les affections dont il s'agit dans cette XXIe leçon, de même que dans la XXe, appartiennent à la pathologie commune; il n'y a aucune raison pour importer leur étude complète dans la pathologie cutanée; c'est pourquoi nous nous abstiendrons, pour cette leçon comme pour la précédente, de toute annotation, à l'exception d'un point particulier de l'anatomie pathologique de l'érysipèle, ou pour mentionner les auteurs français à la place où ils doivent être nommés. (*Note des Traducteurs.*)

tants, qui sont directement ou indirectement d'origine animale, soit qu'ils proviennent de l'individu lui-même ou d'un autre individu, soit qu'ils viennent d'un animal. C'est une question encore très controversée de savoir si ces substances ne sont pas des produits de la décomposition des tissus animaux ou des éléments organisés (micrococcus, bactérie, bactéridie). Quoi qu'il en soit, on pense que, déposés à la surface d'une plaie ou d'une manière quelconque, dans les lympathiques, ils occasionnent une inflammation qui peut s'étendre plus ou moins, puis se terminer comme une affection simple de la peau, ou entraîner la maladie de l'organisme tout entier ; telles, par exemple, l'intoxication cadavérique, l'infection par sang de rate, par venin de serpent, par la morve. D'autre part, ces agents nocifs, provenant d'un foyer morbide appartenant au malade lui-même, d'un foyer en suppuration, rétro-utérin, par exemple, ou cutané, d'une pustule de la peau ou de toute autre source cachée, et arrivant dans les voies vasculaires, déterminent à la fois l'inflammation de la peau et la maladie de l'organisme tout entier, comme dans l'érysipèle, le furoncle, l'anthrax.

A ce point de vue, on peut considérer les inflammations cutanées symptomatiques comme des maladies par infection locale ou générale; cependant, comme je l'ai déjà dit, cette conception n'est pas fondée pour tous les cas ; elle ne l'est pas, par exemple, pour tous les furoncles.

Suivant leur caractère clinique, les inflammations symptomatiques de la peau se manifestent ou sous une forme diffuse, comme l'érysipèle et le pseudo-érysipèle (le premier avec un exsudat plus séreux, le second avec un exsudat plus plastique), ou sous forme de foyers circonscrits, comme le furoncle, l'anthrax, la pustule maligne, la morve, le bouton d'Alep.

Relativement à l'intensité des modifications qu'elles produisent dans les tissus, nous divisons les formes d'inflammation dont il est ici question, en érythémateuse et en phlegmoneuse.

A titre d'inflammation érythémateuse, il faut d'abord citer l'érysipèle.

ÉRYSIPÈLE.

L'érysipèle, *Rothlauf*, *Rose*, est une inflammation de la peau, commençant généralement par un mouvement fébrile qui en accompagne ultérieurement le cours, inflammation qui se manifeste par une rougeur diffuse, douloureuse, et par une tuméfaction de la peau, et qui, suivant ordinairement une marche aiguë, se termine par desquamation.

On ne peut pas méconnaître dans les symptômes et dans le cours de la maladie une certaine analogie avec ceux des exanthèmes aigus.

Communément, douze à vingt-quatre heures avant l'apparition de l'érysipèle, il survient un frisson suivi d'une période de chaleur, de phénomènes gastriques, de vomissements et de symptômes généraux concomitants semblables à ceux qui constituent ce qu'on appelle la fièvre d'éruption des exanthèmes.

L'inflammation érysipélateuse apparaît sur un point limité de la peau, de l'étendue environ d'une pièce de 5 francs en argent, avec sensation de tension, de douleur, ou avec un prurit modéré, sous forme d'une tache élevée, irrégulièrement circonscrite, dont le bord est en général bien tranché, rouge, et dans la sphère de laquelle la peau paraît unie, brillante, — érysipèle glabre, — elle est au toucher chaude, dure et douloureuse, et si l'on fait disparaître la rougeur par la pression, elle conserve une coloration jaunâtre.

Les jours suivants l'inflammation se propage d'une manière assez égale à la peau voisine, de telle sorte que dans l'intervalle de deux à trois jours, la tache a déjà l'étendue de la paume de la main ou même une largeur double. Dans les cas moyens, le processus atteint son summum en peu de jours, de trois à cinq environ, et reste ensuite stationnaire à partir de ce moment, — érysipèle fixe. La fièvre qui l'avait accompagné avec des exacerbations vespérales et une température de 39 à 41° C., insomnie, céphalalgie, léger délire, sécheresse de la langue, etc., disparaissent, et l'inflammation cutanée s'efface peu à peu. La rougeur vive des points érysipélateux passe au rouge bleu, au rouge brun et au brun pâle; la turgescence et l'induration cèdent peu à peu, l'épiderme coloré en brun se détache sous forme de squames ou de petites lamelles, et la peau reprend son aspect normal. L'appétit et le sommeil reviennent graduellement à mesure que l'affection cutanée disparaît.

Selon l'étendue du processus, la marche de la maladie dure de huit à quinze jours; mais ce type, que l'on observe très fréquemment, comporte des différences de tout ordre et dans toutes les directions.

Tantôt l'affection de la peau, bien que de très mauvais aspect, ne dépasse pas l'étendue approximative d'une pièce de 5 francs en argent, reste fixe dès le commencement et se termine sans aucun phénomène fébrile, sans aucun symptôme général. Cependant, dans ce cas aussi, l'affection locale peut durer plusieurs jours et ne disparaître que lentement.

D'autre part, il y a des variétés relatives au degré et à l'étendue de l'inflammation. Ainsi, le processus phlegmasique peut atteindre une telle intensité, que l'infiltration séreuse dans le stratum épidermique amène la formation de vésicules et de bulles qui s'élèvent çà et là sur la peau très tuméfiée, — érysipèle vésiculeux et bulleux. Cette forme, par la suppuration du contenu des bulles, produit l'érysipèle pustuleux et par sa dessication l'érysipèle croûteux. L'infiltration peut devenir très intense dans le chorion même, et amener soit la gangrène par pression et compression mécaniques des vaisseaux (ainsi qu'on l'observe parfois aux paupières, au pénis, au scrotum, et au sacrum), — soit la fonte cellulaire purulente des tissus, des furoncles et des abcès.

Mais, ce que l'on appelle *migration de l'érysipèle* est plus important pour l'appréciation du cours général de l'affection que ces particularités dans la modalité de l'évolution locale, — érysipèle ambulant. Tandis que dans le type normal, l'inflammation ayant pris une extension modérée s'arrête, et après une courte durée disparaît complètement, celle-ci, dans l'érysipèle ambulant, continue de progresser dans une ou plusieurs directions, pendant que, du côté primitivement atteint, la guérison s'effectue parallèlement. L'accroissement se fait toujours du côté des bords tuméfiés, nettement délimités, par des poussées centrifuges régulières de ces bords ou par des prolongements dentelés qui, comme l'a démontré Pfleger, suivent les sillons de la peau décrits par Langer, tandis que la régression se produit du côté où les bords restent plats, effacés. En progressant de cette manière, l'érysipèle peut parcourir de très grands espaces du tégument, même la surface cutanée tout entière, et en revenant au point de départ, recommencer une deuxième fois le cycle. Sur les points déjà guéris, il survient alors de nouveaux centres d'érysipèle ; et des surfaces érysipélateuses isolées peuvent se relier ensemble par des stries et des lignes colorées en rouge rose tendre, telles qu'on les observe dans la lymphangite, et le long de ces stries pénétrer les unes dans les autres et plus tard se confondre selon un dessin mal délimité. Cette marche dure de quatre à six semaines, pendant lesquelles les malades sont très affaiblis, en partie par la perte matérielle que l'exsudation abondante entraîne, en partie par la fièvre qui présente les mêmes exacerbations que l'érysipèle et les indique chaque fois, soit par l'élévation de la température et par la fréquence du pouls, soit par des frissons. On voit des exanthèmes chroniques, tels que la syphilis, le psoriaris, le lupus, guérir pendant le cours d'un érysipèle intense, comme dans le cours d'autres affections fébriles, — érysipèle salutaire. A mesure que l'érysipèle parcourt des surfaces cutanées plus étendues et dure plus longtemps, on voit augmenter aussi les occasions et les dangers des complications, au nombre desquelles il faut placer le délire, la somnolence, l'œdème du cerveau, la méningite, l'œdème des poumons, la pneumonie, l'œdème de la glotte, la pleurésie, l'endocardite et la péricardite, l'inflammation et la suppuration métastiques des articulations, des tissus fibreux, de la peau et du tissu cellulaire sous-cutané, et particulièrement la pyémie.

Comme localisation, c'est l'érysipèle de la face que l'on observe le plus fréquemment. Cette forme d'érysipèle part ordinairement d'un point du nez ou des joues, quelquefois, comme il est facile de le démontrer, de la muqueuse nasale ou pharyngienne ; c'est dans ces cas qu'il peut être question d'un érysipèle de la muqueuse. Toute la face peut en être atteinte successivement ou en même temps ; elle est alors extrêmement tuméfiée, les lèvres sont gonflées, écartées, il s'écoule de la bouche une salive abondante, la langue est rouge brun, sèche, fendillée ; les muqueuses pharyngienne et palatine sont comme vernissées, sèches, brillantes ; les paupières œdématiées, fermées, quelquefois gangrenées ; le pavillon de l'oreille est épaissi, écarté ; le conduit auditif presque obstrué par le gonflement ; en divers points de la peau, il y a des bulles et des croûtes.

Le malade délire, la température est élevée (41° c.), le pouls est plein, accéléré, ou bien il survient des phénomènes de dépression, ralentissement du pouls, apathie, somnolence ; les symptômes cérébraux sont ordinairement graves, surtout quand l'érysipèle envahit le cuir chevelu ; c'est seulement après avoir gagné toute la face que la phlegmasie apparaît à la nuque et aux épaules. Au cuir chevelu, la maladie se trahit surtout par une vive douleur au contact, les cheveux recouvrant et cachant le foyer morbide. Après la cessation de l'inflammation, les cheveux tombent en grande partie ; parfois même la dépilation est rapide et complète ; ce qui s'explique par ce fait qu'il y a aussi de l'exsudation dans les follicules (Haight), exsudation qui concourt, avec la séborrhée consécutive, à isoler les gaînes des racines de la membrane hyaloïde.

Chez les individus âgés et chez les alcooliques, l'érysipèle peut être aggravé, indépendamment des complications déjà mentionnées, par l'œdème du poumon et du cerveau, mais le plus souvent il guérit.

Certaines personnes sont atteintes, à différentes reprises, pendant plusieurs années, d'érysipèle de la face : il se produit alors habituellement une dureté et un épaississement persistant de la peau des joues.

L'érysipèle peut avoir son point de départ sur toutes les autres parties du corps, chez les nouveau-nés souvent au nombril enflammé, — érysipèle de l'ombilic, — et ce fréquemment avec une terminaison fatale ; sur les points vaccinés, — érysipèle vaccinal ; — sur les parties génitales des femmes en couches, — érysipèle puerpéral ; — sur les extrémités des sujets atteints de varices, d'excoriations, de pustules.

Les causes occasionnelles de l'érysipèle que je viens d'énumérer, ainsi que la fréquence de telle ou telle localisation, sont en rapport avec l'étiologie spéciale de l'érysipèle. Avec Hebra, Billroth et la plupart des pathologistes modernes, je pense que l'érysipèle ne se produit jamais autrement que par l'absorption de substances quelconques provoquant de l'inflammation dans les vaisseaux et canaux lymphatiques de la peau (substances phlogogènes et pyrogènes, Billroth), et produisent la fièvre. A l'appui de cette théorie, on invoque, d'une part, l'apparition dans l'érysipèle de ces raies rouges citées précédemment et qui suivent le trajet des vaisseaux, de telle façon que je suis disposé à considérer l'érysipèle comme une lymphangite capillaire de la peau. D'un autre côté, on peut, dans la plupart des cas, découvrir un foyer d'inflammation et de suppuration capable précisément d'engendrer ces matières pyrogènes (produits organiques de décomposition en général), et dans lequel la lymphangite et l'érysipèle ont leur point de départ, qu'il s'agisse d'un abcès cutané, de la carie d'une côte ou d'un foyer purulent dans l'espace de Douglas. Enfin, l'expérience a démontré que, le plus souvent, l'inflammation disparaît immédiatement, lorsque, par l'enlèvement des croûtes cutanées, ou l'ouverture de l'abcès, on ouvre une issue au pus dont la stagnation et la décomposition avaient donné naissance à l'érysipèle comme conséquence d'une espèce d'auto-infection.

Relativement à l'érysipèle de la face, on croit pourtant, en général, qu'il peut se développer sous l'influence d'un refroidissement. J'insiste sur cette remarque, que, étiologiquement parlant, il en est de même de l'érysipèle des membres. Si l'on en recherche soigneusement l'origine, on la trouvera dans la carie d'une dent (érysipèle odontalgique), dans l'eczéma, le lupus, la scrofulose ou la syphilis de la muqueuse nasale, dans un abcès rétro-pharyngien, etc. On admet, en général, que lorsqu'un sujet a été une fois atteint d'un érysipèle de la face, il est particulièrement disposé à des récidives. Le fait est exact, non parce que l'individu se refroidit plus facilement, mais parce que les causes irritatives sont telles qu'elles passent chez lui à l'état chronique (rhinite scrofuleuse, eczéma et lupus du nez) et que, par conséquent, elles fournissent souvent les matières génératrices de l'érysipèle. Il appartient aussi à la thérapeutique rationnelle d'apprécier convenablement ces conditions.

Cependant, ce mécanisme ne donne pas la clef de l'étiologie de l'érysipèle pour tous les cas. A certaines époques, dans ce pays, surtout au printemps et à l'automne, l'érysipèle survient plus fréquemment, aussi bien chez des personnes d'ailleurs en bonne santé, que dans les hôpitaux, comme complications des plaies. On admet que cet érysipèle septique est même directement contagieux, que cela ait lieu au moyen d'une substance volatile (Volkmann), ou de germes morbides organiques, bactéries, micrococcus (Lukomstry, Orth, Ponfick, Zuelzer, etc.); on a reconnu que des injections faites avec des produits érysipélateux, chez des animaux, étaient très toxiques. Cependant on ignore encore si cet agent est organisé ou non, ou s'il n'est que d'une nature chimique.

La modification anatomique de la peau dans l'érysipèle consiste essentiellement en une infiltration de tout le tégument, épiderme, chorion et tissu cellulaire sous-cutané, par un exsudat en majeure partie séreux. Cependant cet exsudat n'est nullement pauvre en cellules, bien que n'étant pas aussi riche en cellules exsudatives que l'exsudat plastique de l'inflammation phlegmoneuse de la peau. Tuméfaction, trouble, division des noyaux, tiraillement, allongement des cellules du réseau muqueux en un appareil réticulaire (comme dans les bulles), tels sont les effets de cette exsudation dans l'épiderme; dans le chorion, gonflement des fibrilles du tissu conjonctif, dilatation des espaces lymphatiques, tandis que, autour des vaisseaux sanguins élargis, se rangent en grande quantité des cellules d'exsudat (1).

(1) Vulpian a montré le premier que l'érysipèle est une dermite congestive caractérisée par l'infiltration de tous les espaces interfasciculaires du derme, qui se montrent gonflés de globules blancs sortis des vaisseaux. Renaut a fait voir que ces globules blancs s'accumulent dans les lymphatiques capillaires du chorion, les distendent, puis se rendent dans les troncs lymphatiques proprement dits, que Cadiat avait déjà vus enflammés dans l'érysipèle phlegmoneux. De plus, Renaut a montré que les cellules fixes du tissu connectif prolifèrent et fournissent un certain contingent d'éléments migrateurs. Il a aussi décrit l'inflammation constante du pannicule adipeux sous-cutané

Il se produit également de l'exsudation dans les glandes sébacées et dans les follicules pileux, laquelle a pour conséquence le relâchement des gaînes de la racine, la chute consécutive des poils et la prolifération cellulaire prolongée sous forme de séborrhée. La nature de l'exsudat ainsi comprise et celle du tissu lui-même expliquent les symptômes cliniques locaux, ainsi que la restitution *ad integrum,* une fois la résorption de l'exsudation faite.

Lorsque le contenu cellulaire et la plasticité de l'exsudat croissent d'une manière aiguë, on constate en différents points les symptômes de l'inflammation phlegmoneuse de la peau, abcès miliaires et communs, plaques gangréneuses.

En cas d'érysipèle revenant fréquemment dans la même région, comme à la face, aux jambes, une partie de l'exsudat séreux subsiste parfois, et s'accumule alors sous forme d'œdème chronique, ayant les caractères de l'œdème dit lympathique (Virchow), qui contient de très nombreuses cellules d'exsudat. Ces dernières se transforment avec le temps en corpuscules de tissu conjonctif et se réunissent en fibrilles (Young). C'est ainsi qu'il en résulte un tissu conjonctif nouveau et un épaisissement de la peau atteinte, — pachydermie. On voit alors, comme je l'ai déjà dit, après des érysipèles récidivés, les joues rester épaissies, il en est de même aux jambes.

Le diagnostic de l'érysipèle n'est pas toujours facile, si l'on tient compte des caractères que j'ai décrits; on peut le confondre avec l'érythème, la dermite phlegmoneuse et, dans sa forme bulleuse, avec l'eczéma.

Le pronostic est, en général, favorable. La plupart des cas se

qui revient à l'état embryonnaire et constitue en majeure partie la cause de l'induration en masse que l'on observe dans l'érysipèle.

Les lésions des couches épidermiques sont de deux sortes : il peut se produire des vésicules qui donnent à la peau un aspect chagriné et qui sont le résultat de la transformation vésiculeuse des cellules malpighiennes; plus rarement on observe des phlyctènes, qui sont comme partout ailleurs le résultat du décollement des couches épidermiques au niveau de la ligne granuleuse, opéré sous l'influence d'un œdème intense. (Voir *Contribution à l'étude anatomique et clinique de l'érysipèle et des œdèmes de la peau*, par J. Renaut.) (*Note des Traducteurs.*)

terminent par la guérison. Cependant, dans toutes les circonstances, il convient d'être prudent en matière de pronostic, car on ne peut jamais savoir quelle extension le processus prendra, et s'il ne surgira pas des complications graves.

J'ai déjà dit que l'érysipèle ambulant et l'érysipèle de la face peuvent devenir une affection sérieuse, surtout chez les alcooliques et les personnes âgées, et que l'érysipèle ombilical des enfants est dangereux.

La thérapeutique de l'érysipèle, sous le rapport de ses symptômes généraux, est la même que celle de toutes les maladies fébriles, et on doit se guider d'après les mêmes indications ; on luttera contre la chaleur exagérée du corps, le délire, l'agitation, etc., par des enveloppements froids, des applications locales de glace, etc. Si l'exacerbation fébrile prend un type régulier, on administrera le sulfate de quinine ; si la fièvre est modérée ou nulle, on pourra se borner à la médecine expectante. Nous proscrivons d'une manière absolue la saignée, les sangsues et les ventouses.

Les efforts tentés pour limiter et entraver les progrès de l'inflammation érysipélateuse de la peau par des moyens locaux ont été de tout temps très nombreux ; cependant nous les tenons pour inutiles. Tracer une ligne de démarcation autour de la circonférence de l'érysipèle avec la pierre infernale n'a jamais mis obstacle à son extension : le collodion ou la teinture d'iode ont été également impuissants à arrêter sa marche.

Le traitement rationnel se pose pour premier problème de découvrir le point de départ de l'érysipèle et d'empêcher la continuation de l'influence nocive. Dans l'érysipèle de la face, il faut chercher s'il n'y a pas un abcès dentaire, et, dans ce cas, l'ouvrir, mais surtout examiner avec soin la cavité nasale, ouvrir les pustules qui s'y trouvent, ramollir les croûtes et les foyers purulents par l'introduction de bourdonnets imprégnés de pommade et d'huile. J'ai déjà guéri d'une manière durable maints cas d'érysipèle de la face récidivant depuis plusieurs années, en apprenant aux malades à empêcher, même après la guérison de la maladie, la formation de croûtes dans les fosses nasales. De même, il faut rechercher sur plusieurs points du corps, par exemple aux jambes, les foyers purulents, aisément perceptibles ou même cachés, comme les abcès de la marge de l'anus dans l'érysipèle de la région fessière, et il faut les évacuer en ramollissant les croûtes qui les couvrent ou en incisant leur enveloppe cutanée. La meilleure manière de limiter le processus érysipélateux, c'est d'éloigner l'occasion d'une résorption nouvelle de substances provoquant l'inflammation.

On laisse complètement à nu les parties de la peau enflammées, ou bien on les recouvre de compresses de flanelle sèches, de vessies de glace ou de cataplasmes, suivant que les malades préfèrent l'un ou l'autre de ces moyens, c'est-à-dire qu'ils trouvent l'une ou l'autre de ces méthodes plus agréable ou plus satisfaisante. On recommande, dans l'érysipèle de la face, les applications d'onguent hydrargyrique étendu sur de la toile; toutefois, il faut avoir égard, dans ce cas, au danger de la salivation. Dans ces derniers temps, Hueter, Neudörfer, etc., ont prétendu avoir arrêté localement l'érysipèle par une injection sous-cutanée quotidienne, dix à douze fois, d'une solution phéniquée de 1 à 2 pour 100; je n'ai pas fait d'expérience sur ce point.

L'application de pommades anodines étendues sur de la toile (cérat simple, pommade de zinc ou de précipité (1 sur 40), de glycérine, de vaseline, de la pâte de Lister, d'acétate de plomb, etc.) peut diminuer un peu la tension, il faut la recommander comme avantageuse, surtout au moment de la dessiccation.

Les inflammations phlegmoneuses de la peau se caractérisent par une rougeur intense ne disparaissant point par la pression, par de la chaleur, de la douleur, et par une infiltration et une tuméfaction très prononcées de la peau envahie, qui atteint une très grande dureté, et par sa terminaison habituelle en fonte purulente ou nécrose en masse (gangrène) du tissu.

Dans sa forme diffuse, elle constitue ce qu'on appelle le pseudo-érysipèle (phlegmoneux). Le plus souvent précédé de frissons et de fièvre, le pseudo-érysipèle (1) se manifeste sous forme d'une tu-

(1) La dénomination d'*érysipèle phlegmoneux* est à tous égards préférable

méfaction et d'une rougeur de la peau, douloureuses, dures, s'étendant, suivant le degré d'acuité, à de grandes surfaces, par exemple à tout un membre. Les phénomènes inflammatoires peuvent disparaître au bout de quelques jours avec la cessation de la fièvre, en laissant après eux une pigmentation brune et de la desquamation. Mais, le plus souvent, il se produit avec une grande rapidité, dans l'intervalle de un à trois jours, une fonte purulente très étendue du tissu, laquelle se traduit par une fièvre plus forte, et localement par de la fluctuation. Après l'ouverture du phlegmon et l'écoulement du pus, souvent sanieux et abondant, auquel sont toujours mêlés des débris plus grossiers de tissu, on voit souvent une destruction énorme du tissu cellulaire sous-cutané, ou même des tissus sous-jacents, fascias, muscles, la dénudation ou la nécrose des os, l'ouverture des articulations. Le plus grave, sous ce rapport, est le phlegmon de la main, qui met de bonne heure en danger les os des phalanges et les articulations.

Outre les conséquences locales, on a à redouter, dans le pseudo-érysipèle, des adénites persistantes, ensuite de la pyémie, de l'ictère, des métastases, un état cachectique prolongé ou une mort rapide.

La cause de cette affection est toujours une intoxication résultant de l'introduction dans une plaie (excoriation), soit qu'elle vienne du dehors par virus cadavérique, matière variolique, sécrétion puerpérale, ou sanie, substances animales en putréfaction, en général, soit qu'elle ait son point de départ dans un foyer purulent de l'individu lui-même, dont le contenu pénétrerait par la voie lymphatique. Dans ce dernier cas, l'effet se traduit par des phlegmons métastatiques proprement dits, comme ceux qu'on observe après la variole vraie ou chez les femmes en couche.

A cette place doivent aussi figurer les phlegmons produits par l'action des venins ayant leur point de départ dans les morsures, ou dans les piqûres d'animaux divers, et qui se terminent comme

le terme de *pseudo-érysipèle* s'applique plus exactement aux érythèmes lymphangitiques (ceux des scrofuleux, par exemple) qui *simulent* l'érysipèle. (*Note des Traducteurs.*)

une affection locale, ou entraînent la mort par un empoisonnement général du sang.

Relativement à leur traitement, qui est du domaine de la chirurgie, je me borne à indiquer la nécessité de faire, aussitôt que possible, des incisions suffisamment profondes, même si l'on n'a pas encore constaté un foyer de pus collecté.

L'inflammation phlegmoneuse de la peau se présente sous une forme circonscrite dans les maladies connues sous le nom de furoncles et d'anthrax, ainsi que dans les zoonoses : la morve, la pustule d'infection cadavérique et la pustule maligne.

Le furoncle représente une nodosité de la peau, inflammatoire, circonscrite, dure, dans le centre de laquelle il se produit ordinairement une nécrose du tissu sous forme d'un bourbillon qui finit par s'éliminer. Son développement s'annonce par une douleur localisée et une dureté de la peau; le jour suivant seulement surviennent de la rougeur et une augmentation de chaleur. La tuméfaction, la dureté et la rougeur s'étendent peu à peu, de sorte que la nodosité, qui était d'abord peu saillante, peut prendre la grosseur d'une noisette ou d'une noix. Dans le furoncle folliculaire, ayant évidemment son siége autour d'un follicule pileux, on aperçoit de bonne heure un point jaune traversé par un poil; mais dans ce qu'on est convenu d'appeler le furoncle du tissu cellulaire, on ne voit ce même point qu'au bout de plusieurs jours, ou bien la peau amincie et rouge bleu se soulève, tandis que, au centre, il s'est déjà produit un ramollissement puriforme durant la période de douleur et de battements. Après l'ouverture de l'abcès, les douleurs diminuent un peu; cependant, elles ne cessent tout à fait qu'au bout de huit à dix jours, lorsque la masse nécrotique s'est détachée par suppuration. Elle est chassée au dehors sous la forme d'un bourbillon vert jaunâtre, visqueux, imbibé de pus. Après cette expulsion, l'occlusion de la cavité entr'ouverte en forme de cupule s'effectue graduellement par granulation.

Quelquefois, la nodosité furonculeuse s'ouvre sur plusieurs points, et plusieurs bourbillons se détachent. La peau, dans ces points, est alors perforée comme une passoire; il s'agit là de plusieurs furoncles confluents.

Chez les individus irritables, la période d'inflammation et de suppuration du furoncle est accompagnée d'une fièvre plus ou moins intense.

L'anthrax (*Carbunkel*) débute par une infiltration peu mobile de la peau et du tissu cellulaire sous-cutané, très dure, semblable à un furoncle, mais dont la dimension est celle d'une pièce de 5 francs en argent jusqu'à celle de la paume de la main et même davantage. Son siége le plus fréquent est la région de la nuque; cependant, on le voit aussi à la face, sur les joues, aux lèvres, sur le dos, dans la région lombaire. La douleur et la fièvre, dans cette affection, sont souvent très intenses, même lorsqu'elle est localisée à la nuque et à la face; on observe aussi quelquefois du délire et de la somnolence. Sur l'anthrax, la peau se nécrose dans une étendue et sous une forme diverses, en se convertissant en une pulpe noir bleuâtre, ou en une eschare sèche semblable à du cuir; à la chute de celle-ci, il se produit une nouvelle exfoliation du tissu conjonctif profond, qui est traversé très irrégulièrement par des foyers purulents, par des débris de tissus, de vaisseaux sanguins thrombosés. C'est seulement après que les masses infiltrées une fois ramollies ont été rejetées par une suppuration éliminatrice, que l'on voit une plaie rouge en voie de granulation, souvent très profonde, qui guérit méthodiquement.

L'anthrax, alors même que sa marche est aussi favorable, constitue une maladie sérieuse; il devient positivement dangereux, lorsque l'infiltration et la gangrène font des progrès et que la lésion ne se limite pas; la mort peut alors survenir par pyémie ou par œdème du cerveau. Les sujets âgés sont toujours très gravement affectés par l'anthrax, et le pronostic de cette affection doit pour eux être fait avec réserve.

Sur les lésions anatomiques du furoncle nous sommes peu renseignés, puisqu'on n'a jamais pu les examiner avant le commencement de la nécrose des tissus. Autant que nous l'enseignent l'aspect et la forme des éléments qui constituent le bourbillon une fois détaché, l'inflammation et la mortification partent le plus souvent d'un follicule pileux ou d'une glande sébacée (Billroth) et du tissu périfolliculaire; suivant Rindfleisch, peut-être du cordon de tissu conjonctif, qui va du fond du follicule pileux dans la couche cellulaire sous-cutanée (Wertheim). D'autres auteurs pensent que la cause de l'inflammation et de la gangrène du tissu est dans une thrombose des vaisseaux qui alimentent la base du follicule; ce qui, cependant, il faut le dire, n'a jamais été prouvé.

Dans l'anthrax, les lésions anatomiques sont encore plus compliquées.

D'ailleurs, le furoncle et l'anthrax doivent, au point de vue pathologique, être considérés comme ayant la même signification, puisque tous les deux se produisent habituellement dans des circonstances identiques et que très souvent une série de furoncles se termine par un anthrax.

Les furoncles surviennent sporadiquement, ou en grand nombre par séries successives, de sorte qu'on les voit surgir pendant plusieurs mois et même pendant plusieurs années, avec de courtes interruptions, ou d'une manière continue, et sur différentes régions du corps ou plus spécialement sur des parties déterminées. C'est alors la furonculose, c'est-à-dire une affection chronique qui peut affaiblir considérablement les malades par des douleurs fréquentes, de la fièvre et de la suppuration, ou devenir dangereuse par l'intercurrence d'un anthrax.

Suivant leurs causes, on peut distinguer les furoncles et les anthrax en idiopathiques et en symptomatiques. Les premiers se développent chez des individus bien portants, spontanément, et alors le plus souvent il n'y a qu'un seul furoncle; dans les cas où ils sont multiples et successifs, ils sont dus à l'irritation de la peau causée par les douches répétées, dans les cures d'eau froide (« crises »); au grattage, dans les affections prurigineuses, eczéma, prurigo, gale, phthiriase, etc.

On peut, au contraire, considérer comme symptomatiques les furoncles et les anthrax, s'ils naissent, comme on l'a constaté, à la suite ou comme complication de troubles généraux de la nutrition, de dyspepsie chronique, de marasme sénile, du diabète sucré.

Le traitement de ces affections est en général peu efficace. On ne peut abréger ni changer le cours d'un furoncle isolé ni par l'application de glace ou d'une chaleur humide, ni par des incisions faites de bonne heure. On n'est amené à conseiller de préférence l'une ou l'autre de ces méthodes que d'après les appréciations du malade lui-même. Au début, cependant, le froid convient mieux; à la période de suppuration ce seront les fomentations chaudes, les cataplasmes ou les onguents et les emplâtres indifférents.

L'extraction du bourbillon nécrotique, avant qu'on n'ait constaté sa mobilité complète, n'offre aucun avantage. Au contraire, dans l'anthrax, il est expressément indiqué d'avoir recours à l'emploi de la glace et aux incisions profondes et dans plusieurs directions, faites d'aussi bonne heure que possible, — c'est dans ces cas que le tissu induré crie sous le scalpel, — incisions qui ont pour but d'ouvrir le plus de foyers purulents possible.

Quand le ramollissement de la masse indurée se produit, ce qui convient le mieux, ce sont des fomentations chaudes ou des pansements désinfectants (pâte phéniquée, etc.).

Dans la furonculose, on fait, à l'égard des nodosités isolées de l'éruption, la médecine des symptômes, exactement comme pour les furoncles sporadiques. En outre, il faut tâcher d'en découvrir la cause générale accidentelle et de la combattre par des remèdes appropriés, le régime, les amers, la soude, le fer, les eaux thermales de Franzensbad, Karlsbad, Marienbad, etc. En général, les bains ne paraissent pas avantageux; cependant, on a, à différentes reprises, conseillé et trouvé efficaces des bains d'alun et soude (1,000 gr. pour un bain), ainsi que des bains de sublimé (10 gr. pour un bain). J'ai souvent cru devoir essayer de semblables traitements, et j'y étais parfaitement autorisé, puisque la furonculose, maladie extrêmement pénible, réclame toujours de nouvelles recherches pour découvrir un moyen de la guérir.

Dans les traités de pathologie, il est encore question de furoncles endémiques, comme l'anthrax de Hongrie, d'Esthonie, de Bothnie, et comme le bouton d'Alep. A propos de ce dernier, Prococke, Willemin, Rigler, J.-E. Pollack et d'autres auteurs disent qu'il survient dans les régions de l'Euphrate, du Tigre, ainsi que dans d'autres pays, particulièrement connus par l'endémicité de cette affection, et que les indigènes en sont atteints, en général, entre la première et la septième année, mais que les immigrants n'en sont affectés qu'après un ou deux ans de séjour. Le bouton d'Alep se développe sous forme de nodosité inflammatoire, à la face, sur la main ou sur une partie quelconque du corps, se désagrège à la surface, forme un ulcère indolent qui guérit au bout de six à huit mois en laissant une cicatrice et n'attaque pas le même sujet une seconde fois. Geber, qui a visité ces contrées, a déclaré, il est vrai, que l'on y considère comme bouton d'Alep beaucoup d'altérations que l'on n'a pas diagnostiquées exactement, lupus, syphilis; mais il me semble impossible de contester l'existence du bouton d'Alep.

Aux formes morbides que je viens de décrire, il faut ajouter un groupe d'inflammations phlegmoneuses et circonscrites de la peau, qui sont provoquées par des poisons animaux, — zoonoses.

En premier lieu, la morve de l'homme, *maliasmus* (*malleus humidus, morve et farcin*), qui se développe par la transmission de la maladie correspondante du cheval à l'homme. Elle se manifeste localement, de la même manière que tous les phlegmons produits par des virus organiques inoculés, par de l'inflammation, de la suppuration, de la gangrène, de la lymphangite, de l'adénite, des suppurations métastatiques, et elle peut amener la mort par pyémie, ou se terminer par guérison après l'élimination de la gangrène.

Ou bien il se produit une maladie générale maliatique avec ou sans affection locale antérieure. L'empoisonnement général du sang est alors révélé par des frissons, de la fièvre, des douleurs articulaires, et des localisations inflammatoires à la peau, sur laquelle on voit se développer de nombreuses pustules, des furoncles, des nodosités hémorrhagiques et des abcès de volume très différent. La muqueuse nasale est souvent tuméfiée, enflammée et elle devient le siège d'une sécrétion purulente abondante. Le mal se termine fatalement en peu de jours ou en peu de semaines avec une fièvre intense, des phénomènes cérébraux, des localisations pneumoniques, spléniques et intestinales (morve aiguë); ou bien il devient chronique; alors les symptômes généraux graves disparaissent, mais les abcès se renouvellent et la mort arrive à la suite d'un marasme prolongé; ou bien enfin, dans des cas rares, la série des inflammations locales cesse, et les malades guérissent.

A l'autopsie des sujets qui ont succombé à la morve, on trouve les nodosités et des foyers purulents de la peau, des muqueuses nasale, pharyngienne et laryngienne, des bronches; on constate de la pneumonie en foyer et des altérations diverses des organes parenchymateux, des muscles et du système vasculaire.

Le diagnostic de la morve humaine exige une certaine attention, puisqu'on peut la confondre facilement avec la variole, mais plus facilement encore avec la syphilis pustuleuse et gommeuse.

Pour que la contagion de la morve s'opère, il n'est pas besoin du contact direct d'un animal morveux. Il suffit de coucher et de séjourner longtemps dans une écurie qui renferme des chevaux morveux ou même de disséquer un de ces animaux; car il est démontré que le virus morveux est volatil.

On a aussi observé la transmission de la morve d'homme à homme.

La pustule d'infection cadavérique survient chez les personnes qui sont en contact avec des cadavres humains ou animaux et avec leurs dépouilles (peaux d'animaux), chez les anatomo-pathologistes, les garçons d'amphithéâtre, les équarisseurs, les tondeurs d'animaux. L'affection envahit, en général, un point de la face dorsale des mains sous forme d'une bulle hémorrhagique ou d'un furoncle folliculaire le plus souvent très douloureux. La marche est tout à fait analogue à celle que j'ai déjà décrite pour d'autres formes d'infection; soit une inflammation locale aiguë avec lymphangite, gangrène, nécrose des parties molles, des os, avec guérison; soit des accidents pyémiques aigus et la mort; soit enfin un état de marasme chronique avec ou sans guérison.

Il en est de même de l'anthrax charbonneux, pustule maligne, qui présente les mêmes éventualités d'évolution locale ou générale, la marche aiguë ou chronique, la terminaison favorable ou fatale. L'affection débute par une sensation de prurit et de brûlure, au niveau d'une tache rouge saillante, comme à la suite de la piqûre d'un insecte. Bientôt après, l'épiderme se soulève en forme de bulle hémorrhagique, laquelle peut se dessécher au centre, se développer périphériquement ou se confondre avec celles qui sont voisines. Il se forme à la base une infiltration de la peau très dure, et peu douloureuse, dont le volume varie de celui d'une pièce de 5 francs en argent à celui de la paume de la main; bientôt après, une bulle hémorrhagique ou bien une partie de la peau se transforme en une eschare sèche et de mauvais aspect. Quant à son siège, le mal atteint surtout la face dorsale des mains, plus rarement la face, les paupières, lesquelles, dans ces conditions, s'infiltrent et se tuméfient énormément.

Si le processus n'amène pas rapidement la mort, la plus grande partie du tissu infiltré se nécrose, et son élimination est suivie de la granulation, de la cicatrisation. Il survient souvent de la lymphangite et de l'adénite axillaire purulente ou une suppuration sanieuse vers le muscle pectoral. Le pronostic n'est favorable que lorsque l'affection est limitée localement et qu'il n'y a pas de symptômes généraux. D'ailleurs, le pronostic est très incertain, car il est rare qu'il ne survienne pas des phénomènes pyémiques généraux, et comme conséquence la mort en peu de temps.

Le meilleur traitement est celui qui s'adresse aux symptômes. Hebra n'est pas, ainsi que d'autres auteurs, partisan de la cautérisation de la pustule maligne, non plus que des autres nodosités d'infection et des pustules, au moyen de l'acide nitrique fumant (1).

D'après son origine, l'anthrax charbonneux survient le plus souvent chez les équarisseurs, les garçons d'écurie et les personnes qui sont en contact avec les cadavres et les dépouilles

(1) Nous rappelons au lecteur que nous nous sommes abstenus de toute annotation pour cette leçon (voir la note 2 de la page 467). (*N. d. T.*).

des animaux charbonneux ; accidentellement aussi, il est engendré par la piqûre de mouches qui s'étaient précédemment posées sur des cadavres morts du charbon.

On considère depuis Pollender et Davaine, comme agents de transmission de la matière contagieuse pour l'anthrax charbonneux, les bâtonnets mobiles, bactéridies, que l'on a trouvés en grand nombre dans le sang des animaux charbonneux et dans le tissu de l'anthrax lui-même. Je renvoie sous ce rapport aux ouvrages de chirurgie et de pathologie spéciales, ainsi que pour le mode et la cause de l'infection et des symptômes de la maladie générale et intestinale dans la gangrène (mycosis intestinal).

VINGT-DEUXIÈME LEÇON

B. DERMATOSES EXSUDATIVES CHRONIQUES

Signification anatomique et division clinique des processus exsudatifs chroniques. — Dermatoses squameuses. — Psoriasis.

Messieurs, avec l'étude des dermatoses exsudatives chroniques, nous nous trouvons au cœur de la dermatologie proprement dite. Bon nombre des affections dont il a été question jusqu'à présent, notamment les maladies inflammatoires aiguës, rentrent, en raison d'une partie de leurs symptômes, dans le cadre de la pathologie médico-chirurgicale, et vous pouvez les retrouver dans tous les traités classiques. Il n'en est plus de même du groupe de maladies dont nous allons actuellement nous occuper et qui ne comprend que des affections propres à la peau.

Comme l'indique déjà la dénomination générale de dermatoses exsudatives chroniques, on trouve au fond de toutes ces maladies un trouble de nutrition qui se déroule d'une manière chronique et qu'on peut désigner comme inflammatoire ou exsudatif, puisqu'on ne rencontre dans ces cas que quelques symptômes inflammatoires, mais non leur ensemble complet. De ces phénomènes, on voit prédominer tantôt l'injection vasculaire (rougeur), tantôt l'exsudation ou la prolifération des éléments de tissu. En même temps, ces processus atteignent soit principalement la couche papillaire ou même les couches profondes du chorion, soit seulement les glandes et le tissu périglandulaire le plus immédiat, ou surtout l'épiderme. Comme il peut se faire que le processus inflammatoire parvienne à un degré aigu typique, et que certaines de ces formes, comme l'eczéma, ait eu, en général, un début aigu, il est difficile en prenant pour base ces très faibles différences anatomiques, de séparer les unes des autres la plupart des formes morbides qui appartiennent à cette classe.

Par conséquent, il est préférable, à l'exemple de Hebra, de tenir principalement compte, à côté des altérations anatomiques saillantes, des caractères cliniques les plus marqués, et de diviser d'après ces données les dermatoses exsudatives chroniques en cinq groupes (1) :

1° Dermatoses squameuses : psoriasis, lichen ruber, lichen des scrofuleux;

2° Dermatoses prurigineuses : eczéma, prurigo ;

3° Folliculites : acné, sycosis, acné rosée;

4° Éruptions pustuleuses : impetigo, ecthyma;

5° Éruptions bulleuses : pemphigus.

Nous nous occuperons d'abord des affections appartenant au premier groupe.

1. DERMATOSES SQUAMEUSES

PSORIASIS

Sous le nom de psoriasis on désigne depuis Willan une affection de la peau caractérisée par des amas de squames, sèches, blan-

(1) Les raisons pour lesquelles nous ne discutons pas les *classifications* ont été indiquées plus haut; nous tenons à rappeler ici notre abstention. Voy. note 1, p. 19; note 1, p. 147, 148. (*Note des Traducteurs.*)

ches, brillantes, formant de petites élevures punctiformes ou des plaques plus grandes, discoïdes, reposant sur une base parfaitement circonscrite, rouge et saignant facilement.

Les formes extrêmement variables de la maladie dérivent toutes d'efflorescences primaires de même nature ; celles-ci se présentent comme de petites élevures rouge brun, de la grosseur d'une tête d'épingle, qui pâlissent sous la pression du doigt au point de disparaître complètement et se recouvrent dans l'espace de quelques jours d'une petite squame épidermique blanche (1). Si on l'enlève avec l'ongle, ce qui est très facile, on aperçoit sur la base rouge de nombreux petits points saignant. Ceux-ci correspondent à autant de petits vaisseaux des papilles, qui gonflées par hyperhémie faisaient saillie et ont été lésées par le grattage (2).

Si plusieurs de ces efflorescences primaires existent en même temps sur la peau, on a le psoriasis ponctué. Lorsque la rougeur, la tuméfaction et les squames s'étendent à la périphérie de cette première tache, le psoriasis est dit en gouttes, et nummulaire; les plaques squameuses ont alors les dimensions d'une goutte ou d'un centime, à base de même grandeur, rouge, légèrement tuméfiée. Le même phénomène se continue pendant une à trois semaines, au point de former des disques de l'étendue d'une pièce de 5 francs en argent ou plus grands, qui présentent toujours les mêmes caractères, amas de squames faciles à enlever (3), et base rouge pouvant être aisément lésée. Dans les plus grands

(1) Nous avons toujours trouvé la squame psoriasique constituée et démontrable partout où existait le point le plus petit, alors même qu'il fallait employer la loupe pour le constater. (*Note des Traducteurs.*)

(2) Nous sommes ici tout à fait d'accord avec l'auteur, et Hebra a eu grand' raison de faire remarquer avec quelle facilité le réseau vasculo-papillaire sanguin pouvait être déchiré par le plus léger grattage quand la squame a été enlevée; aussitôt cette squame enlevée, le plus léger frottement de l'ongle fait sourdre à la surface de la tache psoriasique autant de fines gouttelettes sanguines qu'on a lésé de sommets papillaires. C'est là un excellent élément de diagnostic différentiel, dont nous montrons souvent l'importance dans les cas assez nombreux de psoriasis aigu. (*Note des Traducteurs.*)

(3) Ordinairement, non toujours. (*Note des Traducteurs.*)

disques, la plaque squameuse est entourée d'un liséré rouge (1). On reconnaît aussi que dans la progression du processus, la rougeur et la tuméfaction de la peau précèdent la formation des squames. Par l'extension directe de chaque plaque et par la réunion de plusieurs groupes voisins, il se constitue des plaques psoriasiques plus étendues et de formes irrégulières, de rougeur uniforme, et recouvertes d'amas de squames, toujours nettement limitées et entourées d'un rebord rouge, — psoriasis figuré, géographique, diffus et généralisé.

Mais, le plus souvent, chaque plaque ne dépasse pas la dimension d'une pièce de 5 francs en argent ou celle de la paume de la main, et rétrocède après être restée stationnaire quelque temps, ce que l'on reconnaît à ce que le liséré rouge ne progresse plus. Avec la diminution de la rougeur et de la tuméfaction, diminuent aussi la sécrétion de l'épiderme et son accumulation; les lamelles deviennent plus minces, moins adhérentes, et lorsque la rougeur a tout à fait disparu les dernières squames tombent. Ces points se recouvrent d'un épiderme uni, et de couleur normale, ou particulièrement pigmentée, dans les parties où l'hyperhémie a persisté longtemps dans les régions où, comme aux extrémités inférieures, le retour du sang est plus lent (2).

Le plus souvent cette guérison se produit simultanément dans toute l'étendue d'une plaque, toutefois dans quelques-unes et parfois dans toutes, elle survient de telle façon que ce sont d'abord les plus anciennes, en commençant par les parties centrales, qui pâlissent et guérissent, tandis que la rougeur et la formation des squames progressent à la périphérie. C'est ainsi que se forment des cercles rouges, squameux, qui peuvent s'étendre considérablement (3), — psoriasis annulaire (lèpre de Willan) et par leur rencontre, ainsi que par la disparition des

(1) Cela n'est pas constant; assez souvent la *tache plâtreuse* tranche exactement sur la peau saine. (*N. d. T.*)

(2) Cette pigmentation consécutive semble réellement plus accentuée et plus persistante, selon la remarque de Devergie, quand le psoriasis a été traité par l'arsenic à l'intérieur. (*N. d. T.*)

(3) Les cercles, les croissants, les lignes se forment aussi de toutes pièces, par juxtaposition systématique des éléments psoriasiques. (*Note des Traducteurs.*)

points de contact, des lignes serpigineuses, — psoriasis linéaire (*p. gyrata*).

Les diverses formes sous lesquelles le psoriasis peut survenir ne présentent par conséquent que des degrés différents de développement et de régression de ce même processus, lesquels sont soumis eux-mêmes à une évolution continuelle. C'est donc ainsi et non autrement, comme Hebra l'a démontré, qu'il faut comprendre le psoriasis annulaire, et par conséquent il ne mérite pas un nom particulier (lèpre de Willan) (1).

Le développement et la résorption de chaque plaque de psoriasis a lieu quelquefois d'une manière très rapide, dans l'espace de quelques semaines, d'autres fois très lentement. Dans le premier cas les amas de squames sont moins adhérents, d'un blanc brillant, se détachent facilement, de sorte qu'elles tombent en grande quantité soit au lit, soit sur le sol, si on passe la main sur les parties malades. Leur production et leur chute ont lieu très rapidement. Toutefois sur les plaques longtemps stationnaires, les squames épidermiques s'accumulent sous forme d'amas discoïdes, épais, très adhérents, durs et le plus souvent d'un blanc sale et même brun (2).

Quant à la localisation, à la disposition et à l'étendue, le psoriasis présente les plus grandes différences. On voit des cas dans lesquels il n'y a qu'une ou plusieurs plaques, d'autres où on les trouve disséminées en grand nombre, et d'autres enfin dans lesquels la maladie est généralisée. Le mode de distribution est ordinairement très irrégulier. Au tronc, les plaques qui sont encore séparées sont habituellement disposées en séries paral-

(1) Nous en tombons d'accord; mais cela n'empêche pas que les *anneaux* psoriasiques ne sont pas toujours le résultat du progrès centrifuge d'un disque à guérison centrale, et de l'autre qu'il n'y ait quelques formes de psoriasis dans lesquelles la disposition annulaire soit prédominante. Ces formes ne diffèrent en rien de fondamental du psoriasis commun, mais elles n'en constituent pas moins des *variétés* qu'il faut signaler, et que les progrès de la clinique montreront peut-être n'être pas seulement une curiosité dermatographique (*Note des Traducteurs.*)

(2) Tout cela est variable à l'infini selon les cas, et selon le siège; innombrables sont les variétés, depuis la carapace épaisse du psoriasis rupiaforme jusqu'aux squamules du psoriasis pityriasiforme. (*Note des Traducteurs.*)

lèles à la direction des côtes (aux sillons cutanés). Les côtés de l'extension des membres, les genoux et les coudes, le cuir chevelu et le sacrum sont les points de localisation les plus fréquents du psoriasis et sont, pour cette raison, presque régulièrement envahis par des plaques recouvertes de squames d'apparence sale, stationnaires, anciennes, épaisses. Au cuir chevelu, les squames s'accumulent en masses très adhérentes, entremêlées avec les cheveux, épaisses, inégales et comparables à du mortier desséché (1).

Mais toutes les autres régions de la peau, la face, le tronc et les membres peuvent aussi être le siège d'une plaque psoriasique ancienne, ou être atteintes accidentellement d'une éruption générale. Seules, la paume des mains et la plante des pieds restent régulièrement indemnes de psoriasis, même lorsque la maladie est généralisée, et n'en sont atteintes que très exceptionnellement, contrairement à la fréquence avec laquelle ces mêmes régions sont envahies par le syphilis, affection souvent méconnue par suite de sa détermination vulgaire de psoriasis palmaire et plantaire (c'est-à-dire syphilitique) (2).

(1) Très fréquemment le psoriasis forme au cuir chevelu des amas de squames retenues par les cheveux qui les traversent, et atteignant le volume et la saillie d'une noisette ou d'une moitié de noix; la main, promenée à la surface de cette collection de monticules, perçoit une disposition à peu près exclusive au psoriasis. (*Note des Traducteurs.*)

(2) Ce n'est pas seulement la paume des mains et la plante des pieds que le psoriasis néglige communément, mais le pied et la main en entier; très souvent une ligne fictive sus-malléolaire et sus-radiocarpienne isole les extrémités (de la partie malade) comme si celles-ci avaient été trempées dans un liquide préservateur. Cette disposition est manifeste alors même que, comme cela est l'ordinaire, quelques points ou quelques gouttes s'éparpillent sur le dos de la main ou des phalanges, ou s'échappent vers le bord interne du pied, en avant de la malléole interne. Exceptionnellement, et nous en possédons de remarquables preuves dans notre musée, le psoriasis s'accumule sur le dos des doigts et des mains, alors qu'il reste plus ou moins discret sur le reste du corps; nous croyons même avoir observé le véritable psoriasis limité à la paume des mains et à la plante des pieds, sa bordure rouge courant sur la ligne de séparation des faces dorsale et palmaire ou plantaire.

L'opposition entre le psoriasis et les syphilides, au point de vue de la localisation palmaire, que le professeur Kaposi indique si justement, n'en reste pas moins absolue, malgré les exceptions que nous venons de rappeler. Toutefois la difficulté vraie du diagnostic des affections de la paume des mains et

La forme, la localisation, l'étendue, en un mot tous les caractères du psoriasis varient même chez chaque malade, suivant la nature et la période de l'affection.

La marche du psoriasis est extrêmement chronique, mais non continue ; elle est composée de périodes d'augmentation ou de diminution se succédant irrégulièrement.

Il est assez rare que la maladie, chez un individu indemne de psoriasis jusque-là, se manifeste sans symptômes précurseurs, sous forme d'éruption générale aiguë, ou de plaques discrètes disséminées, croissant lentement et augmentant par le fait de nouvelles plaques qui se produisent en petit nombre (1). Habituellement, on voit un malade porter pendant plusieurs années, aux coudes, aux genoux et au cuir chevelu, rarement sur d'autres points du corps, des plaques anciennes, sèches et dures, qui ne subissent presque aucun changement. Alors de nouvelles taches de psoriasis surviennent sans cause appréciable sur d'autres parties du tégument, parfois disséminées, d'autres fois confluentes, lesquelles, augmentées par un développement continu et par de nouvelles efflorescences, occupent, dans l'espace de peu de semaines, une grande partie de la surface cutanée. Au bout de quelque temps, les nouvelles plaques se résorbent, l'éruption cesse, et le psoriasis disparaît en ne laissant que quelques plaques qui sont limitées le plus habituellement aux lieux d'élection, dont il a été question ci-dessus.

de la plante des pieds n'existe pas entre les syphilides et le psoriasis, mais bien entre les syphilides et toutes les lésions (l'eczéma en particulier) des faces palmaires et plantaires. Les conditions locales, les irritations professionnelles, les dermatites secondaires altèrent souvent les caractères propres des lésions élémentaires à ce point que, dans nombre de cas, le diagnostic positif et objectif des lésions cutanées de la paume de la main constitue une des parties les plus difficiles et les plus épineuses de la clinique dermatologique. (*Note des Traducteurs.*)

(1) A Paris, et dans notre hôpital Saint-Louis où le psoriasis pullule littéralement, l'éruption aiguë n'est pas rare comme première entrée en matière de la maladie psoriasique ; la couleur cuivrée des taches, manifeste à cause du peu d'épaisseur des squames, la disposition universelle en gouttes, fait régulièrement alors hésiter un instant le diagnostic entre les syphilides papulo-squameuses qui n'y sont pas moins communes, et le psoriasis. (*Note des Traducteurs.*)

Il s'écoule alors une période de santé relative pouvant durer des semaines et des mois (1), et qui est suivie à son tour d'une période d'exacerbation. Il en est ainsi pendant des années, durant toute la vie (2) ; les périodes alternantes d'amélioration et d'aggravation se succèdent très inégalement sous le rapport de la durée ainsi que de l'intensité des exacerbations ou des rémissions, et il est impossible de constater aucune régularité en ce qui concerne les saisons, les conditions extérieures, etc.

A l'occasion d'une exacerbation, l'éruption peut devenir générale, c'est-à-dire que la peau, du sommet de la tête aux orteils (3), est tendue, d'un rouge uniforme, squameuse, chaude, sèche, brillante en certains points, satinée, sensible. La peau de la face paraît rétractée, la paupière inférieure semble en ectropion, les malades restent accroupis, parce que chaque tentative pour s'étendre amène des déchirures de la peau et des fissures sanguinolentes. Les cheveux tombent facilement, il se produit même une calvitie passagère ou persistante. Des frissons continuels, de vives démangeaisons, de la fièvre, des troubles gastriques, le hoquet, l'insomnie, l'inappétence, de l'amaigrissement, et divers accidents graves accompagnent cet état. Cependant il peut encore se produire une amélioration partielle après un intervalle de plusieurs mois. Certains malades éprouvent, à plusieurs reprises, une semblable aggravation de leur maladie.

Exceptionnellement, on peut être atteint pendant toute sa vie

(1) On peut même dire quelquefois, rarement il est vrai, des *années*. (*Note des Traducteurs*.)

(2) La part faite aux exceptions, qui peuvent toujours intervenir dans les choses de la médecine, il n'est que trop vrai que le psoriasis est une maladie perpétuelle, reparaissant indéfiniment et fatalement soit sous la même forme, soit sous les formes les plus extraordinairement différentes. (*Note des Traducteurs*.)

(3) Cela ne peut pas être pris absolument à la lettre; il est tout à fait exceptionnel que l'on ne rencontre pas quelques îlots de peau saine, de véritables lacs au milieu du continent psoriasique; ce caractère a même été, en plusieurs cas, invoqué à juste titre pour distinguer le psoriasis diffus en forme de dermatite exfoliatrice généralisée, du pityriasis rubra, ou de la dermatite exfoliatrice propre, en supposant la réalité de cette dernière affection. (*Note des Traducteurs*.)

d'un psoriasis limité aux côtés de l'extension des articulations et des membres, sans que des poussées intercurrentes se produisent sur d'autres parties de la peau.

De même que les cheveux révèlent leur état maladif par une chute rapide, les ongles sont aussi atteints dans tous les cas de psoriasis de longue durée et deviennent secs, opaques, cassants et se désagrégeant facilement (1).

De même que Hebra, je n'ai jamais observé de maladie analogue au psoriasis sur la muqueuse de la cavité buccale; mais, chez quelques psoriasiques, des plaques grises qui dérivaient de la syphilis (2).

Comme phénomènes subjectifs, je citerai, outre ceux que j'ai déjà nommés (prurit, insomnie, gastricisme), les douleurs arti-

(1) Les lésions des ongles existent chez un grand nombre de sujets atteints de psoriasis, non chez tous; ces lésions sont multiples : tantôt ce sont des taches sous-unguéales opaques, ou une opacification générale; tantôt, l'ongle conservant sa transparence, on observe des sillons transversaux profonds, uniques ou multiples, des exagérations diverses de la striation longitudinale physiologique, des ponctuations fines analogues à celles que ferait un poinçon sur la cire molle, etc. Ces dernières altérations, les plus ordinaires, n'ont rien de spécifique; on les peut observer identiques chez les eczémateux, à tel point que, lorsque (ce qui n'est pas très rare) la lésion unguéale existe isolée, il n'est pas aisé de la déclarer psoriasique ou eczémateuse; mainte autre altération peut encore être constatée : dégénérescence lamelleuse opaque de l'ongle entier (surtout aux extrémités inférieures), avec épaississement, déformation et chute totale, exfoliation fibrillaire (en moelle de jonc), amincissement et transparence extrêmes, inclusion de l'ongle sous un revêtement d'épiderme (psoriasis super-unguéal. — Obs. du docteur Vérité), etc., etc. (*Note des Traducteurs.*)

(2) Notre observation concorde absolument avec celle de Hebra et du professeur Kaposi; depuis de nombreuses années nous recherchons avec ténacité la coïncidence entre la maladie dite le psoriasis buccal et le psoriasis commun, et nous l'avons trouvée dans des proportions si restreintes, que la démonstration de l'indépendance des deux altérations est pour nous absolue. On voit assez souvent l'eczéma de la peau se continuer incontestablement sur une muqueuse, mais qui a vu une plaque de psoriasis mi-partie buccale, mi-partie cutanée? Nous ne voulons pas dire par là que cela ne puisse pas être, mais nous déclarons n'avoir jamais pu l'observer d'après l'examen de plus d'un millier de psoriasiques.

La présence assez fréquente des gouttes de psoriasis sur le gland n'infirme pas notre proposition, car le revêtement pénien est cutané et non muqueux. (*Note des Traducteurs.*)

culaires rhumatismales qui accompagnent habituellement les éruptions aiguës, la soif et la sécheresse de la bouche (1).

L'examen anatomique nous apprend (Wertheim, Neumann) que, localement, le psoriasis est constitué par une altération inflammatoire de la peau atteignant principalement la couche papillaire. Sur des coupes histologiques de morceaux de peau recouverts de plaques psoriasiques récentes et prises sur le vivant, on trouve la couche muqueuse très développée; dans l'intérieur des papilles, les vaisseaux et le réseau lymphatique sont distendus et contiennent de nombreuses cellules, surtout autour des premiers, dont la paroi paraît aussi épaissie.

Sur la peau qui correspond aux anciennes plaques psoriasiques, le chorion paraît épaissi et infiltré de cellules jusque dans le tissu cellulaire sous-cutané, les vaisseaux sont dilatés, il y a une légère infiltration séreuse, çà et là aussi des cellules pigmentées.

Sur des plaques très anciennes, surtout aux jambes et au sacrum, j'ai souvent constaté une prolifération conjonctive des papilles sous forme de saillies verruqueuses denses (2).

(1) Il faut ici distinguer plusieurs choses. Il a été dit, et ce n'est pas nécessaire de le redire, que le psoriasis pouvait être le point de départ d'une phlegmasie cutanée générale intense, présentant quelquefois une extrême gravité en raison de la réaction fébrile et des complications éventuelles qui peuvent intervenir. C'est là une sorte d'accident qui peut apparaître dans le cours de toutes les grandes dermatoses, soit d'une manière spontanée, soit à la suite de certaines médications, ainsi que nous en avons nous-mêmes rapporté un exemple provenant de notre pratique.

D'autre part, il existe certaines formes d'arthritis constitutionnel (rhumatisme ou goutte) qui s'accompagnent de psoriasis ou qui coïncident avec le psoriasis, si l'on préfère; mais nous n'avons pas remarqué d'arthralgie ni d'arthropathie qui soit propre aux dermatites psoriasiques ; c'est là un point à vérifier dans des observations nouvelles.

Mais ce qui est extrêmement remarquable, c'est que le psoriasis aigu en gouttes proprement dit, ou même le psoriasis commun à récidive aiguë intense, ne détermine que rarement des phénomènes généraux ; c'est que le psoriasis chronique soit aussi souvent indolent, n'altérant qu'à titre exceptionnel la santé des malades, ne devenant douloureux que par les rhagades qui se produisent assez communément, et peu ou pas prurigineux à l'ordinaire. (*Note des Traducteurs.*)

(2) La forme verruqueuse du psoriasis est quelquefois assez prononcée pour

Pendant que les modifications qui correspondent aux plaques psoriasiques récentes disparaissent spontanément sans laisser de trace, il faut, pour effacer les autres, recourir à une opération (cautérisation, grattage) (1).

Au point de vue du diagnostic, le psoriasis qui se manifeste sous la forme de plaques isolées ne présente pas la moindre difficulté. Il suffit de se rappeler les symptômes que j'ai décrits, c'est-à-dire l'amas épais de squames blanches qui peuvent se détacher facilement avec l'ongle, le pointillé sanguinolent de la base rouge, et la démarcation tranchée du foyer morbide circonscrit. La distinction peut, au contraire, devenir difficile dans le psoriasis généralisé et diffus qui a la plus grande analogie avec l'eczéma squameux, le pityriasis rubra et le lichen ruber.

Le psoriasis, limité au cuir chevelu, peut être confondu avec l'eczéma de cette région, le favus, l'herpès tonsurant, la séborrhée, et le lupus érythémateux. Dans le psoriasis annulaire, il faut différencier cette affection de la syphilis annulaire, de l'herpès tonsurant, du lupus serpigineux et de l'eczéma marginé. Enfin, il en sera de même pour les papules de psoriasis survenant d'une manière aiguë et générale, qui, dans les premiers jours, pourraient en imposer pour une syphilide papuleuse, l'herpès tonsurant maculeux et même pour les papules du début de la variole. Outre les symptômes caractéristiques du psoriasis, il faut encore, pour le diagnostic, prendre en considération les phénomènes des processus dont il a été question dans les chapitres précédents (2).

Il importe également de ne pas oublier que d'autres maladies de la peau compliquent le psoriasis, à savoir souvent l'eczéma

être visible à l'œil nu; nous avons traité et guéri avec rapidité par l'acide pyrogallique un malade qui avait le dos des deux mains couvert de psoriasis papillomateux. (*Note des Traducteurs.*)

(1) Voyez la note 2, de la page 495. (*N. d. T.*)

(2) Le diagnostic différentiel du psoriasis est assez important pour légitimer des développements étendus, mais nous ne pourrions les produire ici sans dépasser de beaucoup les limites du cadre dans lequel l'auteur s'est restreint; d'ailleurs, la question sera reprise en détail à l'occasion de chacune des affections avec lesquelles le psoriasis peut être mis en parallèle. (*Note des Traducteurs.*)

qui peut se développer directement sur la plaque psoriasique (1). Dans le cas de variole, les pustules surviennent toujours en grand nombre et avec intensité sur les points psoriasiques, parties spécialement hyperhémiées.

Le pronostic, relativement à la lésion locale du psoriasis, est favorable, puisque la peau peut partout revenir complètement à l'état normal et que tout au plus il reste une pigmentation foncée aux membres inférieurs et sur les parties qui étaient le siège de plaques anciennes stationnaires. Le pronostic est également favorable sous le rapport de la santé en général, puisque souvent celle-ci n'est nullement altérée, ou qu'elle l'est seulement pendant les périodes aiguës, principalement dans le psoriasis généralisé ; mais même dans ce cas, elle ne l'est que d'une manière passagère. Le psoriasis, du reste, n'occasionne pas de troubles durables des fonctions importantes.

On n'en saurait dire autant pour ce qui est de la marche générale de la maladie et de la guérison. On ne peut jamais savoir s'il surviendra des exacerbations, si elles seront fréquentes et quelle sera leur intensité, et il ne peut, en général, être question de guérison que dans le sens de faire disparaître une éruption de psoriasis, mais non de prévenir ou d'empêcher les récidives. Tout au contraire, les psoriasiques doivent s'attendre à des aggravations plus ou moins périodiques de leur affection. Et, dans ce sens, la maladie est incurable.

Il y a encore cette circonstance aggravante que le psoriasis peut se transmettre des parents aux enfants.

Beaucoup d'auteurs ont essayé de découvrir les causes de cette

(1) Non seulement une plaque de psoriasis, au-devant du genoux par exemple (elle n'est pas rare en ce point), peut devenir le siège d'un eczéma (souvent très tenace), mais encore il existe certaines variétés aiguës ou suraiguës, dans lesquelles les plaques d'un psoriasis localisé ou généralisé présentent à ce point l'aspect d'un eczéma figuré, que le diagnostic peut rester tout à fait indécis. Cela s'observe surtout à la face, aux oreilles, sur l'abdomen, au pénil et à la vulve chez la femme, au scrotum et au pli anogénital chez l'homme, à titre local. Lorsqu'on observe le psoriasis généralisé aigu à forme d'eczéma discoïde, il s'agit presque toujours de femmes à peau fine et peu pigmentée, ou de sujets notoirement lymphatiques et strumeux.

(*Note des Traducteurs.*)

affection si pénible qui défigure et isole de la société sans espoir de guérison celui qui en est atteint. Malheureusement, il nous est impossible d'en indiquer aucune ; tout d'abord le psoriasis n'est pas sous la dépendance de causes dyscrasiques. Les psoriasiques sont, en général, des individus sains, robustes, d'excellente santé et de bonne mine, et ce n'est qu'exceptionnellement qu'on rencontre des psoriasiques de constitution délicate (1). Quant aux innombrables conditions étiologiques qu'on aimait autrefois à citer, telles que la dyscrasie herpétique et psorique, la suppression des règles, etc., elles ont été depuis longtemps réduites à leur valeur par la critique objective de Hebra (2).

(1) Une seule visite à l'hôpital Saint-Louis permettra de s'assurer que le psoriasis ne dédaigne pas les chétifs, les délicats, ni même les cachectiques; l'observation de Hebra et de Kaposi reste néanmoins vraie dans son expression la plus générale. (*Note des Traducteurs.*)

(2) Nous ne reprendrons pas, à l'occasion du psoriasis, la discussion de ces questions ; nous ne voyons, pas plus que l'auteur et son illustre maître, la nécessité de déguiser notre ignorance de la condition générale qui tient, ou pourrait tenir, le psoriasis sous sa dépendance, sous un nom quelconque. Nous faisons cependant une exception pour la goutte et le rhumatisme (arthritis) : les psoriasiques qui sont justiciables de cette maladie constitutionnelle sont surtout atteints de formes *discrètes*, congestives, relativement peu squameuses. Mais ce que nous affirmons par-dessus tout, c'est que la recherche de la constitution du sujet psoriasique, quelle qu'elle soit, doit être poursuivie avec soin; on trouve dans cette voie des indications thérapeutiques générales précieuses qui permettent d'obtenir des résultats souvent inespérés, et de soustraire la thérapeutique du psoriasique à l'empirisme absolu et funeste auquel il est trop généralement livré.

Ed. Lang, dans une communication intéressante qui n'est que le prélude à des recherches plus étendues (Voyez *Annales de dermatologie et de syphiligraphie*, n° 2, 25 avril 1880, p. 326 et suiv.), annonce la présence d'*éléments parasitaires* dans le psoriasis, et ébauche une tentative de démonstration de la *nature* parasitaire de cette affection. L'analyse complète de la maladie psoriasique ne supporte pas un instant une semblable supposition, repoussée par l'hérédité de l'affection et sa non-contagiosité certaine, pour ne prendre que quelques arguments. Il va sans dire toutefois que nous avons immédiatement vérifié le *fait*, annoncé par Ed. Lang, de la présence d'éléments parasitaires dans la couche pellucide de cellules aplaties qui sépare la plaque psoriasique proprement dite du magma corné accumulé à sa surface. Or ce *fait* est exact : notre collaborateur et ami Balzer en a aisément fait la preuve, à notre demande, dans notre laboratoire. — A plus tard le commentaire et l'interprétation. (*Note des Traducteurs.*)

Le psoriasis ne peut pas non plus être occasionné par des causes externes. C'est seulement dans le cas où un individu en est déjà atteint ou y est prédisposé que, au moment où il se produit une poussée de psoriasis, on voit ordinairement de nombreuses efflorescences survenir sur les points de la peau qui ont été irrités artificiellement, par exemple par une piqûre d'épingle, ou qui sont le siège d'un eczéma (1).

Le psoriasis n'est nullement contagieux. Il n'est donc pas transmissible directement.

L'hérédité est la seule cause étiologique incontestable, puisque on rencontre rarement un psoriasique sans qu'un de ses parents ou un membre de sa famille en ligne ascendante ne soit atteint, ou n'ait été antérieurement atteint de cette affection (2).

Mais, comme, le plus souvent, ce sont seulement quelques enfants ou des membres de la famille qui sont psoriasiques, il s'agit ici, non d'une hérédité proprement dite de la maladie, comme pour la syphilis, mais seulement d'une hérédité de la prédisposition, de la nature de la peau (3).

Le plus ordinairement, le psoriasis apparaît à l'époque de la puberté et à la période moyenne de la vie, mais assez souvent

(1) La prédisposition individuelle, héréditaire ou non, étant admise, nous ne croyons pas contestable l'action de quelques causes occasionnelles, telles que les commotions physiques ou morales de l'appareil nerveux ; combien de fois, d'autre part, ne voyons-nous pas les excès alcooliques précéder immédiatement chez les psoriasiques la première attaque ou provoquer des exacerbations ? Combien de fois les psoriasiques ne confessent-ils pas l'action manifeste des écarts de régime sur les oscillations de leur affection ? Assurément cela n'a pas lieu pour tous, ni chez tous les malades ; mais cela a lieu assez ordinairement pour qu'il convienne d'en tenir compte.

(*Note des Traducteurs.*)

(2) Nous nous inscrivons contre cette proposition ; nous rencontrons *souvent* des sujets atteints de psoriasis sans aucun antécédent héréditaire ; la maladie étant ici perpétuelle, la constatation est aisée, et il suffit de faire comparaître les parents ; nous l'avons fait souvent, tant nous avons trouvé extraordinaire la fréquence du psoriasis non-héréditaire. (*Note des Traducteurs.*)

(3) Nous avons déjà dit ailleurs (Voir p. 214, note 2) que l'hérédité morbide ne peut être ainsi localisée dans un tissu ; elle ne peut jamais, même dans son acception la plus étroite, être détachée du plan général de l'organisme et surtout de la constitution des centres trophiques. (*Note des Traducteurs.*)

aussi dans l'enfance. J'ai eu l'occasion de voir un enfant âgé de huit mois, né d'un père psoriasique, atteint d'un psoriasis étendu. La maladie persiste souvent jusqu'à un âge très avancé sans aucune atténuation.

La thérapeutique du psoriasis ne peut aboutir, dans l'état actuel, qu'à faire disparaître les modalités pathologiques de la peau et à limiter les éruptions ultérieures. Il n'est pas en notre pouvoir d'empêcher véritablement l'apparition de ces éruptions ou même d'obtenir une guérison durable. Mais ce seul résultat dont nous parlons est déjà un grand bénéfice pour les malades, et suppose une expérience particulière dans l'administration des remèdes et dans l'emploi des méthodes que nous avons à notre disposition.

Ces remèdes sont internes ou externes.

On a conseillé de nombreux remèdes par l'emploi interne desquels on espérait guérir le psoriasis, tels que : les acides minéraux, les eaux minérales, les diaphorétiques, l'huile de foie de morue, l'antimoine, le manganèse, le graphite, la baryte, le mercure, le fer, l'antrakokali, les boissons dépuratives, la salsepareille, la farine de maïs altéré, le suc de citron, etc., ou un régime spécial; par exemple une alimentation exclusivement végétale ou exclusivement animale; — mais d'après les recherches de l'École de Vienne, on ne peut attendre aucun résultat de tous ces médicaments.

On n'obtient de succès (1) qu'avec les seules substances suivantes : l'arsenic, le goudron et ses dérivés (l'acide phénique).

On peut employer l'arsenic contre les maladies de la peau sous forme de solution de Fowler (arséniate de potasse), de solution de Pearson (arséniate de soude), de Donovan (iodure d'arsenic et de mercure) et de pilules asiatiques (arsenic mélangé à du poivre ou à de l'opium).

C'est sous la première et sous la dernière de ces combinaisons que l'arsenic s'est montré à nous le plus efficace.

On donne la solution de Fowler à la dose de 6 gouttes par

(1) Succès contre le psoriasis présent bien entendu, non contre les rechutes ou récidives. (*Note des Traducteurs.*)

jour dans 20 grammes d'eau distillée ou d'infusion de camomille que l'on fait prendre en trois fois, dans la journée. S'il ne se produit pas de troubles gastriques, on augmente tous les trois ou quatre jours d'une goutte. A partir de 12 gouttes on élève la dose à intervalles plus éloignés. On peut aller ainsi jusqu'à 30 gouttes par jour, et l'on s'arrête à la dose à laquelle on constate une régression du psoriasis, mais on ne cesse jamais brusquement, alors même que la guérison est à peu près complète : on diminue graduellement les doses, jusqu'à 12 ou 6 gouttes. On peut employer ainsi sans inconvénient la solution de Fowler pendant plusieurs mois. Le professeur Lipp, de Gratz, a fait dans le même but des injections d'acide arsénieux (arsenic blanc) à la dose de 0,003 à 0,03 (solution de 0,30 et même de 0,60 sur 35 grammes d'eau distillée).

On prescrira les pilules asiatiques d'après la formule suivante :

Arsenic blanc.	0gr.75	centigr.
Poivre noir pulvérisé	6	00
Gomme arabique	1	50
Poudre de racine de guimauve. . . .	2	00

Eau s. q. pour faire 100 pilules.

On commence à la dose de trois pilules par jour, que l'on fait prendre immédiatement avant le repas; tous les quatre à cinq jours on augmente d'une pilule, et on peut arriver ainsi jusqu'à huit à dix pilules par jour (1). Quand le malade prend cinq pilu-

(1) La dose de 0 gr. 75 d'arsenic pour 100 pilules, indiquée par l'auteur, est une dose forte; peu de nos malades (nous parlons pour ce pays) supporteraient les dix pilules indiquées comme limite pouvant être atteinte. La formule du Codex français est préférable, non seulement parce qu'elle ne donne que 0,50 au lieu de 0,75 d'arsenic pour 100 pilules, mais encore à cause de la facilité que sa division décimale apporte dans la surveillance médicale. Chaque pilule contenant 5 milligrammes (ou un demi-centigramme) d'acide arsénieux, il est extrêmement facile de ne pas commettre d'erreur dans la prescription ni dans l'appréciation des doses ingérées. Voici la formule du Codex français : Acide arsénieux porphyrisé, 0,50. — Poivre noir en poudre très fine, 5,00. — Gomme arabique pulvérisée, 1,00. — Eau distillée, S. Q.

Notre expérience, étendue sur l'emploi de ce médicament, nous fait un

les et plus, il faut les prescrire en deux fois, à midi et le soir, trois et deux, quatre et trois, etc. On s'arrête également dès qu'il se produit une amélioration. S'il survient des troubles gastriques, des nausées, des coliques, de la diarrhée, on diminue un peu les doses. On prévient les coliques par l'addition d'opium (0,15 pour 0,75 d'arsenic blanc pour 100 pilules) (1).

Avec les injections sous-cutanées, Lipp a observé de l'amélioration au bout de huit jours. Quant à moi, ce n'est en moyenne que dans le cours de la quatrième à la sixième semaine que j'ai vu une action marquée de l'usage de l'arsenic. Selon moi, cette action ne se traduit pas par la chute des squames, mais d'abord par la diminution de l'hyperhémie, sur laquelle reposent les squames. Ensuite, c'est dans les cinquième et sixième semaines du traitement que les squames tombent toutes à la fois dans l'espace de quelques jours, de telle sorte qu'on dirait que la guérison a lieu subitement.

Il est impossible de déterminer d'avance combien on devra donner de pilules asiatiques. Nous avons constaté, dans le traitement du lichen ruber, que l'on peut les employer pendant plusieurs mois et en faire prendre jusqu'à 3 et 4,000 (c'est-à-dire

devoir d'ajouter que le médecin doit annoter spécialement sa prescription au pharmacien ; la confection de pilules contenant *exactement* chacune 5 milligrammes d'acide arsénieux réclame une préparation particulièrement *attentive*.

Nos raisons de défiance à cet égard sont tellement assises, que nous avons pris, *à l'hôpital*, l'habitude de prescrire exclusivement une solution d'arséniate de soude contenant exactement 2 milligrammes et 1/2 par 20 grammes d'eau ou par cuillerée à bouche, que nous faisons prendre (cette dose et les plus élevées) dans un verre ou dans un litre de lait. Il est rare que nous ayons pu dépasser, sans observer des accidents gastriques ou intestinaux, la dose quotidienne de 2 à 3 centigrammes d'arséniate de soude.

En somme, nous croyons peu à l'action préférable de telle ou telle préparation d'arsenic ; ce qu'il nous paraît infiniment plus utile de recommander, c'est de *s'assurer* : 1° que la prescription pharmaceutique a été bien exécutée ; 2° de *s'assurer* aussi que le médicament prescrit est bien réellement administré aux malades et donné avec la ponctualité nécessaire ; 3° de surveiller, sans se relâcher, non seulement ce qui vient d'être indiqué, mais encore l'état des fonctions digestives. (*Note des Traducteurs.*)

(1) Cette précaution est essentielle pour tous les cas où la dose d'arsenic doit être élevée. (*Note des Traducteurs.*)

20 à 30 grammes d'arsenic). Dans le psoriasis, il ne faut pas conseiller cette pratique. Si, lorsqu'on a prescrit de 4 à 600 pilules, l'affection ne s'est pas améliorée, on doit conserver peu d'espoir de succès et il faut recourir à un autre mode de traitement. Il arrive même que, non seulement certains individus n'éprouvent sous l'influence de l'arsenic aucune amélioration, mais que chez le même malade, une première fois l'action de l'arsenic est favorable, tandis qu'une deuxième ou une troisième année, le remède échoue complètement. En général, après l'usage de l'arsenic, il reste pendant longtemps une pigmentation foncée des parties affectées de psoriasis (1).

(1) Le traitement du psoriasis par l'arsenic n'*est pas* ce que nos prédécesseurs nous ont enseigné ; les exagérations de quelques-uns des anciens maîtres en dermatologie sur ce point ont eu pour conséquence, nous n'hésitons pas à le dire, d'induire en erreur une grande partie de la génération médicale actuelle, qui administre, de bonne foi, l'arsenic comme une panacée non seulement dans le traitement du psoriasis, mais encore dans la presque totalité des affections cutanées. Il n'y a pas de plus grande erreur médicale, ni de plus funeste. Pour beaucoup de malades, l'arsenic est un toxique, à tous égards.

Pour ce qui est du psoriasis, en particulier, allez à l'hôpital Saint-Louis, interrogez les vieux psoriasiques qui reviennent périodiquement tous les cinq ou six mois prendre leurs quartiers dans nos salles, et faites une enquête sur les traitements auxquels ils ont été soumis ; vous en trouverez encore qui ont été traités par Biett ! et qui, depuis cette époque, ont successivement accordé leur confiance à tous les médecins qui se sont succédé dans cet hôpital ; la plupart d'entre eux ont absorbé des doses invraisemblables d'arsenic, à maintes reprises. Chez plusieurs de ces désillusionnés, le scepticisme est arrivé à ses extrêmes limites ; ils demandent seulement qu'on leur accorde un lit d'hôpital, quelques bains, et de l'axonge en quantité suffisante pour oindre les parties malades deux fois par jour ; un ou deux mois se passent, et la situation de ces patients s'est à ce point atténuée, qu'ils peuvent rentrer dans le courant de la vie, pour quelques mois.

Mais les eaux minérales arsenicales ? Hélas ! même conclusion ; interrogez les médecins de Paris qui reçoivent chez eux les favorisés de la fortune, ils vous diront aussi que, naturelle ou artificielle, la médication arsenicale n'a pas le pouvoir d'empêcher l'éternel retour du psoriasis.

Mais encore : Peut-être n'employez-vous pas, nous dira-t-on, l'arsenic à doses assez élevées. Le professeur Kaposi a répondu à cette objection dans le texte courant que nous vous engageons à relire.

Mais enfin, a-t-on dit, si l'on employait l'arsenic avec ténacité, à petites doses, longtemps, on maîtriserait peut-être la maladie, comme on maîtrise la syphilis, quelquefois. Eh bien, non ! L'un de nous a montré vingt fois,

Quant à l'usage interne du goudron, les personnes étrangères à la profession, ainsi que les médecins, connaissent depuis longtemps son action sur les affections chroniques de la peau. Très peu de malades, toutefois, supportent, à cause de leur goût désagréable, l'eau de goudron, ainsi que les autres composés de goudron. La plupart des malades refusent même les pastilles et les liqueurs de goudron préparées par des fabricants français et autrichiens, bien que, en réalité, ces préparations n'aient pas une saveur désagréable.

Nous possédons dans l'acide phénique une excellente préparation de goudron qui, donnée sous forme de pilules, est très bien supportée et agit d'une manière analogue à l'arsenic :

Acide phénique. . . . . 10 gr.
Extrait et poudre q. s. pour 100 pilules.

De cinq à dix par jour.

On peut continuer ce traitement pendant plusieurs semaines, même à des doses plus élevées, ce que je considère cepen-

durant ces dernières années, dans ses leçons cliniques, un pauvre malade dont le psoriasis avait brisé l'existence professionnelle, et qui demandait la guérison à tout prix. Pendant deux années, nous l'avons maintenu sans cesse sous l'influence de l'arsenic à doses variables, extrêmes ou faibles, selon l'état des voies digestives; nous avons dû nous arrêter, après avoir produit une véritable cachexie arsenicale, avec amaigrissement excessif. Le psoriasis s'était établi permanent et les exacerbations apparaissaient comme devant.

Cela veut-il dire qu'il n'y a rien à obtenir de l'arsenic dans le traitement du psoriasis ? Nullement. Cela veut dire simplement que l'arsenic n'a d'action manifeste que sur l'état général du sujet, quand cet état le comporte ou l'indique, ou que sur la poussée psoriasique actuelle arrivée à la période d'état ou dans son déclin, et qu'il y a peu à espérer de son action spécifique sur les récidives à venir. Cela veut dire encore que l'arsenic ne doit pas être donné empiriquement aux psoriasiques ; les arthritiques, par exemple, qui sont en période floride, supportent fort mal le médicament, tandis que la médication alcaline leur fait le plus grand bien. Mais s'il s'agit de sujets lymphatiques, strumeux, anémiques, débiles ou débilités, ou encore de malades à peau irritable et répondant mal aux médications externes, l'arsenic et les eaux arsenicales trouvent une indication nette, précise, qui, appliquée par les habiles médecins de nos stations thermales, peuvent avoir les plus heureux résultats. (*Note des Traducteurs.*)

dant comme inutile. A l'exception d'une légère irritation des reins, son emploi ne m'a paru entraîner aucun inconvénient (1). D'autres auteurs ont encore recommandé l'usage interne des balsamiques, spécialement du baume de copahu (2), de la teinture de cantharide, de l'huile phosphorée (3), de la teinture de maïs (Lumbroso), etc. Je n'ai aucune expérience de tous ces agents thérapeutiques, et dans ce que j'ai lu, j'ai trouvé peu de chose à l'appui de leur efficacité.

Le traitement local ou externe du psoriasis exige beaucoup de soins, mais il a l'avantage de permettre d'atteindre un résultat satisfaisant, pourvu que l'on choisisse et que l'on emploie les remèdes et les méthodes en véritable spécialiste.

La première chose à faire, c'est d'enlever les squames épidermiques, ainsi que celles qui peuvent survenir chaque jour, afin d'arriver à l'application directe des agents thérapeutiques sur les parties malades.

En ramollissant les amas de squames épidermiques, on les dissocie et on les fait tomber ensuite à l'aide de moyens mécaniques et chimiques. On a recours à des corps gras, à l'eau, à la macération par la perspiration cutanée, aux savons.

En fait de corps gras, on peut employer l'huile d'olive, l'axonge, l'huile de foie de morue, la glycérine, la vaseline, etc. Seulement il faut s'en servir soit en applications, soit en frictions, en proportion convenable et suffisante, de façon que la macération et la chute de l'épiderme l'emportent sur sa reproduction.

(1) Cela est tout à fait exact. On peut toujours donner 0,50 cent. d'acide phénique par jour, et beaucoup de malades supportent aisément 1 gramme et un peu plus ; mais voilà encore un médicament qui engage fortement la responsabilité du médecin qui ne *vérifie* pas l'exécution de ses prescriptions. Nous affirmons cependant que son action est notablement inférieure à l'emploi de l'arsenic dans le psoriasis, mais qu'il en constitue un succédané important. (*Note des Traducteurs.*)

(2) Après le professeur Hardy, nous avons employé systématiquement, pendant un certain temps, le baume de copahu *intus et extra;* aucun avantage réel, et une assez forte somme d'inconvénients. (*Note des Traducteurs.*)

(3) Dans deux cas où nous avons employé à dose active l'huile phosphorée, le résultat a été, pour l'un, une cystite assez vive, pour l'autre, un érythème pemphigoïde qui n'a pas laissé de nous causer quelque souci. La cause était trop entendue. (*Note des Traducteurs.*)

Dans les cas où le psoriasis est localisé, par exemple, aux coudes et aux genoux, on peut employer l'onguent simple, le cérat simple, étendus sur des compresses de toile et fixés à l'aide de bandes de flanelle. C'est l'huile de foie de morue qui donne les meilleurs résultats pour la macération; elle a, de plus, l'avantage d'être bien supportée par les malades. Elle a seulement une odeur désagréable, elle tache les draps, et enfin elle produit sur certaines parties de la peau un eczéma papuleux très pénible. Dans ce cas, on cesse l'huile de morue, on saupoudre avec l'amidon, on enlève les linges imbibés d'huile, jusqu'à ce que l'eczéma ait disparu et qu'on puisse commencer un autre traitement. Dans quelques cas de psoriasis généralisé, j'ai vu l'huile de morue amener la chute de l'épiderme sur de grandes étendues, le chorion être mis à nu et, par suite, se produire de vives douleurs et de la fièvre, voire même des phénomènes typhiques, comme dans les brûlures, état dont les malades ont été guéris par l'emploi du bain continu.

L'eau, comme agent de macération de l'épiderme, peut être appliquée, d'après la méthode de Priessnitz, sur les membres, sur certaines régions ou sur tout le corps, selon l'étendue du psoriasis.

Ce qu'il y a de plus rationnel, c'est d'employer l'eau sous forme de bains et, en règle générale, de bains prolongés d'après la méthode de Hebra, trois à six heures par jour et même plus, soit comme agent de macération, soit comme application méthodique du traitement mécanico-chimique, au moyen de savons et de frictions. On enlève ainsi complètement l'épiderme sur les parties atteintes de psoriasis, enfin le bain sert également de véhicule pour l'emploi de remèdes spéciaux, par exemple du goudron (bain de goudron) ou de la solution de Vleminckx.

On peut encore employer avec succès contre le psoriasis les bains d'eaux minérales indifférentes ou sulfureuses (Loësche, Bade, près Vienne) et l'hydrothérapie, pourvu que les malades soient chaque jour soumis assez longtemps à leur influence. L'hydrothérapie peut, du reste, encore agir comme agent réfrigérant, en diminuant l'inflammation de la peau.

L'enveloppement caoutchouté (à l'aide de bonnets, de camisoles, de pantalons, de chaussettes et de gants) produit une macération très complète et rapide des squames psoriasiques et peut même amener la disparition des plaques de psoriasis par son emploi prolongé.

Dans ces cas aussi, il se produit quelquefois un eczéma artificiel ou une tuméfaction notable de la peau (1).

Les savons, surtout le savon vert, et, pour la face et le cuir chevelu, l'esprit de savon de potasse, servent soit à macérer l'épiderme, soit, employés concurremment avec des bains, à enlever les squames déjà macérées et les corps gras appliqués sur la peau; ils constituent, en outre, un remède direct.

On obtient une chute rapide de l'épiderme à l'aide de frictions répétées de savon mou, lequel, délayé dans une petite quantité d'eau, est étendu ensuite avec la paume de la main et laissé à demeure. On recommence ces onctions deux fois par jour pendant six jours. L'épiderme prend une coloration brune, il se ride, se mortifie et se détache trois ou quatre jours après sous forme de grandes lamelles; on fait ensuite prendre un bain au malade (méthode de Pfeuffer) (2).

Par l'emploi de compresses de flanelles enduites de savon noir et maintenues à l'aide de bandes, on amène la chute des

(1) Le caoutchouc est le meilleur moyen à employer pour *décaper* rapidement une surface psoriasique; il réalise le bain continu à peu de frais. Toutefois, et l'un de nous l'a signalé avec soin, c'est un moyen à n'employer qu'avec réserve et surtout à ne jamais employer sur la totalité du corps à la fois chez les psoriasiques; après Lailler, nous avons observé la dermatite généralisée grave, provoquée par l'enveloppement généralisé dans la toile de caoutchouc; mais rien n'est supérieur à titre d'*application partielle;* le bonnet de caoutchouc pour le psoriasis de la tête, ou les enveloppements partiels pour les oreilles, les plis sous-mammaires, etc., etc.

Il suffit d'un peu de surveillance pour arrêter l'action irritante, si elle se produisait par le fait d'une application prolongée au delà du but à obtenir, c'est-à-dire le décapage du psoriasis. (*Note des Traducteurs.*)

(2) Nous avons adopté le procédé suivant, comme procédé d'hôpital expéditif : le premier jour, une friction générale avec du savon noir, lequel est gardé toute la nuit; le deuxième jour, dès le matin, un bain alcalin. Au sortir de ce bain, une friction générale d'axonge; le soir, deuxième friction de savon; le troisième jour, second bain, après lequel il est rare que les surfaces malades ne soient pas parfaitement préparées à recevoir directement l'action du médicament curatif. (*Note des Traducteurs.*)

squames épaisses et dures au bout de douze à trente-six heures, au point que la peau paraît excoriée. Ce mode de traitement convient quelquefois pour le psoriasis des genoux et des coudes.

On n'emploiera des caustiques plus énergiques (la solution concentrée de potasse (1 sur 2), l'acide acétique, l'acide citrique, l'acide hydrochlorique), que dans les cas où il aura été impossible d'obtenir la chute de l'épiderme à l'aide des autres méthodes de macération (1).

Enfin, on peut aussi avoir recours à des procédés purement mécaniques (raclage, frictions avec le sable, la pierre ponce) pour enlever les callosités épidermiques très dures.

Les véritables remèdes contre le psoriasis sont ceux qui peuvent amener la résorption de l'inflammation et de la tuméfaction hyperhémique de la peau, qui sont le point de départ de la production des squames. Au nombre de ces remèdes, il faut, outre les agents déjà indiqués, mentionner surtout le goudron, qui, comme les enveloppements hydrothérapiques, les savons, etc., agissent également de cette façon.

Le goudron est, en général, le meilleur remède pour amener la disparition de l'hyperhémie chronique ou subaiguë de la couche papillaire, et c'est à cette propriété qu'il doit son action si efficace contre le psoriasis. On constate ainsi ce fait remarquable que, dans le psoriasis, on peut appliquer le goudron sur des parties de la peau excoriées et saignantes sans augmenter l'inflammation, tandis que dans l'eczéma il occasionne une vive irritation de la peau privée de son épiderme.

Parmi les différentes espèces de goudron, nous employons celles mentionnées déjà page 143 : l'huile de hêtre, l'huile de fragon, plus rarement l'huile de cade du Juniperus oxycedrus et la teinture de fragon.

Huile de fragon.	» 50 gr.
Éther sulfurique.	āā 75
Esprit-de-vin rectifié	

filtrez et ajoutez :

Huile de lavande	» 2

(1) Nous n'avons jamais été obligés d'avoir recours à ces moyens et nous n'en reconnaissons pas l'indication. (*Note des Traducteurs.*)

Le résineon, dérivé du goudron, qui est également une huile grasse, est moins actif,

Voici de quelle manière on emploie habituellement le goudron : on commence par débarrasser de leur épiderme les parties atteintes de psoriasis, à l'aide de savon employé dans le bain ; ensuite on étend une couche mince de goudron au moyen d'un pinceau, une ou deux fois par jour, ou seulement le soir ; après cette opération, on enveloppe le malade dans des vêtements de laine, et on renouvelle ces applications chaque jour.

Le bain de goudron est encore plus énergique. Il consiste à frictionner avec du savon le malade dans le bain, immédiatement après on fait une onction sur tous les points psoriasiques avec du goudron, et on remet le malade dans le bain, où il doit rester de quatre à six heures.

En dernier lieu, le malade, après s'être lavé et séché, est ensuite soumis à une autre médication.

L'usage du goudron peut occasionner certains accidents, au nombre desquels je dois vous signaler en premier lieu une inflammation locale de la peau, dans les points où deux surfaces cutanées se trouvent en contact et s'irritent ; par exemple, le scrotum et le pénis. On remédie à cet inconvénient en interposant entre les surfaces cutanées de la charpie ou du coton imprégnés d'une poudre inerte. En second lieu, il faut encore signaler les accidents dus à la résorption aiguë du goudron, intoxication par le goudron. Il arrive parfois que, après la première application sur des surfaces étendues, une grande partie de cette substance est absorbée et introduite dans le torrent circulatoire et donne lieu à des phénomènes d'intoxication. Il survient de la fièvre, des malaises, des éructations, la langue devient saburrale, en outre, il se produit des vomissements de matières noires contenant du goudron, des selles diarrhéiques avec liquides de même nature ; en même temps, il y a de l'ischurie, de la strangurie, les urines sont noires et renferment également du goudron. Au bout de vingt-quatre à quarante-huit heures, il se manifeste une abondante transpiration, les accidents cessent ; la diurèse est plus facile ; au début l'urine est vert olive, plus tard claire, et le bien-être revient. Habituellement les malades supportent le goudron sans inconvénients. Mais il est prudent, en prévision des complications dont je viens de vous parler, de ne faire, les premiers jours, les frictions que sur des surfaces peu étendues et de surveiller avec soin les urines. Dès qu'elles prennent une coloration vert olive, on doit immédiatement en suspendre l'emploi. L'organisme s'habitue ensuite peu à peu à cette médication. Chez les sujets jeunes et chez les enfants, ces précautions sont plus nécessaires encore (1).

Un autre inconvénient résultant de l'application du goudron est l'apparition de nombreuses pustules d'acné, notamment sur le côté de l'extension des membres inférieurs et sur les parties velues; cette éruption est caractérisée par des papules douloureuses, dures et qui présentent à leur centre un point noir ou un poil; dès qu'elles surviennent, il faut cesser l'usage du goudron.

On peut aussi employer le soufre, sous forme de bains sulfureux naturels ou artificiels. Pour préparer les bains sulfureux artificiels, nous nous servons de la solution de Vleminckx, foie de soufre et de chaux, qui est actuellement devenue officinale, depuis qu'elle est préparée suivant la modification indiquée par Schneider. On emploie cette solution de la même manière que le goudron; après avoir savonné le malade, on le badigeonne, dans le bain, avec ce mélange et on l'y laisse pendant plusieurs heures; ou bien on le frictionne au moment où il sort du bain et il conserve toute la journée cette friction sur la peau. Dans ce dernier cas, la peau devient très sèche et la solution donne lieu à une sensation de brûlure; il est, par conséquent, préférable de l'employer alternativement avec d'autres remèdes. Sur les parties délicates de la peau, elle peut avoir une action caustique et amener la formation d'eschares : aussi ne doit-on jamais l'appliquer sur la face.

(1) L'odeur propre à toutes les préparations qui viennent d'être indiquées suffit pour les faire exclure de la pratique civile proprement dite; nous ne faisons exception que pour l'huile de bouleau, dont l'action sur le psoriasis de la face, de la bordure des cheveux et des oreilles est vraiment remarquable. L'huile de cade est encore un excellent moyen d'hôpital, surtout à partir du moment où le psoriasis est spontanément, ou par une médication quelconque, entré dans la voie de la guérison. (*Note des Traducteurs.*)

La pommade de Wilkinson, modifiée par Hebra, agit d'une manière remarquable. Dans cette préparation, on a les actions réunies du soufre, du goudron, du savon et de la graisse. En voici la formule :

Soufre citrin.	ââ 50 gr.
Huile de hêtre	
Savon vert	ââ 100
Axonge.	
Craie blanche pulvérisée.	10

On fait avec cette pommade, deux fois par jour, une friction pendant six jours, sans prescrire de bains. Ce n'est qu'après la chute de l'épiderme, vers le dixième ou douzième jour, que le bain devient utile.

La pommade au précipité blanc (de 2 à 5 grammes de sel pour 40 grammes d'axonge), étendue en couche mince, au moyen d'un pinceau, sur les surfaces psoriasiques irritées par les frictions, convient très bien, en raison de son absence de coloration et d'odeur, pour le psoriasis de la face et du cuir chevelu et pour les plaques disséminées. Employée sur de larges surfaces, cette pommade occasionne une légère salivation.

La pommade de Rochard, mercure et iode, a une action encore plus énergique, en voici la formule :

Iode pur.	0gr.50centigr.
Calomel	1 50
Faites fondre à une douce chaleur et ajoutez : onguent rosat . . .	75 »

Cette pommade détermine souvent un eczéma désagréable.

Outre les préparations que je viens de vous indiquer, on peut encore avoir recours aux pommades de nitrate acide de mercure, de proto et de deuto-iodure de mercure, de sous-nitrate de bismuth, d'oxyde de zinc, d'acide salicylique, phénique (de 1 à 5 sur 40); mais ces remèdes ont, en somme, une action médicatrice peu directe.

La chrysarobine, qui a été introduite dans la pratique médicale en 1878 par Balmanno Squire, l'emporte de beaucoup, par son efficacité contre le psoriasis, sur tous les remèdes connus jusqu'ici. On l'extrait au moyen du benzol chaud, dans la proportion de 80 à 85 pour 100, de la poudre de Goa, poudre d'un vert gris sale formée, en grande partie, des fibres ligneuses et médullaires d'un arbre du Brésil (une légumineuse). Dans ce dernier pays ainsi que dans les Indes Orientales (Goa) où elle a été importée, on s'en sert depuis longtemps avec succès contre diverses maladies de la peau, notamment contre la teigne tondante. L'attention de Balmanno Squire ayant été appelée par un malade sur l'efficacité de la poudre de Goa contre le psoriasis, ce médecin fit d'abord usage de cette poudre et ensuite de la poudre jaune d'or obtenue par extraction de la poudre de Goa, que l'on considérait au début comme de l'acide chrysophanique (Attfield), mais que, depuis les recherches de Liebermann, on désigne sous le nom de chrysarobine.

La chrysarobine se présente sous l'aspect d'une substance jaune consistant en cristaux fins, sous forme d'aiguilles, qui appartient au groupe phénol; elle est presque insoluble dans l'eau, facilement soluble dans l'alcool chaud, le benzol, le vinaigre, la graisse chaude et la vaseline. La préparation à laquelle on doit donner la préférence est une pommade composée de :

Chrysarobine	10 gr.
Vaseline.	40 gr.

ou dans des proportions plus faibles : 5 grammes de chrysarobine pour 40 grammes de vaseline ou de pommade émolliente. L'action vraiment surprenante que Balmanno Squire a attribuée à cette pommade a été immédiatement confirmée ici (d'abord par Neumann, ensuite par Jarisch et par moi).

Après avoir enlevé la plus grande partie des squames au moyen d'un bain et de lavages au savon, on applique, plusieurs jours de suite, une fois, au plus deux fois chaque jour, à l'aide d'un pinceau, une légère couche de chrysarobine sur les parties atteintes de psoriasis. Pendant cette période on supprime complètement les bains et les lotions. Certaines plaques deviennent déjà sensiblement blanches et sans squames après quatre à huit frictions; pour d'autres, ce n'est qu'au bout de douze, seize ou vingt frictions qu'on obtient ce résultat, tandis que la peau avoisinante se colore en rouge bleu, brun violet.

Outre son action curative rapide sur les plaques isolées du psoriasis, la chrysarobine a encore l'avantage d'être sans odeur; son application sur les surfaces enflammées, saignantes, n'est pas douloureuse; la peau conserve sa souplesse, et les bains qui exigent du temps et qui sont coûteux deviennent inutiles.

Voici, maintenant, les inconvénients : coloration en violet brun du linge, des ongles, des poils, des cheveux et de la peau saine, aussi faut-il éviter de l'employer à la face. En outre, il peut se développer une inflammation qui, sur les régions non psoriasiques, se traduit par une rougeur diffuse, ou par une tuméfaction douloureuse, ou bien encore par des éruptions acnéiques ou furonculeuses. Ces formes de dermite, qui souvent s'étendent à tout le corps, s'accompagnent de fièvre et d'un malaise général intense qui persistent de deux à trois semaines. L'éruption aiguë de psoriasis qui survient habituellement sur les parties de la peau ainsi irritées est encore plus pénible.

Afin de prévenir ces complications fâcheuses, il faut cesser la pommade de chrysarobine, quand il survient autour des plaques une aréole d'un rouge vif, et n'y avoir de nouveau recours que lorsque cette rougeur a disparu. A la face, nous l'avons déjà dit, il ne faut pas appliquer la chrysarobine, et, dans le psoriasis diffus, on ne doit s'en servir qu'avec de grandes précautions (1).

(1) Aussitôt après la première publication de Balmanno Squire (1878), l'un de nous a mis en expérience publique, sur une échelle étendue, le traitement du psoriasis par les pommades à la poudre de Goa, à la rhubarbe, et à la chrysarobine.

Nos plus nombreux essais ont été faits avec la pommade préparée à Londres sous la direction de Balmanno Squire.

Les résultats, des plus remarquables, ont été constatés par beaucoup de confrères français ou étrangers venus à Paris pendant l'Exposition universelle; ils ont été résumés et communiqués à la Société de médecine de Lyon dès le mois d'octobre 1878, par notre distingué confrère et ami le docteur Grellety, qui avait suivi nos expérimentations avec une vive sollicitude. La chrysarobine est certainement le *remède capital* du psoriasis en acte, et l'honneur de son application revient à Balmanno Squire, thérapeutiste très

Jarisch a essayé contre le psoriasis l'acide pyrogallique, bioxyde de phénol, comme un corps chimiquement analogue à la chrysarobine. La pommade qu'il emploie (acide pyrogallique 10 gr., vaseline 100 gr.) est, comme la précédente, sans odeur et d'une application nullement douloureuse; elle n'a pas une action aussi prompte que la chrysarobine, mais, cependant, elle donne aussi de bons résultats (1). Par contre, elle n'occasionne

remarquable, à qui la dermatologie est encore redevable de contributions plus importantes, ainsi que nous le dirons.

Nous ne voulons pas rappeler les particularités de cette action thérapeutique, aujourd'hui bien connues. Nous voulons dire seulement : 1° que les doses indiquées dans le texte courant, — de 10 de chrysarobine pour 40 d'excipient, — sont fortes pour la généralité des malades, et nous engageons vivement ceux qui n'ont pas une grande pratique de la dermatologie à commencer modestement par 5 pour 100, sauf à augmenter rapidement, en proportion de la tolérance du patient. Nous ajouterons encore que l'importance de ce moyen est devenue moins grande depuis l'introduction, dans la thérapeutique du psoriasis, du pyrogallol, qui est, en l'état actuel, le véritable moyen pratique à opposer localement au psoriasis par la généralité des médecins, pour les raisons que nous allons dire. (*Note des Traducteurs*.

(1) Dès la fin de 1878, l'un de nous a mis en expérimentation l'acide pyrogallique et a rapidement constaté que le médicament de Jarisch devait prendre le pas dans la pratique courante (Voy. *France Médicale*, 12 mars 1879). Le pyrogallol a pour avantage sur la chrysarobine d'être d'un prix moins élevé, d'un maniement moins dangereux; l'érythème qu'il détermine n'est intense que par la négligence du malade ou des infirmiers. Le seul inconvénient réel pour le malade réside dans la coloration en noir de la couche cornée de la paume des mains. Cet inconvénient est facilement évité quand on fait exécuter les frictions comme nous le prescrivons, avec une éponge aplatie, solidement attachée au bout d'une courte tige de bois, procédé qui permet au malade ou à la personne qui le frictionne d'exécuter le traitement sans être exposé à voir les mains se colorer en noir.

Voici comment nous procédons : les placards étant décapés, on fait chaque soir une friction sur chacun d'eux avec de la pommade contenant 5 à 10 de pyrogallol pour 90 ou 95 d'axonge ou de vaseline; puis les parties frictionnées sont enveloppées de linges ordinaires, ou bien le malade couche dans un peignoir ou une chemise longue, avec un pantalon de toile sacrifiés à cet usage. Si l'on peut prendre chaque matin un bain de son ou d'amidon, la chose est avantageuse ; si non, une lotion avec de l'eau un peu chaude, suivie d'une application générale de poudre d'amidon, suffit pour permettre de vaquer toute la journée à ses occupations, sans incommodité d'aucune sorte. Quatre semaines, au maximum, deux au minimum (c'est-à-dire une moyenne de trois semaines), suffisent largement pour rendre la peau à peu près nette. A l'hôpital, au bout de deux semaines, on peut souvent renvoyer le malade

jamais l'inflammations graves, il n'en serait ainsi que si on se servait de compresses enduites de cette pommade. Comme conséquence désagréable de son emploi, il survient parfois une certaine sécheresse de la peau et du prurit; il faut alors l'interrompre et étendre sur les parties prurigineuses, simplement de la graisse ou de l'huile de cade. Un état un peu plus inquiétant, c'est l'apparition chez quelques malades de strangurie et d'urines vert olive, parfois noires comme du goudron, accompagnées d'un mouvement fébrile modéré et de malaise. Cet état survient à la suite de frictions répétées d'onguent pyrogallique sur tout le corps. Ces symptômes sont la conséquence de l'absorption d'une certaine quantité d'acide pyrogallique et de son élimination par les reins (1). Par son passage dans le torrent circulatoire, cet acide est transformé par oxydation en un corps semblable à du goudron (comme l'acide phénique après son absorption), lequel rend l'urine noire. Cet état ne persiste pas longtemps. A part ces accidents, la pommade pyrogallique n'entraîne aucune espèce d'in-

à son travail, en lui livrant un peu de pommade ou d'huile de cade pour achever son traitement. Voilà, en réalité, un progrès réel, et nous pensons qu'on trouvera difficilement beaucoup mieux.

Quant à l'érythème pyrogallique, il peut être intense, jamais grave, toujours lié à l'incurie du médecin, du malade ou des infirmiers; aussitôt qu'il apparaît (et loin de le redouter c'est presque un phénomène nécessaire à la marche rapide du traitement), on suspend ou on modère les frictions, on donne des bains émollients, on onctionne avec de l'axonge fraîche, et tout rentre rapidement dans l'ordre. Il n'y a pas à se préoccuper de quelques plaques noires, de dimensions diverses, petites eschares épidermiques que le pyrogallol détermine de côté ou d'autre; tout cela demande seulement un peu de surveillance. (*Note des Traducteurs.*)

(1) Sur plus de 150 cas de psoriasis traités par le pyrogallol, nous n'avons jamais vu rien de semblable; nous avons cependant porté notre attention de ce côté, vérifié régulièrement l'état des urines et constaté l'élimination de l'acide pyrogallique par les reins; une seule fois nous avons observé des phénomènes généraux d'une certaine intensité, coïncidant avec un rash scarlatiniforme, lequel avait fait penser aux assistants qu'il s'agissait d'une variole maligne débutant; il nous a été facile de démontrer par l'évènement qu'il s'agissait bien d'un érythème pyrogallique exceptionnellement intense; le rash était resté limité aux lieux de friction et le visage était demeuré indemne. Mais, dans ce cas, il n'y eut ni strangurie ni urines vert olive. Encore moins admettons-nous le cas de mort qui a été rapporté à ce traitement (*Annales de dermatologie* 1880). (*Note des Traducteurs.*)

convénients, et l'on doit recommander vivement son emploi dans la pratique. On l'applique au moyen d'un pinceau, une ou deux fois chaque jour, aussi longtemps que cela est nécessaire. Intercurremment, on peut faire prendre un bain. Les parties de la peau atteintes de psoriasis et celles qui sont saines conservent pendant un certain temps une coloration brune due à l'usage de cette pommade.

Le médecin a maintenant à choisir parmi les nombreux remèdes que je viens de vous indiquer celui qui lui paraîtra le mieux approprié, en tenant compte chaque fois de la forme et de l'intensité de la maladie, des conditions individuelles et extérieures.

La durée du traitement est très différente, toutes choses égales d'ailleurs, suivant les sujets et pour le même malade, selon le moment, parfois très courte, d'autres fois presque interminable. La guérison est surtout rapide quand le psoriasis se trouve à la période de décroissance, mais, au contraire, presque tous les remèdes échouent quand le malade est dans une période de nouvelles éruptions.

J'ai déjà dit précédemment, à titre général, qu'il n'existe aucune méthode de traitement pouvant assurer la guérison durable du psoriasis.

VINGT-TROISIÈME LEÇON

Pityriasis rubra. — Lichen. — Lichen des scrofuleux. — Lichen ruber.

PITYRIASIS RUBRA (HEBRA)

Beaucoup d'auteurs et de médecins praticiens emploient la désignation de pityriasis rubra, usitée depuis Bateman, dans tous les cas où la peau est pendant longtemps rouge et squameuse sur de grandes surfaces. L'étymologie du mot correspondait, en effet, exactement à l'aspect de la maladie. Mais cet état de la peau peut être occasionné par des processus très différents, tels que l'eczéma, le psoriasis ou le lichen ruber et, dans tous ces cas, il n'indique rien autre qu'une certaine période d'un de ces processus. Aussi, nous ne nous servons pas pour ces états morbides du nom de pityriasis rubra, mais bien du terme propre à la maladie qui donne lieu à ces rougeurs et à ces squames, tels que l'eczéma, le psoriasis ou le lichen ruber (1).

Nous entendons par pityriasis rubra une affection tout à fait spéciale, décrite en premier lieu par Hebra, qui s'observe très rarement, et est caractérisée par l'état suivant : elle ne présente ni papules, ni vésicules, ni pustules, mais toujours simplement et uniquement, depuis son début, et pendant toute sa durée, de la rougeur et de l'inflammation. On a très rarement l'occasion de voir cette maladie dans ses premières périodes, cela ne m'est arrivé que deux fois. Dans ces deux cas, elle avait eu son point de départ au niveau des plis articulaires. Aux aines, aux aisselles et dans le creux des jarrets, sur des points assez limités, la peau était d'un rouge vif, d'une température un peu plus élevée qu'à l'état normal et recouverte de squames petites, fines, légèrement farineuses, sans infiltration, ni humidité, ni efflorescences.

On n'observe la plupart des cas que dans les périodes avancées et lorsque la maladie a gagné la plus grande partie du tégument, ou a envahi tout le corps.

Sur tous les points, la peau est d'un rouge vif et même d'un rouge bleu, spécialement livide aux membres inférieurs; son épiderme se détache en squames fines, petites, ou en lamelles minces un peu plus grandes, sans que nulle part il se forme un amas proprement dit de squames ou sans que l'épiderme tombe complètement et qu'il survienne de l'humidité. La peau de la face et celle du cuir chevelu présentent les mêmes caractères, tandis que la paume des mains et la plante des pieds sont pâles ou injectées, et de plus recouvertes d'un dépôt épidermique

(1) Il n'y a qu'à approuver : le psoriasis et l'eczéma peuvent, spontanément ou sous l'action de médications irritantes, se diffuser à la surface du tégument, constituer les états accidentels désignés sous les noms d'herpétides exfoliatrices (Bazin), de dermatites exfoliatrices (Wilson, Percheron, etc.), sans cesser d'être du psoriasis ou de l'eczéma, et surtout sans mériter la dénomination de pityriasis rubra. (*Note des Traducteurs.*)

épais, brillant. La température de la peau est élevée. La rougeur pâlit à la pression, en laissant après elle une teinte jaunâtre. Les malades se plaignent d'un prurit très modéré et de frissons continuels.

La maladie se produit, sans causes appréciables et sans symptômes précurseurs, sur un plus ou moins grand nombre de points à la fois, principalement aux plis articulaires, et s'étend dans l'espace de peu de mois, de un à deux ans, sur tout le corps, tout en conservant son caractère originaire.

Son évolution comprend plusieurs années, et elle ne présente jamais de changement dans le sens de la régression, mais seulement dans celui de l'aggravation des troubles nutritifs de la peau, amenés par l'hyperhémie chronique.

Tandis que le tégument modifié, comme je viens de vous le dire, conserve pendant un à trois ans sa souplesse et son élasticité, les malades ont encore la liberté de se livrer à leurs occupations, et ils éprouvent seulement de violentes démangeaisons, de l'insomnie, des troubles digestifs habituels, et une sensation persistante de froid. Plus tard, il survient un épaississement sur quelques points de la peau, soit par tuméfaction œdémateuse, soit par la présence d'une certaine accumulation de squames. Dans cette période, la maladie offre la plus grande analogie avec un psoriasis chronique ou avec un eczéma généralisés.

Dans cet intervalle, partout la coloration d'un rouge vif est remplacée par une teinte plus cyanosée, et dès lors commence un processus de rétraction manifeste de la peau, de façon que elle paraît en quelque sorte trop étroite pour le corps. Par suite de la tension cutanée, les malades sont dans l'impossibilité d'ouvrir complètement la bouche, les paupières inférieures sont en ectropion, les doigts demi-fléchis; sur la surface d'extension des genoux et des coudes, la peau est unie, brillante, amincie ; sur les jambes, elle est fortement tendue, luisante comme du satin, difficile à pincer ; à la plante des pieds elle offre le même aspect; la couche épidermique est extrêmement amincie, et la marche devient impossible par suite de la sensibilité du tégument de cette région. Les cheveux et les poils deviennent grêles et tombent; les ongles des doigts et des orteils sont minces, fragiles, vitreux, cassants ou épaissis et extrêmement friables. En même temps, la nutrition générale est notablement atteinte; le tissu cellulaire sous-cutané a, en grande partie, disparu; le malade tombe dans le marasme.

Sur les points où la peau est très tendue, notamment aux jambes et aux genoux, l'épiderme présente de nombreuses fissures ou bien se détache sur de grandes étendues, et on voit bientôt survenir tantôt sur un point, tantôt sur un autre, soit des surfaces ulcérées parfois considérables, soit de véritables ulcères produits par le décubitus.

Dans un cas, j'ai observé une gangrène spontanée de la peau, qui s'est produite à trois reprises, dans l'espace de deux ans, sur la région scapulaire droite, à la cuisse et sur la partie antérieure du thorax. De la dimension d'un centime au début, cette gangrène s'étendit d'abord régulièrement, plus tard, seulement sur une partie de sa périphérie, au point d'occasionner une plaie grande comme la paume de la main, qui ne se cicatrisa qu'au bout de plusieurs mois.

Tous les sujets atteints de cette affection, que Hebra et moi avons connus, ont fini par mourir dans le marasme, avec ou sans pneumonie, diarrhée ou tuberculose intercurrentes, après avoir souffert pendant plusieurs années.

En tenant compte de ces faits, le pronostic ne peut être que défavorable, bien que je croie avoir guéri un malade, et qu'un de mes collègues, au courant de cette question, m'ait verbalement assuré qu'il avait eu lui-même un pityriasis rubra et qu'il en était guéri.

Quant à la cause de cette dermopathie, nous l'ignorons complètement. Hebra en a observé personnellement jusqu'à présent environ quinze cas, sur lesquel six ont été soumis à mon observation. Tous ces malades appartenaient au sexe masculin; l'un était dans sa vingtième année, les autres avaient de quarante à cinquante ans, et la maladie avait, chez la plupart d'entre eux, commencé à cet âge-là; dans un cas, le début de l'affection remontait à la première enfance.

Hans Hebra a étudié avec détail, dans deux cas avec autopsie, les modifications anatomiques résultant du pityriasis rubra et les a décrites avec soin. Dans un cas où la maladie n'était pas ancienne, la peau présentait au microscope les caractères d'une infiltration inflammatoire modérée. Mais dans le second, qui avait atteint une période très avancée, il y avait une atrophie considérable de la peau, et l'on constatait la disparition du réseau muqueux et des papilles, la sclérose du tissu conjonctif et à la prédominance des fibres élastiques, un dépôt abondant de pigment dans le chorion, et la destruction des glandes sudoripares et sébacées, ainsi que des follicules pileux. Dans ces cas, on trouva, en outre, de la tuberculose des poumons, de l'intestin, et dans le cas le plus grave, un tubercule dans le cervelet.

A propos de cette dernière nécropsie, Fleischmann a rappelé qu'il avait observé, chez des enfants, une affection de la peau correspondant au pityriasis rubra et que, à l'autopsie, il y avait dans le cerveau un seul tubercule. Dans un cas, j'ai trouvé les artères un peu athéromateuses. Quant à l'étiologie du processus, ces autopsies n'ont apporté aucun éclaircissement satisfaisant.

Le diagnostic du pityriasis rubra est difficile. Ses caractères positifs, tels que je viens de les décrire, sont rares, et il est nécessaire d'établir avec soin l'état négatif, l'absence des symptômes qui caractérisent le psoriasis, le lichen ruber et l'eczéma squameux. Il faut, par conséquent, dans chaque cas, procéder par voie de comparaison et d'exclusion (1).

Relativement au traitement de cette affection, nous sommes

(1) Le pityriasis rubra, affection rare, surtout dans la forme lisse et dans les variétés funestes qui ont constitué le type de Hebra et de Kaposi, réclame une nouvelle étude. En l'état actuel, sa description ne doit pas comprendre une seule espèce, mais en indiquer au moins deux : le PITYRIASIS RUBRA SIMPLE, celui qui est décrit ci-dessus, et le PITYRIASIS RUBRA PILAIRE (pityriasis pilaris de Devergie). Nous possédons trois observations absolument démonstratives de cette seconde espèce ; ces trois exemples sont reproduits *ad naturam* et déposés par nous dans le musée de l'hôpital Saint-Louis. — La première de nos observations a fait l'objet d'un très intéressant travail de notre cher élève Alfred RICHAUD (*Étude sur le pityriasis pilaris*. Thèse de Paris, 1877).

Pour nous, au moins à titre provisoire, le genre pityriasis, compris comme Hebra l'a justement précisé, renferme deux espèces : la première, le *pi-*

obligés de nous en tenir aux indications symptomatiques. Dans quelques cas, le goudron et les corps gras m'ont paru aggraver le processus local. Dans un cas que j'ai traité il y a plus de deux ans, j'ai prescrit sans aucun résultat l'usage interne et régulier de l'arsenic, de l'acide phénique, de la décoction de Zittmann, et, après modification des symptômes principaux, j'ai employé des moyens locaux, bains continus, bains de goudron, pommade de Wilkinson modifiée, applications d'onguent diachylon avec toile caoutchoutée, des onctions avec l'huile de foie de morue, avec du goudron ou simplement de la graisse, etc., qui ont eu pour effet de calmer momentanément certains malaises.

Dans un cas récent, chez un jeune homme, la guérison s'est produite par l'usage interne de l'acide phénique, alors que les remèdes locaux n'avaient eu d'autre résultat que d'aggraver la maladie.

LICHEN

De même que quelques autres noms de maladies transmis par les anciens, la dénomination de lichen est employée sous différentes acceptions dans la littérature étrangère et par quelques médecins praticiens ; le plus souvent, toutefois, à l'exemple de Willan, on s'en sert pour désigner de petites efflorescences papuleuses, sans égard à leur signification nosologique ; de telle sorte que des processus de nature très différente sont appelés lichen, pourvu qu'il y ait des papules motivant cette dénomination, par exemple, dans l'eczéma, l'urticaire, ou l'acné (1).

D'après Hebra, au contraire, on ne doit entendre par lichen

tyriasis rubra simple, comprend des variétés frustes et beaucoup plus légères que celle qui répond au type de Hebra. La seconde est la maladie de Devergie, que nous dénommons *pityriasis rubra pilaire*, affection d'une grande ténacité, et récidivant à la manière du pityriasis rubra lisse, mais curable. Toutes ces affections présentent, d'après notre observation, un caractère thérapeutique commun, concordant exactement avec l'observation du professeur Kaposi : c'est que le seul médicament interne un peu utile nous a paru être l'acide phénique à dose élevée, 0,80 à 1 gr. 20. (*Note des Traducteurs*.)

(1) On ne peut méconnaître la réalité de cette accusation : on confond

que cette maladie dans laquelle on trouve des papules qui ont une forme typique, et qui persistent pendant tout le cours de la maladie sans jamais se transformer en efflorescences d'un degré supérieur, telles que vésicules ou pustules, mais accomplissent leur évolution comme papules (1).

Dans ce sens précis du mot, nous ne comprenons que deux formes morbides, que Hebra a le premier pathologiquement déterminées : 1° le lichen des scrofuleux; 2° le lichen ruber (2).

encore aujourd'hui sous la dénomination de lichen une série d'altérations diverses : eczéma papuleux sec aigu ou chronique; lésions ortiées et érythémateuses réflexes des enfants, papuloïdes ou papulovésiculeuses; les lésions ortiées excoriées, et l'eczéma secondaire du prurigo (lichen agrius); l'eczéma chronique à la période dite pityriasique (lichen secondaire à l'eczéma ou eczéma lichenoïde; le papillome et l'éléphantiasis papillaire (lichen hypertrophique), etc.

Cette extrême confusion, que l'on retrouve encore dans les plus importantes publications françaises sur le lichen, ne pouvait être tranchée que par un coup de force; c'est l'œuvre qu'a accomplie l'illustre Hebra en détruisant purement et simplement le genre lichen, pour en replacer les éléments disparates dans les divers points du cadre dermatologique qui leur appartenaient réellement. Mais une réforme aussi radicale, une révolution aussi complète ne se peuvent accomplir sans que le but ne soit quelque peu dépassé, et sans donner lieu à des exagérations que le temps répudiera. L'École de Vienne range encore aujourd'hui dans l'eczéma papuleux quelques formes d'efflorescences qui sont certainement imputables au lichen; Wilson a démontré le fait pour le lichen plan, le véritable type du lichen, et qui n'entrait peut-être pas dans la conception première de Hebra. Ce serait donc une erreur de croire que le genre lichen soit absolument et définitivement constitué dans toutes ses variétés; c'est une œuvre qui, pour être complète, réclame encore quelques études, et surtout le concours d'une critique éclairée et impartiale. (*Note des Traducteurs.*)

(1) Sous les réserves indiquées dans la note ci-dessus, nous adhérons absolument à ce principe net, précis, et qu'il faut applaudir le professeur Hebra d'avoir énergiquement formulé. Toute difficulté aura disparu le jour où tout le monde aura accepté une définition anatomique et clinique du mot *papule*, ce qui est encore loin d'être réalisé. (*Note des Traducteurs.*)

(2) Après ce que nous avons dit dans les notes ci-dessus, il n'est pas nécessaire de faire remarquer tout ce que cette division du lichen en *lichen des scrofuleux* et en *lichen rouge*, a d'incorrect, de sommaire, d'imparfait, de rudimentaire, etc. Et cependant, après avoir de nouveau médité sur les descriptions des autres maîtres, et les avoir comparées à la réalité, nous acceptons avec un véritable enthousiasme la division de Hebra. Que celui qui s'étonnera de notre préférence relise l'article *Lichen* du *Dictionnaire encyclopédique des sciences médicales,* écrit par notre illustre Bazin; tout en admi-

LICHEN DES SCROFULEUX

Cette dermatonose est caractérisée, outre sa marche chronique, par des papules de la grosseur d'un grain de millet et même d'une tête d'épingle, très aplaties, peu résistantes, d'un rouge pâle, rouge brun ou rouge livide même, disposées par groupes et en amas, et sur certains points en lignes circulaires, ayant l'étendue d'un centime, voire même d'une pièce de 5 francs en argent. Ces papules ont à leur sommet une petite squame, plus rarement une très petite pustule, et, après une durée assez longue, elles se résorbent sous leur forme primitive.

Elles ne donnent lieu qu'à de très légères démangeaisons, durent pendant des mois presque sans changement, disparaissent complètement par une exfoliation insignifiante de l'épiderme et sans laisser de traces.

La localisation régulière et dominante de l'éruption est le tronc, le dos et le bas-ventre. Au début, il n'existe que des groupes isolés de papules; plus tard, des groupes isolés plus rapprochés se forment dans le voisinage les uns des autres, et constituent une affection diffuse dans laquelle la peau est d'un rouge brun sale et recouverte de squames minces qui se détachent facilement. Cependant, on reconnaît encore suffisamment la composition de chaque groupe qui est formé de petites papules.

Outre les groupes dont je viens de vous parler et les plaques confluentes, on trouve encore des papules disséminées, comme celles qui sont disposées en arcs de cercle; de plus, quelques points de l'étendue d'un centime, jusqu'à celle d'une pièce de 5 francs en argent, se reconnaissent très facilement à la saillie des orifices des glandes sébacées et des follicules pileux (lichen pilaire, peau ansérine). — C'est le début des papules.

Le développement est extrêmement lent, insensible, la mar-

rant le talent incomparable du maître, il éprouvera un soulagement vrai à rentrer comme nous dans la réalité, quelque grossière ou incorrecte qu'elle puisse être encore. (*Note des Traducteurs.*)

che est aussi très lente. Lorsque, après une durée de plusieurs mois, les éruptions ont augmenté, soit en nombre, soit en intensité, il survient alors des papules et des groupes de papules sur les côtés de flexion des membres supérieurs et inférieurs; celles qui se trouvent à la jambe sont entourées d'une aréole livide (*lichen lividus*), comme les efflorescences de la face.

Comme phénomène concomitant, on observe, dans les cas graves, un eczéma du scrotum et de la région pubienne, avec une sécrétion fétide, qui se dessèche en croûtes à odeur rance; au pubis, on constate des pustules et des croûtes produites par l'inflammation de chaque follicule pileux (eczéma impétigineux); aux membres inférieurs, enfin, on voit des papules et des pustules occasionnées par une hémorrhagie et un exsudat dans les follicules pileux, lesquels sont entourés d'un cercle hémorrhagique (acné des cachectiques). Presque sans exception (environ 90 fois sur 100), les individus atteints de lichen des scrofuleux présentent un engorgement des ganglions sous-maxillaires, cervicaux ou axillaires, atteignant la grosseur d'une noix, ou plus, indolent, parfois tendant à suppurer; dans quelques cas enfin, on trouve des périostites, des caries, des nécroses, avec ou sans ulcères scrofuleux de la peau, laquelle a, en général, un aspect cachectique et donne au toucher une sensation graisseuse sèche.

On le voit, ce processus ne s'observant que chez les individus jeunes, et sous la forme que j'ai décrite chez les sujets scrofuleux, mérite bien le nom de lichen des scrofuleux.

J'ai indiqué par là en même temps la cause probable de l'affection; rarement cette maladie existe chez des personnes scrofuleuses ayant atteint l'âge de vingt ans, jamais chez des sujets plus âgés ni chez des individus paraissant d'ailleurs sains; elle s'observe le plus souvent, au contraire, dans l'enfance ou à l'époque de la puberté.

J'ai démontré par l'examen microscopique que le processus local du lichen des scrofuleux consiste en une infiltration cellulaire et en une exsudation ayant son siège dans les follicules pileux et dans les glandes sébacées annexes, dans leur atmosphère ainsi que dans les papilles qui sont au voisinage immédiat des orifices folliculaires (fig. 22). Chaque papule correspond, par conséquent, à un orifice folliculaire et aux parties qui l'environnent. La tuméfaction et l'infiltration des papilles forment

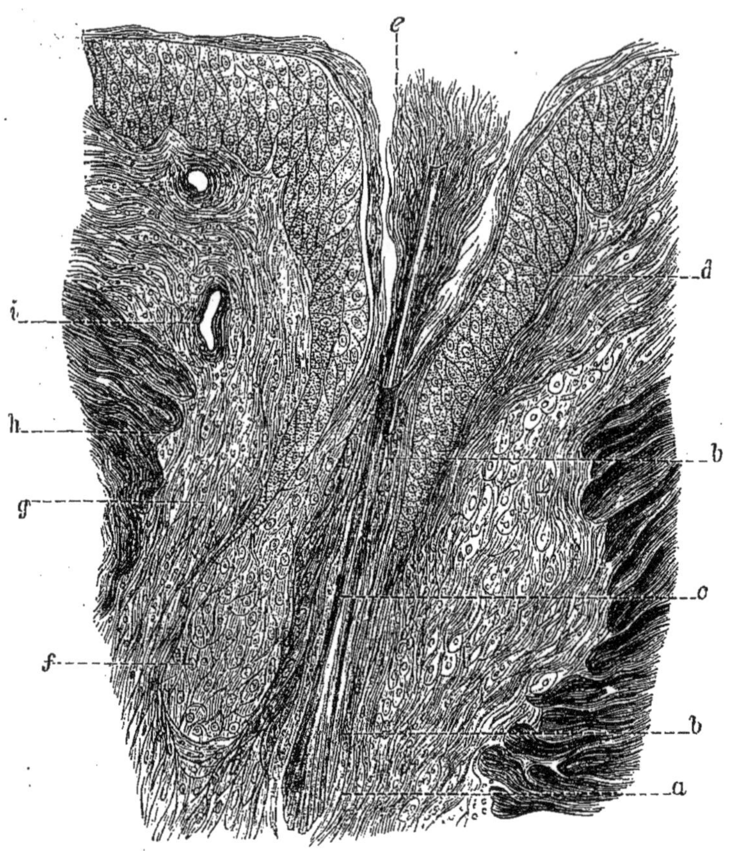

Fig. 22.

Coupe d'une papule de lichen des scrofuleux.

a follicule pileux. — *bb* gaîne de la racine du poil (parsemée de cellules). — *c* poil. — *d* réseau de Malpighi, les cellules sont déprimées longitudinalement, entre elles on voit des cellules d'exsudat. — *e* masse épidermique à l'orifice du follicule. — *f* glande sébacée. — *g* infiltration des cellules inflammatoires dans le tissu conjonctif périfolliculaire se prolongeant dans les papilles. — *h* tissu conjonctif normal au voisinage du chorion. — *i* vaisseaux sanguins (fort grossissement).

la papule, et l'amas d'épiderme hyperplasié ou d'exsudat à l'orifice du follicule représente la squame centrale ou la petite pustule.

Ce processus est essentiellement bénin, en se sens qu'il peut guérir complètement et que tout au plus quelques follicules isolés (fig. 23) peuvent disparaître par suppuration et cicatrice.

La marche spontanée peut durer plusieurs années. Le diagnostic de cette affection, quand elle est caractérisée, n'est pas difficile, si l'on a égard à l'homogénéité des papules, à leur apparition en groupes, à leur localisation principale sur le tronc, à leur indolence, à leur faible saillie et à leur réunion avec les engorgements ganglionnaires que j'ai décrits et les autres signes de la scrofulose.

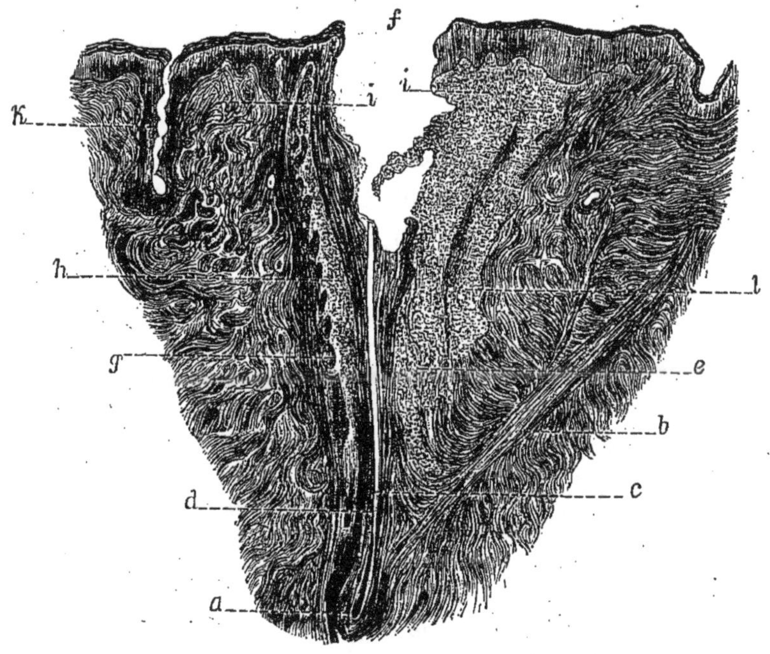

Fig. 23.

Coupe d'une efflorescence de lichen des scrofuleux.

a papille du poil. — *b* muscle redresseur du poil. — *c* gaînes de la racine du poil. — *d e* prolifération cellulaire autour du follicule pileux. — *f* orifice du follicule. — *g* gaîne de la racine du poil séparée de la paroi du follicule *h* par des cellules d'exsudat. — *i* papilles du derme parsemées de cellules. — *k* orifice des glandes sudoripares.

On peut confondre le lichen des scrofuleux : 1° Avec l'eczéma papuleux qui survient chez les petits enfants sous forme de papules aplaties, desquamatives, qui, lorsqu'elles correspondent aux follicules pileux, peuvent également être disposées comme ces derniers en lignes circulaires et en groupes (lichen eczémateux figuré des auteurs). Cependant dans ces cas la localisation n'est pas aussi typique et elle peut aboutir par suite d'un développement aigu à l'eczéma vésiculeux.

2° On peut encore confondre cette affection avec la syphilide à petites papules (1), dite lichen syphilitique. Dans ce cas les papules ne sont pas en général disposées en groupes mais principalement en lignes circulaires, elles sont en outre extrêmement dures et brillantes, élevées au-dessus du niveau de la peau, le plus souvent localisées aux plis articulaires, et on trouve habituellement entre les petites papules une efflorescence plus ou moins volumineuse, à peu près comme une lentille. La présence d'une seule de ces papules dures et grosses suffit pour établir le diagnostic différentiel.

Quant à l'espèce de lichen dont je vais vous parler dans quelques instants, le lichen ruber, il a des caractères si tranchés, qu'il est presque impossible de le confondre avec le lichen des scrofuleux (2).

(1) La *syphilide miliaire*, la seule qui puisse être mise ici en parallèle, affecte quelquefois une disposition par groupes, mais ses éléments ne sont pas agglomérés à la manière du lichen pilaire des jeunes sujets; on en retrouve les éléments diffus sur tout le tronc; la *roséole papuleuse miliaire* forme assez souvent des groupes composés d'élevures *pilaires* saillantes; mais le nombre même de ces groupes, leur dimension plus petite, leur base érythémateuse, etc., permettent immédiatement à un œil exercé de faire le diagnostic réel. Pour un médecin moins expérimenté en dermatologie, l'âge des sujets, la constatation des signes de la syphilis secondaire qu'on retrouve toujours, permettent d'arriver au diagnostic vrai sans grande difficulté. (*Note des Traducteurs.*)

(2) L'affection qui vient d'être décrite sous le nom de lichen des scrofuleux n'est pas aussi commune en France qu'à Vienne; on retrouve les éléments de sa description dans les « lichens pilaires ». C'est bien une affection des jeunes sujets, des lymphatiques et des scrofuleux; mais on ne verra que bien rarement à l'hôpital Saint-Louis les formes graves et intenses décrites par Hebra et Kaposi; il y a là question de race ou de population. La forme la moins rare correspond aux variétés légères : ce sont de petits *groupes*, quelquefois absolument *irréguliers*, d'autres fois, surtout à l'abdomen, *linéaires*, quelquefois *discoïdes* ou *annulaires* assez régulièrement, *xérodermoïdes*, constituant quelquefois de simples apparences de *peau ansérine*, formés par de petites papules à centre pilaire, sèches et pâles, ou un peu pigmentées, ou décidément rouges à leur périphérie.

Nous appellerons volontiers cette affection lichen pilaire des jeunes sujets, ou lichen pilaire des *strumeux*, non seulement par euphémisme (le mot de *scrofuleux* n'étant jamais pris qu'en mauvaise part), mais encore parce que,

On guérit sûrement le lichen des scrofuleux en plaçant le malade dans des conditions de nature à améliorer sa nutrition. Dans ces conditions nouvelles la constitution générale s'améliore et les papules disparaissent. Un auxiliaire puissant sera l'usage interne de l'huile de foie de morue avec ou sans addition d'iode, par exemple on peut prescrire de prendre matin et soir une cuillerée de la mixture suivante : iode pur 0, 15 centigr., huile de foie morue, 150 gram.

L'amélioration sera encore plus rapide si en même temps on fait avec soin, deux ou trois fois par jour, des onctions sur la peau avec l'huile de morue ou des corps gras. Dans l'espace de six semaines à trois mois, on peut voir disparaître complètement les éruptions les plus intenses de lichen des scrofuleux, en même temps cesser aussi l'engorgement ganglionnaire et de l'acné des cachectiques, les symptômes de l'eczéma du scrotum, etc.

LICHEN RUBER

Hebra le premier a reconnu comme affection *sui generis* cette remarquable maladie de la peau, aussi obscure que dangereuse, et lui a donné le nom de lichen ruber.

Ce que cet observateur a enseigné sous le rapport de la symptomatologie et de la terminaison de cette affection a donné lieu à des recherches ultérieures qui nous permettent d'établir aujourd'hui deux formes de lichen ruber : le lichen ruber acuminé et le lichen ruber plan (1).

pour notre pays au moins, où les scrofuleux ne font pas défaut, et pour notre hôpital Saint-Louis, où ils ont élu domicile et où on peut en permanence en réunir un très grand nombre, on n'observe pas, nous le répétons, le lichen pilaire, surtout dans sa forme grave ou intense, assez fréquemment pour que l'on puisse acclimater solidement parmi nous la dénomination de lichen des scrofuleux. (*Note des Traducteurs.*)

(1) Si Hebra eût, dès l'origine, connu le lichen plan et surtout s'il n'eût pas assombri au delà de la réalité le tableau clinique du lichen acuminé, la réforme qu'il a imposée dans cette partie de la dermatologie eût été plus rapidement féconde et généralisée. Ceux qui voudront remonter aux origines, et prendre texte des premières descriptions du maître, reconnaîtront les

Le lichen ruber acuminé est la forme primitivement décrite par Hebra. Elle est caractérisée par des papules disséminées, très dures, de la grosseur d'un grain de millet jusqu'à celle d'une tête d'épingle, rouges, coniques, ayant à leur sommet une petite squame épidermique épaisse. Si ces papules sont disposées en lignes assez serrées, elles donnent au toucher la sensation d'une râpe et finissent par se confondre en surfaces diffuses, rouges et squameuses.

Le processus débute par une éruption assez aiguë des papules que je viens de décrire, disséminées sur tout le corps ou limitées à quelques points (tronc, plis des articulations). D'abord irrégulièrement réparties, elles se disposent ensuite en raies ou lignes circulaires, ou encore elles se rapprochent irrégulièrement les unes des autres, par l'apparition de nombreuses papules nouvelles dans l'intervalle des anciennes.

Dans l'espace de trois à quatre mois, le tronc, la face et les membres sont recouverts de papules toujours plus confluentes et les îlots de peau saine diminuent de plus en plus. La réunion des groupes papuleux confluents forme des plaques diffuses sur lesquelles la peau est épaissie d'une manière uniforme, rouge, squameuse, fendillée, traversée par des sillons profonds, paraissant sèche et semblable à un eczéma squameux ancien. C'est seulement au bord de ces plaques diffuses qu'on retrouve en plusieurs séries les efflorescences primaires du lichen ruber, coniques, avec une squame à leur sommet.

Par le progrès continu et simultané sur plusieurs points de ce processus, l'affection gardant toujours son caractère, peut, dans l'espace de une à plusieurs années, s'étendre uniformément et se généraliser, — lichen ruber généralisé. Dans ce cas, la peau paraît rouge du sommet de la tête jusqu'aux orteils, elle est

extrêmes difficultés dont cette question s'est trouvée hérissée à sa naissance, sur le terrain même de l'École de Vienne (comparez les éditions successives de Neumann). En réalité, la lumière principale a été apportée dans cette question par Erasmus Wilson; décrite par lui de main de maître, la forme la plus commune du lichen ruber, le lichen plan, a fini par être connue dans notre pays, où sa vulgarisation n'est pas encore complète. (*Note des Traducteurs.*)

épaissie, et ses plis normaux sont plus fortement accusés; elle est recouverte de nombreuses squames minces, la face est sèche, fendillée et squameuse, les paupières inférieures en ectropion, les paupières supérieures abaissées, le cuir chevelu squameux, les cheveux amincis et tombant (effluvium capillorum). Plus tard la chute des poils s'étend à tout le corps. Les mouvements articulaires sont douloureux par suite de l'épaississement et de l'état fendillé de la peau; la paume des mains et la plante des pieds sont recouvertes de callosités épidermiques épaisses, d'un blanc sale, qui rendent difficiles les mouvements des doigts; les ongles des doigts et des orteils sont épaissis, cassants, opaques. En outre le malade est très souffrant, amaigri et se plaint de frissons continuels. Le lichen ruber peut, dans ces conditions, durer plusieurs années sans que, d'après mon expérience, il se produise une régression spontanée.

Sous l'influence d'une affection aussi grave l'amaigrissement fait des progrès continuels et la mort survient par épuisement ou sous l'influence d'une maladie accidentelle (1).

Lichen ruber plan. — Dans cette forme il survient de petites papules plates qui ne produisent pas de squames (2), d'un brillant particulier, analogue à celui de la cire, ombiliquées (3), qui dès le début ont une tendance à se réunir par groupes et à former des plaques. Ces papules sont grosses comme un grain de millet ou une tête d'épingle, et même beaucoup plus petites (4), à peine grosses comme une pointe d'aiguille; celles qui ont pris un développement plus considérable sont d'un rouge brun ou pâle,

(1) Nous répétons que cette forme est rare à Paris, et nous nous associons aux réflexions faites à cet égard par Erasmus Wilson, qui, ne la rencontrant guère non plus en Angleterre, déclare avec beaucoup d'à-propos qu'il faut tenir compte, en dermatologie comme dans les autres parties de la nosologie, de la contrée dans laquelle est réalisée l'observation. (*Note des Traducteurs.*)

(2) ... immédiatement, car plus tard elles existent. (*Note des Traducteurs.*)

(3) Non pas toutes, ni toujours; souvent la loupe est nécessaire pour bien constater l'affaissement du centre. (*Note des Traducteurs.*)

(4) Beaucoup de papules, au début, ne sont visibles qu'à la loupe; il est alors aisé de reconnaître que les plis de la peau déterminent essentiellement leurs formes polygonales, lesquelles sont *initiales*, non consécutives à leur pression réciproque, comme on l'a dit. (*Note des Traducteurs.*)

ou même sont tout à fait pâles, avec un bord rouge fin comme un cheveu à leur base, elles ont le brillant de la cire, une forme arrondie ou polygonale, enfin elles sont très dures. Un grand nombre même des plus petites papules montrent à leur centre une dépression petite comme si elle avait été faite par une pointe d'aiguille, et qui représente tantôt un ombilic plat, tantôt un petit point fin. Au début, ces papules sont irrégulièrement disséminées et se montrent principalement sur le côté de la flexion ou de l'articulation du poignet, à la région poplitée, sur le gland, souvent aussi sur la paume de la main et la plante du pied, ou bien elles apparaissent d'abord sur le dos de la main, mais aussi sur tout autre point, sur le tronc, les membres, les doigts, la face muqueuse des lèvres, les paupières, les joues.

De très bonne heure ces papules se disposent en rangées linéaires, ou bien, suivant la disposition des follicules, en lignes circulaires sur le tronc ; plus souvent encore, et plus tard, sur la majeure partie des points qu'elles occupent, elles se serrent les unes contre les autres comme une mosaïque. En même temps les papules les plus anciennes, situées au centre, s'affaissent et prennent une couleur brun foncé, pendant qu'il se produit à la périphérie une nouvelle couronne de papules plates, brillantes comme de la cire, ombiliquées, qui arrivent à constituer des plaques de la grandeur d'une lentille, de 1 centime, ou d'une pièce de 5 francs en argent, offrant l'aspect tout particulier d'une pierre sombre entourée de perles. Les plaques plus grandes, plus anciennes, sont manifestement déprimées (atrophiques) au centre, d'un brun livide ou sépia. Enfin la peau peut être envahie par l'éruption sur des surfaces assez considérables ; elle présente alors une coloration diffuse, rouge brun, elle paraît épaissie, et au toucher elle est granuleuse comme une peau de chagrin. Pas plus sur ces points que sur les papules ou sur les plaques isolées, on ne trouve jamais une production notable de squames (1), de même qu'il ne s'y forme ni vésicules ni pustules.

(1) Nous renouvelons la réserve pour les squames, qui sont certainement toujours peu considérables, mais qui s'accroissent en raison directe de l'an-

La marche et la durée de la maladie sont essentiellement chroniques. Beaucoup de papules disparaissent après avoir persisté pendant plusieurs semaines, en laissant après elles de petites dépressions d'abord d'un brun foncé, plus tard blanches, brillantes, atrophiques (semblables à des cicatrices); mais l'éruption persiste sur les autres points et s'augmente par une poussée continuelle de petites papules.

Au contraire du lichen ruber acuminé qui se propage rapidement sur toute la surface cutanée, le lichen ruber plan reste, dans quelques cas, pendant un ou deux ans limité à certaines parties du corps. Peut-il rester plus longtemps encore dans cet état et arriver dans un certain nombre d'années à disparaître spontanément ? Je l'ignore, puisque les malades qui se sont présentés à l'observation ont été traités immédiatement (1). Mais il est sûr que dans la plupart des cas il peut arriver avec le temps à envahir la plus grande partie du corps.

Bien que ces deux variétés, comme nous l'avons exposé, se distinguent l'une de l'autre par le type de leur aspect et de leur marche, cependant, ainsi que le démontrent l'observation clinique et l'examen anatomique, elles forment essentiellement une seule et même affection. En réalité, on les trouve très fréquemment combinées l'une avec l'autre, de façon par exemple que l'on voit du lichen plan sur la verge, sur la paume ou le dos de la main et sur la plante du pied, tandis que sur le tronc c'est plutôt du lichen acuminé (2).

Relativement à l'influence que le lichen plan peut exercer

cienneté de la lésion. Si nous insistons sur ce point, c'est que, dans certains cas non traités encore et anciens, l'affection peut *simuler* le psoriasis à ce point que le diagnostic peut être véritablement ambigu à un examen imparfait, et qu'un médecin peu habitué à voir le lichen plan le confondra, en semblable occurrence, certainement avec un psoriasis.

(*Note des Traducteurs.*)

(1) Nous pouvons répondre catégoriquement à cette question, oui. Le lichen plan, dans ses formes les plus caractérisées et les plus pigmentées, limité aux membres inférieurs, par exemple, peut disparaître sans aucun traitement, laissant, à la place des plaques, des macules pigmentaires.

(*Note des Traducteurs.*)

(2) Cette observation, très exacte, est absolument démonstrative au sujet de l'unité du lichen. (*Note des Traducteurs.*)

sur l'organisme général, elle paraît être beaucoup plus faible que celle du lichen acuminé.

Dans un seul cas de lichen plan j'ai observé un amaigrissement assez rapide, des insomnies, des obnubilations de la vue et des douleurs de tête, tous accidents qui n'ont complètement disparu que sous l'influence du traitement.

Un phénomène que je dois vous citer comme accompagnant souvent le lichen ruber, c'est le prurit qui parfois est modéré, mais qui est si violent dans certains cas, que le sommeil en est troublé pendant longtemps. Le prurit cesse seulement quand l'éruption elle-même disparaît partout sous l'influence du traitement.

Dans le lichen ruber le pronostic n'est pas favorable, en ce sens que, abandonné à lui-même, le mal ne guérit pas, mais s'étend au contraire à la totalité du corps et finit par amener un marasme mortel.

C'est ce qui arrive en effet ordinairement pour le lichen acuminé et aussi pour le lichen généralisé. Les quatorze premiers malades que Hebra a observés ont tous ainsi succombé à cette affection (1). Mais depuis que, d'après l'indication de Hebra, nous avons à notre disposition une méthode de traitement efficace, nous pouvons au contraire porter sur le lichen ruber un pronostic favorable, puisque nous sommes actuellement en état de guérir les malades avec certitude, et cela avec la perspective qu'il n'y aura même pas de récidive. Je n'ai vu qu'une seule fois, chez une petite fille de quatre ans, la maladie se reproduire deux ans, après la guérison obtenue.

Des causes du lichen ruber, nous ne savons absolument rien (2).

(1) Cette série de quatorze cas, tous terminés par la mort, est bien extraordinaire à tous les titres! vraie certainement, puisque le maître l'affirme, mais certainement invraisemblable. (*Note des Traducteurs.*)

(2) L'observation précise de ces faits n'est pas assez ancienne, pour nous permettre d'opposer une affirmation à cette proposition négative; nous pouvons dire, cependant, que plusieurs des sujets que nous avons observés étaient des névropathes ou avaient subi quelque violente commotion nerveuse; d'autres étaient manifestement arthritiques, hémorrhoïdaux, variqueux. Nous ne mettons pas en doute qu'une observation clinique étendue et impartiale permette de reconnaître dans les conditions étiologiques quelques points importants, soit au point de vue de la science, soit au point de vue de la pratique. (*Note des Traducteurs.*)

Nous ne pouvons accuser aucune espèce de disposition constitutionnelle, puisque tous les cas observés jusqu'ici se sont montrés chez des personnes d'ailleurs parfaitement bien portantes. De plus cette maladie n'est ni contagieuse, ni héréditaire. Mais comme dans le psoriasis, on voit aussi dans le lichen une irritation de la peau, une égratignure d'aiguille par exemple, amener un développement plus rapide de papules dans la région où elle s'est produite.

Parmi les sujets atteints de lichen ruber nous comptons certainement deux tiers, au moins, pour les hommes et un tiers seulement pour les femmes; la plupart étaient des personnes entre dix et quarante ans. Une seule fois j'ai observé le lichen ruber chez un enfant de huit mois et deux fois sur des enfants de trois à quatre ans.

Dans ces trois dernières années, j'ai vu au moins vingt-cinq cas de lichen ruber, dont dix-sept de lichen ruber plan, soit seul, soit mélangé de lichen ruber acuminé. Dans la pratique hospitalière le lichen ruber est beaucoup plus rare.

Chez des sujets morts à la suite du lichen ruber, l'autopsie n'a rien révélé qui pût expliquer d'une manière positive cet état de marasme qui se termine par la mort.

Relativement aux modifications anatomiques de la peau, elles ont été soigneusement étudiées par Hebra d'abord, et plus tard par différents auteurs (Neumann, Biesiadecki, Obtulowic et moi-même). Nous avons tous constaté que la maladie a son siège principal dans les follicules pileux et dans le tissu périfolliculaire le plus immédiat; c'est, essentiellement, une hyperplasie des cellules de la gaîne externe de la racine à la partie inférieure de la tige du poil, une excroissance de cette gaîne en forme de prolongement avec dilatation consécutive, ampulliforme, des follicules pileux, ainsi qu'une infiltration cellulaire des papilles qui environnent le follicule, et une prolifération du réseau muqueux qui les recouvre. Cet état anatomique n'a rien de caractéristique pour le lichen ruber. Ainsi, ces excroissances des enveloppes de la racine en forme de prolongements pénétrant dans le chorion ont été trouvées également dans d'autres maladies inflammatoires chroniques de la peau, dans le prurigo (Derby), dans la dermite chronique, l'eczéma chronique. Au niveau de l'ombilic des diverses papules dans le lichen ruber plan, le corps papillaire se montre atrophié sur l'étendue de plusieurs papilles, et Biesiadecki a fait remarquer que ce point ne correspond pas à l'orifice du follicule pileux, mais à l'insertion du muscle redresseur du poil, lequel, dans l'opinion de cet auteur, se trouve dans une sorte de tétanos persistant. Il est certain qu'à la première période du lichen ruber acuminé, la peau du corps entier présente parfois un état que l'on retrouve dans le lichen pilaire, c'est-à-dire que le follicule pileux fait saillie en avant par le fait de la contracture du muscle redresseur du poil. Les papilles qui environnent le centre atrophique, et plus tard d'aspect cicatriciel, de chacune des papules, présentent une dilatation des vacuoles et des vaisseaux et une infiltration cellulaire, et reviennent ensuite à l'état normal.

Cet état anatomique ne donne toutefois pas un éclaircissement suffisant sur l'essence de la maladie. Il s'agit certainement d'un trouble de nutrition, essentiellement grave, qui se manifeste par l'altération locale considérable des tissus (atrophie) et par le marasme général qui survient plus tard. Peut-être l'idée émise par Biesiadecki, que la paroi des vaisseaux papillaires se transforme en tissu colloïde, a-t-elle à cet égard une importance toute spéciale (1).

Le diagnostic du lichen ruber est, il est vrai, toujours assuré par les caractères cliniques prononcés qu'il présente; mais cependant, en raison de la rareté de la maladie, il est assez difficile pour des médecins peu expérimentés.

(1) Comparez : *Histologie d'une plaque de lichen plan*, par F. Balzer, travail du laboratoire de l'un de nous, inséré par Héguy, à qui nous l'avons communiqué, dans sa Thèse : *Étude sur le lichen planus*, Paris, 1880. — Il ressort des préparations exécutées pour nous par Balzer, cette notion importante que le point de départ des lésions est *vasculaire*; que la prolifération cellulaire, extrêmement abondante dans les parties les plus riches en vaisseaux, comprime les faisceaux conjonctifs, les glandes, les vaisseaux eux-mêmes, d'où résultent des altérations dégénératives des éléments, dégénérescence granuleuse, muqueuse, colloïde, notées dans les papilles et dans le corps muqueux. (*Note des Traducteurs.*)

Dans la période de formation des papules à l'état disséminé, le lichen ruber acuminé peut être confondu avec le psoriasis ponctué ou avec l'eczéma papuleux. Les papules plates du psoriasis se développent en peu de jours, en taches caractéristiques de la grandeur d'une lentille, squameuses, tandis que les papules saillantes, coniques, du lichen ruber, persistent sous cette forme, et celles de l'eczéma papuleux reprennent rapidement le caractère de l'eczéma, ou bien se développent en vésicules. Le lichen ruber, sous forme de rougeur diffuse et d'épaississement de la peau, est encore plus facile à confondre avec l'eczéma chronique et le psoriasis diffus. Dans ces cas, on recherchera, dans le voisinage de ces foyers de rougeur diffuse, les efflorescences primitives caractéristiques du lichen ruber.

Dans le lichen ruber généralisé, le diagnostic différentiel d'avec le psoriasis généralisé est extrêmement difficile. En général, dans le lichen ruber, la production de squames est relativement faible et la peau est considérablement épaissie, tandis que dans le psoriasis, il y a toujours une grande quantité de squames épidermiques détachées, en même temps que sur d'autres points elles sont accumulées en couches épaisses sur la peau. En outre, le psoriasis, même au plus haut degré de son développement, disparaît temporairement sur certains points, de telle sorte que l'on peut de nouveau voir quelques îlots de peau parfaitement saine. Enfin, la paume de la main et la plante du pied ne sont pas envahies par le psoriasis, ou elles ne le sont jamais aussi fortement que dans le lichen ruber.

L'eczéma chronique généralisé est beaucoup plus facile à discerner du lichen ruber, parce que l'on rencontre sur beaucoup de points les symptômes caractéristiques de l'eczéma, du suintement, etc.

Le pityriasis rubra généralisé pourra facilement être différencié du lichen ruber, parce que dans le pityriasis il n'y a pas d'infiltration de la peau, qui, au contraire, paraît amincie, atrophiée même, et ne produit que des lamelles très minces et des pellicules en forme de son.

Pour ce qui est du lichen ruber plan, de ses éruptions disséminées ou figurées de papules ombiliquées, et de sa forme en plaques déprimées à leur centre, on le confond très souvent, à tort, avec la syphilide papuleuse (1), d'autant plus que, dans le lichen ruber, le gland est souvent le siège d'efflorescences.

Je dois vous renvoyer aux signes caractéristiques que j'ai décrits plus haut en détail, de ces papules et de ces plaques polygonales, à leur aspect brillant et cireux, au petit ombilic que présente chaque efflorescence, à leur état de sécheresse, même lorsqu'elles sont localisées sur les parties génitales. Quoi qu'il en soit, l'appréciation exacte d'un cas pathologique de ce genre exige une grande attention.

Le traitement à opposer au lichen ruber est très nettement indiqué. Tandis que, dans les quatorze premiers cas de Hebra, les remèdes internes et externes les plus variés se sont montrés sans effet et impuissants à empêcher la terminaison fatale de la maladie, tous les malades qui se sont présentés depuis lors ont été guéris par l'usage de l'arsenic, administré suivant la méthode expérimentée et recommandée par Hebra. Aussi, pouvons-nous maintenant promettre, avec la plus complète certitude, la guérison à tous les malades atteints de lichen ruber, sauf à ceux qui sont arrivés au degré le plus élevé du marasme consécutif, au lichen ruber généralisé.

Chez les enfants, je préfère donner la solution de Fowler à la dose de deux gouttes par jour, et aller en augmentant très lentement. Chez les adultes, nous prescrivons l'arsenic sous la forme de pilules asiatiques, administrées suivant les règles que nous avons indiquées pour le traitement du psoriasis.

En général, on ne peut voir aucune amélioration avant six à huit semaines, c'est-à-dire quand le malade est arrivé à avoir

(1) Nous ne connaissons rien de plus regrettable que la légèreté avec laquelle quelques médecins appliquent l'épithète de syphilitique, laquelle peut avoir, à tous égards, des conséquences si graves pour le patient; nous sommes bien un peu consolés d'avoir vu et de voir encore cette erreur faite à Paris par des médecins estimés, en apprenant qu'elle se fait encore « très souvent » à Vienne. Espérons, pour l'honneur des praticiens des deux capitales où la dermatologie est cultivée avec une égale ardeur, que de semblables erreurs ne se commettront plus « très souvent », après les avertissements réunis de l'auteur et des traducteurs. (*Note des Traducteurs.*)

pris 200 à 250 pilules; il se produit toujours, pendant ce temps, de nouvelles poussées assez considérables, tandis qu'il ne disparaît qu'un petit nombre d'efflorescences anciennes. Ce n'est que quand on est arrivé à 500 ou 600 pilules que les papules disparaissent d'une façon plus notable et que les nouvelles efflorescences sont plus rares. Mais il en reparaît toujours de nouvelles pendant les dernières périodes de la maladie et alors même que les anciennes éruptions ont complètement disparu. Aussi avons-nous l'habitude d'administrer l'arsenic à doses modérées, environ six pilules par jour, par exemple, pendant trois ou quatre mois après la disparition complète de l'éruption.

On commence le traitement par trois pilules chaque jour; on augmente tous les quatre ou cinq jours d'une pilule jusqu'à huit ou dix par jour; on laisse le patient à cette dose jusqu'à ce que l'affection ait presque entièrement disparu, puis on descend progressivement à six pilules, dose à laquelle on maintient le malade encore pendant trois à quatre mois à dater du moment où la guérison a été constatée.

Dans les cas moyens de lichen ruber, les malades prennent en tout de 800 à 1,500 pilules. Cependant, il y a des malades auxquels j'en ai fait prendre jusqu'à 3,000, et j'en connais un dont le lichen ruber généralisé n'a complètement disparu qu'après un traitement non interrompu de deux années, pendant lesquelles il prit environ 4,500 pilules.

Il m'a semblé qu'il n'était pas superflu de vous citer ces exemples, parce que de jeunes médecins pourraient, dans leur pratique, reculer devant cette médication arsenicale, qui les effraierait, s'ils n'étaient éclairés sur les faits réels.

J'ai eu l'occasion, à la Société des naturalistes de Gratz, de voir jusqu'à quel point l'organisme peut s'habituer à supporter des doses d'arsenic méthodiquement augmentées. Le docteur Knapp a présenté là deux « *mangeurs d'arsenic* », qui mangeaient chacun en une seule fois un morceau d'arsenic de 0,25 centigr., et même de 0,40 centigr., et qui affirmaient en prendre autant tous les quinze jours.

En suivant la méthode que j'ai décrite, c'est-à-dire en augmentant et diminuant progressivement les doses, et en les maintenant au point où elles agissent d'une manière visible, il ne peut y avoir aucun inconvénient pour le malade.

Relativement à la sensation, souvent très pénible, de prurit et à l'insomnie qui en résulte, le meilleur moyen de les combattre est de faire localement des badigeonnages au pinceau avec l'acide phénique ou salicylique (1 gramme pour 40 grammes d'alcool et 1 gramme de glycérine), de saupoudrer la peau avec de l'amidon, d'avoir recours aux bains et aux douches de vapeur, aux onctions avec de la graisse simple, ou à des pommades composées d'acide phénique ou salicylique, ou d'oxyde de zinc. Cependant, en général, la démangeaison ne cesse qu'au moment où la maladie a une tendance manifeste à disparaître partout.

Les badigeonnages de goudron m'ont paru peu efficaces contre le prurit et contre le lichen lui-même; les bains sulfureux, de soude, d'alun, de sublimé, n'ont pas semblé plus efficaces.

Il est bien entendu que l'on pourrait faire des injections sous-cutanées d'arsenic, comme dans le psoriasis.

Des dermatologistes américains ont recommandé l'acétate de potasse, à la dose de 5 grammes pour 150 grammes d'eau distillée, par jour, comme un remède particulièrement efficace contre le lichen ruber, et spécialement contre le lichen ruber plan; ils prétendent que, par ce moyen, le lichen a entièrement disparu dans un espace de trois à six semaines. Je n'ai pas pu constater cette action favorable.

VINGT-QUATRIÈME LEÇON

2. DERMATOSES PRURIGINEUSES

ECZÉMA

Définition. — Polymorphie et variabilité des symptômes. — Marche typique de l'eczéma aigu. — Eczéma chronique. — Lésions anatomiques fondamentales. — Formes à localisation spéciale. — Impétigo. — Eczéma marginé. Diagnostic.

L'eczéma (ἐκ-ζέω, s'écouler), dartre humide, est une maladie à marche fréquemment aiguë, mais cependant le plus souvent chronique, qui s'accompagne de prurit, et se présente tantôt sous forme de papules, de vésicules et de pustules irrégulièrement disséminées ou fortement serrées les unes contre les autres, tantôt sous forme d'une rougeur diffuse et d'une tuméfaction de la peau, dont la surface devient aussitôt squameuse ou humide, ou bien se recouvre de croûtes jaunes semblables à de la gomme.

A cette polymorphie de l'eczéma, que nous venons d'esquisser, se joint encore une grande variabilité dans les symptômes. Aussi, beaucoup de médecins et d'auteurs ne sont-ils pas encore arrivés à se convaincre de l'homogénéité de toutes les formes de l'eczéma, dont ils considèrent un grand nombre comme étant des maladies particulières.

Et cependant, on arrive à partager la manière de voir qui a cours dans notre école, relativement à l'ensemble de l'eczéma comme entité morbide, si l'on considère, non pas les formes seulement, mais toutes les circonstances, les symptômes, la marche, les causes, l'historique de toute cette affection. On voit alors, en effet : 1° que, très souvent, les formes de l'eczéma que nous avons énumérées existent simultanément les unes à côté des autres sur la peau ; 2° que, pendant la durée de la maladie, les différentes formes sont constamment en voie de transformation, de l'une à l'autre ; 3° que nous sommes toujours à même de déterminer artificiellement, sur un point quelconque de la peau et sur le premier individu venu, toutes les variétés de l'eczéma, avec leur polymorphie et leurs transitions (1).

Prenons pour point de départ cette dernière circonstance, et examinons les phénomènes qui se manifestent sur la peau après qu'elle a été artificiellement irritée par la brûlure, par une pommade soufrée, la teinture d'arnica, la térébenthine, ou enfin par une cause quelconque.

Ici, c'est de la nature de l'intensité et de la durée de l'irritation, ainsi que de l'irritabilité individuelle de la peau (2), que dépend la forme de l'eczéma qui va se produire, papules, vésicules, rougeur diffuse avec formation de squames, ou bien suintement; et c'est de l'irritabilité de la peau et de l'application unique ou répétée de la substance irritante que dépend la marche aiguë ou chronique de l'eczéma.

Dans les cas d'irritation légère, on voit immédiatement s'élever des papules irrégulièrement disséminées, grosses comme une tête d'épingle, pâles ou rouges, dures, qui sont le siège d'un violent prurit et forcent le malade à se gratter, — *eczéma papuleux.*

Leur nombre s'augmente dans l'espace des premières heures ou du premier jour par l'apparition de nouvelles papules. Ces papules s'affaissent rapidement et disparaissent par exfoliation (desquamation). Quand l'irritation a été plus intense, les papules se développent par le fait de l'augmentation de leur contenu séreux en vésicules claires comme de l'eau, — *eczéma vésiculeux.* Les vésicules elles-mêmes peuvent s'affaisser dans le délai de quelques jours par l'évaporation ou la résorption de leur contenu et disparaître par desquamation. Mais, si l'irritation a été plus prolongée ou plus intense, la peau devient immédiatement,

(1) Cela sous quelques réserves; il ne s'agit, bien entendu, que des *lésions* anatomiques de l'eczéma considéré comme maladie ou comme *affection;* dermite eczématoïde et eczéma ne sont pas absolument la même chose.

(*Note des Traducteurs.*)

(2) ...et de l'état général du sujet, constitutionnel ou accidentel, aussi bien pour les effets immédiats que pour les résultats éloignés. C'est là un point que nous avons déjà développé suffisamment pour n'avoir pas à y revenir.

Note des Traducteurs.)

sur une étendue plus ou moins considérable, le siège d'une rougeur diffuse, elle se tuméfie, elle est brûlante, douloureuse, œdémateuse, — *eczéma érythémateux*. L'eczéma, alors même qu'il a atteint ce degré, peut encore disparaître dans l'espace de quelques heures ou de quelques jours, en laissant après lui une desquamation modérée, pityriasique, et une tache pigmentaire. Enfin, dans les cas où l'irritation a été extrêmement violente, sur la peau qui est le siège d'une rougeur diffuse et d'un gonflement considérable, on voit apparaître des vésicules et des phlyctènes étroitement serrées les unes contre les autres, — *eczéma vésiculeux*, qui, pour la plupart, se rompent très promptement ou que le malade déchire par le grattage, et qui laissent alors échapper leur contenu liquide en gouttes claires. C'est là l'eczéma humide ou sécrétant, — *eczéma humide*. Si l'on vient à soulever ou à enlever mécaniquement par le frottement les parois de ces vésicules, la surface de la peau mise ainsi à nu offre une couleur rouge foncé, elle montre le réseau muqueux dénudé, et présente de petites dépressions correspondant aux vésicules détruites (état ponctué, Devergie), — *eczéma rubrum*. Le liquide de l'eczéma sort alors abondamment. Il est jaune clair, ressemblant à du blanc d'œuf, collant, à réaction neutre, et par la chaleur ou par l'addition d'acide nitrique il laisse déposer des flocons d'albumine. C'est du sérum du sang et non un produit de sécrétion pathologique ou « âcre » ; à l'air, il se dessèche en croûtes jaunes, semblables à de la gomme et il empèse, comme le sperme, le linge qui en est imprégné.

Avec la période vésiculeuse, l'eczéma atteint son apogée anatomique, et avec celle du suintement, son apogée clinique. Suivant les circonstances, l'eczéma persiste dans cet état pendant quelques heures, ou bien, s'il est entretenu par une nouvelle irritation, pendant quelques jours, après quoi il disparaît. Tout d'abord le liquide de l'eczéma se dessèche en croûtes jaunes ou jaune brun, quand il s'y mêle du sang, — *eczéma croûteux;* sous ces croûtes, le liquide qui est sécrété après leur formation est emprisonné et se transforme en pus verdâtre, — *eczéma impétigineux*. Les croûtes soulevées, en partie détachées, se rompent de place en place, le liquide purulent apparaît à l'extérieur et la surface rouge des papilles se montre aux regards. Pendant ce temps l'inflammation et le gonflement diminuent, la peau s'affaisse, la sécrétion devenue moins abondante n'est plus en état de soulever les croûtes, qui par suite se dessèchent, deviennent dures et fortement adhérentes. Au-dessous de ces croûtes, et protégée par elles, il se forme une enveloppe épidermique solidement adhérente à ces mêmes croûtes qui finissent cependant par s'en détacher. La peau qui a été ainsi le siège de l'eczéma est alors dénudée de sa couche cornée, elle n'est plus que légèrement tuméfiée, mais elle présente encore une rougeur hyperhémique et elle est le siège de desquamation, — *eczéma squameux*. En dernier lieu, la peau perd aussi ce dernier reste d'hyperhémie et de desquamation; elle reprend alors sa couleur primitive et son revêtement épidermique normal, conservant, quelque temps encore, une pigmentation plus foncée. Le retour à l'état normal est dès lors complet.

Un eczéma d'intensité moyenne, que l'on a fait naître de cette façon, sur l'avant-bras par exemple, accomplit son évolution complète en deux, trois ou quatre semaines.

Les symptômes que je viens de vous décrire correspondent tous à l'eczéma aigu.

Mais je dois, maintenant, revenir sur plusieurs points particulièrement importants :

1° La maladie commence par une rougeur punctiforme ou diffuse et un gonflement de la peau, — *eczéma érythémateux,* ou bien par des papules avec démangeaison, — *eczéma papuleux;* mais l'eczéma ne se développe pas habituellement au delà de ces périodes;

2° La période vésiculeuse, — *eczéma vésiculeux,* — et la période de suintement, — *eczéma rubrum madidans,* — représentent l'apogée de la maladie;

3° La formation de croûtes, — *eczéma impétigineux et croûteux,* — et la période pendant laquelle la peau présente des surfaces rouges, couvertes de squames, — *eczéma squameux,* — ne sont que des formes de régression de l'eczéma;

4° Enfin l'eczéma aigu affecte une marche typique.

Les altérations que nous avons décrites forment les symptômes essentiels de l'eczéma et se rencontrent avec toutes les variétés de localisation, de marche, de complications, de causes, etc..., soit ensemble et dans l'ordre de succession que nous avons indiqué, soit isolément et combinées les unes avec les autres de la façon la plus variée.

Il vous est, à présent, facile de comprendre ce qu'on doit entendre par un eczéma chronique. C'est simplement une maladie de la peau dans laquelle les symptômes que je viens d'énumérer ne se déroulent pas d'une façon typique dans une seule et même éruption, mais persistent un temps assez long ou se renouvellent à plusieurs reprises, soit qu'il se produise sur certaines régions limitées de la peau des exacerbations alternant avec des rémissions, soit que l'eczéma, dans le cours de sa marche plus ou moins longue, apparaisse tantôt sur un point, tantôt sur un autre. Tel est le cas des eczémas généralement polymorphes, et variables en ce qu'ils présentent simultanément toutes les formes possibles de développement et de régression de la maladie. Ces formes, à leur tour, sont en voie de transformation constante, présentant là des papules, ici des vésicules, sur un point des surfaces rouges, squameuses, ailleurs des points humides, suintants ou couverts de croûtes, des pustules, des fissures, des taches et des traînées de pigment, — toutes altérations qui sont essentiellement les mêmes que celles de l'eczéma aigu.

Anatomiquement, l'eczéma présente toutes les formes et tous les degrés de l'inflammation avec une exsudation séreuse prédominante (G. Simon, Hebra, Wedl, Kaposi, Neumann, Biesiadecki), et je n'ai pas besoin d'examiner ici en détail de quelle façon les papules et les vésicules de l'eczéma se reconnaissent sous le microscope, puisque les modifications intimes qui existent dans l'épiderme, les papilles et le chorion, sont complètement et absolument les mêmes dans l'eczéma que dans l'érythème papuleux et dans l'herpès (V. page 385, fig. 18). Plus les phénomènes inflammatoires locaux sont intenses (*eczéma rubrum, humide*), plus aussi l'exsudation s'étend aux couches profondes du chorion, jusque dans la couche des cellules adipeuses, plus les espaces lymphatiques sont élargis, les corpuscules de tissu conjonctif en voie de prolifération, et les cellules de l'exsudat multipliées, tandis qu'à l'intérieur du réseau muqueux on rencontre toutes les altérations, depuis le simple gonflement et l'écartement des cellules qui prennent ainsi une disposition

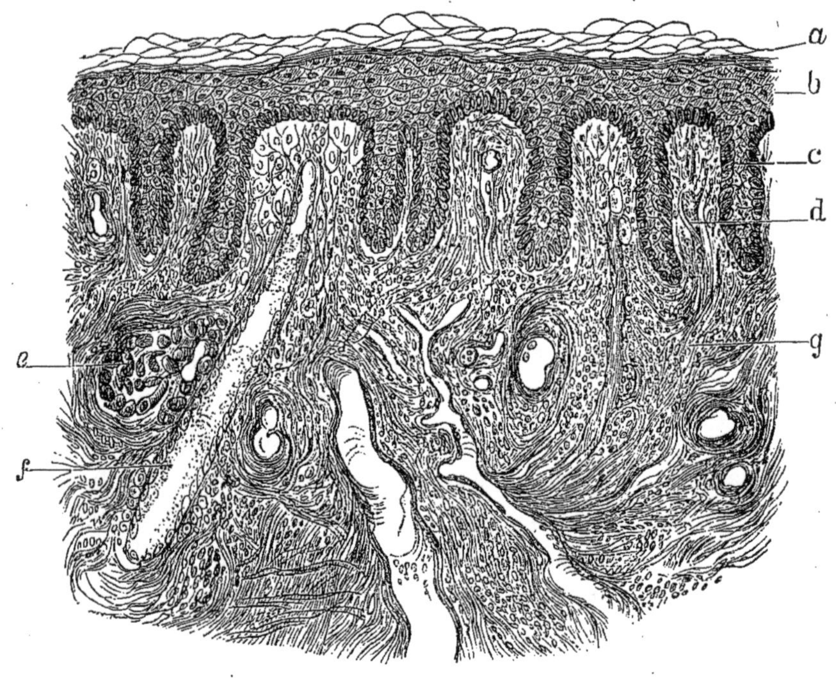

Fig. 24.

Eczéma chronique. — Coupe verticale de la peau de l'avant-bras. (Fort grossissement.)

a épiderme. — *b* couche du réseau muqueux considérablement épaissie avec cellules cylindriques *c* présentant une pigmentation foncée. — *d* papilles élargies, augmentées de volume; elles présentent, comme le chorion *g*, une abondante infiltration cellulaire et des vaisseaux sanguins dilatés. — *f* follicule pileux atrophié. — *e* glande sébacée également atrophiée appartenant à ce follicule.

trabéculaire, jusqu'à la prolifération et la fonte purulente. Il est également facile de comprendre que l'eczéma aigu peut toujours être suivi du retour complet à l'état normal.

Au contraire, dans l'eczéma chronique, dans les cas surtout

où il occupe pendant des années une seule et même partie de la peau, il se produit des altérations également persistantes des tissus qui se manifestent au point de vue clinique par une pigmentation plus foncée avec épaississement de l'épiderme et du chorion et par une profondeur plus marquée des sillons normaux de la peau. Sous le rapport histologique, ces altérations consistent en des dépôts épais de cellules et de pigment dans le chorion, surtout autour des vaisseaux dilatés, avec hypertrophie des papilles, dilatation des vaisseaux lymphatiques (Neumann, Klebs), sclérose du tissu cellulaire, atrophie des glandes sébacées et des follicules pileux (Wedl), dégénérescence des glandes sudoripares (Gay), disparition des cellules adipeuses, — en un mot les altérations de l'hypertrophie dégénérative, comme dans l'éléphantiasis des Arabes.

Il nous reste maintenant à compléter la symptomatologie de l'eczéma en exposant, à la suite des lésions de nutrition de la peau que nous avons décrites, et qui constituent les symptômes essentiels et anatomiques de l'eczéma, les phénomènes qui résultent des circonstances concomitantes, des causes spéciales, de la localisation, de l'extension et spécialement de la marche aiguë ou chronique de l'eczéma.

ECZÉMA AIGU.

L'eczéma aigu se manifeste sur un point unique ou simultanément sur plusieurs points du corps, et, dans chacun de ces foyers, il suit la marche que nous avons décrite plus haut. Souvent il s'étend par continuité au delà du rayon primitivement atteint, arrivant en général dans sa partie centrale, au degré de l'eczéma vésiculeux, rubrum ou humide, tandis que, à la périphérie, il n'y a que des vésicules ou des papules isolées, ou des taches rouges, séparées de l'eczéma par des portions de peau saine, ou bien l'eczéma s'accroît de nouvelles éruptions se produisant sur des points du corps éloignés du foyer primitif.

Pour comprendre ce dernier point, il faut savoir que, par le fait de l'apparition d'un eczéma aigu, la peau devient le siège d'une altération morbide, d'où il résulte que la moindre irritation, comme celle qui peut être produite par le frottement du linge, le plus léger grattage, la chaleur d'un bain, suffisent pour déterminer un eczéma, lequel peut même survenir spontanément par suite d'une altération réflexe des vaisseaux.

La face se signale d'une façon particulière sous ce rapport (les oreilles, les paupières); elle est immédiatement et par voie réflexe atteinte d'eczéma, s'il existe déjà une éruption d'eczéma aigu sur un point éloigné du corps, au scrotum, par exemple (1).

Le début d'un eczéma aigu, alors même qu'il est limité, est ordinairement précédé de sensation de froid, même de frisson et de fièvre qui, joints à de l'insomnie, de l'agitation et des symptômes gastriques, accompagnent la maladie jusqu'à son apogée et annoncent aussi chaque nouvelle exacerbation (2). Tous ces accidents disparaissent seulement quand les poussées ultérieures s'arrêtent partout; à la période de déclin de la maladie, le prurit seul trouble encore le sommeil.

Sous le rapport de la forme, l'eczéma aigu se présente très souvent à l'état papuleux, déterminé, par exemple, par la chaleur du soleil ou par la sudation; chez les enfants du premier âge, en particulier, l'éruption est souvent générale, elle correspond alors ordinairement aux follicules et est par conséquent figurée (*eczéma lichénoïde*); ou bien l'eczéma aigu se trouve associé à d'autres affections prurigineuses de la peau (prurigo, gale). Dans les plis de la peau sujets à la macération, l'eczéma prend le plus souvent le caractère érythémateux; mais la variété la plus fréquente est incontestablement la forme humide.

L'eczéma aigu doit encore certaines de ses particularités à sa localisation spéciale; le siège le plus fréquent de l'éruption est le côté de flexion des articulations, les parties génitales qui sont exposées à l'influence de la sueur, la face inférieure des seins chez la femme et surtout, d'une manière toute spéciale, la face, les oreilles et le cuir chevelu.

(1) Il est inutile de dire que le fait n'est pas constant. (*N. d. T.*)

(2) Ces phénomènes sont extrêmement variables, selon les sujets. (*N. d. T.*)

L'eczéma aigu du cuir chevelu et de la face est ordinairement précédé d'un frisson; il commence par une sensation de brûlure aux yeux; la face est rouge, tuméfiée, bouffie, les paupières sont œdémateuses et peuvent à peine s'ouvrir ou restent closes, les oreilles sont volumineuses, épaisses, écartées de la tête, les lèvres sont tuméfiées; dans ces circonstances, le médecin peu expérimenté est exposé comme les gens étrangers à la profession, à prendre cet état morbide pour un érysipèle.

Mais, à un examen attentif, on reconnaît que la rougeur et le gonflement ne sont pas à beaucoup près aussi considérables que dans l'érysipèle, et que la fièvre elle-même n'est pas aussi intense; notamment on n'observe jamais dans ces cas ni assoupissement, ni symptômes cérébraux.

A l'éclairage oblique ou par le toucher, on peut se convaincre que la peau est couverte d'une quantité de petites élevures transparentes comme de l'eau, semblables à de petits grains de sable, ce sont les vésicules en voie de formation. Dans l'espace de douze à vingt-quatre heures, elles ont atteint un volume appréciable, elles se rompent, et dès lors commencent le suintement caractéristique et la formation des croûtes. Les oreilles notamment sécrètent une grande quantité de liquide. La peau du conduit auditif externe est souvent gonflée au point que ce conduit est obturé et que le malade entend difficilement ou même n'entend pas de ce côté. La tuméfaction n'envahit le cuir chevelu que lentement et progressivement; il en est de même du suintement et des croûtes qui agglutinent les cheveux par mèches.

L'évolution totale d'un eczéma aigu ne dépassant pas d'ailleurs le type que nous avons décrit, demande en moyenne, suivant l'intensité et l'étendue de la maladie, trois à six semaines. Longtemps après la terminaison complète de l'état aigu, l'affection persiste sur le cuir chevelu sous forme d'eczéma squameux, de pityriasis du cuir chevelu; souvent aussi l'épiderme est sec, épaissi, fendillé dans le sillon rétro-auriculaire. Plus tard, cette région est souvent le point de départ de nouvelles poussées.

De plus, l'eczéma de la face récidive d'une façon extrêmement fréquente sous l'influence des causes les plus diverses.

Dans l'eczéma aigu des mains et des pieds, les vésicules et les phlyctènes sont en général très tendues, recouvertes d'une paroi épaisse ; la sensation de tension et d'engourdissement des doigts et parfois la douleur sont considérables. Souvent le contenu des vésicules devient purulent (*eczéma pustuleux*), il y a un œdème considérable, une dénudation douloureuse du chorion, il se forme des bourgeons charnus dans le pli unguéal, et parfois l'ongle se détache. Chez les enfants, l'eczéma des doigts donne lieu à de véritables phlyctènes.

L'eczéma aigu du pénis et du scrotum s'accompagne d'un gonflement œdémateux très considérable des parties envahies qui sont en même temps le siège d'un suintement abondant.

Au niveau des plis articulaires, des plis génitaux, à la face inférieure des seins chez la femme, et dans tous les points de la peau qui sont sujets à la macération par suite d'un contact réciproque, l'eczéma aigu se présente très souvent sous l'aspect d'une rougeur diffuse, — *érythème intertrigo,* — qui, lorsque l'épiderme est détaché, met à nu des surfaces suintantes, — *eczéma intertrigo*.

Cette forme a une très grande importance chez les enfants à la mamelle ; l'eczéma occupe la profondeur des plis, au cou, à la face interne des cuisses, etc., et il passe très souvent inaperçu des nourrices, qui craignent d'écarter les plis de la peau, parce que ces tiraillements sont douloureux. Or, il n'est pas rare dans ces cas de voir la dermite s'exagérer, devenir rapidement gangréneuse, diphthéritique, phlegmoneuse, accidents qui, dans les cas les plus favorables, guérissent avec des pertes de substance qui seront remplacées par des cicatrices, ou qui, comme je l'ai déjà vu, peuvent déterminer en quelques jours la mort après des phénomènes d'éclampsie et de collapsus (1).

(1) L'érythème intertrigo épargne peu d'enfants, à un degré quelconque ; il en est, des plus cruellement négligés, qui n'ont jamais d'eczéma ; la plupart n'ont de lésion importante qu'à l'occasion de la dentition, de troubles gastro-intestinaux, etc. Dès cet âge, la prédisposition constitutionnelle s'accentue et n'échappe pas à l'observateur attentif. Dans notre pays, même au milieu des plus mauvaises conditions, et chez les enfants qui ne sont ni syphilitiques, ni scrofuleux, ni inanitiés, les formes graves ou funestes d'ec-

L'eczéma aigu généralisé représente un véritable tourment pour le malade et pour le médecin.

A proprement parler, il ne s'agit pas ici d'une affection eczémateuse uniformément développée sur le corps depuis la tête jusqu'aux orteils. Ce que l'on appelle eczéma généralisé se compose plutôt d'un certain nombre de foyers d'eczéma aigu à tous les degrés et de toutes les formes, papules, surfaces suintantes et croûteuses, etc., qui se touchent plus ou moins les unes les autres par leur périphérie. La fièvre concomitante est habituellement assez intense, et présente fréquemment des exacerbations (souvent même typiques, survenant le soir), parce qu'il se fait tantôt ici, tantôt là, de nouvelles poussées. Le malade est ordinairement obligé de garder le lit; le frottement des vêtements, l'agglutination du linge de corps à la peau par la dessiccation du fluide eczémateux ne lui permettent pas de s'habiller ni de vaquer à ses occupations, alors même qu'il se sentirait capable de le faire.

Quand elle est arrivée à ce degré d'extension, la maladie ne peut disparaître complètement qu'après un temps assez long : deux à trois mois, et souvent plus. La fièvre, l'insomnie, l'inappétence, la perte réelle de plasma du sang, amènent un amaigrissement considérable.

Pendant le cours de la maladie, il survient aussi des lymphangites et des éruptions furonculeuses. Mais dans ces conditions un individu ne peut vraiment pas être complètement rétabli, même après plusieurs mois. Il reste çà et là sur les plis des oreilles, sur le côté de flexion des articulations, des surfaces couvertes de fissures, qui peuvent devenir le point de départ de nouvelles éruptions; ou bien les inflammations furonculeuses se reproduisent pendant de longs mois, pendant une ou deux années. Enfin, la peau reste tellement sensible à toutes les influences extérieures capables de déterminer l'eczéma, comme l'ardeur du soleil ou du feu, la sueur, l'eau, etc., qu'elle est de nouveau, à maintes reprises, envahie par la maladie, d'autant

zéma aigu, telles qu'elles sont indiquées par l'auteur, sont heureusement exceptionnelles. (*Note des Traducteurs.*)

plus qu'il est donné à bien peu de personnes de pouvoir toujours, dans l'exercice de leur profession, éviter ces causes nuisibles (1).

ECZÉMA CHRONIQUE.

L'eczéma chronique est tantôt le reliquat d'un eczéma aigu incomplètement terminé, tantôt il débute avec des symptômes peu intenses, mais qui persistent.

J'ai déjà exposé plus haut que l'eczéma chronique présente essentiellement les mêmes symptômes que l'eczéma aigu, et que l'on n'y rencontre pas d'autres altérations anatomiques que celles qui sont liées à des phénomènes inflammatoires renouvelés souvent sur certains points, c'est-à-dire à l'épaississement de l'épiderme et du chorion, de la pigmentation anormale, ou enfin une altération dégénérative, et une atrophie folliculaire.

A toutes ses périodes, l'eczéma chronique peut revenir à l'état aigu et reprendre un aspect sécrétant ou croûteux; cependant, il persiste le plus souvent sous la forme d'eczéma squameux.

Le prurit qui l'accompagne est, en général, très intense et oblige les malades à se gratter souvent et avec force; or le grattage devient une nouvelle cause d'irritation locale et amène fréquemment une exagération de l'eczéma déjà existant, ou même détermine une nouvelle éruption. C'est pour cela que le plus ordinairement, en même temps qu'un foyer d'eczéma chronique, on trouve encore sur différentes parties du corps les traces d'un eczéma plus récent.

La localisation de l'eczéma chronique offre quelques particularités, bien que l'éruption puisse être rencontrée sur un point

(1) A la vérité, tous les cas d'eczéma aigu, convenablement traités, ne réalisent pas ce tableau sévère; mais chez les sujets prédisposés, les strumeux notamment, ou encore chez les sujets atteints à l'âge de la régression du tégument, la série indéfinie des accidents de l'eczéma dépasse en intensité tout ce que l'on pourrait imaginer. C'est bien là, comme le disait si justement tout à l'heure le professeur Kaposi, le tourment du malade, mais aussi le grave souci du médecin, qui ne saurait trop être prévenu, et qui ne saurait trop poser ses réserves en présence d'un eczéma débutant. (*Note des Traducteurs.*)

quelconque du corps. Les parties où on l'observe le plus fréquemment sont certaines régions limitées, comme le sillon postérieur du pavillon de l'oreille, le côté de flexion des articulations; dans ces points, il est, en général, symétrique; viennent ensuite le cuir chevelu, la face, les parties génitales et l'anus; assez souvent enfin il est généralisé.

L'eczéma chronique du cuir chevelu est très fréquent, il est habituellement lié à l'eczéma chronique de la face, et il se présente avec les caractères de l'eczéma impétigineux ou de l'eczéma squameux. Le cuir chevelu est, dans ces cas, recouvert de croûtes ou de squames épidermiques qui se détachent comme des pellicules de son; quand on les a fait tomber, on constate que la peau est rouge, et que, sur certains points, elle suinte. Ces caractères sont nettement limités au cuir chevelu, ou bien ils se continuent sur la peau du front et de la nuque. Lorsque l'eczéma de la tête persiste longtemps, il a régulièrement pour conséquence le défaut d'adhérence des bulbes pileux et la chute plus ou moins abondante des cheveux. Une exagération temporaire de cet eczéma détermine l'eczéma suintant dans lequel, chez les femmes, les cheveux s'agglutinent et se feutrent (plique), ou bien, — ce qui est assez rare, — il se forme de nombreuses pustules folliculaires (sycosis capillitii) sur le cuir chevelu fortement enflammé de cette région. La durée de cet eczéma est souvent considérable et peut se prolonger pendant un grand nombre d'années; on l'observe plus rarement chez l'homme que chez la femme et chez les enfants, à moins qu'il n'y soit entretenu par la présence des poux.

Dans ce dernier cas, on trouve généralement des foyers d'eczéma en forme d'îlots sur le sommet de la tête et sur l'occiput; sur ces foyers s'accumulent des croûtes épaisses, sèches et adhérentes, ou soulevées et laissant échapper une sécrétion d'odeur rance; quand on a détaché ces croûtes, on voit la peau tantôt rouge et suintante, mais lisse, tantôt aussi couverte d'excroissances papillaires hautes de 2 à 4 millimètres, rouges, glanduleuses, suintantes, saignant facilement (*achor, mucor granulatus, teigne granulée*); ces excroissances sont discoïdes; leur dimension varie de celle d'une pièce de 50 centimes à celle d'une pièce de 5 francs en argent. Cet eczéma s'accompagne régulièrement d'un gonflement considérable des ganglions cervicaux, qui peut faire porter par erreur le diagnostic de scrofulose, tandis qu'il s'agit simplement d'un eczéma pédiculaire.

Eczéma chronique de la face. — L'eczéma occupe parfois quelques parties seulement de la face, parfois il l'envahit entièrement, mais avec une intensité plus grande sur certains points. Ainsi, le pavillon de l'oreille est le plus souvent épaissi, induré, couvert de croûtes; il existe des fissures à sa partie postérieure, et le conduit auditif externe est en partie obstrué par des squames épidermiques; sur ces régions, il est très fréquent de voir l'eczéma chronique revenir plusieurs fois à l'état aigu.

Chez les enfants à la mamelle, l'affection occupe particulièrement les joues, le front, les oreilles, sous forme d'eczéma croûteux et squameux (*crusta lactea, croûtes de lait, porrigo larvalis, lactumen,* Manardi). En outre, il se forme assez souvent dans le conduit auditif externe de petits abcès furonculeux très douloureux, et dans les sillons du nez et à la commissure labiale des fissures également douloureuses.

L'*eczéma chronique de la muqueuse nasale* est très fréquent chez les adolescents, associé à des affections scrofuleuses, et occasionné par une irritation de la muqueuse nasale produite par les larmes. Les narines sont obstruées par des croûtes; les enfants respirent la bouche ouverte, la muqueuse pharyngienne, inondée de mucus nasal, est enflammée. La lymphangite qui accompagne cet eczéma détermine un épaississement des lèvres qui donne alors à la bouche l'aspect d'un museau.

Chez les adultes, l'eczéma chronique de la muqueuse nasale, qui est souvent la suite du coryza chronique, est gênant à cause des croûtes et des fissures qu'il provoque; souvent il détermine le développement de furoncles ou le sycosis, ou bien aussi l'érysipèle récidivant de la face.

L'*eczéma des lèvres* se présente tel que nous l'avons décrit, associé à un eczéma occupant un autre point de la face, spécialement à l'eczéma du nez. Une forme particulière est celle que l'on observe fréquemment chez les femmes d'un certain âge et qui affecte principalement la surface muqueuse des lèvres, est qui est fendillée, recouverte de croûtes hémorrhagiques. Cet eczéma donne lieu à de violentes démangeaisons, il présente souvent des exacerbations aiguës; en outre, il est extraordinairement tenace (1).

A la face, dans les parties garnies de barbe, ainsi que dans la région des sourcils, il n'est pas rare de voir l'eczéma chronique donner naissance au sycosis (*eczéma sycosiforme*) (2).

Le bord des paupières est souvent aussi envahi par l'eczéma, c'est-à-dire que la blépharadénite vient s'ajouter à l'affection eczémateuse, si même elle n'est pas le résultat de cette dernière (3). A la commissure des paupières, l'eczéma se présente sous forme de fissures; quand l'affection se prolonge, les pau-

(1) L'eczéma constitue une maladie tellement complexe, la description de ses innombrables espèces et variétés réclamerait des développements tellement étendus, qu'on ne saurait les réunir tous dans un ouvrage élémentaire; c'est pour cela que nous n'avons rien ajouté aux descriptions sommaires de l'auteur; nous voulons seulement faire remarquer ici :

1° Qu'il faut distinguer l'eczéma de la *muqueuse nasale*, de l'eczéma des *cavités narines*;

2° Que l'eczéma des lèvres, consécutif au coryza chronique, présente deux variétés principales d'une grande importance et d'une grande fréquence : 1° l'*eczéma éléphantiasique de la lèvre supérieure*, propre aux jeunes sujets strumeux; 2° l'*eczéma impétigineux*, ou *sycosiforme de la lèvre supérieure*, que nous avons nommé *eczéma récidivant de la lèvre supérieure*, eczéma spécial par *sa condition étiologique*, le coryza chronique; son *siège anatomique*, une région pilaire; et sa *nature*, qui est très souvent arthritique. Nous aurons à revenir sur ce point un peu plus loin. (*Note des Traducteurs.*)

(2) Le caractère sycosiforme de l'eczéma pilaire, de l'eczéma de la barbe, n'est pas absolument fréquent, au moins à un degré élevé; toutes les fois où il existe *véritablement* du sycosis, c'est-à-dire une folliculite pilaire superficielle en plaques, ou des périadénites pilaires, indurées, noueuses ou diffuses, il faut songer à la trichophytie et chercher attentivement et patiemment, car cette investigation est souvent assez laborieuse. Si ces dernières lésions sont survenues rapidement, chez un sujet qui n'avait pas antérieurement d'eczéma de la barbe, le diagnostic de trichophytie est à peu près certain d'emblée. (*Note des Traducteurs.*)

(3) Non seulement il y a une blépharadénite eczémateuse, mais encore une semblable blépharoconjonctivite, laquelle peut, dans ses exacerbations, s'étendre à la face dans le rayon orbitaire, et constituer là un eczéma d'une extrême ténacité, lequel ne guérit réellement et rapidement que si le traitement est d'abord dirigé contre la lésion oculaire. Celle-ci guérie, l'affection cutanée s'efface d'elle-même ou cède aux plus simples applications thérapeutiques; elle peut même cesser avant, si on parvient à soustraire la peau au contact des sécrétions conjonctivopalpébrales. (*Note des Traducteurs.*)

pières s'épaississent, elles se relèvent difficilement, et la fente palpébrale paraît rétrécie (œil de lapin).

Il n'y a rien de particulier à dire au sujet de l'*eczéma chronique du tronc*. L'*eczéma du sein et du mamelon* doit, au contraire, être signalé d'une façon spéciale. Il est extrêmement rare chez l'homme et, dans ce cas, il n'existe, le plus souvent, que d'un seul côté; par contre, il est très fréquent chez les femmes (accouchées, nourrices, avec la gale ou à sa suite). Dans ces cas, le mamelon gonflé peut atteindre l'épaisseur du doigt; il est fortement projeté en avant et présente une surface glanduleuse, rouge, suintante, ou bien il est entièrement recouvert de croûtes épaisses et sillonné souvent de crevasses douloureuses et saignantes. L'aréole du mamelon et son voisinage forment une surface infiltrée, dure, douloureuse, sécrétant un liquide âcre, ou recouverte de croûtes. Il n'est pas rare de voir survenir la mastite comme complication (1).

L'*eczéma de l'ombilic* occupe en général la partie déprimée du nombril chez les sujets obèses; il est déterminé par l'accumulation et la décomposition des produits de la sécrétion cutanée; il guérit très difficilement.

L'*eczéma des parties* génitales chez l'homme et chez la femme est une affection extraordinairement pénible; aussi a-t-on fréquemment occasion de la traiter.

Chez l'homme, cet eczéma occupe le plus souvent le scrotum : tantôt il reste limité aux seules parties qui se trouvent constamment en contact avec la cuisse, tantôt, en persistant pendant des années, il s'étend à la totalité de la surface, gagne une partie de la verge, le raphé périnéal, très souvent même aussi la région péri-anale, la dépression de l'anus et jusqu'à la surface cutanée qui remonte vers le sacrum.

Lorsque le scrotum est depuis de longues années le siège d'un

(1) La mastite eczémateuse appartient surtout à la grossesse et à l'allaitement; elle est relativement rare dans l'eczéma acarien.

Il faut ajouter que la *galactorrhée* donne lieu à un eczéma mammaire et péri-mammaire d'une extrême ténacité, qui ne cède, à la manière de tous les eczémas de même ordre, que par la suppression du flux pathologique.

(*Note des Traducteurs.*)

eczéma, son volume s'accroît, ses replis et ses dépressions sont fortement développés; il est excorié sur certains endroits, couvert de squames, rarement de croûtes. Le prurit y est extrêmement violent et se reproduit habituellement plusieurs fois par jour sous forme d'accès.

Dans *l'eczéma de l'anus,* les rhagades pénètrent souvent plus ou moins loin dans le rectum. A cause de la douleur que provoque la défécation, les malades tardent le plus possible à aller à la selle, et les garde-robes deviennent de plus en plus difficiles. Il y a des alternatives de constipation et de diarrhée. Avec les années, la muqueuse rectale, considérablemect tuméfiée, devient irritable et se déchire facilement. Les mucosités et les hémorrhagies parfois abondantes qui en proviennent rendent cet état encore plus insupportable.

Aux *parties génitales de la femme*, l'eczéma chronique s'établit le plus souvent sur les grandes lèvres, plus rarement sur les petites lèvres et à l'entrée du vagin. Le tégument de ces régions est épaissi, excorié, par le grattage qui dépile irrégulièrement la région. Ordinairement, il y a en même temps de la leucorrhée, qui souvent, de son côté, provoque et entretient l'eczéma (1).

Aux *membres supérieurs et inférieurs,* le côté de la flexion des articulations est souvent le siège de l'eczéma chronique, qui se produit ordinairement d'une manière symétrique sur les deux côtés. Sous le rapport des symptômes, il correspond à l'eczéma chronique des autres points du corps.

Il est gênant surtout parce qu'il empêche la marche (2), parce

(1) L'eczéma purement de cause leucorrhéique est peu fréquent et peu grave. L'eczéma vaginal, propagé de la peau à la muqueuse, est au contraire plus ordinaire et tenace.

Chez la femme, dont l'organisation est si défectueuse sous le rapport de l'urination, l'eczéma génital est très fréquemment en rapport avec l'hyperurie, le catarrhe vésical et l'incontinence; *surtout avec la glycosurie,* à ce point que l'eczéma vulvaire suffit souvent pour mettre sur la trace de la maladie diabétique, et qu'en tout cas il ne guérit que lorsque les parties sont soustraites au contact de l'urine ou quand la qualité de ce liquide est rétablie normale. L'eczéma glycosurique balano-préputial de l'homme est absolument de même ordre. (*Note des Traducteurs.*)

(2) Ce trouble fonctionnel a besoin d'être signalé spécialement; chez les enfants surtout il produit une *pseudo-contracture*, et nous avons vu un chirur-

qu'il rend douloureuse l'extension forcée des membres, et aussi par le prurit intense qu'il provoque. On le trouve, ou bien à l'état isolé, ou bien accompagné d'une semblable affection localisée sur une autre partie du corps, et particulièrement de lésions prurigineuses provoquant le grattage, spécialement la gale et le prurigo.

Aux *mains et aux doigts,* l'eczéma se montre sous des formes très diverses, dont la plus ordinaire me paraît être celle qui résulte de l'action fréquente sur la peau de certaines substances irritantes, spécialement la lessive et l'eau chez les blanchisseuses (eczéma des blanchisseuses), les servantes, les garçons de salle. Diverses substances pulvérulentes, chez les épiciers (gale des épiciers), chez les boulangers (gale des boulangers) ; les acides minéraux, la térébenthine, le sublimé, etc.; chez les dégraisseurs, les typographes, les étameurs de glaces, les fabricants de chapeaux, produisent également l'eczéma des mains et des avant-bras. Suivant que ces substances nuisibles agissent sur une partie ou sur la totalité de la main, l'intensité, l'étendue et la forme de l'eczéma doivent également varier, de sorte que ces divers signes permettent de reconnaître exactement quelle est l'occupation du malade (1).

gien traiter pour une contracture un enfant qui n'avait qu'une contraction musculaire par douleur fonctionnelle. C'est au membre inférieur, au creux poplité surtout, que s'observe cette pseudo-contracture ; cet eczéma, *cause* de la rétraction, ne doit pas être pris pour l'intertrigo propre aux plis de contact des membres contracturés. C'est pure affaire d'observation attentive. (*Note des Traducteurs.*)

(1) Sur le grand nombre de sujets dont les mains sont soumises aux causes d'irritation qui viennent d'être indiquées, et à d'autres bien plus multipliées encore, il n'y a qu'une fraction vraiment minime qui soit frappée. On n'admettra pas que cela soit un pur effet du hasard; sera-t-on satisfait d'avoir répondu que, si ces sujets étaient atteints d'eczéma, c'est que leur peau était particulièrement irritable ? Assurément non. Mais quoi, alors? Ce que nous rappelons souvent, à savoir que les affections de la peau, même les plus caractérisées, subissent l'influence de la tare constitutionnelle des sujets ou de quelque détérioration acquise de l'organisme. Lorsque nous analysons les cas d'eczéma professionnel que nous fournit chaque jour l'industrie parisienne, il est bien rare que nous ne trouvions pas la scrofule, l'arthritisme, parmi les tares constitutionnelles, l'alimentation insuffisante, la misère physiologique, l'alcoolisme, parmi les conditions pathologiques acquises. (*Note des Traducteurs.*)

Ces eczémas professionnels se présentent, en général, sous forme de disques plus ou moins nettement délimités, au niveau desquels la peau est épaissie, rouge, couverte d'épiderme calleux, de pustules ou de croûtes (1).

Dans ces circonstances, les ongles, en totalité ou en partie, sont atteints par l'eczéma ; ils deviennent secs, cassants, ils se fendillent et tombent par morceaux. De plus, les ongles peuvent présenter les diverses lésions que nous venons d'énumérer, même sans que la main soit le siège d'un eczéma; ils s'altèrent ainsi par voie sympathique toutes les fois qu'il existe sur un autre point quelconque du corps, fût-ce seulement sur le scrotum, un eczéma persistant depuis plusieurs années (2).

Une forme intéressante de l'eczéma non artificiel de la paume de la main, et qui s'observe principalement chez les femmes,

(1) La forme nummulaire de l'eczéma est très fréquente au dos des mains et sur les doigts; on l'observe non seulement chez les sujets dont les mains sont soumises aux causes d'irritation sus-indiquées, mais encore chez beaucoup de personnes qui n'y sont absolument pas exposées. Ces personnes sont des arthritiques (rhumatisants ou goutteux). (*Note des Traducteurs.*)

(2) L'eczéma unguéal peut exister absolument *isolé*, sous les deux formes suivantes : 1° eczéma périonyxique, avec lésions unguéales subaiguës, décollement, érosions, déformations, etc. ; 2° eczéma unguéal proprement dit; aucune rougeur apparente, altération profonde de la nutrition de l'ongle qui se décolle à quelques millimètres au-dessous de la lunule ; exfoliation lamellaire ou fibrillaire.

D'autre part, l'eczéma chronique des mains est à peu près invariablement accompagné, non pas toujours des altérations que nous venons d'indiquer, mais de déformations *diverses*, dont l'importance est pour nous de premier ordre, en ce qu'elle différencie, du premier coup d'œil, l'eczéma chronique de l'eczéma aigu, lequel n'offre rien de semblable. Ces lésions sont des sillons profonds transversaux, souvent avec épaississement ou au contraire avec amincissement de l'extrémité libre de l'ongle; quelquefois, plus rarement, des sillons verticaux, très fréquemment des ponctuations analogues à celles que nous avons indiquées pour le psoriasis.

Quelque fréquentes que soient ces lésions, qui font l'objet de nos observations de chaque jour, nous ne nous croyons pas autorisés à dire, avec l'auteur, que « les ongles s'altèrent par voie sympathique » (réflexe) « toutes les fois qu'il existe sur un point quelconque du corps un eczéma persistant depuis plusieurs années, ou du moins à considérer comme eczémateuses toutes les lésions de l'ongle que l'on peut observer en pareil cas. » (*Note des Traducteurs.*)

se manifeste par la formation d'un épaississement d'un brun jaune sale, calleux, mais du reste lisse, de l'épiderme de la la paume de la main et du côté de flexion des doigts. Le prurit qui se montre de temps en temps et l'apparition de vésicules miliaires semblables à des grains de semoule, qui se développent à la suite du grattage ou sous l'influence du savon de potasse, tels sont les seuls signes qui permettent de reconnaître que cette affection est un eczéma. Il y a aussi un eczéma bulleux et pustuleux à forme chronique, c'est-à-dire dans lequel il se fait continuellement de nouvelles poussées éruptives, que l'on observe sur les mains chez des personnes chlorotiques.

L'eczéma chronique de la jambe est très important au point de vue pratique; on lui a donné, particulièrement à une époque déjà ancienne, des interprétations très singulières en pathologie.

Ainsi l'on a considéré cet eczéma comme une sorte de dérivation nécessaire par rapport à des altérations pathologiques supposées ou réelles, situées à une certaine distance de l'eczéma, par exemple à des anomalies de la menstruation, aux hémorrhoïdes, à des affections hépatiques et cardiaques. Quant au suintement séreux qui est lié à l'eczéma, et auquel on donnait le nom de flux salin (*fluxus salinus*), on le considérait comme une sécrétion salutaire et même peut-être comme supplémentaire d'autres sécrétions, telles que celles des reins, des règles, etc.; aussi se gardait-on bien de chercher à le guérir : c'eût été une chose inopportune ou même dangereuse. Si l'on observe les faits avec soin et sans prévention, on voit que l'eczéma de la jambe présente au fond et réellement les mêmes phénomènes que tout eczéma situé sur un autre point du corps (1).

L'eczéma de la jambe diffère seulement des autres formes de cette affection en ce que, comme cela ressort de son étiologie même, il existe habituellement des altérations locales déterminées des tissus, altérations qui constituent la cause proprement dite de l'eczéma ou bien qui l'entretiennent. De ce nombre

(1) Il n'est plus nécessaire de rappeler ni de combattre ces élucubrations surannées. (*Note des Traducteurs.*)

sont les varices, les hémorrhagies, les ulcères et les cicatrices provenant de ces dernières, ou enfin un état de pachydermie glabre, tubéreuse ou verruqueuse (1).

Le degré le plus élevé de la maladie appartient à l'eczéma chronique généralisé, dans lequel, depuis le crâne jusqu'aux orteils, la peau est rouge, épaissie, squameuse et fendillée sur un point, suintante ou couverte de croûtes sur un autre, tableau kaléidoscopique composé de toutes les formes localisées que nous avons décrites. Les cheveux tombent, les ongles sont dégénérés, les paupières renversées (ectropion), les malades ont des frissons, se grattent sans cesse et ont une existence insupportable ; à un tel degré, cependant, le mal est guérissable, si l'on peut en faire disparaître la cause.

Je dois encore signaler deux formes particulières d'eczéma, et d'abord celle qui est connue sous le nom d'impétigo contagieux de la face (Tilbury Fox), ou d'impétigo parasitaire (Kaposi), affection caractérisée par une éruption aiguë de bulles du volume d'une tête d'épingle à celui d'une lentille et superficielles. Elles sont disséminées et se dessèchent très rapidement en croûtes semblables à de la gomme, au-dessous desquelles

(1) L'eczéma, AINSI QUE LES LÉSIONS DE TOUT ORDRE, de cause externe ou interne, rencontre aux membres inférieurs en général, et aux jambes en particulier, des *conditions spéciales d'infirmité de tissu* résultant de l'éloignement du centre, de la déclivité, de la tension vasculaire, de la fatigue fonctionnelle, etc., etc. qui exagèrent, au premier chef, son intensité, sa durée, sa ténacité, etc. Si l'on applique, par exemple, un médicament d'égale énergie au psoriasis du tronc et des membres inférieurs, chez un sujet quelconque, la guérison est beaucoup plus rapide sur le tronc qu'aux jambes ; il en est de même pour toutes les affections, y compris les dermatophyties. Les hémorrhagies cutanées ont, aux jambes, leur lieu d'élection ; les érythèmes y prennent presque invariablement le caractère noueux, les syphilides s'y amplifient au point de *sembler différentes* de celles qui existent en même temps sur le reste du tronc.

S'il existe une névrite sciatique chronique, des dilatations variqueuses, de la lymphangiectasie, ce sont des CONDITIONS NOUVELLES qui s'ajoutent aux précédentes et aggravent singulièrement la lésion dans tous ses éléments.

Si, enfin, des altérations de tissu, atrophie sénile, atrophie hyperchromique, cicatrices, fractures mal consolidées, etc., etc., viennent se surajouter, la lésion atteint son plus haut point de complexité et d'incurabilité. (*Note des Traducteurs.*)

l'épiderme se reproduit aussitôt. Cette éruption est accompagnée d'un gonflement considérable des ganglions sous-maxillaires. De même que Tilbury Fox, j'ai vu, moi aussi, mainte fois, plusieurs personnes, mais principalement les enfants d'une même famille, en être atteints. On a supposé, d'après ces observations, que cette affection était contagieuse, hypothèse qui a paru encore confirmée quand j'ai montré sous la paroi de ces bulles un champignon que Geber a aussi trouvé plus tard. Geber et Lang croient qu'il s'agit ici d'une forme de l'herpès tonsurant vésiculeux. Je veux bien admettre que, pour certains cas, cette manière de voir soit exacte surtout dans les cas où les bulles progressant du centre à la périphérie forment un cercle. Mais à côté de cela il me paraît certain que, dans la plupart de ces cas, l'éruption est liée à la présence d'un petit nombre de poux et de lentes. Je suis donc moins en état aujourd'hui qu'autrefois de me prononcer sur la signification réelle de cette affection (1). L'impétigo de la face disparaît spontanément dans un délai de deux à six semaines, et plus rapidement encore sous l'influence de la pommade de zinc.

(1) Nous engageons le lecteur à ne pas se préoccuper outre mesure de la question de l'impétigo « parasitaire » ou « contagieux ». C'est là un point de dermatologie qui réclame de nouvelles études cliniques et histologiques et qui n'est point ici à sa place véritable.

Ce qu'il est préférable de rappeler ici, c'est qu'il existe une affection cutanée commune, fréquente chez les jeunes sujets des deux sexes, caractérisée par des vésicules isolées au début, acuminées, qui se remplissent rapidement de leucocytes nécrosés, se rompent à bref délai et sont remplacées par une exfoliation localisée de la couche cornée, qui laisse suinter à sa surface un liquide citrin, collant au doigt, se solidifiant en peu d'instants sur place en concrétions jaunes, melliformes, rocheuses, tout à fait caractéristiques (*melitagra flavescens* d'Alibert). Une congestion assez vive du derme forme autour de ces surfaces une atmosphère érythémateuse plus ou moins prononcée, qui persistera plus ou moins longtemps après la guérison, laquelle a lieu sans aucune cicatrice. Le début de l'affection est rapide (*ab impetu*); les poussées vésiculeuses se succèdent rapidement et, en peu de jours, elles peuvent couvrir de grandes surfaces. La tête est le lieu de prédilection de l'éruption; les enfants en période d'évolution dentaire ou aux approches de la puberté, les jeunes sujets lymphatiques ou positivement scrofuleux, les primipares, les jeunes gens qui inaugurent une existence agitée ou qui ont fait quelque première orgie, particulièrement un excès

L'*eczéma marginé* (Hebra) est également un eczéma particulier. Il est caractérisé par des cercles ou des segments de cercles grands comme une pièce de 50 centimes ou comme la paume de la main, ou plus larges encore, qui se composent à leur périphérie de papules rouges, de vésicules et de petites croûtes, circonscrivent une aire excoriée avec les ongles, présentant une pigmentation foncée, et se développent excentriquement autour d'un centre papuleux. Il siège le plus ordinairement sur le scrotum et à la partie correspondante de la cuisse, dans le pli sous-mammaire chez la femme; quelquefois cependant, on le trouve aussi disséminé sur le corps. Partant des plis des parties génitales, ces cercles d'eczéma s'étendent sur la cuisse, sur les régions fessière et sacrée. La macération produite par la sueur (intertrigo) ou par des cures d'eau froide ou enfin par des ceintures mouillées, est une cause occasionnelle non douteuse de cette affection. Depuis que nous avons, Köbner, Pick et moi, démontré la présence de champignons dans les couches épidermiques dans l'eczéma marginé, cette circonstance ne fait plus doute pour personne; la seule question à ce sujet est de savoir si l'on doit identifier cette affection avec l'herpès tonsurant. Or, elle se distingue de ce dernier par sa ténacité; elle persiste quelquefois pendant quinze à vingt ans et plus encore, — par le violent prurit qu'elle détermine, par sa faible contagiosité et par sa grande tendance à récidiver sur place. Je

de boisson, y sont particulièrement exposés (*juvenilis, lymphatica, a potu,* etc.). C'est l'Impétigo. L'affection est presque toujours éphémère quand elle est convenablement traitée; souvent en une semaine on peut voir guérir des éruptions d'une grande intensité; nous en avons fait mouler sur nature une démonstration remarquable (voir pièces n°s 487 et 503 du musée de l'hôpital Saint-Louis).

Nous ne discuterons pas avec nos compatriotes sur la question de savoir si l'impétigo n'est qu'une variété d'eczéma (Hardy), ou si l'impétigo et l'eczéma sont deux genres dermatologiques différents. La raison de fond et la raison anatomique sont évidemment du côté de Hardy; rien n'est plus fréquent que de trouver des eczémas impétigineux et des impétigos eczémateux. Cela n'empêche pas qu'en fait, l'impétigo ait une individualité suffisante pour conserver un nom et une description à part; cela n'empêche pas surtout qu'il soit nécessaire d'en connaître les particularités aussi bien pour le pronostic que pour la thérapeutique. (*Note des Traducteurs.*)

reviendrai plus tard sur cet eczéma lorsque je parlerai de l'herpès tonsurant.

Quant à l'eczéma qui fait partie de l'ensemble de symptômes de la gale, j'en parlerai dans un autre endroit.

Les symptômes que nous avons décrits sont en général suffisants pour établir le diagnostic de l'eczéma. Seulement on n'oubliera pas que à côté des formes vulgaires la marche particulière, la variabilité des symptômes dépendent aussi de la peau du malade (1); en second lieu, que la meilleure manière d'arriver à conclure à l'unité de l'affection est d'observer attentivement et de comparer entre elles toutes les parties de la peau qui sont malades; et enfin que l'eczéma dans toutes les circonstances consiste en un processus inflammatoire, de sorte que, contrairement aux infiltrations néoplasiques (lupus, syphilis), la rougeur de l'eczéma disparaît toujours sous la pression du doigt et que l'on peut également constater tous les autres signes de l'inflammation.

Suivant sa marche, on peut distinguer l'eczéma papuleux du tronc (qui est fréquent chez les enfants) d'avec le lichen des scrofuleux et le lichen ruber, puisque dans ces derniers les papules sont stationnaires, tandis que, dans le premier, elles varient très vite, disparaissent dans certains cas, se transforment en vésicules dans d'autres. La différence anatomique permet de reconnaître immédiatement les éléments des syphilides à petites papules, lesquels, en outre, ne pâlissent pas sous la pression du doigt, parce qu'elles consistent en un infiltrat épais.

L'eczéma vésiculeux ne peut pas être facilement confondu

(1) Nous avons déjà exprimé plusieurs fois notre manière de voir sur ce point; on ne saurait diviser les sujets en ceux qui ont une bonne peau et en ceux qui ont une mauvaise peau. Cette dichotomie, tout à fait du goût populaire, ne peut être proposée scientifiquement sans preuves anatomiques. L'irritabilité de la peau, très variable à différentes époques *chez un même sujet*, est régie par des conditions très complexes, d'âge, de sexe, d'état pathologique accidentel ou habituel, de trouble fonctionnel ou matériel du système nerveux central, intermédiaire, ou périphérique, etc. (*Note des Traducteurs.*)

avec l'herpès, puisque dans celui-ci les vésicules sont groupées, tandis que, dans l'eczéma, elles sont serrées les unes contre les autres et n'affectent pas une disposition régulière.

Relativement à l'eczéma aigu croûteux et impétigineux, on n'aura qu'à enlever les croûtes pour voir les surfaces rouges et sécrétantes de l'*eczéma rubrum humide* et pour éviter de le confondre avec d'autres affections qui s'accompagnent également de croûtes (formes ulcéreuses).

A propos du psoriasis et du pityriasis rubra, j'ai indiqué les signes qui permettront de distinguer ces affections de l'eczéma squameux circonscrit. Cette distinction est plus difficile dans l'eczéma chronique généralisé, et l'on ne peut guère s'orienter dans ce cas que si l'on arrive à constater l'existence de surfaces humides. Dans l'eczéma en forme de disques avec infiltration dure que l'on rencontre sur des parties limitées de la peau, particulièrement au dos de la main et à sa face palmaire, un bon moyen de distinguer cette affection d'avec les plaques syphilitiques et celles du psoriasis consiste à les frictionner avec une solution concentrée de potasse (1) qui fera aussitôt apparaître les petits points humides (état ponctué) et les vésicules de l'eczéma.

L'eczéma chronique de la paume de la main et de la plante du pied diffère du psoriasis diffus (syphilitique) de ces mêmes régions en ce qu'il est irrégulièrement recouvert de squames; de plus, sur les bords, qu'il soit effacé, ou bien nettement délimité, la peau offre sa pâleur normale ou est hyperhémiée. On peut aussi confondre cette affection avec l'ichthyose. En général, l'eczéma localisé à la paume de la main et à la plante du pied est extrêmement difficile à diagnostiquer, et souvent on ne peut le différencier qu'en observant la marche de la maladie et l'effet des médicaments (2).

(1) Inutile de dire que nous ne recommandons pas aux praticiens l'emploi de ce procédé de diagnostic, que nous ne considérons pas comme nécessaire. (*Note des Traducteurs.*)

(2) Rien n'est plus exact que cette remarque judicieuse du professeur Kaposi; malgré l'extrême fréquence des affections de la paume de la main, et les occasions sans nombre que nous avons de les étudier à loisir, il se pré-

Nous avons déjà exposé dans les chapitres relatifs au psoriasis, à la séborrhée, et au lupus érythémateux quels sont les signes qui permettent de distinguer ces affections de l'eczéma squameux du cuir chevelu.

Enfin il ne faut pas oublier que, dans un très grand nombre de cas, tout le caractère de la maladie, que l'on a sous les yeux, n'est pas épuisé parce que l'on a posé le diagnostic eczéma; quand par exemple cet eczéma est simplement une complication ou la suite d'une autre dermatose, comme de la gale, du prurigo, de papules sécrétantes sur le scrotum et sur les parties génitales de la femme, il est toujours nécessaire, en outre du diagnostic eczéma, de préciser autant que possible la cause ou le caractère étiologique de cet eczéma. — Cela nous amène à l'étiologie de cette maladie polymorphe, dont nous nous occuperons dans la leçon suivante.

sente à nous chaque jour des cas ambigus dans lesquels le caractère objectif est tout à fait insuffisant. L'absence de glandes sébacées, l'abondance des glandes sudoripares, l'épaisseur de la couche cornée, l'adhérence de la peau, les irritations de tout ordre, donnent à plusieurs affections différentes de la paume de la main, notamment au psoriasis, à l'eczéma, voire même à quelques syphilides de différents âges, des caractères communs. Nous pensons cependant que si une étude spéciale était entreprise sur ce point, on pourrait vulgariser quelques moyens de diagnostic plus précis, et mettre à la disposition de tous les médecins les éléments moins imparfaits de diagnostic que possèdent ceux qui voient chaque jour les affections de ce genre. Ajoutons seulement que, de toutes ces lésions, l'eczéma est la plus commune; que le psoriasis est beaucoup plus rare, et enfin que l'affection dénommée par la généralité des médecins « psoriasis palmaire » et, presque systématiquement, « psoriasis syphilitique », n'est ni un psoriasis ni une syphilide. Assurément, les syphilides palmaires ne sont pas rares, mais si elles sont parfois psoriasiformes, elles ne doivent pas, pour cela, être dénommées psoriasis, ce mot ayant une acception précise, et autre. (*Note des Traducteurs.*)

VINGT-CINQUIÈME LEÇON

ECZÉMA (*suite*).

Causes, pronostic, traitement.

La recherche des causes de l'eczéma considéré en général ou envisagé dans chaque cas particulier, n'a pas seulement un intérêt théorique, mais encore une valeur pratique réelle qui a une grande importance pour le pronostic et le traitement.

Au point de vue de l'étiologie, nous divisons l'eczéma en eczéma idiopathique, et en eczéma symptomatique.

On doit considérer comme eczémas idiopathiques ceux qui sont déterminés par des irritations extérieures de la peau, et qui, par conséquent, peuvent aussi passer pour des eczémas artificiels; à cette catégorie se rattachent également ceux qui se développent comme les suites directes de certaines altérations locales dans la peau même.

L'eczéma artificiel joue un grand rôle dans la pratique, souvent c'est le médecin lui-même qui en a provoqué le développement. Une foule d'agents irritants chimiques, dynamiques ou mécaniques, donnent naissance, selon les cas, à un simple érythème, ou bien à un eczéma si leur action a été plus forte, ou s'ils rencontrent une plus grande irritabilité de la peau (1).

(1) Nous devons prévenir le lecteur contre la confusion qui s'établit ici, et dans les lignes suivantes, entre deux choses que nous nous refusons absolument à assimiler : l'eczéma véritable, et la série nombreuse de DERMITES érythémateuses, bulleuses, pustuleuses, ulcéreuses, etc., que l'école de Vienne réunit systématiquement. Chacune de ces lésions, chez les sujets prédisposés, peut devenir le point de départ, le premier acte d'un eczéma vrai; mais il n'en est pas ainsi dans la majorité des cas. Voilà un homme qui a manié des substances irritantes, et qui arrive à l'hôpital avec les mains tuméfiées, rouges, fissurées, suintant un liquide concrescible; s'il est de bonne constitution, non eczémateux antérieurement, toutes ces altérations, convenablement traitées, seront guéries en peu de jours : une semaine, deux au

Tels sont : l'huile de croton tiglium, l'émétique en solution aqueuse ou sous forme de pommade d'Autenrieth, les cantharides, le garou, l'huile et la farine de moutarde, le cochléaria, la lessive de potasse, la solution de sublimé, le foie de soufre et la pommade soufrée. Tous les médecins ne paraissent pas savoir qu'un sinapisme, appliqué d'ailleurs avec la meilleure intention du monde, peut avoir pour effet de provoquer un eczéma aigu généralisé qui peut durer plusieurs mois et même plusieurs années (1). L'onguent mercuriel détermine souvent sur les parties couvertes de poils un eczéma papulo-pustuleux (eczéma mercuriel), ou même un eczéma vésiculeux suintant, qui par conséquent ne se distingue pas des autres eczémas artificiels. La tein-

plus; soyez assurés qu'il n'y a pas eu là un eczéma au sens vrai du mot. L'application de l'emplâtre de thapsia détermine assurément des papules, des vésicules, du suintement, et des croûtes; mais cela est-il un eczéma au sens clinique du mot? Certainement non. Otez l'emplâtre, saupoudrez la région avec de l'amidon, et malgré les grattages du malade, tout cela sera guéri en huit jours. S'il s'agit d'un eczéma véritable, c'est-à-dire d'une affection constituée, ayant ses lésions nerveuses propres, ou sa cause constitutionnelle l'affection évolue dans des délais qui ne sont plus en rapport avec l'application de la cause : elle se développe, alors que cette cause a depuis longtemps cessé d'agir; elle résiste un temps souvent fort long à la thérapeutique locale la plus judicieuse et la plus attentive ; elle cède à son heure. Nous ne voulons pas fatiguer le lecteur en poursuivant cette question jusqu'à ses limites, mais nous nous faisons un devoir de nous inscrire formellement contre la formule systématique que l'école de Vienne a tenté d'imposer à cet égard, contrairement à l'enseignement des faits, et pour satisfaire aux exigences d'un système nosologique. (*Note des Traducteurs.*)

(1) Cela est excessif : si le sinapisme détermine une semblable affection, c'est que la prédisposition du malade était absolument prête à se réaliser. Certains sujets présentent, il est vrai, à l'action des rubéfiants une telle sensibilité, qu'il est prudent (hormis les cas d'urgence) de s'enquérir de l'idiosyncrasie du malade et de régler sur elle le siège, la durée, etc., de l'application irritante ; d'autre part, si un sujet est déjà notoirement eczémateux, on réservera pour les cas d'urgence l'application des rubéfiants. Le lecteur comprendra mieux l'énergie avec laquelle le professeur Kaposi le prémunit contre l'usage des rubéfiants, quand il saura que Hebra et son école considèrent l'application du vésicatoire et de ses succédanés comme un acte de barbarie médicale, et comme une pratique dépourvue de toute utilité. Nous n'avons pas besoin de nous inscrire contre une semblable proposition; nous protesterons seulement, à l'occasion, contre l'intolérance véritable avec laquelle quelques auteurs allemands apprécient, sous ce rapport, une pratique différente de la leur. (*Note des Traducteurs.*)

ture d'arnica, qui est bien certainement la substance la moins efficace au point de vue médical, et que pour cette raison peut-être on applique si souvent sur toutes les contusions et les plaies récentes, cette teinture, dis-je, a des propriétés très irritantes, quand elle est à un certain degré de concentration, et est capable de déterminer presque chez chaque personne un eczéma intense, avec phlyctènes confluentes grosses comme un pois ou un haricot (1). Nous devons y ajouter les pommades qui contiennent de la poix, de la térébenthine, l'emplâtre de diachylon composé (adhésif), *eczema ad rupturas*.

A cette classe se rattachent les eczémas artificiels produits par des substances qui, dans certains métiers, sont fréquemment en contact avec la peau, comme les acides minéraux, le suc de certaines plantes, la poix, la térébenthine, chez les peintres en bâtiment, les imprimeurs; l'eau, la lessive, le savon, chez les garçons de salles, les blanchisseuses (eczéma des blanchisseuses); les substances pulvérulentes, chez les épiciers, les meuniers et les boulangers (« gale » des épiciers, des boulangers), les maçons (2), les laboureurs et cultivateurs. Les eczémas qui surviennent à la suite de cures d'eau froide (« éruptions critiques »), etc..., rentrent dans cette même catégorie.

Comme affection produite par une influence dynamique, je dois vous citer *l'eczéma solaire*, généralement papuleux, et l'*eczema caloricum* (produit par la chaleur du feu) qui apparaît souvent sous forme de grandes phlyctènes; l'air froid et sec de l'hiver provoque l'eczéma squameux.

Les eczémas papuleux (*eczéma sudoral*) et érythémateux (*eczéma intertrigo*), produits par la sueur, auxquels nous ajoute-

(1) Nous voyons aussi en France, où les malades consultent d'abord, en grande majorité, les passants, les commères, les herboristes et les pharmaciens, les abus les plus étranges et les plus multipliés des médicaments irritants, dits *vulnéraires*; l'arnica est aussi en fort grand honneur dans toutes les couches sociales, mais, selon toute probabilité, le titre de sa teinture alcoolique est assez faible, ou affaibli par le coupage avec de l'eau, pour que nous n'ayons que très exceptionnellement à fulminer contre la teinture d'arnica avec l'énergie qu'y apportent Hebra et Kaposi. (*Note des Traducteurs.*)

(2) Ceux qui emploient le ciment. (*N. d. T.*)

rons ceux qui résultent de l'application de vêtements de caoutchouc, sont des affections sérieuses.

Des influences mécaniques, pression et frottement, déterminent rarement par elles-mêmes l'eczéma, mais elles le réveillent très souvent et de la façon la plus pénible quand la peau a déjà été atteinte de cette affection par le fait de l'une ou l'autre des causes que nous avons signalées antérieurement. Dans ces cas, la pression du chapeau, des jarretières, le frottement du col, des manchettes, etc..., suffisent pour provoquer immédiatement une nouvelle éruption d'eczéma.

Le grattage est par lui-même, dans le sens que Hebra, le premier, a indiqué, un agent qui peut déterminer un eczéma, parce que, par le fait de l'irritation des follicules et des papilles, il survient de l'hyperhémie sous l'aspect de raies et de stries, et des formes exsudatives d'eczéma disséminées ou agrégées. C'est pourquoi tout eczéma est lui-même, par suite du grattage qu'il provoque, le point de départ d'un nouvel eczéma; c'est pour cela aussi que l'on trouve l'eczéma dans toutes les affections prurigineuses de la peau, gale, prurigo, urticaire, ichthyose, pemphigus prurigineux, prurit cutané.

Les varices des membres inférieures sont aussi une cause de l'eczéma idiopathique siégeant dans la peau même. D'abord les varices provoquent des démangeaisons, puis le grattage donne naissance à quelques papules et à des excoriations; au bout de quelques mois ou de quelques années il se produit de temps à autre des hémorrhagies, des croûtes, de la suppuration, et enfin de l'eczéma avec ses différentes formes (1).

Les eczémas symptomatiques sont ceux que l'on peut considérer comme une conséquence, comme le résultat réflexe d'un état morbide de l'organisme, de sa nutrition, de la constitution, de la masse du sang et des humeurs, ou d'un système organique,

(1) Assurément les varices sont une cause d'eczéma (voy. la note 1 de la page 560); mais il ne faut pas oublier que les varices elles-mêmes sont, le plus souvent (comme les hémorrhoïdes), reliées à un état général de la constitution, qui tient les deux altérations, l'eczéma et les varices, sous sa dépendance. Cet état général est, dans la majorité des cas, ce que nous appelons, avec Bazin, l'arthritisme. (*Note des Traducteurs.*)

— la peau exceptée. Ainsi l'eczéma chronique, et récidivant souvent, des mains, de la tête et aussi d'autres parties du corps s'observe principalement chez les personnes qui souffrent de dyspepsie chronique (et à la suite de la cachexie paludéenne? Poor), du diabète, de l'albuminurie, mais avec une fréquence particulière chez les femmes atteintes de dysménorrhée ou d'affections utérines, ou qui sont chlorotiques, anémiques. On a constaté que l'eczéma diminue et augmente régulièrement toutes les fois que ces affections elles-mêmes s'améliorent ou s'aggravent (1).

L'eczéma survient, au sens simplement névropathique, dans quelques circonstances, par exemple, chez certaines femmes à chacune de leurs grossesses, ou au contraire régulièrement à la fin de l'allaitement.

Sous le rapport de l'âge, l'eczéma s'observe chez les enfants, très souvent à la face (croûtes de lait), dans les affections chroniques des yeux et des oreilles; sur le reste du corps il est souvent déterminé par l'influence de la sueur ou de bains trop chauds, tandis que chez les adultes et les personnes âgées les eczémas produits par d'autres causes, par exemple des varices, sont plus fréquents. Mais d'ailleurs l'âge ne paraît pas jouer le principal rôle dans l'étiologie de l'eczéma, il semble plutôt que ce soit l'irritabilité individuelle de la peau (2).

Relativement au sexe, les hommes et les femmes me paraissent fournir un contingent à peu près égal, bien que, parmi les malades des hôpitaux, les hommes représentent les deux tiers et les femmes un tiers seulement des sujets traités.

Du reste, nous ne connaissons absolument aucune dyscrasie quelconque (ni le rachitisme, ni la scrofule, ni la tuberculose) capable de déterminer directement l'eczéma ; tout au plus pour-

(1) C'est toujours le même dissentiment. Nous rattachons à une même cause générale et supérieure ces divers ordres d'affection, que l'auteur hiérarchise systématiquement. Nous reconnaissons des eczémas réflexes, réfléchis, reliés directement à des lésions d'organes cutanés ou non cutanés; mais nous ne les déterminons jamais ainsi arbitrairement, et, derrière l'eczéma, nous cherchons toujours à classer l'eczémateux. (*Note des Traducteurs.*)

(2) Nous ne tomberons pas dans les redites, en disant encore que l'on oublie toujours le malade, dont la peau ne peut pas être ainsi abstractivement détachée. (*Note des Traducteurs.*)

rait-on dire que, comme l'anémie et la chlorose en général, ces états amènent une irritabilité de la peau qui fait que celle-ci peut alors devenir le siège de l'eczéma sous l'influence de certaines causes (chaleur, eau, etc...) auxquelles le même individu résiste parfaitement bien, dès que son état d'anémie a disparu (1).

L'eczéma en lui-même n'est ni contagieux ni héréditaire; toutefois je partage l'avis de Veiel qui pense que dans certaines familles on peut admettre l'existence d'une disposition héréditaire à l'eczéma (2).

Le pronostic de l'eczéma est favorable en ce sens que jamais cette maladie ne met la vie en danger (3) et que toujours elle peut guérir complètement. Pour ce qui est de savoir si un eczéma aigu suivra une marche typique comme eczéma aigu ou s'il passera à l'état chronique; si, après la guérison d'un eczéma chronique, on devra craindre des récidives, quelle sera l'extension ou quelle sera la durée même d'une éruption d'eczéma donnée, etc..., — sous tous ces rapports, le pronostic sera très différent, suivant les causes de l'eczéma, l'irritabilité de la peau, le genre de vie et la profession du malade, suivant qu'il pourra ou non éviter les causes nuisibles qui provoquent ou entretiennent l'eczéma; enfin, et cela a une très grande importance, suivant que le traitement sera plus ou moins convenablement dirigé.

Le traitement de l'eczéma est peut-être le chapitre le plus

(1) Nous reconnaissons que *certains* états anémiques peuvent tenir sous leur dépendance l'irritabilité cutanée propice à la genèse de l'eczéma, mais nous nous refusons à mettre le tout à la place de la partie, en réduisant à un élément morbide partiel les états pathologiques complexes qui constituent, en réalité, les conditions pathogéniques de l'eczéma vrai. (*Note des Traducteurs.*)

(2) Les praticiens de tous les temps et de tous les pays savent à merveille que la disposition à l'eczéma est, dans un grand nombre de cas, manifestement héréditaire, comme l'état constitutionnel qui le tient, dans ces cas, sous sa dépendance. (*Note des Traducteurs.*)

(3) Nous ferions une exception pour les très jeunes enfants et pour les vieillards, dont la vie peut certainement être mise en danger par un eczéma intense ou prolongé. (*Note des Traducteurs.*)

important de la dermatologie pratique. Il n'existe pas de maladie de la peau dans laquelle le médecin puisse, autant que dans l'eczéma, exercer une influence favorable ou défavorable sur la marche de la maladie par le choix du remède, du moment et du mode d'application, en faisant une médication trop active ou au contraire insuffisante (1) ; et, dans aucune autre affection, l'importance des règles générales de thérapeutique que j'ai exposées précédemment (page 128 et suivantes) ne se fait sentir autant que dans le traitement de l'eczéma. A ce propos, je signalerai ici seulement trois indications générales auxquelles on doit se conformer dans ce traitement : 1° Il faut que, sur chaque point malade, on apprécie exactement le degré de l'altération produite par l'inflammation, si elle est en voie d'augmentation ou de diminution, aiguë ou chronique ; 2° il faut que le médecin sache bien quelle modification produira le médicament qu'il va employer ; et 3° qu'il contrôle à chaque moment l'effet de la médication appliquée (2).

Il y a une différence fondamentale entre le traitement de l'eczéma aigu et celui de l'eczéma chronique. On combat le premier d'une manière générale par des moyens et des méthodes qui diminuent ou préviennent l'inflammation ; au contraire, on oppose au second des médicaments irritants et qui réveillent l'inflammation.

(1) Il n'y a pas d'affection dans laquelle le médecin *trop confiant* éprouve plus de déceptions ; nous engageons vivement tous ceux qui rencontrent dans leur pratique un eczéma *vrai*, à bien faire explicitement leurs *réserves* sur la durée et sur les incidents de l'affection. Nous les engageons surtout à n'accepter la direction de la maladie que si on leur donne la liberté de surveiller le malade dans toute la mesure nécessaire. Les médecins de la ville ne visitent pas assez souvent les eczémateux : les uns et les autres semblent oublier qu'il s'agit d'une maladie analogue aux autres, et de la maladie la plus laborieuse à mener à bonne fin. (*Note des Traducteurs.*)

(2) ... Et 4° qu'il n'oublie pas que l'eczéma réside sur un eczémateux dont il doit connaître et régler à fond l'état général et la totalité des fonctions. (*Note des Traducteurs.*)

TRAITEMENT DE L'ECZÉMA AIGU.

Dans la période de développement de l'eczéma aigu, la partie la plus importante du traitement est d'éloigner tout ce qui pourrait augmenter l'inflammation et le prurit; il faut également éviter toute pression, tout frottement du linge et des vêtements, l'action de la chaleur, la sueur, l'humidité. On interdira donc les lotions et les bains (1). D'après cela, et par des moyens appropriés, on peut faire rapidement disparaître la forme initiale de l'eczéma aigu, eczéma intertrigo et eczéma papuleux. Un moyen efficace pour supprimer la sueur et l'irritation des plis de la peau atteints d'intertrigo, c'est de les couvrir de poudre; on se sert pour cela d'une poudre indifférente quelconque, poudre de lycopode, d'amidon, de riz, de talc de Venise, simple, mélangée ou encore additionnée de céruse, d'oxyde de zinc, de sous-nitrate de bismuth, de bicarbonate de soude. On peut parfumer cette poudre en y ajoutant de l'iris de Florence pulvérisé, tandis que les huiles éthérées ne conviendraient pas ici; vous formulerez à peu près ainsi : Poudre d'amidon de riz 100 grammes, talc pulvérisé 20, oxyde de zinc et iris de Florence pulvérisés âa 5; ou bien : Oxyde de zinc et sous-nitrate de bismuth âa 5 grammes, céruse 2,50, poudre de talc de Venise 50.

Sur les parties habituellement découvertes, on étend la poudre

(1) Cette proposition, que les lotions, les bains, sont contre-indiqués dans *tous* les eczémas au début, est, pour nous, trop absolue; l'observation attentive et la surveillance des résultats obtenus permettent seules de déterminer le mode thérapeutique préférable dans chaque cas particulier.

Même dans l'eczéma aigu, nous commençons ordinairement le traitement par les applications *émollientes* : cataplasmes de fécule ou de poudre de racine de guimauve, toile *mince et souple* de caoutchouc vulcanisé; il est fort rare (cela est facile à vérifier dans un grand service d'hôpital ouvert à tous comme le nôtre) que l'on ait à modifier ce pansement.

Chez les malades très irritables, quand l'eczéma est très aigu ou compliqué de dermite de voisinage, etc., nous appliquons le traitement des brûlures, c'est-à-dire le linge troué, bien enduit de liniment oléo-calcaire; si ce dernier médicament est bien préparé, *frais*, convenablement appliqué, recouvert d'un linge humide ou de taffetas gommé, il est tout à fait exceptionnel que le résultat n'en soit pas satisfaisant. (*Note des Traducteurs.*)

au moyen d'un tampon de charpie ou d'une houppe; par contre, dans les replis de la peau atteints d'intertrigo, on doit placer des plumasseaux de charpie imprégnés de poudre, afin d'écarter soigneusement l'une de l'autre les surfaces cutanées qui sans cela seraient en contact. Cela doit être fait surtout chez les enfants. On changera ces plumasseaux dès qu'ils deviendront chauds et humides.

Dans l'eczéma papuleux, la démangeaison est souvent très intense et l'on doit la combattre immédiatement parce que le grattage que l'on ne peut éviter risquerait d'aggraver promptement la situation. Des applications d'esprit-de-vin additionné d'un peu d'acide phénique (1 : 200), comme dans la formule suivante : Acide phénique (ou salicylique) 1 gramme, esprit-de-vin 150, teinture de lavande et eau de Cologne âa 25, glycérine 2,50, applications que l'on fait immédiatement suivre d'une couche de poudre, procurent au malade une certaine fraîcheur et diminuent le prurit. Ce qui réussit mieux encore, c'est le badigeonnage avec la teinture de fragon; huile de fragon 50 grammes, éther sulfurique et esprit-de-vin rectifié âa 75; filtrez et ajoutez huile de lavande (1).

Est-ce un eczéma vésiculeux, suintant, impétigineux, qui s'est développé? Il faudra, pendant la période d'acuité de la maladie, se borner à faire un traitement indifférent, en ayant soin, bien entendu, d'éloigner toutes les causes nuisibles que nous avons énumérées plus haut.

Dans les cas où la maladie est extrêmement intense, c'est-à-dire lorsque la plus grande partie du corps est envahie par des éruptions d'eczéma aigu à différentes périodes, et que le malade a de la fièvre, ce qu'il y a de mieux à faire est de le mettre au lit sans linge de corps et de le couvrir d'un simple drap (2), après avoir saupoudré le drap de dessous, ainsi que le malade

(1) Le lecteur n'oubliera pas qu'il s'agit d'un « eczéma papuleux » et il surveillera *lui-même* au moins les premières applications de ces agents. (*Note des Traducteurs.*)

(2) On ferait difficilement, hormis les cas extrêmes, renoncer nos malades, les femmes particulièrement, au « linge de corps »; cette médication n'est d'ailleurs conseillée que pour les cas sévères. (*Note des Traducteurs.*)

lui-même, d'une grande quantité de poudre d'amidon ou d'une poudre quelconque, dont on mettra également avec abondance entre les plis des articulations, des parties génitales, etc... On aura soin de renouveler souvent ces applications.

Si le malade a de la fièvre, on prescrira une diète proportionnée et on lui donnera à l'intérieur des boissons acides.

On pressera sur les croûtes qui recouvrent les surfaces humides, afin de donner une issue au pus.

Dans les cas de très violente inflammation de la peau, s'accompagnant d'une très vive sensation de douleur et de tension, on aura recours à des applications de linges imbibés d'eau froide que l'on aura soin de changer constamment afin de maintenir une température basse. En général cependant, le traitement par les applications pulvérulentes est ce qu'il y a de mieux à faire (1).

Sur les régions pileuses, on laisse la maladie marcher seule, et sans aucune intervention thérapeutique, jusqu'à ce que les croûtes tombent et que l'affection arrive à la période squameuse (2). Quant aux parties dépourvues de poils, on peut, à la période de déclin, détacher les croûtes en les enduisant de graisse, et abréger la durée de la maladie en recouvrant les surfaces encore humides d'une pommade appropriée, que l'on maintient à l'aide d'un bandage compressif. La meilleure pommade que l'on puisse prescrire dans ces cas est l'onguent diachylon ou la pommade de vaseline et de plomb (emplâtre diachylon

(1) Cela n'est pas absolu et rien n'oblige à adopter une médication ainsi tout d'une pièce; telle région *croûteuse* sera beaucoup mieux pansée avec le liniment oléo-calcaire, les cataplasmes de fécule, le caoutchouc léger, etc., qu'avec la poudre; telle autre partie sur le même malade nécessitera, au contraire, l'emploi de la poudre; ce seront surtout la région dorsale, toute la région costale, le sacrum, etc. Quant aux applications « froides », notre expérience personnelle ne nous engage pas à les recommander, à moins de conditions particulières de sujet, de local, de saison et d'organisation des soins. (*Note des Traducteurs.*)

(2) On se trouvera souvent bien d'enfreindre la prescription qui est ici faite, les douches de vapeur tiède, les pulvérisations tièdes faites avec les appareils si simples qui sont aujourd'hui entre nos mains, quelques applications de substances grasses, fraîches, etc., seront reçues par les malades avec la plus vive reconnaissance. (*Note des Traducteurs.*)

simple 20 grammes, vaseline 80; faites fondre et mêlez). On étale la pommade en couches épaisses sur de la toile que l'on coupe en morceaux de la dimension nécessaire, on les pose sur la peau et on les maintient en place avec des bandes de flanelle (pour la face c'est un masque de flanelle). Au lieu de se servir de bandelettes, on emploie des épingles de sûreté pour maintenir le pansement. La couche de pommade est renouvelée tous les jours une ou deux fois, après que l'on a eu le soin chaque fois de débarrasser la surface de l'eczéma des croûtes macérées et des masses épidermiques. Quelquefois l'onguent diachylon détermine un gonflement aigu de la peau (1) ; il sera peut-être alors préférable de recourir à la pommade de zinc ou à une autre application grasse, mais souvent aussi aucune pommade ne sera supportée, et le traitement au moyen de compresses froides, avec une solution d'acétate de plomb (10 pour 500 d'eau) ou bien avec de l'amidon seul, devra être continué jusqu'à la fin, c'est-à-dire jusqu'à la période squameuse.

A partir de ce moment, on peut suivre une voie différente. La plus commode est d'assouplir plusieurs fois par jour avec des graisses les surfaces rudes, squameuses, et de les saupoudrer ensuite afin de dissimuler aussi la rougeur de la peau. Les moyens qui conviennent dans ce cas sont l'onguent émollient, la crème de glycérine (amidon pur 10 gram., glycérine 40 gram., faites cuire et mêlez), les pommades au précipité blanc (1 : 40), à l'oxyde de zinc, au sous-nitrate de bismuth (1 : 40), l'onguent de Wilson (benjoin pulvérisé 5 gram., axonge 160 gram.; faites digérer, passez, et ajoutez oxyde de zinc 25), la vaseline pure, la glycérine, etc.

Mais, comme l'eczéma squameux s'accompagne de démangeai-

(1) Au lieu de *quelquefois*, nous dirons : *souvent*, la pommade sus-indiquée n'est pas tolérée. Le bonnet de caoutchouc pour la tête, un masque pour la face, peuvent alors rendre de grands services, mais eux-mêmes ne sont pas toujours supportés. Il faut alors attendre, avoir recours aux pulvérisations tièdes, à la poudre d'amidon, aux applications de pommade au bismuth, — souvent excellentes, — carbonate ou sous-nitrate de bismuth 1 à 2 pour 30 d'excipient, à condition que celui-ci soit *frais, récent* et neutre ou légèrement alcalinisé. (*Note des Traducteurs.*)

son, bien que quelques-uns des médicaments que nous venons d'énumérer soient irritants à la peau, il faut cependant, à moins que l'on n'ait d'autres motifs, dans l'eczéma de la face, par exemple, si l'on veut que le malade puisse sortir, il faut, dis-je, persister dans l'usage de ces médicaments; mais ce qui est mieux encore, à cette période, c'est de recourir au goudron.

Nous nous servons des diverses espèces de goudron que nous avons indiquées à propos du psoriasis. Mais ici la plus grande attention est nécessaire. D'abord, — contrairement à ce que l'on fait pour le psoriasis, — il ne faut jamais, dans l'eczéma, appliquer le goudron sur les parties humides. Bien que déjà recouverte d'épiderme, la peau qui conserve une coloration rouge vif après la disparition du suintement, s'enflamme très facilement sous l'influence du goudron et redevient le siège d'une sécrétion aiguë, surtout dans les régions où des plis de la peau se trouvent en contact les uns avec les autres (aux parties génitales, à la face inférieure des seins). Dans ces cas, on peut, après une seule application de goudron, avoir la surprise désagréable de voir que la maladie se reproduit comme au début avec gonflement et suintement. Pour éviter un accident aussi fâcheux il est bon de recouvrir pendant les premiers jours d'une couche de pommade les parties que l'on a enduites de goudron (1). Après plusieurs jours écoulés, quand on verra que l'épiderme brunit et que l'hyperhémie diminue, et si, en même temps, la température de la peau reste fraîche, on pourra faire les badigeonnages avec le goudron seul; encore est-il toujours prudent

(1) On évitera surtout cette surprise désagréable quand on *attendra* le moment physiologique opportun, et quand on essaiera la susceptibilité des parties malades d'une manière partielle, et avec prudence. *Savoir attendre* est ici, comme bien souvent en thérapeutique, la chose principale. L'huile de cade ou de bouleau, mitigée d'abord avec du liniment oléo-calcaire ou de l'huile d'amandes douces, puis employée pure, peut satisfaire à cette période du traitement. Malheureusement la généralité des praticiens applique le médicament trop tôt, toujours, et, pour un cas d'impunité, récolte de nombreux revers. Ce n'est pas ici la faute du remède, mais bien celle du médecin. (*Note des Traducteurs.*)

d'empêcher le contact des plis de la peau les uns avec les autres par des applications de poudre.

A mesure que la régénération épidermique se régularise et que la peau reprend sa coloration normale, l'épiderme imprégné de goudron devient adhérent et la surface de la peau paraît uniformément brune. On attend alors que cette couche brune soit tombée, laissant une surface blanche et lisse ; si, au contraire, la peau continue à desquamer, on peut la rendre immédiatement souple par des onctions avec les pommades indifférentes que nous avons énumérées plus haut.

Dans le traitement de l'eczéma chronique, la première indication est de ramollir méthodiquement et de faire tomber non seulement les croûtes qui recouvrent les parties malades, mais encore les masses épidermiques qui sont, en général, épaisses, sèches et parfois calleuses.

En seconde ligne, le traitement doit être dirigé en vue de faire disparaître l'hyperhémie chronique qui forme le fond anatomique de l'hyperplasie de l'épiderme, ainsi que les exacerbations qui se montrent de temps en temps et donnent lieu à la production de papules et de vésicules, puis au suintement. En même temps le traitement devra avoir pour but d'amener la résorption de l'exsudat chronique et de l'œdème de la peau, et de faire cesser le prurit.

Comme il ne s'agit pas ici d'une hyperhémie aiguë, on pourra recourir parfois à des remèdes tout à fait énergiques, souvent même à des moyens qui déterminent réellement un degré plus ou moins considérable d'inflammation aiguë et quelquefois même un véritable eczéma aigu. On sait par expérience, en effet, que, dans le mouvement actif du sang et des humeurs qui accompagne l'inflammation aiguë, les callosités épidermiques épaisses se détachent plus rapidement, et les exsudats inflammatoires anciens dans le chorion, comme dans les autres tissus, arrivent plus facilement à être résorbés Le succès du traitement dépend de l'application plus ou moins opportune de ces principes, et du talent du médecin à choisir plus ou moins convenablement le médicament approprié au siège et à la période de la maladie (1).

Quant aux moyens à l'aide desquels on peut ramollir l'épiderme et les croûtes, ce sont toutes les graisses que je vous ai déjà indiquées et, en particulier, l'huile de morue, et ensuite l'eau.

On verse ces huiles sur la peau plusieurs fois par jour et en grande quantité, et l'on frotte de manière à fragmenter et à ramollir les croûtes et les écailles épidermiques. Puis on enveloppe les parties du corps, ainsi frottées d'huile, avec des étoffes de laine, qui maintiennent la graisse sur la peau. Les graisses solides, les pommades un peu fermes ramollissent encore mieux ces croûtes, quand on a soin de les étaler en couches épaisses sur des pièces de toile ou de laine, de les appliquer exactement sur les parties de la peau envahies par l'eczéma ; on les maintient avec des bandes de flanelle.

On peut employer l'eau sous forme de compresses, ou d'enveloppements faits d'après la méthode de Priessnitz, ou bien en bains de vapeur, douches ou bains de baignoire. L'enveloppement caoutchouté, dont nous avons déjà parlé, est très efficace; on peut s'en servir sous forme de vêtements complets, de bonnets, de gants, de jaquettes, de pantalons et de bas, ou bien en appliquant des bandes de caoutchouc, ou enfin, en recouvrant les parties atteintes d'eczéma avec des plaques ou des masques de caoutchouc (E. Besnier). Souvent, la macération qui se produit sous le caoutchouc ou par l'emploi de l'eau, détermine accessoirement sur les parties saines de la peau une nouvelle éruption d'eczéma (2).

(1) La même prudence est ici nécessaire; ce n'est qu'après avoir mondé les surfaces malades par les moyens appropriés : bains, cataplasmes, onctions grasses, que leur situation précise pourra être fixée. Ici la médication substitutive est souvent indiquée; mais son exécution doit toujours être tentée d'abord à titre partiel, et avec toutes les gradations d'intensité nécessaires. (*Note des Traducteurs.*)

(2) L'emploi du caoutchouc n'est réellement utile pour l'objet ici indiqué (la mise en état de surfaces antérieurement encroûtées) que pour la tête, où le bonnet imperméable rend les plus grands services. Sur les membres, toutes les fois où les bains, les pulvérisations, les douches de vapeur, les applications huileuses, les cataplasmes sont applicables, leur emploi doit être préféré. (*Note des Traducteurs.*)

Pour faire macérer et disparaître les produits de l'eczéma déjà ramollis, on emploie encore, de temps à autre, des lotions avec le savon vert, le savon de glycérine, ou l'esprit de savon de potasse.

Les eaux thermales indifférentes n'agissent que comme moyen de macération; celles qui contiennent du soufre ne sont salutaires que dans certaines formes d'eczéma, et encore faut-il, dans ces cas, en faire un usage prolongé et continu.

Sur les points couverts de callosités épaisses, que les moyens précédemment énumérés ne peuvent ni ramollir, ni entamer, ni rendre lisses, il faut faire des frictions avec l'acide acétique concentré ou avec l'acide chlorhydrique (1), ou bien ces callosités céderont à l'application du savon noir, que l'on étale sur de la flanelle, et qu'on laisse en place pendant douze à vingt-quatre heures, ou, mieux encore, à l'application d'une solution de potasse caustique 5, pour eau distillée 10. Cette solution met à nu toutes les surfaces atteintes d'eczéma et agit sur cette affection absolument comme un réactif chimique.

Pour ce qui est de la méthode à suivre dans le traitement de l'eczéma chronique, voici comment on procède. On commence par la macération des croûtes, c'est-à-dire par les applications d'huile, de pommades, d'enveloppes caoutchoutées, par les lavages avec différents savons, la cautérisation avec la solution de potasse, les bains, etc., et l'on continue ce traitement pendant un certain temps, jusqu'à ce que la peau atteinte d'eczéma devienne souple et lisse, qu'elle ne s'excorie plus par le fait d'un lavage énergique avec le savon, et que l'on n'y aperçoive plus aucun point humide. Ordinairement la peau est déjà devenue normale; mais, quelquefois aussi, elle reste encore hyperhémique (eczéma squameux). On applique alors le goudron, et l'on continue le traitement jusqu'à la fin, comme nous l'avons décrit pour l'eczéma aigu (2).

L'eczéma squameux, sans épaississement considérable de l'é-

(1) Nous n'avons jamais eu besoin d'avoir recours à ces agents; les douches, le savon noir, ont toujours été suffisants. (*Note des Traducteurs.*)

(2) Même observation que ci-dessus (voir la note 1 de la page 577). (*Note des Traducteurs.*)

piderme, peut, dès le principe, être traité par le goudron, que l'on étend en couche très mince avec un pinceau de crin, mais en frottant énergiquement; cette application fait également disparaître le prurit le plus rapidement possible. Si l'épiderme est réellement épaissi, on peut, dans les premiers temps, faire usage d'un mélange d'huile d'olive ou d'huile de foie de morue avec l'huile de fragon ou de hêtre (1 : 1 ou 1 : 2). La pommade de Wilkinson modifiée (qui contient du soufre, du goudron, du savon et de la graisse), appliquée de huit à douze fois, agit favorablement, sous tous les rapports, dans un temps très court, sur les surfaces anciennement envahies. Sur les points où il n'y a qu'un léger eczéma, il suffira de faire des badigeonnages avec la teinture de fragon, des lavages avec le savon dur de goudron, avec le savon liquide de goudron (huile de fragon 20, esprit de savon de potasse 50, glycérine 10), des onctions avec la pommade de goudron (huile de hêtre 10, glycérine 5, onguent émollient 50, baume du Pérou 2,50), avec la pommade à l'acide phénique (1 : 50), à l'oxyde de zinc, au précipité, ou avec la crème de potasse. On distingue cette dernière, suivant la quantité de potasse qu'elle contient, en crème n° I, n° II, n° III et n° IV (glycérine 40, huile de rose, huile de fleur d'oranger ââ 2 gouttes, solution de carbonate de potasse 2,50 (n° I), 5 (n° II), 10 (n° III), 20 (n° IV).

Après avoir exposé, d'une façon aussi détaillée que possible, les principes généraux du traitement de l'eczéma chronique, et les remèdes et méthodes qu'il convient d'employer, je veux encore donner ici quelques indications relativement aux eczémas localisés à certaines régions en particulier.

Dans l'eczéma du cuir chevelu, on peut ramollir les croûtes avec l'huile d'olive, l'huile de foie de morue, l'huile phéniquée (acide phénique 1, huile d'olive 100, baume du Pérou 2), ou bien à l'aide du bonnet de caoutchouc. Ce bonnet doit être maintenu avec des bandes de flanelle, et jamais avec des cordons élastiques (1). Les matières ramollies sont enlevées tous les jours, ou tous les trois ou quatre jours, au moyen de lava-

(1) Nos malades portent un bonnet de caoutchouc élastique vulcanisé qui

ges avec l'esprit de savon de potasse. On doit prévenir les femmes que leurs cheveux tomberont en grande quantité, et que ce traitement en entraînera encore une partie; mais, le plus souvent, la réparation ne tarde pas à se faire; il est donc tout à fait inutile de couper la chevelure. A partir de la période squameuse, on aura recours aux badigeonnages avec la teinture de fragon, plus tard avec l'alcool phéniqué et les pommades au précipité blanc, à l'oxyde de zinc ou à la pommade d'althéa. Les douches et les compresses imbibées d'eau froide sont très utiles dans les cas où le cuir chevelu est le siège d'une vive inflammation (1).

Dans l'eczéma impétigineux de la face, il faut adapter exactement les pièces de toile, enduites de pommade, destinées à produire la macération des croûtes, et couper ces pièces spécialement pour chaque partie du visage, le nez, le front, les oreilles, les lèvres, remplir les sillons et les creux avec des tampons de charpie, et serrer le tout au moyen d'un masque de flanelle. On place dans la cavité des narines des tampons imbibés de glycérine, d'huile, d'onguent émollient ou de substances analogues (eau et glycérine ãã 10, sulfate de zinc 0,15). On cautérisera avec le nitrate d'argent les fissures si tenaces de la muqueuse nasale (2). Dans l'eczéma du bord des paupières, une pommade composée de précipité rouge 0,15, pour onguent émollient 10, réussit très bien. La résorption de l'infiltrat des lèvres est accélé-

tient presque toujours suffisamment quand il est approprié aux dimensions de la tête. (*Note des Traducteurs.*)

(1) Les douches de vapeur s'associent ici avec grand succès à l'emploi du bonnet de caoutchouc; les cheveux chez les hommes et chez les jeunes sujets doivent toujours être coupés ras. Chez les femmes, c'est une question plus délicate, mais qui doit encore être résolue par l'affirmative quand la maladie est ancienne, tenace et que la chevelure est dans un état misérable qui en rend le sacrifice facile.

Nous n'avons généralement pas retiré de bénéfice manifeste des pratiques hydrothérapiques à l'eau froide dans ces conditions particulières. (*Note des Traducteurs.*)

(2) Les douches de vapeur tiède, les douches pulvérisées tièdes, le masque de caoutchouc fait avec de la toile caoutchoutée ou du caoutchouc élastique ou moulé d'avance, sont les moyens à la fois les plus simples et les plus efficaces. (*Note des Traducteurs.*)

rée par la pression exercée au moyen de bandes de flanelle enduites de pommade, ou bien d'emplâtre de minium (1). Quand il n'y a plus nulle part de suintement, on peut alors employer le goudron, la pommade de zinc ou de précipité, l'onguent de Wilson, la vaseline, la crème de glycérine, etc. Ce sont les fissures situées dans les sillons des oreilles qui résistent le plus longtemps.

L'eczéma chronique du bord des lèvres ne disparaît souvent qu'après une cautérisation réitérée avec une solution concentrée de potasse (2). Il en est de même pour l'eczéma du sein et du mamelon, dont la peau ne se ramollit rapidement que par le traitement avec les compresses enduites de savon noir, la solution de potasse caustique, le collodion additionné de sublimé (0,50 de sublimé pour 50 de collodion), ou l'acide acétique. Le mamelon supporte très bien ces applications, de même que celles de goudron. Chez les femmes enceintes, je n'ai jamais vu ce traitement déterminer l'avortement.

On traitera l'eczéma du scrotum d'après les mêmes principes. Seulement, ici la difficulté est plus grande pour appliquer exactement les remèdes émollients, onguent diachylon, pommade

(1) On obtiendra plus simplement ce résultat avec notre procédé : une bandelette de caoutchouc élastique, mesurée aux dimensions de la lèvre inférieure, est appliquée à sa surface et y est maintenue, légèrement tendue, par des cordons non élastiques, cousus aux angles de la bandelette, deux de chaque côté, ramenés en arrière l'un au-dessus, l'autre au-dessous de l'oreille, et noués derrière la tête. L'appareil est maintenu en place la nuit ou le jour, ou la nuit et le jour selon les circonstances. Cet appareil est celui qui nous sert communément pour la guérison rapide de l'eczéma pilaire de la lèvre supérieure. (*Note des Traducteurs.*)

(2) Le procédé de la bandelette élastique que nous venons d'indiquer convient ici à merveille : la bandelette doit avoir la même longueur, 6 à 8 centimètres, mais être plus large, 3 à 5 centimètres ; sa partie moyenne, qui correspondra à la fente buccale, doit être *incisée* (sans rien enlever du tissu) horizontalement dans une longueur de 3 à 4 centimètres. Le procédé de déligation est le même que ci-dessus. Si les cordons sont convenablement (modérément) tendus, le caoutchouc s'applique très bien sur les parties malades, la langue peut être projetée hors de la bouche et la respiration buccale est assurée par l'incision de la pièce élastique. Cet appareil peut être aisément porté durant le sommeil et souvent pendant la journée. (*Note des Traducteurs.*)

de vaseline et de plomb, suspensoir en caoutchouc, etc. Quand l'eczéma est ancien, il est difficile d'en triompher sans cautériser un point ou un autre. Il n'est pas rare d'observer, dans le cours de cette affection, des moments très douloureux. On peut même voir survenir des accidents nerveux quand la peau du scrotum se trouve, en totalité, mise à nu. Les lavages au savon, qu'il est nécessaire de pratiquer deux fois par jour, seront faits sous forme de bains de siège; on n'arrive à l'usage du goudron que quand la solution de potasse ne détermine plus de suintement nulle part. Il est difficile de guérir un eczéma ancien du scrotum en moins de six semaines à trois mois; et, la guérison obtenue, le malade devra se prémunir contre l'influence de la sueur en portant un suspensoir et en faisant usage des poudres absorbantes.

On traite de même l'eczéma du périnée et de l'anus. L'onguent diachylon, ou, si celui-ci est trop actif, l'onguent simple, la pommade de borax, les bandes de caoutchouc, en un mot tous les agents aptes à provoquer la macération de l'épiderme et à recouvrir les surfaces dénudées seront employés; ces pansements seront maintenus par des bandages appropriés, de toile ou de flanelle, et exerçant une compression légère.

S'il y a des rhagades dans le rectum, on introduira des suppositoires composés de beurre de cacao 1,50, et oxyde de zinc 0,15 ou additionnés d'extrait aqueux d'opium 0,02, ou d'extrait de belladone 0,02, et on prescrira des lavements froids.

Le meilleur mode de traitement de l'eczéma des mains et des doigts, c'est d'employer des gants ou des doigts de gant en caoutchouc, et, suivant les cas, des applications méthodiques de pommades et les lavages savonneux, tant qu'il existe des surfaces dénudées, des pustules ou des rhagades. Dans les formes tenaces, en particulier, s'il existe des callosités épaisses de la paume des mains et des doigts, et des vésicules profondément situées, on peut recommander les manuluves avec la potasse caustique (5 : 500 d'eau) ou avec le sublimé (5 : 500), bains que l'on prend chaque jour pendant dix minutes seulement. Immédiatement après, on lave les mains avec de l'eau, on les essuie et on les recouvre avec le caoutchouc ou avec de la pommade. Pour les eczémas calleux circonscrits de la paume de la main, on peut, après les avoir cautérisés avec l'acide acétique ou citrique, les ramollir en les recouvrant de baudruche ou de traumaticine (solution de gutta-percha dans du chloroforme). On excisera avec les ciseaux ou l'on cautérisera avec la pierre infernale les végétations qui surviennent dans le pli unguéal. Le traitement terminal par le goudron ou par les pommades émollientes que nous avons énumérées, est ici le même que dans les autres variétés.

Pour l'eczéma de l'ombilic, on place dans cette cavité des tampons avec de la pommade, ou de l'acétate de plomb, ou de la poudre simple. Si la rougeur et le prurit persistent, on a recours au goudron.

Des placards d'eczéma très limité du tronc, des membres, guérissent souvent par des applications de solution de sublimé (1 pour 100 d'alcool ou de collodion).

Le traitement de l'eczéma du côté de la flexion des articulations doit être institué conformément au plan général que nous avons exposé. L'eczéma du creux de l'aisselle est souvent compliqué d'inflammation et de suppuration des ganglions lymphatiques de cette région, affections auxquelles on applique le traitement qu'elles réclament (1).

Dans l'eczéma chronique généralisé, le médecin doit apprécier dans chaque cas spécial quelle est la méthode à laquelle il doit donner la préférence, puisque les remèdes et les méthodes devront varier suivant l'intensité de l'affection totale, suivant la prédominance de telle ou telle autre forme, et suivant la position du malade, s'il est absolument obligé de sortir, ou s'il peut

(1) Cet eczéma est souvent le point de départ d'*adénites et péri-adénites sudoripares*, ordinairement symétriques et le plus habituellement suppurées : petites tumeurs douloureuses, isolées, puis cohérentes, *émergeant* de l'hypoderme vers le derme et l'épiderme à la manière des gommes hypodermiques. On peut les soulever en totalité avec *la peau* à laquelle elles appartiennent, ce qui les distingue aisément des abcès ganglionnaires avec lesquels on les confond souvent à tort : abcès ganglionnaires, en réalité très rares dans l'eczéma considéré en général. Ce sont les abcès tubéreux de Velpeau, les hydrosadénites phlegmoneuses de notre cher maître et ami Verneuil. (*Note des Traducteurs.*)

se consacrer entièrement à son traitement. C'est ainsi que, dans un cas, on enveloppera tout le corps dans des vêtements de caoutchouc; une autre fois, on aura recours à des badigeonnages avec l'huile de foie de morue goudronnée, ou avec l'onguent de Wilkinson; ou bien l'on devra appliquer des traitements différents aux diverses parties du corps : on couvrira l'une de goudron, l'autre d'onguent diachylon, une troisième de poudre, tandis que l'on cautérisera la quatrième, etc., suivant l'indication.

Comme vous l'avez vu, nous nous efforçons d'obtenir dans tous les cas, par l'usage approprié de remèdes locaux, une guérison certaine de l'eczéma, non pas seulement dans les régions où il est produit par des causes locales ou externes, mais encore là où nous croyons qu'il est provoqué par des affections réelles ou supposées de l'organisme, telles que la chlorose, les dyspepsies, le catarrhe chronique du sommet des poumons, la dysménorrhée, etc. (1).

Mais, chez ces malades, nous comptons beaucoup en même temps sur une médication interne dirigée vers le même but, et au moyen de laquelle on peut faire disparaître la maladie générale, qui est la cause de l'eczéma, et, par là même, la disposition aux récidives.

Dans ce but, nous donnons aux enfants scrofuleux l'huile de foie de morue à l'intérieur; aux femmes atteintes de chlorose ou de dysménorrhée, du fer seul ou combiné à l'arsenic, ou la solution de Fowler. Un médicament que l'on peut recommander est la mixture ferro-vineuse et arsenicale de Er. Wilson :

Liquor arsenic. chlorid. (Pharmacopée britannique (2), sir. simple ââ 10, vin ferrugineux 60, eau phéniquée 80), une cuillerée à bouche chaque jour; ou bien solution arsenicale de

(1) Voilà que nous rentrons en accord parfait avec l'auteur; nous sommes disposés à faire peu de cas de nos dissentiments puisque nous nous retrouvons unis sur le terrain de la pratique, lequel est, en définitive, le terrain principal. (*Note des Traducteurs.*)

(2) La *liquor arsenici chloridi* de la pharmacie anglaise était autrefois employée sous le nom de *Valangin's mineral solvent,* dont la formule se trouve dans les formulaires.

Fowler 5, teinture de carbonate de fer, teinture de rhubarbe ââ 20, eau de menthe 140, dont on prendra une ou deux cuillerées à bouche par jour. Puis les amers, dans le catarrhe chronique des poumons et la dyspepsie, la tisane de sommités de millefeuille, le chénopodium, le lichen d'Islande, les cures de lait ou de petit-lait; des eaux minérales faiblement alcalines : Gleichenberg, Marienbad; des eaux ferrugineuses, comme Franzensbad, Spa, Pyrmont, Schwalbach; en été, le séjour à la campagne et dans les montagnes, et un régime en général fortifiant. Il est également utile de conseiller à ces personnes l'usage de boissons alcooliques, de vins cuits, et de bonne bière (1).

(1) *Il n'y a pas* de traitement général de l'eczéma, il n'y a que des eczémateux à qui il faut appliquer le traitement général indiqué par leur état constitutionnel, ainsi que par les états organopathiques divers qui peuvent coexister, états organopathiques qu'il importe de régulariser, quel que soit le rôle qui leur est attribué dans la genèse de l'eczéma. C'est ici où la classification bazinienne apparaît dans toute son utilité, éclairant d'une vive lumière ce qui, en dehors d'elle, n'est que chaos et empirisme; éclairé par elle et dûment informé de toutes les particularités de la santé de son malade, le médecin peut baser sa thérapeutique sur des règles sûres et précises, que tout praticien judicieux sait parfaitement appliquer. Quand ces préceptes de thérapeutique générale seront enfin enseignés dans l'école, on ne verra plus comme aujourd'hui des générations entières de médecins appeler « herpétiques » tous les sujets qui ont une affection cutanée, et faire de la médication arsenicale, considérée comme panacée antiherpétique, l'étrange abus auquel nous assistons encore. Les affections cutanées qui sont *vraiment* améliorées ou guéries par l'arsenic sont en *minorité;* un nombre beaucoup plus grand de celles-ci s'améliorent sous l'influence d'une *hygiène* appropriée, de moyens locaux simples et anodins, et de l'emploi externe ou interne des préparations de soude: bicarbonates, salicylates, benzoates, borates, etc., *ou de toute autre médication* dont l'indication est puisée dans l'état particulier, local ou général de l'eczémateux.

Ces remarques s'appliquent absolument aux *indications des eaux minérales;* il n'y en a *aucune* qui soit indiquée empiriquement dans l'eczéma; *toutes* peuvent réclamer les eczémateux *qui sont de leur ressort constitutionnel,* à la condition, bien entendu, qu'elles ne soient pas appliquées pendant la période d'activité de l'eczéma, ou qu'elles n'aient pas de propriétés substitutives *disproportionnées* avec l'état actuel du tégument ou avec l'irritabilité individuelle. Nous le répétons, aucune eau minérale ne peut réclamer le traitement de l'eczéma dans ses périodes d'activité ascendante, aucune ne peut être appliquée à l'eczéma empiriquement; un grand nombre d'eaux thermales peuvent réclamer les eczémateux dont il s'agit de modifier l'état constitutionnel ou l'état organopathique supposé eczématogène, lesquels

Enfin, dans aucune circonstance, nous n'interdisons à nos malades atteints d'eczéma l'usage d'aliments âcres, salés ou épicés, du fromage, du caviar, etc., parce que ces substances n'augmentent ni l'eczéma, ni le prurit, et qu'elles ne déterminent en aucune façon cette « âcreté du sang » que l'on redoute tant, mais qui n'existe pas (1).

donnent seuls l'indication dominante, véritable, dans la très grande majorité des cas. Voilà une base suffisante pour permettre aux praticiens de diriger leurs malades vers les sources qui leur sont vraiment *appropriées;* aux médecins traitants qui exercent auprès de ces sources, il appartient de préciser les indications de la cure, de graduer l'action générale et locale de ses eaux, selon les conditions particulières du patient, et de surveiller l'évolution thermale. En formulant nettement ces principes, nous sommes assurés d'avoir avec nous tous les médecins fidèles aux principes de la médecine rationnelle. (*Note des Traducteurs.*)

(1) A aucun titre, à aucun degré nous ne saurions admettre, avec le professeur Kaposi, que l'alimentation, l'état moral, la réglementation du sommeil et de la veille, que l'hygiène, en un mot, soit sans influence sur l'évolution des affections de la peau. Nous croyons au contraire que les écarts de régime, l'usage des viandes salées, du café et surtout des alcooliques, peuvent entretenir et aggraver certaines lésions cutanées. Il en est de même des veilles prolongées. Dans l'eczéma et le psoriasis, on voit des récidives ou une exaspération de la lésion cutanée se produire lorsque les malades s'écartent d'un régime régulier.

Lorry avait déjà constaté cette fâcheuse influence. On lit en effet dans son ouvrage *De morbis cutaneis*, page 40 :

Certè valentissimum novi hominem exercitio et animi et corporis apprimè deditum qui miserè herpetibus, et ad faciem et ad artus laborabat, prurientibus illis, et noctu diuque vexantibus. Quoniam vini fortioris usui moderato addictum noveram, solâ vini mutatione in oligophorum et tenuem sanatum fuisse testor. Alium vidi quem aquæ potus omninò liberum fecit ab hujusmodi vitiis. Sciunt omnes nasos potatorum papulis dehonestari rubris et vultum omnem maculis insigniri purpureis, vultu ipso mores incusante; quod eò magis fit quò vinis utuntur magis spirituosis (page 40).

« J'ai connu un homme très robuste dont la vie était sagement partagée entre les exercices de l'esprit et ceux du corps; des herpès prurigineux à la face et aux membres le tourmentaient et l'inquiétaient jour et nuit d'une façon lamentable. Comme je savais qu'il usait modérément d'un vin généreux, j'estime qu'il fut guéri par la simple substitution d'un vin léger et ténu à celui dont il se servait. J'en ai vu un autre qui se délivra entièrement d'affections de ce genre par l'usage de l'eau. Chacun connaît le buveur à son nez défiguré par des papules rougeâtres et à son visage d'autant plus empourpré qu'il s'abreuve de vins plus spiritueux. Sa face elle-même accuse ses habitudes. »

Combien de fois n'avons-nous pas entendu des eczémateux nous raconter que, dès qu'ils prenaient des liqueurs, dès qu'ils mangeaient de la viande de porc, des mets trop salés ou trop épicés, il survenait une rechute. Le prurit notamment augmente sous l'action des écarts de régime ou d'une vie irrégulière. Nous avons été souvent à même de constater la fâcheuse influence que ces causes exercent sur les récidives du psoriasis. Nous ne voulons certainement pas dire que par un régime sévère, une hygiène très régulière on arriverait à les écarter presque complètement, ainsi que le croient les malades dont nous avons si souvent à subir l'étonnement naïf, personne, disent-ils, n'ayant une vie plus réglée qu'eux. Mais il est certain que les veilles habituelles et prolongées, les excès alcooliques favorisent singulièrement leur retour. L'abus de l'alcool aggrave les lésions cutanées, c'est là pour nous aujourd'hui un fait incontestable. Il en est de même pour la syphilis. Ne voit-on pas toujours les lésions cutanées spécifiques être plus précoces, s'accuser d'une manière plus grave, les ulcérations devenir plus profondes, la marche de la maladie en un mot être plus insidieuse et plus rebelle à toute intervention thérapeutique, lorsque le malade est adonné aux excès alcooliques? Combien de fois n'entend-on pas un eczémateux vous dire : « Chaque fois que je commets un écart de régime, je m'en aperçois à la multiplication de mes boutons, au redoublement de mes démangeaisons. » Tout récemment encore cette remarque était faite spontanément par un malade qui, après chaque ingestion de viande de porc, voyait l'inflammation de ses plaques eczémateuses se raviver d'une façon aussi sensible que rapide.

Aussi ne saurions-nous trop insister sur l'utilité d'un régime régulier, d'une hygiène convenable chez tous les malades atteints d'affections cutanées.

L'influence des causes morales n'est ni moins active ni plus contestable. Il est fréquent d'entendre les eczémateux ou les psoriasiques vous dire ces paroles significatives : « Cela m'est revenu parce que *je me suis fait du mauvais sang.* »

En résumé, comme l'a dit avec beaucoup de raison l'un des représentants les plus autorisés de la dermatologie américaine, M. Duncan-Bulkley, la diète et l'hygiène représentent une large part des éléments de l'existence humaine, et sont souvent ou plutôt toujours plus puissants pour la santé ou la maladie que les remèdes, et ce qui est vrai de l'organisme en général est éminemment vrai par rapport à un des plus importants émonctoires du corps, c'est-à-dire la peau. (*Note des Traducteurs.*)

NOTE SUPPLÉMENTAIRE
SUR LE TRAITEMENT DE L'ECZÉMA DES RÉGIONS PILAIRES

Sans vouloir compléter ici la série très longue des eczémas qui empruntent à leur *localisation* des caractères diagnostiques et pronostiques spéciaux et une thérapeutique toute particulière, nous sommes obligés cependant de mentionner particulièrement l'*eczéma des régions pilaires de la face* : sourcils, barbe. Plusieurs de nos élèves ont exposé, dans des travaux spéciaux, les règles de notre pratique sur ce point important de dermatothérapie. Nous appelons particulièrement l'attention sur l'*eczéma de la lèvre supérieure,* eczéma sous-nasal que nous avons dénommé *récidivant* à cause de sa répétition incessante chez un grand nombre de sujets, et que Bazin, se méprenant sur sa nature anatomique, mais comprenant parfaitement sa nature constitutionnelle, avait appelé *sycosis arthritique.*

Cet eczéma, le plus habituellement traité par les médecins au moyen d'applications irritantes, mercurielles, etc., et ainsi éternisé, peut être guéri avec grande rapidité par une ou deux épilations de la partie malade, les douches tièdes pulvérisées, les cataplasmes de fécule et la bandelette de caoutchouc élastique. La barbe est, il est inutile de le dire, rasée autour des parties malades pour permettre l'application exacte des cataplasmes ou de la bandelette élastique. L'épilation, relativement peu douloureuse, est faite aussitôt que les croûtes ont été enlevées par les douches, l'application des substances grasses et les cataplasmes. C'est l'affaire de vingt-quatre heures. On taille ensuite les poils au ciseau à 4 millimètres de la peau et on épile à la pince les poils, un à un.

Le lendemain, quelques vésico-pustules et de petites excoriations punctiformes sont constatées aisément. Si les cataplasmes sont bien appliqués en permanence, le soulagement est extrême et l'amélioration manifeste en peu de jours. On continue les douches pulvérisées, dix minutes, deux fois par jour, puis on pratique une deuxième épilation si le résultat n'est pas complet. Au bout de très peu de jours, le pansement avec la bandelette élastique est suffisant, et les ouvriers peuvent rapidement reprendre leurs occupations.

Quand l'affection d'abord amendée semble au bout de huit à dix jours rester stationnaire, nous appliquons la pommade de Hebra qui, dans ces cas, réussit parfaitement, et en dernier ressort, les scarifications ponctuées ou linéaires.

L'eczéma de la barbe proprement dite constitue une des formes les plus tenaces, les plus enracinées de l'eczéma; c'est par séries d'années qu'il faut compter la durée de la maladie; quelques cas résistent à tous les modes de traitement; mais dans la grande majorité l'épilation régularisée, par séries, répétée pendant plusieurs semaines, quelquefois plusieurs mois, vient à bout de l'affection. Les douches pulvérisées, le caoutchouc, les cataplasmes de fécule, constituent l'agent du traitement pendant plusieurs semaines jusqu'à amélioration considérable. Le moment venu, la pommade de Hebra achève la guérison. Cette méthode de traitement, malgré le préjugé de beaucoup de médecins contre l'épilation, peut être instituée de la manière la plus régulière et la plus simple, les malades pouvant vaquer à leurs occupations dans la journée.

Nous ne cessons, dans nos cliniques, de montrer les avantages de cette pratique et nous croyons avoir démontré que, dans l'eczéma pilaire *chronique* de la face ayant résisté aux moyens ordinaires de traitement, l'*épilation* est la base essentielle de la thérapeutique rationnelle et efficace. (*Note des Traducteurs.*)

FIN DU TOME PREMIER

TABLE DES MATIÈRES

CONTENUES DANS LE TOME PREMIER.

PRÉFACE DE L'AUTEUR.

INTRODUCTION PAR LES TRADUCTEURS. . . . . I-XXIV

PREMIÈRE LEÇON

Rapports de la dermatologie avec la pathologie générale. — Son importance scientifique et pratique. — Histoire de son développement depuis l'antiquité jusqu'à nos jours. — Premières notions dermatologiques : livres saints; médecins grecs. — Hippocrate. — Celse, Pline. — Écrivains arabes : Razès, etc. — École de Salerne. — Manardus, Mercurialis. — Turner, Lorry, Plenck, Willan Bateman, Alibert, Biett, Rayer (*note*), Bazin, Cazenave, Devergie, Gibert, Hardy, Baumès (*note*), P. Frank, Riecke, Schönlein, Fuchs, Hebra, ses doctrines (*note*). — Classification de Hebra (*note*). 1

DEUXIÈME LEÇON

Caractère général des processus pathologiques de la peau. — Analogie essentielle de ces processus avec ceux des autres organes et tissus. — Ils présentent toutefois des caractères spéciaux. — Leur caractère particulier se rattache à l'anatomie spéciale de la peau, aux symptômes propres et aux causes des maladies cutanées. — Anatomie de la peau et de ses annexes. — Couches de la peau (*note*). — Lobules graisseux, vésicules graisseuses. — Papilles de la peau. — Papilles nerveuses. — Épiderme. — Réseau de Malpighi (*note*). — Couche cornée (*note*). — Chorion, tissu cellulaire, système vasculaire de la peau. — Circulation sanguine de la peau (*note*). — Système lymphatique de la peau (*note*). — Nerfs de la peau. — Corpuscules du tact. — Système nerveux tégumentaire (*note*). — Muscles de la peau. 24

TROISIÈME LEÇON

Anatomie de la peau (*suite*). — Glandes sudoripares. — Appareil sécréteur de la sueur (*note*). — Poils. — Follicules pileux (*note*). — Structure des poils (*note*). — Glandes sébacées (*note*). — Ongles. — Structure et développement des ongles (*note*). — Physiologie de la peau ; ses triples fonctions comme organe protecteur et régulateur de la chaleur animale, comme organe de sécrétion spécial et comme organe de sens spécial. — Absorption cutanée (*note*). 53

QUATRIÈME LEÇON

Symptomatologie générale. — Symptômes morbides, subjectifs et objectifs, primaires et secondaires. — Efflorescences primaires : macules, papules (*note*), tubercules, phyma, pomphyx (*note*), vésicules, bulles, pustules (*note*). — Altérations secondaires : excoriations (*note*), ulcères cutanés, rhagades, squames, desquamation (*note*), croûtes, croûtes lamelleuses, cicatrices, pigmentations. —Division des efflorescences. — Sillons de la peau. 76

CINQUIÈME LEÇON

Étiologie générale. — Dermatonoses idiopathiques et symptomatiques. — Conditions étiologiques générales des maladies de la peau (*note*). — Causes prédisposantes. — Diagnostic général 102

SIXIÈME LEÇON

Marche, importance et conséquences des maladies de la peau. — Pronostic général. — Thérapeutique générale. — Traitement externe des dermopathies (*note*). — Médicaments externes. — Bains. — Bains minéraux (*note*). — Enveloppement caoutchouté (*note*). — Pommades, savons, goudron, etc. — Classification des maladies de la peau. 125

SEPTIÈME LEÇON

Hyperhémies cutanées. — Caractères propres de l'hyperhémie (*note*). — Hyperhémies actives de la peau. — Hyperhémies actives idiopathiques : érythème traumatique, érythème calorique, érythème produit par des substances âcres. — Hyperhémies actives symptomatiques : roséole, érythème. — Hyperhémies passives. — Anémies cutanées (*note*) 154

HUITIÈME LEÇON

Anomalies de la perspiration cutanée et de la sécrétion de la sueur (*note*). — Bromidrose. — Physiologie de la sécrétion de la sueur; constitution chimique de la sueur et sécrétion pathologique de la sueur (*note*). — Hyperidrose généralisée et localisée. — Conséquences locales et générales, complications. — Suette anglaise. — Suette miliaire (*note*). —

Éruptions sudorales (*note*). — Traitement. — Anidrose. — Anomalies qualitatives de la sécrétion de la sueur. — Hématidrose (*note*). — Uridrose. — Chromidrose (*note*). — Lésions anatomiques des glandes sudoripares. 177

NEUVIÈME LEÇON

Anomalies de la sécrétion sébacée. — Physiologie de la sécrétion sébacée. — Pathologie. — Sécrétion augmentée : séborrhée localisée et généralisée, diagnostic, pronostic, traitement. — Sécrétion diminuée : xérosis. — Excrétion troublée; ses conséquences comme formes de rétention.— Comédons (*note*). Milium. Molluscum contagieux ou verruqueux. — Athérome. — Molluscum contagieux (*note*) 208

DIXIÈME LEÇON

Généralités sur l'exsudation et l'inflammation. — Exsudation et inflammation en général, segmentation des cellules, éléments fixes et éléments migrateurs. — Symptômes de l'exsudation et de l'inflammation sur la peau; leur marche et leur terminaison. — Résolution, suppuration, hypertrophie, atrophie, dégénérescence. — Exanthèmes et pseudo-exanthèmes (*note*). 208

ONZIÈME LEÇON

Exanthèmes aigus; caractères communs des exanthèmes aigus. — Rougeole, diagnostic, pronostic, traitement. 262

DOUZIÈME LEÇON

Scarlatine, pronostic, diagnostic, traitement. 281

TREIZIÈME LEÇON

Variole, historique, inoculation et vaccination. Varioloïde, varicelle. Variole typique, variole vraie, variole atypique à marche bénigne 302

QUATORZIÈME LEÇON

Variole (*suite*). — Anomalies graves : variole hémorrhagique, variole confluente; complications et conséquences de la variole. — Anatomie pathologique. 319

QUINZIÈME LEÇON

Variole (*fin*), diagnostic, pronostic. — Influence de l'inoculation sur la gravité de la maladie. — Étiologie, traitement. — Prophylaxie. — Vaccination, vaccine originaire et humanisée. — Variole vaccinale. — Marche normale et anormale 346

SEIZIÈME LEÇON

Dermatoses exsudatives, aiguës, non contagieuses. — Formes érythémateuses. — Les altérations anatomiques sont identiques dans les érythèmes; elles diffèrent seulement par leur degré. — Érythème exsudatif multiforme; herpès iris et circiné (*note*). — Érythème noueux (*note*). — Purpura rhumatismal. — Pellagre (*note*). — Acrodynie (*note*). 368

DIX-SEPTIÈME LEÇON

Urticaire; formes et signification de l'urticaire, urticaire idiopathique et symptomatique, aiguë et chronique; traitement (*notes*). 393

DIX-HUITIÈME LEÇON

Phlycténoses. — Éruptions vésiculeuses. — Herpès (*note*). — Herpès zoster; symptomatologie du zoster, localisation du zoster, traitement (*note*). . . . 405

DIX-NEUVIÈME LEÇON

Herpès labial. Herpès préputial ou progénital; diagnostic de l'herpès préputial (*note*), traitement (*note*). — Herpès iris et circiné (*note*). Herpès et herpétique (*note*). — Miliaire, suette (*note*). — Pemphigus aigu. . . . 429

VINGTIÈME LEÇON.

Dermites, inflammations propres de la peau. — Identité de la lésion anatomique. — Différences cliniques occasionnées par le degré et par la cause de l'inflammation. — Dermites idiopathique et symptomatique. — Dermite traumatique. — Dermite déterminée par des agents dynamiques. — Dermite toxique. — Brûlure, traitement des brûlures, bain continu. — Congélation, traitement. 446

VINGT ET UNIÈME LEÇON

Inflammations symptomatiques de la peau. — Inflammation érythémateuse diffuse, érysipèle; forme phlegmoneuse, pseudo-érysipèle. — Formes circonscrites : furoncles, anthrax (idiopathique et symptomatique). — Formes endémiques : bouton d'Alep. — Zoonoses : morve, farcin, piqûre anatomique, pustule maligne. 467

VINGT-DEUXIÈME LEÇON

Dermatoses exsudatives chroniques. — Signification anatomique et division clinique des processus exsudatifs chroniques. — Dermatoses squameuses. — Psoriasis (*notes*). — Anatomie pathologique, pronostic, étiologie, traitement, traitement interne (*notes*), traitement externe (*notes*). . . 486

VINGT-TROISIÈME LEÇON

Pityriasis rubra (*note*). — Lichen (*note*). — Lichen des scrofuleux. — Lichen ruber (*notes*). 516

VINGT-QUATRIÈME LEÇON

Dermatoses prurigineuses. — Eczéma. — Définition. — Polymorphie et variabilité des symptômes. — Marche typique de l'eczéma aigu. — Eczéma chronique. — Lésions anatomiques fondamentales. — Eczéma aigu. — Eczéma chronique. — Formes à localisation spéciale (*notes*). — Impétigo (*note*). — Eczéma marginé, diagnostic. 540

VINGT-CINQUIÈME LEÇON

Eczéma (*suite*), étiologie (*notes*), pronostic, traitement (*notes*). — Traitement de l'eczéma aigu. — Emploi du goudron dans l'eczéma. — Enveloppement caoutchouté. — Traitement de l'eczéma chronique. — Traitement de l'eczéma du cuir chevelu, de la face, des lèvres, du scrotum, de l'anus, des mains, des régions pilaires de la face (*note*). — Traitement des eczémateux (*note*). — Hygiène (*note*). 566

FIN DE LA TABLE DES MATIÈRES DU TOME PREMIER.

Paris. — Typographie G. Chamerot, rue des Saints-Pères, 19. — 8434.

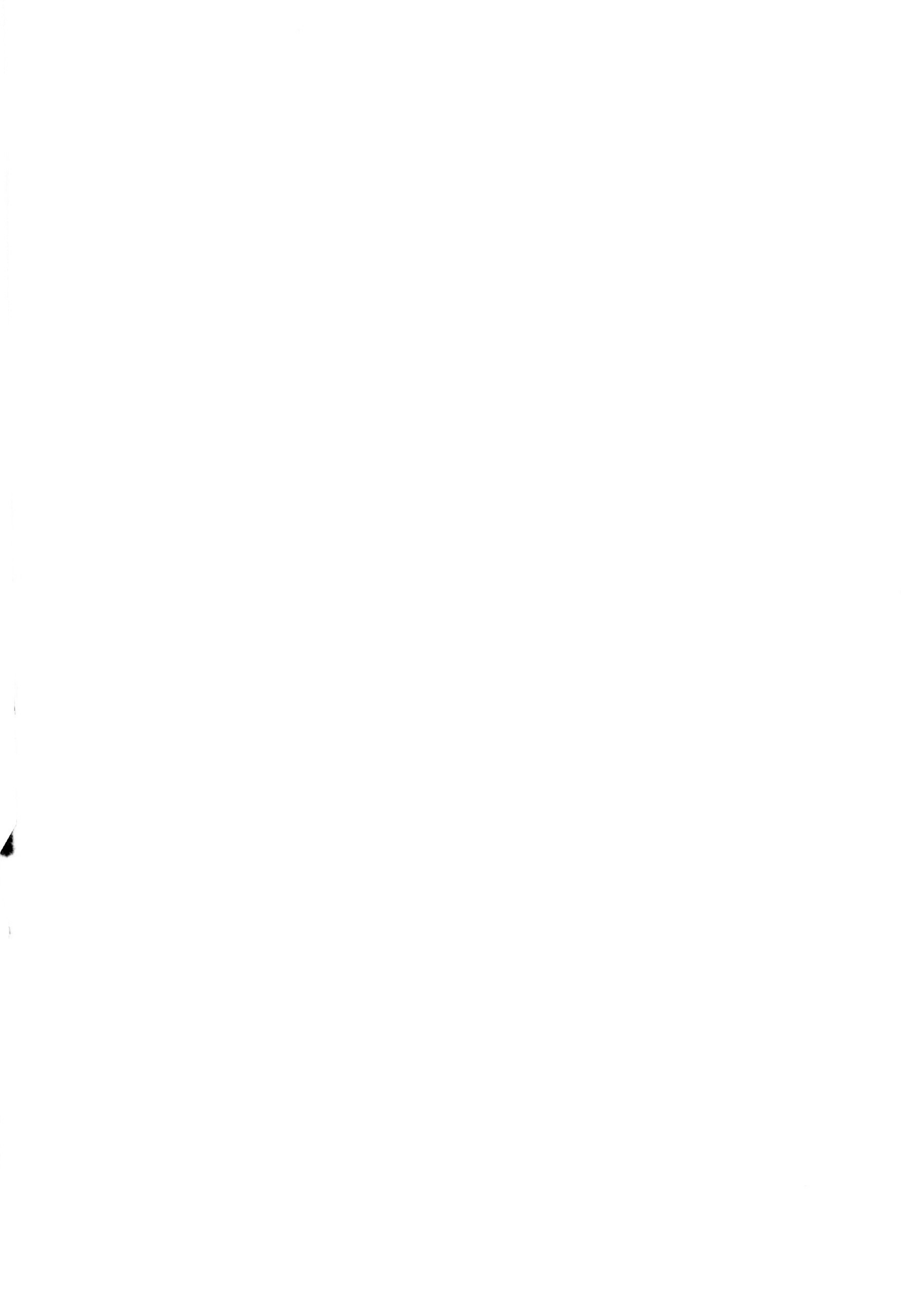

www.ingramcontent.com/pod-product-compliance
Ingram Content Group UK Ltd.
Pitfield, Milton Keynes, MK11 3LW, UK
UKHW031043260726
13965UKWH00006B/59